临床儿科疾病诊断与治疗

主编 郝修伟 尹国成 代立静 池书彦

刘晏如 彭 峰 张松成

黑龙江科学技术出版社
HEILONGJIANG SCIENCE AND TECHNOLOGY PRESS

图书在版编目（CIP）数据

临床儿科疾病诊断与治疗 / 郝修伟等主编. -- 哈尔
滨：黑龙江科学技术出版社，2023.12
ISBN 978-7-5719-2219-1

Ⅰ．①临… Ⅱ．①郝… Ⅲ．①小儿疾病－诊疗 Ⅳ.
①R72

中国国家版本馆CIP数据核字（2023）第248032号

临床儿科疾病诊断与治疗
LINCHUANG ERKE JIBING ZHENDUAN YU ZHILIAO

主　　编　郝修伟　尹国成　代立静　池书彦　刘晏如　彭　峰　张松成
责任编辑　陈兆红
封面设计　宗　宁
出　　版　黑龙江科学技术出版社
　　　　　地址：哈尔滨市南岗区公安街70-2号　邮编：150007
　　　　　电话：（0451）53642106　传真：（0451）53642143
　　　　　网址：www.lkcbs.cn
发　　行　全国新华书店
印　　刷　黑龙江龙江传媒有限责任公司
开　　本　787 mm×1092 mm　1/16
印　　张　28.25
字　　数　717千字
版　　次　2023年12月第1版
印　　次　2023年12月第1次印刷
书　　号　ISBN 978-7-5719-2219-1
定　　价　198.00元

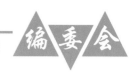

随着社会经济的发展和人们生活水平的提高,儿科疾病谱持续变化,这意味着新时期保护儿童健康面临着新挑战。儿科医师在处理多样的儿童健康问题时,不能简单地将儿童等同于成人进行评估。一方面是因为儿童和青少年处于生长发育过程之中,除了个体之间的差异之外,还有明显的年龄差异;另一方面是因为儿童免疫功能的发育尚不完善,有时候防病甚至比治病更加重要。由此可见,儿科医师肩负重担,他们不仅承担着保障儿童身心健康的责任,还必须关心与他们有关的社会和环境影响,因为这些因素也可以影响儿童的健康状况。

鉴于当前儿科学发展现状以及儿童疾病病情变化快、易反复的特点,儿科医师必须扎实掌握理论基础,不断精进诊疗水平,才能守护儿童的健康。因此,为了更好地传达儿科学知识、规范疾病诊疗流程,编者编写了《临床儿科疾病诊断与治疗》一书。

本书贴近临床,以实用性为原则,由基础知识引入,在简单讲述儿科常见疾病的病因、发病机制、临床表现、辅助检查等内容的基础上,将重点放在疾病诊断和治疗,并对诊病过程中存在的疑难问题进行详细解析,侧重于提升读者的疾病诊疗水平。本书内容丰富,资料新颖,文笔通俗易懂,将理论知识与临床工作紧密联系在一起,兼具科学性与专业性,具有较高的临床指导价值,适合各级儿科医师参考使用。

本书的编者均为临床一线工作人员,写作时间紧迫,加之编写经验不足,书中难免有疏漏之处,敬请广大读者批评指正,以达到共同学习,共同进步的目的。

《临床儿科疾病诊断与治疗》编委会
2023 年 5 月

Contents 目录

第一章 绪 论

第一节 儿科学的范围和任务

儿科学是临床医学范畴中的二级学科,其研究对象是自胎儿至青春期的儿童,研究内容可以分为以下4个方面:①研究儿童生长发育的规律及其影响因素,不断提高儿童的体格、智能发育水平和社会适应性能力。②研究儿童时期各种疾病的发生、发展规律以及临床诊断和治疗的理论和技术,不断降低疾病的发生率和病死率,提高疾病的治愈率。③研究各种疾病的预防措施,包括免疫接种、先天性遗传性疾病的筛查、科学知识普及教育等,这是现代儿科学最具有发展潜力的方面,将会占据越来越重要的地位。④研究儿童中各种疾病的康复可能性以及具体方法,尽可能地帮助这些患儿提高他们的生活质量乃至完全恢复健康。

以上研究内容归结起来就是儿科学的宗旨:保障儿童健康,提高生命质量。

随着医学研究的进展,儿科学也不断向更深入专业的三级学科细化发展,同时也不断派生出新的专业。儿科学的三级学科分支类似内科学,主要以系统划分,如呼吸、消化、心血管、神经、血液、泌尿等,此外,还有传染病和急救医学等特殊专业。小儿外科学则为外科学范畴内的三级学科。上述学科虽然在分类上与内科学相似,但是其研究内容及内在规律与成人差别颇大,应予以注意,不能混淆或替代。

新生儿医学和儿童保健医学是儿科学中最具特色的学科,其研究内容是其他临床学科极少涉及的方面:新生儿期的病死率仍然非常高,占婴儿病死率的60%～70%,此期疾病的种类和处理方法与其他时期有诸多不同,是一个非常时期;儿童保健医学是研究儿童各时期正常体格生长、智能和心理发育规律及其影响因素的学科,通过各种措施,促进有利因素,防止不利因素,及时处理各种偏离、异常,保证小儿健康成长。由于某些年龄阶段的儿童具有特殊的临床特点,近年来发展出了围生期医学。围生期医学实际上是介于儿科学和妇产科学之间的边缘学科,一般指胎龄28周至出生后不满1周的婴儿,由于此期婴儿受环境因素影响颇大,发病率和病死率最高,而且与妇产科的工作有密切联系,所以需要两个学科的积极合作来共同研究处理这一时期的问题。随着医学科学和技术的不断发展,儿科学必将向各个分支纵深分化,新的学科、边缘性的学科必将继续应运而生。然而,儿科学的分化发展趋势绝不是儿科学自身的肢解终结,在学习和研究儿科学某一分支学科时,切不可忽略对儿科学基础和学科总体的潜心研究和关注。

(张松成)

1

第二节 儿科学的特点

与其他临床学科相比,儿科学有其不同的特点,这些特点产生的根本原因在于儿科学研究的对象是儿童。儿童时期是机体处于不断生长发育的阶段,因此表现出的基本特点有3方面:①个体差异、性别差异和年龄差异都非常大,无论是对健康状态的评价,还是对疾病的临床诊断都不宜用单一标准衡量。②对疾病造成损伤的恢复能力较强,常常在生长发育的过程中对比较严重的损伤能实现自然改善或修复,因此,只要度过危重期,常可满意恢复,适宜的康复治疗常有事半功倍的效果。③自身防护能力较弱,易受各种不良因素的影响而导致疾病的发生和性格行为的偏离,而且一旦造成损伤,往往影响一生,因此应该特别注重预防保健工作。儿科学具有以下主要特点。

一、解剖

儿童随着体格生长发育的进展,身体各部位逐渐长大,头、躯干和四肢的比例发生改变,内脏的位置也随年龄增长而不同,如肝脏右下缘位置在 3 岁前可在右肋缘下 2 cm 内,3 岁后逐渐上移,6 岁后在正常情况下右肋缘下不应触及。在体格检查时必须熟悉各年龄儿童的体格生长发育规律,才能正确判断和处理临床问题。

二、功能

各系统器官的功能也随年龄增长逐渐发育成熟,因此不同年龄儿童的生理、生化正常值各自不同,如心率、呼吸频率、血压、血清和其他体液的生化检验值等。此外,某年龄阶段的功能不成熟常是疾病发生的内在因素,如婴幼儿的代谢旺盛,营养的需求量相对较高,但是此时期胃肠的消化吸收功能尚不完善,易发生消化不良。因此,掌握各年龄儿童的功能变化特点是儿科临床工作的基本要求。

三、病理

对同一致病因素,儿童与成人的病理反应和疾病过程会有相当大的差异,即或是不同年龄的儿童之间也会出现这种差异,如由肺炎链球菌所致的肺内感染,婴儿常表现为支气管肺炎,而成人和年长儿则可引起大叶性肺炎病变。

四、免疫

儿童的非特异性免疫、体液免疫和细胞免疫功能都不成熟,因此抗感染免疫能力比成人和年长儿低下,如婴幼儿时期 SIgA 和 IgG 水平均较低,容易发生呼吸道和消化道感染。因此适当的预防措施对小年龄儿童特别重要。

五、心理和行为

儿童时期是心理、行为形成的基础阶段,可塑性非常强。及时发现小儿的天赋气质特点,并通过训练予以调适;根据不同年龄儿童的心理特点,提供合适的环境和条件,给予耐心的引导和正确的教养,可以培养儿童良好的个性和行为习惯。

六、疾病种类

儿童发生疾病的种类与成人有非常大的差别,如心血管疾病,儿童主要以先天性心脏病为主,而成人则以冠状动脉心脏病为多;儿童白血病以急性淋巴细胞白血病占多数,而成人则以粒细胞白血病居多。此外,不同年龄儿童的疾病种类也有相当差异,如新生儿疾病常与先天遗传和围生期因素有关,婴幼儿疾病中以感染性疾病占多数等。

七、临床表现

儿科患者在临床表现方面的特殊性主要集中在小年龄儿童,年幼体弱儿对疾病的反应差,往往表现为体温不升、不哭、纳呆、表情淡漠,且无明显定位症状和体征。婴幼儿易患急性感染性疾病,由于免疫功能不完善,感染容易扩散甚至发展成败血症,病情发展快,来势凶险。因此儿科医护人员必须密切观察,随时注意病情的细微变化,不轻易放过任何可疑表现。

八、诊断

儿童对病情的表述常有困难且不准确,但仍应认真听取和分析,同时必须详细倾听家长陈述病史。全面准确的体格检查对于儿科的临床诊断非常重要,有时甚至是关键性的。发病的年龄和季节,以及流行病学史往往非常有助于某些疾病的诊断。不同年龄儿童的检验正常值常不相同,应该特别注意。

九、治疗

儿科的治疗应该强调综合治疗,不仅要重视对主要疾病的治疗,也不可忽视对各类并发症的治疗,有时并发症可能是致死的原因;不仅要进行临床的药物治疗,还要重视护理和支持疗法。小儿的药物剂量必须按体重或体表面积仔细计算,并且要重视适当的液体出入液量和液体疗法。

十、预后

儿童疾病往往来势凶猛,但是如能及时处理,度过危重期后,恢复也较快,且较少转成慢性或留下后遗症。因此,临床的早期诊断和治疗显得特别重要,适时正确的处理不仅有助于患儿的转危为安,也有益于病情的转归预后。

十一、预防

已有不少严重威胁人类健康的急性传染病可以通过预防接种得以避免,此项工作基本上是在儿童时期进行,是儿科工作的重要方面。目前许多成人疾病或老年性疾病的儿童期预防已经受到重视,如动脉粥样硬化引起的冠状动脉心脏病、高血压和糖尿病等都与儿童时期的饮食有关;成人的心理问题也与儿童时期的环境条件和心理卫生有关。

(张松成)

第三节　儿科学的发展与展望

与西方医学比较而言,我国的中医儿科起源要早得多,自扁鹊"为小儿医"以来已有 2 400 余年,自宋代钱乙建立中医儿科学体系以来也有近 900 年。隋、唐时代已有多部儿科专著问世,如《诸病源候论》和《小儿药证直诀》等,收集论述小儿杂病诸候 6 卷 255 候,建立了中医儿科以五脏为中心的临床辨证方法。16 世纪中叶发明的接种人痘预防天花的方法比欧洲发明牛痘接种早百余年。进入 19 世纪后,西方儿科学发展迅速,并随着商品和教会进入我国。

20 世纪 30 年代西医儿科学在我国开始受到重视,至 20 世纪 40 年代儿科临床医疗规模初具,当时的工作重点在于诊治各种传染病和防治营养不良。由于儿科人才日趋紧缺,儿科学教育应运而生。1943 年,我国现代儿科学的奠基人诸福棠教授主编的《实用儿科学》问世,成为我国第一部大型的儿科医学参考书,标志着我国现代儿科学的建立。

自 19 世纪至 20 世纪末,西医儿科学的重大贡献主要在于有效地防治传染病和营养不良方面,两者为当时儿童死亡的首要原因。预防多种传染病疫苗的研制成功,使得儿童中常见传染病的发生率明显下降,婴儿病死率逐年降低。同时,由于抗生素的不断发展和广泛应用,儿童中感染性疾病的发病率和病死率也大幅度下降。代乳食品和配方乳的研究和提供曾经拯救了大量儿童的生命,近年来大力提倡母乳喂养使得儿童的健康水平更加提高。

中华人民共和国成立以后,在城乡各地建立和完善了儿科的医疗机构,并且按照预防为主的方针在全国大多数地区建立起妇幼保健机构,同时普遍办起了各种形式的托幼机构。这些机构对于保障我国儿童的健康和提高儿童的生命质量起了至关重要的作用。通过这些机构,儿童的生长发育监测、先天性遗传性疾病的筛查、疫苗的预防接种、"四病"的防治得以落实,儿童中常见病、多发病能够得到及时的诊治。2011 年国务院发布了《中国妇女发展纲要(2011—2020 年)》和《中国儿童发展纲要(2011—2020 年)》,进一步把妇女和儿童健康纳入国民经济和社会发展规划,作为优先发展的领域之一。

尽管我国儿童目前的主要健康问题从总体上看还集中在感染性和营养性疾病等常见病、多发病方面,但是与 20 世纪比较而言,这些疾病的发生率和严重性已经降低;并且在某些发达地区,严重的营养不良和急性传染病已经少见。这些疾病谱的变化使我国儿科工作者的注意力应该开始向新的领域发展延伸,儿科学的任务不仅要着重降低发病率和病死率,更应该着眼于保障儿童健康,提高生命质量的远大目标。因此,研究儿童正常生长发育规律及其影响因素的儿童保健学日益受到重视,儿童保健的临床服务应该由大城市逐渐普及到中小城市和乡村,以保证儿童的体格生长、心理健康、智能发育和社会适应性得到全面均衡的发展。同时,研究儿童罹患各种疾病后得以尽量完善恢复的儿童康复医学应该受到重视,儿童时期疾病的后遗症将可能影响今后一生的健康和幸福,而处于生长发育阶段的儿童具有非常强的修复和再塑能力,在适宜的康复治疗下往往能获得令人难以想象的效果。此外,某些成人疾病的儿童期预防应该受到重视,疾病预防的范围不应仅局限于感染性疾病,许多疾病在成人后(或在老年期)出现临床表现,实际上发病的过程在儿童期已经开始,如能在儿童期进行早期预防干预,就可能防止或延缓疾病的发生、发展。世界卫生组织(WHO)和联合国儿童基金会通过制定名为《儿童疾病综合管理(IMCI)》的战略来进一步提高和维护儿童的健康水平。儿童疾病综合管理的目标是在 5 岁以下儿童中减少死亡、疾病和残疾的发生，并促进他们更好地成长和发育。儿童疾病综合管理包括家庭和社区，以及卫生机构实施的预防性和医疗性措施内容。在医疗卫生机构中，IMCI 战略促进了在门诊就对儿童期疾病做出准确的确认，保证了对所有重大疾病的综合治疗，加强对家长的咨询，并提高了严重患儿的转诊速度。在社区医疗服务机构和家庭里，该战略促进了寻求适宜保健的行为，提高了营养和预防保健，并保障医嘱的正确执行。

儿科学的研究和发展是依托现代医学的进步展开的。当前，现代医学的革命性突破及其引领的发展趋势应该受到儿科工作者的高度重视。相对其他科学领域而言，现代医学的发展历史并不长。迄今为止，虽然对于外部因素致病为主导的创伤、感染性等人类疾病的研究取得了令人瞩目的进展，但是对内部致病因素的研究，以及内部致病因素与环境因素相互作用导致疾病发生的研究相对滞后，这是目前疾病谱中肿瘤、心脑血管疾病和代谢性疾病居高不下的基本原因。著名的诺贝尔生理学与医学奖获得者杜伯克曾说："人类的 DNA 序列是人类的真谛，这个世界上发生的一切事情都与这一序列息息相关，包括癌症在内的人类疾病的发生都与基因直接或间接有关。"2005 年人类基因组 DNA 全序列测定最终完成，对于人类攻克目前威胁生命健康的疑难顽症具有里程碑的意义。基因组学在基因活性和疾病的相关性方面为破解疾病发生、发展的本源提供了有力的根据和方向，基因组学、蛋白质组学、表观遗传学、生物信息学、模式生物学等学科的发展和交叉组合已经形成了系统生物医学。系统生物医学能够将各种致病因素的相互作用、代谢途径及调控途径综合起来，运用现代生物学的科学和技术，解析人类疾病发生的根本原因，从而寻求干预、治疗和预防的方法。系统生物医学对儿科学的进展将有不可估量的影响，因为这些研究必将涉及人类生命和健康的本质性问题，儿科学正是在解决这些问题路径的源头上。

诚然，儿科学目前发展的重点仍然是针对疾病的临床诊治，因为疾病依然是威胁人类生存的首要问题。然而，随着社会和经济的发展，生存将不再是人类生活的基本诉求，健康将逐渐成为人类生活的更高追求。随着人类对于生命质量的要求不断提升，对于健康的定义也在更新。早在 20 世纪 40 年代，世界卫生组织就对健康做了如下定义："健康不仅是躯体无病，还要有完整的生理、心理状态和社会适应能力"。对照这样的目标，我国儿科学在探索如何维护和促进儿童的心理和行为发育，培养儿童具备优秀的社会适应能力方面还需要倍加努力，并将此项任务列入今后发展的重点内容之一。

（韩国华）

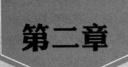

第二章　小儿疾病常见症状

第一节　意识障碍

意识有两个组成部分,即意识内容及其"开关"系统。意识内容即大脑皮质功能活动,包括记忆、思维、定向和情感,还有通过语言、视听、技巧性运动以及复杂的反应与外界保持密切联系的能力。意识的"开关"系统包括经典的感觉传导路径(特异性上行投射系统)以及脑干网状结构(非特异性上行投射系统)。意识"开关"系统可激活大脑皮质并使之维持一定水平的兴奋性,使机体处于觉醒状态,从而在此基础上产生意识内容。正常小儿意识清醒,对自身能正确认识,对周围环境接触良好,定向力正常,对事物能做出正确的判断。大脑皮质弥漫性病变或意识"开关"系统受损时,可产生不同程度的意识障碍。

一、病因

全身性疾病及颅脑疾病均可导致意识障碍。

(一)急性感染

如伤寒、斑疹伤寒、败血症、吸虫病、瑞氏综合征、中毒型菌痢、脑炎、脑膜脑炎、脑型疟疾等。

(二)内分泌与代谢障碍

甲状腺疾病、尿毒症、肝性脑病、肺性脑病、糖尿病酮症酸中毒、低血糖、胆红素脑病等。

(三)水、电解质平衡紊乱

水、电解质平衡紊乱包括低钠或高钠血症、低钾或高钾血症、低钙血症、低镁血症或高镁血症、代谢性酸中毒等。

(四)心血管疾病

如阵发性窦性心动过速、传导阻滞、病态窦房结综合征、高血压脑病、低血压脑病等。

(五)外源性中毒

安眠药、酒精、有机磷农药、一氧化碳、吗啡等中毒。

(六)物理性损害

中暑、触电、溺水、高山病、新生儿窒息等。

(七)颅脑疾病

(1)脑血液循环障碍:脑缺血、脑出血、蛛网膜下腔出血、脑栓塞、脑血栓形成。

（2）颅内占位性病变：脑肿瘤、硬膜外血肿、脑脓肿等。

（3）颅脑外伤：脑震荡、颅骨骨折等。

（4）癫痫。

二、病理与病理生理

任何一种类型的意识障碍，都有不同程度的脑水肿、脑缺氧、颅内压增高。

（一）脑水肿

1.脑血管源性脑水肿

感染、中毒、创伤、肿瘤、缺氧、代谢障碍等均可使脑毛细血管痉挛及内皮细胞损害，内皮细胞间紧接点开放，通透性增加，血-脑屏障功能下降，导致血浆向间质渗出增多，引起细胞外间质水肿，且白质水肿比灰质水肿更明显，有时则为病灶（如脓肿、肿瘤）周围水肿。

2.细胞毒性脑水肿

缺氧、中毒、低血糖、水中毒等均可使脑细胞膜和溶酶体膜的超微结构和代谢功能发生改变，通透性增加，同时 ATP 生成减少，钠泵功能下降，导致脑细胞内水潴留，产生细胞内水肿或脑肿胀，包括脑细胞、星形胶质细胞及血管内皮细胞均发生肿胀，但以弥漫性灰质损害为主。

此外，脑血管梗死可致缺血性脑水肿，阻塞性脑积水可使脑室周围发生间质性水肿。

以上各类型的水肿可混合存在，有时有主次之分，也可互相转化。脑水肿常见 8~12 小时达到最高峰。

（二）脑缺氧

小儿脑重量为其自身体重的 5%~10%，而脑血流量占心排血量的 15%~20%，脑氧耗量占全身的 20%~50%，脑内 ATP 可于 10 分钟内耗尽。由此可见，脑对缺血、缺氧、缺能是非常敏感的。正常体温下中枢神经各部位最大缺血耐受时间分别为大脑皮质 3~4 分钟（海马沟、大脑皮质耐受时间最短），基底节和中脑 5~10 分钟，小脑 10~15 分钟（浦肯野细胞、齿状核耐受时间最短），脑桥、延髓 20~30 分钟，脊髓 45 分钟。严重的脑组织缺氧缺血可导致其不可逆性损害或脑死亡。新生儿对缺氧耐受力比年长儿童大，可能与无氧代谢有关。

脑缺氧和脑水肿可互为因果，恶性循环。脑缺氧可致脑水肿，脑水肿后脑组织容积增大，而颅腔内容积相对固定，代偿作用有限，致使颅内静脉首先受压，血流回流受阻，进一步加重脑水肿，继之脑动脉受压，脑血流量下降，脑缺血、缺氧加剧，二氧化碳、乳酸堆积，脑血管继发扩张，致颅内压不断增高，并使脑组织向阻力最小处移位，形成脑疝，乃至死亡。

（三）颅内压增高

任何能引起颅内容物体积增加的病变都可以引起颅内压增高，导致意识障碍。造成颅内压增高的原因可以是颅内容物体积增加，如颅内占位性病变、颅内出血；也可以是脑脊液循环障碍，如颅内中线部位或小脑幕下占位性病变中期引起的梗阻性积水，脑膜炎晚期粘连或蛛网膜下腔出血的脑脊液吸收障碍引起的交通性脑积水；还可以是脑水肿所致，且脑水肿所致颅内压增高较常见。

三、临床表现

（一）意识障碍

1.嗜睡

嗜睡是最轻的意识障碍，患者处于病理的睡眠状态，但可被轻度刺激或言语所唤醒，醒后能回答问题,但反应较迟钝,回答简单而缓慢,停止刺激后又入睡。

2.意识模糊

意识模糊是较嗜睡为深的一种意识障碍,患者有定向障碍,思维和语言也不连贯,可有错觉与幻觉、躁动不安、谵妄或精神错乱。意识模糊较常见于急性重症感染(如伤寒)的高热期。

3.昏睡

昏睡是接近于不省人事的意识状态,患者处于熟睡状态,不易唤醒,虽在强烈刺激下(如压迫眶上神经、摇动患者身体等)可被唤醒,但很快又入睡。醒时答话含糊,或答非所问。

4.昏迷

昏迷是意识障碍最严重的阶段,也是病情危急的信号。按其程度大致可区分为以下几种。

(1)浅昏迷:意识大部丧失,无自主运动,对声、光刺激无反应,对疼痛刺激尚可出现痛苦的表情或肢体退缩等防御反应,角膜反射、瞳孔对光反射、眼球运动、吞咽反射、咳嗽反射等仍存在,呼吸、脉搏、血压一般无明显改变,可有大小便失禁。

(2)中度昏迷:对周围事物及各种轻微刺激无反应,对剧烈刺激有防御反应,角膜反射、瞳孔对光反射、咳嗽反射、吞咽反射均减弱,呼吸、血压、脉搏已有改变,大小便失禁。

(3)深昏迷:意识全部丧失,强刺激也不能引起反应,肢体常呈弛缓状态,深、浅反射均消失,偶有深反射亢进与病理反射出现,呼吸不规则、血压也有下降,大小便失禁,机体仅能维持最基本的功能。

此外,还有一种以兴奋性增高为主的高级神经中枢急性活动失调状态,称为谵妄。临床上表现为意识模糊、定向力丧失、感觉错乱(幻觉、错觉)、躁动不安、言语杂乱。谵妄可发生在急性感染的发热期,也可见于某些药物中毒(如急性酒精中毒)、代谢障碍(如肝性脑病)、循环障碍或中枢神经疾病等。由于引起谵妄的病因不同,有些患者可以康复,有些患者则可发展为昏迷状态。

(二)几种特殊类型的意识障碍

1.去皮质综合征

去皮质综合征为意识丧失、睡眠和觉醒周期存在的一种意识障碍。见于大脑皮质急性广泛性损害(如缺血缺氧性脑病、脑炎、中毒、外伤等)的恢复期。此时,脑干网状结构和皮质下的感觉传导路径因损伤轻而功能有所恢复,但大脑皮质因受损重而功能尚未恢复。患者无意识,但有醒睡周期,醒时睁眼,睡时闭目,可有瞬目、眼球转动、光反射、角膜反射,甚至咀嚼动作、吞咽及防御反射均存在。常有吸吮、强握等原始反射和病理反射出现;无自主运动和言语反应。大小便失禁,四肢肌张力增高,上肢呈屈曲强直,下肢伸性强直。如果四肢均呈伸性强直,称为去大脑强直。

2.无动性缄默

无动性缄默又称醒状昏迷、睁眼昏迷。临床表现与去皮质综合征相似,为脑干上行激活系统部分受损所致,无广泛皮质损害。患者能注视周围事物,貌似觉醒,但缄默不语,无自主运动,无表情活动,意识内容丧失,但保留吞咽、咀嚼等反射活动,瞬目反射存在,对疼痛刺激有躲避反应,自主神经反应可反常,常有去大脑强直。

3.持续性植物状态

持续性植物状态也称植物人,为大脑皮质、皮质下及脑干广泛受损所致,患者的基本生命功能持续存在,但无任何意识心理活动。

四、伴随症状

(一)意识障碍伴发热

先发热然后有意识障碍,可见于急性感染如病毒性脑炎、流行性脑脊髓膜炎、斑疹伤寒、伤寒、中毒性菌痢、脑型疟疾等。先有意识障碍然后有发热,可见于脑出血、蛛网膜下腔出血、巴比妥类药物中毒等。

(二)意识障碍伴呼吸缓慢

意识障碍伴呼吸缓慢是呼吸中枢受抑制的表现,可见于吗啡、巴比妥类药物、有机磷农药等中毒以及银环蛇咬伤。

(三)意识障碍伴瞳孔散大

意识障碍伴瞳孔散大可见于颠茄类药物、乌头碱、酒精、氧化物等中毒及低血糖状态等。

(四)意识障碍伴瞳孔缩小

意识障碍伴瞳孔缩小可见于吗啡类药物、巴比妥类药物、有机磷农药中毒等。

(五)意识障碍伴心动过缓

意识障碍伴心动过缓见于颅内高压、房室传导阻滞,以及吗啡类药物、乌头碱、毒蕈、鱼藤等中毒。

(六)意识障碍伴高血压

意识障碍伴高血压可见于高血压脑病、脑血管意外、肾炎等。

(七)意识障碍伴低血压

意识障碍伴低血压可见于各种原因的休克。

五、诊断

(一)问诊

应向患者家属或知情人了解发病前的情况,有无急性感染、糖尿病、肝脏病、肾炎、癫痫、颅脑外伤、误服毒物或麻醉性药物等病史。

(二)体格检查

(1)测量体温、脉搏、血压,注意呼气中有无异常气味等。

(2)确定意识障碍的程度。

(3)检查瞳孔大小、两侧是否对称、对光反射、眼底有无改变。

(4)检查有无头颅外伤、耳鼻出血和咬伤等。

(5)检查有无深、浅反射,瘫痪,脑膜刺激征,病理反射等。

(三)辅助检查

血、尿、大便常规,有特征时做血糖、血氨、尿素氮、血气分析、血培养、脑脊液等检查,对怀疑服毒病例,取残留可疑毒物、尿液、呕吐物、洗胃液等进行毒理分析。

有特征时做心电图、脑电图、脑B超、放射性核素扫描、CT、MRI等检查。

六、鉴别诊断

临床上可以导致意识障碍的儿科疾病有很多。在此不可能全部介绍,现就一些典型疾病做有限的描述。

(一)感染中毒性脑病

感染中毒性脑病多见于急性传染病(如百日咳、白喉、痢疾、伤寒)和肺炎、败血症等疾病的极期及恢复早期。这些疾病可使有些患儿特别是婴幼儿因感染性中毒而出现脑损害,进而导致意识障碍。临床上除高热、头痛、呕吐外,还可出现烦躁不安或反应迟钝、惊厥、昏迷等。脑脊液压力高,常规和生化检查正常,少数患者有白细胞数轻度增高。脑部症状多在感染控制后消失,如不合并中毒性肝炎,一般无肝大和肝功能障碍,可与瑞氏综合征相鉴别。

(二)瑞氏综合征

因为病毒感染,如流感病毒、水痘病毒、肠道病毒等,发病与机体的超敏反应有关。临床表现有呕吐、发热、嗜睡,反复惊厥乃至昏迷,呈去皮质状态,病理反射阳性,脑膜刺激征阴性。呼吸深长或过度换气,瞳孔忽大忽小,逐渐扩大,对光反射消失。肝脏轻或中度肿大,质地坚韧,黄疸少见。严重者因脑干功能严重障碍至中枢性呼吸衰竭和脑疝而死亡。脑脊液压力增高,白细胞计数正常。肝酶明显异常,血氨增高,凝血酶原时间延长,脑电图示非特异性弥漫性高幅波。本病临床以脑病症状为突出表现,肝大和肝酶异常易被忽略而误诊。

(三)糖尿病性昏迷

糖尿病小儿由于胰岛素绝对或相对明显缺乏,糖、蛋白质、脂肪代谢严重紊乱,致使脑细胞内脱水,引起昏迷。急性感染可诱发昏迷。昏迷患儿常有面色潮红、皮肤干燥、尿糖、尿酮体强阳性、血糖显著升高。

(四)低血糖昏迷

葡萄糖是脑组织获得能量的主要来源,脑内仅储存 2 g 葡萄糖,脑内葡萄糖主要来自血糖,当血糖降至 2.8 mmol/L 以下时,可出现意识障碍;当血糖降至 1 mmol/L 以下时,脑功能突然丧失乃至昏迷,甚至出现不可逆损害。新生儿和未成熟儿血糖水平较低(2.2～3.9 mmol/L),但其脑内氧化酮体的酶活性较成人高,对缺糖有一定耐受性。儿童低血糖昏迷可见于应用胰岛素过量的糖尿病患儿,或注射胰岛素后未及时进食者,重度营养不良、严重肝病、胰岛功能亢进患儿亦可出现低血糖昏迷。患者昏迷前常有心慌、出冷汗、复视、乏力等表现,偶有突然昏迷者。

(五)甲状腺疾病

甲状腺疾病是甲状腺功能亢进症患儿最严重的并发症,急性感染、甲状腺功能亢进症状尚未控制即做手术,碘治疗后,精神刺激等是主要诱因。临床表现为心搏加快、燥热、呼吸急促、食欲缺乏、恶心呕吐、腹泻等消化道症状,烦躁不安、谵妄、嗜睡、昏迷等神经症状。还可出现心律失常、电解质紊乱、循环衰竭等。

(六)尿毒症性昏迷

患儿有急慢性肾功能不全的病史,临床上首先表现为精神不振、表情淡漠、乏力、眩晕、视力障碍、注意力不集中,继而出现嗜睡、谵妄、手足抽搐、震颤、惊厥,最后进入昏迷。患者出现深大呼吸、瞳孔缩小、血尿、尿酸、肌酐升高,电解质及酸碱平衡紊乱。应与急性或急进性肾炎伴高血压脑病相鉴别,根据病史、血压、代谢性酸中毒等情况一般不难鉴别。

(七)肝昏迷

病毒性肝炎、肝坏死、药物性肝脏损害及肝脏脂肪变性等所致的肝功能严重受损时,常出现肝性脑病。食物和组织中氨基酸分解产生的氨主要在肝内合成尿素,由肾脏排出,肝脏代谢功能异常导致血氨升高,若超过 117 μmol/L,氨通过血-脑屏障使脑代谢发生紊乱而导致昏迷。氨能抑制 ATP 的生成,促使脑细胞水肿。γ-氨基丁酸、5-羟色胺及短链脂肪酸增多,可促进代谢性脑病的形成。肝功能衰竭时,体内苯丙氨酸、酪氨酸等代谢产物经一系列酶的作用,可形成苯乙醇胺和酪胺等假性神经递质,竞争性替代脑干网状结构中的兴奋性神经递质去甲肾上腺素,因此,即使血氨不高,也可产生肝昏迷。假性神经递质还能替代多巴胺,使乙酰胆碱占优势,产生扑翼样震颤。

肝昏迷中,病毒性肝炎或中毒所致的急性肝脏萎缩,其所致肝昏迷发生急骤,慢性肝脏疾病肝功能衰竭期,昏迷发生较缓慢。临床表现有昏迷、呼吸衰竭、肺水肿、功能性肾功能不全(肝-肾综合征)等,肝功能明显受损,胆红素明显增高,胆酶常出现分离。昏迷前期如能掌握患儿的特点,即精神症状、扑翼样震颤和肝炎,常可对肝昏迷做出早期诊断。脑电图对肝昏迷诊断有一定价值,血氨升高对肝昏迷的诊断有很大帮助,但血氨正常不能排除肝昏迷。

(八)肺性脑病

肺部严重疾病时,由于缺氧、二氧化碳潴留及呼吸性酸中毒,出现脑水肿、颅内压增高等表现,晚期发生昏迷。二氧化碳是脑血流的主要调节者,并因此影响颅内压力,肺性脑病时,二氧化碳对意识状态的影响与血二氧化碳分压升高的幅度和速度有关。通常二氧化碳分压在 13.3 kPa(100 mmHg)以上可引起昏迷,即所谓的"二氧化碳麻醉",可伴抽搐。如血二氧化碳分压短时间内迅速升高,二氧化碳分压仅在 8.9 kPa(67 mmHg)即可引起昏迷。血二氧化碳分压急骤升高,症状出现快,相反,则症状出现缓慢。血二氧化碳分压升高造成昏迷和抽搐的主要原因是呼吸性酸中毒时脑细胞内液 pH 改变引起的细胞代谢紊乱。血气分析监测有助于诊断。

(九)心源性脑缺血综合征

阵发性室性心动过速、房室传导阻滞、病态窦房综合征均可引起心源性脑缺血综合征。它是由于心排血量显著减少,产生一过性脑缺血、缺氧所引起,表现为短暂的意识丧失,可有抽搐、面色苍白、血压下降、大小便失禁等。

(十)高血压脑病

当血压迅速升高至 24.0 kPa(180 mmg)以上时,脑血管自动调节失控,使脑血流量和颅内压急骤增加,继发脑水肿,形成高血压脑病。患者出现视力障碍(如视线模糊、暂时失明)、惊厥、昏迷及其他颅内高压的表现,常见于急性肾炎、急进性肾炎的极期和其他高血压状态。

(十一)一氧化碳中毒

一氧化碳在血液中与血红蛋白的亲和力比氧大 200～300 倍,其结合产物碳氧血红蛋白的解离时间又比氧合血红蛋白长了 600 倍。大量的一氧化碳进入人体必然导致血液携带氧能力大大降低,使组织发生急性缺氧,从而产生一系列的中毒症状,甚至死亡。

临床表现和中毒的严重程度,与环境中一氧化碳浓度高低及一氧化碳吸入时间长短有关。

1.轻度中毒

血中碳氧血红蛋白浓度为 10%～30%,表现为头晕、乏力、心悸、胸闷,脱离一氧化碳污染的环境呼吸新鲜空气后可迅速恢复正常。

2.中度中毒

血中碳氧血红蛋白浓度为 30%～40%,可有剧烈头痛、恶心呕吐、视力模糊及呼吸困难,愈后多无后遗症。

3.重度中毒

血中碳氧血红蛋白浓度为 40%～50%,此时,患儿皮肤黏膜樱红,神志不清,步态不稳,呼吸

11

及心率加快,若碳氧血红蛋白浓度为 50%～70%,则出现惊厥、昏迷,而碳氧血红蛋白浓度超过70%时,会出现呼吸中枢麻痹,心搏停止。重度中毒患儿如能恢复,多有严重后遗症。

(十二)巴比妥类中毒

本类药物为中枢抑制剂,一次进入量超过催眠量的 10 倍即可引起急性中毒,实际吸收药量超过治疗量的 15 倍,则有致命危险。其中毒表现有昏睡、言语不清、呼吸浅表,随中毒的加重,患者逐渐陷入昏迷状态,各种反射消失,全身肌肉弛缓,瞳孔缩小,可发生肺水肿和坠积性肺炎,脉搏细速,严重者出现休克、严重的肝肾功能损害,最终可因呼吸中枢麻痹、休克、长期昏迷并发肺部感染而死亡。

(十三)急性有机磷农药中毒

有机磷农药可经呼吸道、皮肤及消化道吸收而引起中毒,其作用机制是抑制胆碱酯酶活性而产生毒蕈样和烟碱样作用。毒蕈样作用包括呕吐、呼吸困难、多汗、流涎、肺部啰音、肺水肿、瞳孔缩小、心率增快及血压升高;此外尚有中枢神经系统症状,包括头痛、头晕、抽搐、昏迷等。小儿有机磷中毒的临床表现不典型,应注意详尽询问病史,阿托品实验治疗,血胆碱酯酶活性测定、分泌物和呕吐物有机磷鉴定有助于诊断。

(十四)亚硝酸盐中毒

当小儿食用变质的蔬菜后,其中的亚硝酸盐经过消化道吸收进入血液中,可将正常血红蛋白氧化为高铁血红蛋白,使其失去携氧能力。高铁血红蛋白为褐色,血中含量 30 g/L 时即可出现发绀,此时组织缺氧尚不明显,故临床上见不到明显的呼吸困难。血中高铁血红蛋白量继续上升时,可出现头晕乏力、呼吸困难,重者血压下降、心律失常、昏迷、呼吸衰竭。根据病史、与呼吸困难不成比例的发绀、吸氧后发绀无好转、血液高铁血红蛋白定性试验阳性等即可确诊本病。

(十五)婴儿捂热综合征

本病寒冷季节常见,多见于农村,是由于过度保暖或捂闷过久所致高热、大汗、缺氧、高渗性脱水、抽搐、昏迷和呼吸循环衰竭。新生儿尤为多见。捂热过久或保暖过度是发病的首要原因,实验室检查可见血钠和血浆渗透压升高,低氧和高碳酸血症、酸中毒等。本病起病急、发展迅速、易误诊误治,应与新生儿脱水热、肺炎合并呼吸衰竭、颅内感染、低血糖症等疾病鉴别。

(十六)流行性乙型脑炎(乙脑)

流行性乙型脑炎是乙脑病毒引起的急性中枢神经系统传染病,临床上以高热、意识障碍、惊厥为特征。潜伏期 4～12 天,起病急骤,呈稽留热,体温常在 39 ℃,甚至更高,继而头痛、嗜睡、昏迷,约 2/3 患儿有意识障碍,持续 1～7 天,昏迷越久,预后越差。伴有惊厥、颅内高压症状,重者出现中枢性呼吸及循环衰竭,较大儿童有脑膜刺激征和病理症,深浅反射消失。病程 8～11 天后进入恢复期,部分患者留有神经系统后遗症。凡是夏秋季(7、8、9 月)在乙脑流行区,患儿突然持续高热并有惊厥、昏迷等表现者应注意考虑本病,可做脑脊液检查、荧光素标记抗体乙脑病毒抗原检测等以确诊。

(十七)化脓性脑膜炎

流感嗜血杆菌和肺炎链球菌是化脓性脑膜炎的最常见致病菌。本病多为急性起病,其表现有发热、易激惹、头痛、呕吐、惊厥、意识障碍、脑膜刺激征阳性。脑脊液检查对鉴别诊断有非常重要的意义。

(十八)流行性脑脊髓膜炎

冬春季发病,为脑膜炎双球菌引起的急性化脓性脑膜炎。其临床特征包括发热、头痛、呕吐、皮肤出血点或瘀斑、脑膜刺激征阳性、脑脊液化脓性改变及发现脑膜炎双球菌等。本病潜伏期一般 2～3 天,病程分为呼吸道感染期、败血症期、脑膜炎期、反应期。神经系统症状主要见于脑膜炎期,重者出现昏迷乃至死亡。临床分普通型、暴发型(休克型、脑膜脑炎型、混合型),后者病情发展迅速,易出现昏迷,宜早期诊断、及时处理。

(十九)结核性脑膜炎

本病是小儿结核病最严重的类型,5 岁以内儿童多见,但 3 个月以内的婴儿少见。本病临床呈隐性或慢性起病,有发热、性格改变、头痛、呕吐、脑膜刺激征阴性、颅神经麻痹、偏瘫、惊厥、昏迷等。未接种卡介苗、有结核接触史、结核菌素试验阳性有助于诊断,脑脊液检查对确诊有十分重要的意义。脑脊液外观呈毛玻璃样,白细胞数多在 $500×10^6/L$ 以下,蛋白增高,糖和氧化物降低。

(二十)脑脓肿

本病是脑内的占位性病变,可源于头颅感染(如乳突炎、鼻窦炎),亦可由于血源性病菌进入脑内引起,或者是开放性颅脑外伤直接感染所致。临床表现有发热、感染中毒症状、头痛、呕吐、嗜睡、抽搐、昏迷、视神经盘水肿。或者神经系统局灶性体征。头颅 CT 或核磁共振对明确诊断有帮助。

(二十一)脑震荡

脑震荡为颅脑外伤后出现的暂时性的脑组织功能障碍,而无明显器质性病变。受伤后迅速出现短暂轻度意识障碍,甚至昏迷,同时还可有面色苍白、出冷汗、肌肉松弛、生理反射暂时性消失等"脑性休克"表现,但无神经系统定位特征,脑膜刺激征正常。神志清醒后上述症状消失,但有近事逆行性遗忘。少数年长儿可有一段时间的头晕、头痛、心悸、耳鸣、多汗、失眠、记忆力减退、情绪不稳等自主神经功能紊乱症状,一般称之为头伤后综合征或头伤后神经官能症。

七、治疗

(一)病因治疗

针对不同病因,进行抗感染或纠正代谢紊乱或针对性解毒等治疗。

(二)重症监护

有条件者在重症监护室进行监护,监测生命体征,保证患儿呼吸道通畅,加强呼吸道和全身护理,防止褥疮。

(三)氧疗

维持动脉血氧分压在正常范围。颅内高压伴脑水肿者可酌情给予控制性过度换气,或应用机械呼吸使动脉血氧分压保持在 3.3～4.0 kPa(25～30 mmHg),必要时可用高压氧舱。

(四)脱水剂的应用

可选用甘露醇或 3‰氯化钠。

(五)兴奋呼吸、循环中枢

用山梗菜碱、尼可刹米等。

(六)血管扩张剂

东莨菪碱具有解痉、镇静、兴奋呼吸中枢、改善脑微循环的作用,可适当选用,一般每次用 0.03 mg/kg,可渐渐增至每次 0.15 mg/kg,静脉滴注,每 20 分钟一次。

(七)对症治疗

对症治疗包括降温、止惊、纠正水、电解质紊乱、纠正酸中毒等。

(八)促进脑细胞恢复药物

促进脑细胞功能恢复的药物包括中药、自由基消除剂与钙通道阻滞剂等。此外还有三磷酸腺苷(ATP)、细胞色素 C、肌苷、B 族维生素、维生素 C、γ-氨酪酸、胞磷胆碱、脑活素等,可酌情选用。

(九)营养

维持液体出入平衡,保持热量供应,可酌情给予流质饮食或静脉营养。

(十)康复

病情稳定的尽早给予康复治疗,以恢复智力及活动,减少后遗症。

(代立静)

第二节 发 热

发热即指体温异常升高。正常体温小儿的肛温波动于 36.9~37.5 ℃,舌下温度比肛温低 0.3~0.5 ℃,腋下温度为 36~37 ℃,个体的正常体温略有差异,一天内波动<1 ℃。发热,指肛温>37.8 ℃,腋下温度>37.4 ℃,当肛温、腋下、舌下温度不一致时以肛温为准。因腋下、舌下温度影响因素较多,而肛温能真实反映体内温度。根据体温高低,将发热分为(均以腋下温度为标准):低热≤38 ℃,中度发热 38.1~39.0 ℃,高热 39.1~41.0 ℃,超高热>41 ℃。发热持续 1 周左右为急性发热,发热病程>2 周为长期发热。本节重点讨论急性发热。

发热是小儿最常见的临床症状之一,可由多种疾病引起。小儿急性发热的病因主要为感染性疾病,常见病毒感染和细菌感染。大多数小儿急性发热,为自限性病毒感染引起,预后良好,但部分为严重感染,可导致死亡。

一、病因

(一)感染性疾病

病毒、细菌、支原体、立克次体、螺旋体、真菌、原虫等病原引起的全身或局灶性感染,如败血症、颅内感染、泌尿系统感染、肺炎、胃肠炎等。感染性疾病仍是发展中国家儿童时期患病率高、死亡率高的主要原因。

(二)非感染性疾病

1.变态反应及风湿性疾病

血清病、输液反应、风湿热、系统性红斑狼疮、川崎病、类风湿关节炎等。

2.环境温度过高或散热障碍

高温天气、衣着过厚或烈日下户外运动过度所致中暑、暑热症、先天性外胚层发育不良、家族性无汗无痛症、鱼鳞病等。

3.急性中毒

阿托品、阿司匹林、苯丙胺、咖啡因等。

4.代谢性疾病

甲状腺功能亢进。

5.其他

颅脑外伤后体温调节异常、慢性间脑综合征、感染后低热综合征等。

二、发病机制及病理生理

正常人在体温调节中枢调控下,机体产热、散热呈动态平衡,以保持体温在相对恒定的范围内。在炎症感染过程中,外源性致热源刺激机体单核巨噬细胞产生和释放内源性致热源(EP)包括白细胞介素(IL-1、IL-6)、肿瘤坏死因子(TNF-2)干扰素(INF)及成纤维生长因子等。EP刺激,丘脑前区产生前列腺素(PGE),后者作用于下丘脑的体温感受器,调高体温调定点,使机体产热增加,散热减少而发热。发热是机体的防御性反应,体温升高在一定范围内对机体有利,发热在一定范围可促进 T 细胞生成,增加 B 细胞产生特异抗体,增强巨噬细胞功能;发热还可直接抑制病原菌,减少其对机体损害。而另一方面发热增加了机体的消耗,体温每升高 1 ℃,基础代谢率增加 13%,心脏负荷增加;发热可致颅内压增高,体温每升高1 ℃,颅内血流量增加8%,发热时消化功能减退,出现食欲缺乏、腹胀、便秘,高热时可致烦躁、头痛、惊厥、重者昏迷、呕吐、脑水肿。超高热可使细胞膜受损、胞质内线粒体溶解、变性,加上细菌内毒素作用引起横纹肌溶解、肝肾损害、凝血障碍、循环衰竭等。

三、诊断

发热是多种疾病的表现,诊断主要依靠病史的采集和详细全面的体格检查及对某疾病的高度认知性。

(一)病史

重视流行病学资料:注意年龄、流行季节、传染病接触史、预防接种史、感染史。小儿感染热性疾病中,大多数为病毒感染(占 60%),而病毒感染常呈自限性过程,患儿一般情况良好,病毒性肠炎、脑膜炎则病情严重,细菌感染大多严重,为小儿危重症的主要原因。

1.发病年龄

不同年龄感染性疾病的发生率不同,年龄越小,发生严重的细菌感染的危险性越大,新生儿、婴儿感染性疾病中以细菌感染发生率高,且感染后易全身扩散,新生儿急性发热 12%～32%是严重感染所致,血培养有助病原诊断。小于 2 岁婴幼儿发热性疾病中严重的细菌感染发生率为3%～5%,主要为肺炎链球菌(占 60%～70%),流感嗜血杆菌(2%～11%)。其他如金黄色葡萄球菌、沙门菌等,另外泌尿系统感染也常见。

2.传染病史

对发热患儿应询问周围有无传染病发病及与感染源接触史,有助传染病诊断,如粟粒性结核患儿有开放性肺结核患儿密切接触史。冬春季节,伴皮疹,警惕麻疹、流脑,近年来发生的各种新病毒感染如严重急性呼吸综合征(SARS)、禽流感、肠道病毒 EV71 型感染(手足口病)、甲型流感H1N1 感染,均有强传染性,且部分患儿可发生严重后果,流行疫区生活史、传染源及其接触史很重要,须高度警惕。

(二)机体免疫状态

机体免疫状态低下如营养不良、患慢性消耗性疾病、免疫缺陷病、长期服用免疫抑制剂、化疗后骨髓抑制、移植后患儿易发生细菌感染、发生严重感染和机会性条件致病菌感染如真菌感染、卡氏肺孢子菌感染等的危险风险大。

(三)病原体毒力

细菌感染性疾病中军团菌性肺炎、耐药金黄色葡萄球菌、产超广谱β-内酰胺酶革兰阴性耐药菌感染往往病情较重;而变异的新型病毒如冠状病毒(引起 SARS)、禽流感病毒、肠病毒 EV71 型(肠炎、手足口病)、汉坦病毒(引起流行性出血热),可致多器官功能损害,病情凶险。

(四)发热时机体的状况

发热的高低与病情轻重不一定相关,如高热惊厥,患儿常一般情况良好,预后好,但脓毒症时,即使体温不很高,但一般情况差,中毒症状重,预后严重。有经验的临床医师常用中毒症状或中毒面容来形容病情危重,指一般状况差、面色苍白或青灰、反应迟钝、精神萎靡,以上现象提示病情笃重,且严重细菌感染可能性大。对所有发热患儿应测量和记录体温、心率、呼吸频率、毛细血管充盈时间,还要注意观察皮肤和肢端颜色、行为反应状况及有无脱水表现。英国学者 Martin Richardson、Monica Lakhanpaul 等提出了对5岁以下发热患儿评估指南(表 2-1)。

表 2-1　5 岁以下发热儿童危险评估

项目	低危	中危	高危
颜色	皮肤、口唇、舌颜色正常	皮肤、口唇、舌颜色苍白	皮肤、口唇、舌颜色苍白,有斑点,呈青色或蓝色
活动	对刺激反应正常,满足或有笑容,保持清醒或清醒迅速,正常哭闹或不哭闹	对刺激反应迟缓,仅在延长刺激下保持清醒,不笑	对刺激无应答,明显病态,不能倍唤醒或不能保持清醒,衰弱,尖叫或持续哭闹
呼吸	正常	鼻翼翕动,呼吸急促:呼吸频率＞50 次/分(6～12 个月龄),呼吸频率＞40 次/分(＞12 个月龄),血氧饱和度＜95%,肺部听诊湿啰音	呼吸急促:任何年龄＞60 次/分,中重度的胸部凹陷
含水量	皮肤、眼睑无水肿,黏膜湿润	黏膜干燥,皮肤弹性降低,难喂养,毛细血管再灌注时间＞3 秒,尿量减少	皮肤弹性差
其他	无中危、高危表现	持续发热＞5 天,肢体或关节肿胀,新生肿块直径＞2 cm	体温:0～3 个月龄＞38 ℃,3～6 个月龄＞39 ℃,出血性皮疹,囟门膨隆、颈强直、癫痫持续状态,有神经系统定位体征,局灶性癫痫发作,呕吐胆汁

将以上评估结果比作交通信号灯,则低危是绿灯,中危是黄灯,而高危是红灯。临床可依此对患儿做出相应检查和处理。

(五)发热的热型

根据发热特点分为以下几种。

1.稽留热

体温恒定在 40 ℃以上达数天或数周,24 小时内体温波动范围不超过 1 ℃。常见于大叶性肺炎、斑疹伤寒、伤寒高热期。

2.弛张热

体温常在 39 ℃以上,波动幅度大,24 小时体温波动超过 2 ℃,且都在发热水平。常见于败血症、风湿热、重症肺结核及化脓性炎症等。

3.间歇热

体温骤升达高峰后持续数小时又迅速降至正常水平,无热期可持续一天至数天,发热期与无热期反复交替出现,见于急性肾盂肾炎、痢疾等。

4.波状热

体温逐渐上升达 39 ℃以上,数天后又逐渐下降至正常水平,持续数天后又逐渐升高如此反复多次,常见于布鲁菌病。

5.回归热

体温急骤上升至 39 ℃或更高,持续数天后又骤然下降至正常水平,高热期与无热期各持续若干天后,规律性交替一次,见于回归热、霍奇金病、鼠咬热等。

6.不规则热

体温曲线无一定规律,见于结核、风湿热、渗出性胸膜炎等。

因不同的发热性疾病常具有相应的热型,病程中热型特点有助于临床诊断,但由于抗生素广泛或早期应用、退热剂及糖皮质激素的应用的影响,热型可变得不典型或不规则,应注意不能过分强调热型的诊断意义。

(六)症状体征

不同的症状、体征常提示疾病的定位,小儿急性发热中,急性上呼吸道感染是最常见的疾病,占儿科急诊首位,而绝大多数为病毒性感染,表现发热、流涕、咳嗽、咽部充血、精神好,外周血白细胞总数和中性粒细胞数及 CRP 均不增高。咳嗽、肺部啰音提示肺炎;呕吐、腹泻提示胃肠炎。发热伴面色苍白,要注意有无出血、贫血;发热时前胸、腋下出血点、瘀斑,要警惕流脑或 DIC;黏膜、甲床瘀点伴心脏杂音或有心脏病史者杂音发生变化时,要警惕心内膜炎。有骨关节疼痛者:注意化脓性关节炎、化脓性骨髓炎、风湿热、Still 病、白血病、肿瘤。淋巴结肿大:要考虑淋巴结炎、川崎病、Still 病、传染性单核细胞增多症、白血病、淋巴瘤等。发热伴抽搐:要考虑热性惊厥、中毒性痢疾、颅内感染等。值得注意的是在采集病史和体格检查后,约 20% 的发热儿童没有明显感染定位灶,而其中少数为隐匿感染包括隐匿性菌血症、隐匿性肺炎、隐匿性泌尿系统感染和极少数为早期细菌性脑膜炎。

四、与危重症相关的情况

(一)发热伴有呼吸障碍

肺炎是儿童多发病常见病,也是发展中国家 5 岁以下儿童死亡主要原因之一,占该年龄小儿死亡总人数的 19%,肺炎的主要病原菌为细菌、病毒、肺炎支原体、肺炎衣原体等,重症感染多为细菌性感染主要为肺炎链球菌、流感嗜血杆菌、也有金黄色葡萄球菌及革兰阴性菌等。临床最早表现为呼吸障碍包括呼吸急促和呼吸困难,呼吸急促指新生儿>60 次/分,<1 岁者>50 次/分,>1 岁者>40 次/分;呼吸困难指呼吸费力,呼吸辅助肌也参与呼吸活动,并有呼吸频率、深度与节律改变,表现为鼻翼翕动、三凹征、点头呼吸、呼吸伴呻吟、喘息、呼气延长等。当发热出现发绀、肺部体征、呼吸障碍时,或<2 岁患儿虽无肺部体征只要血氧饱和度<95%,均提示有肺部病变,胸片可了解肺部病变,血气分析有助于呼吸功能判断。

(二)发热伴循环障碍

皮肤苍白、湿冷、花纹、毛细血管充盈时间延长、脉搏细弱、尿量减少、血压下降均提示循环障碍,要警惕心功能不全、休克存在,伴腹泻者多为低血容量休克,伴细菌感染者则为感染性休克。

(三)严重脓毒症

脓毒症是感染引起的全身炎症反应综合征(SIRS),当脓毒症合并休克或急性呼吸窘迫综合征(ARDS)或不少于两个以上其他脏器功能障碍即为严重脓毒症。严重脓毒症病原以细菌为主,其中葡萄球菌最多,其次为肺炎链球菌和铜绿假单胞菌,而致死率最高的是肺炎链球菌。临床以菌血症、呼吸道感染多见,其次为泌尿系统感染、腹腔感染、创伤、皮肤感染。所有感染中致死率最高的是心内膜炎和中枢神经系统感染。凡有中性粒细胞减少、血小板减少,应用免疫抑制剂、化疗药物、动静脉置管等感染高危因素的患儿,一旦发热应警惕脓毒血症,血液肿瘤患儿发生脓毒血症时死亡率>60%。

(四)严重中枢神经系统感染

常有发热、抽搐、昏迷,最常见的中枢神经系统感染为化脓性脑膜炎、病毒性脑膜炎、结核性脑膜炎,均表现为前囟饱满、颈项强直、意识障碍、抽搐或癫痫持续状态。化脓性脑膜炎:新生儿以金黄色葡萄球菌为主要致病菌,<3个月婴儿以大肠埃希菌为主要致病菌,婴幼儿以肺炎链球菌、流感嗜血杆菌、脑膜球菌为主;年长儿主要为脑膜炎双球菌和肺炎链球菌感染。病毒性脑膜炎以柯萨奇病毒和埃可病毒感染最常见,夏秋季多见,乙型脑炎夏季多见,腮腺炎病毒脑膜炎冬春季多见,而单纯疱疹脑膜炎无明显季节性。结核性脑膜炎多发生于<3岁未接种卡介苗婴幼儿,在结核感染后1年内发生。另外中毒型痢疾脑型急性起病、高热、剧烈头痛、反复呕吐、呼吸不规则等。嗜睡、谵妄、抽搐、昏迷,抽搐易发生呼吸衰竭。

(五)感染性心肌炎

感染性心肌炎是感染性疾病引起的心肌局限或弥漫性炎性病变,为全身疾病的一部分,心肌炎最常见的病因是腺病毒,柯萨奇病毒A和B、埃可病毒和巨细胞病毒、艾滋病病毒(HIV)也可引起心肌炎,典型心肌炎表现有呼吸道感染症状,发热、咽痛、腹泻、皮疹、心前区不适,严重的腹痛、肌痛。重症者或新生儿病情凶险可在数小时至2天内暴发心力衰竭、心源性休克表现烦躁不安、呼吸困难、面色苍白、末梢青紫、皮肤湿冷、多汗、脉细数、血压下降、心音低钝、心动过速、奔马律、心律失常等可致死亡。

(六)泌尿系统感染

泌尿系统是小儿常见的感染部位,尤其<7岁儿童多见,严重的泌尿系统感染可引起严重脓毒症而危及生命,泌尿系统感染大多数由单一细菌感染,混合感染少见,病原菌主要是大肠埃希菌占60%~80%,其次为变形杆菌、克雷伯菌、铜绿假单胞菌、也有G^+球菌如肠球菌、葡萄球菌等,新生儿B族链球菌占一定比例,免疫功能低下者,可发生真菌感染。此外,沙眼衣原体、腺病毒也可引起感染。年长儿常有典型尿路刺激症状;小年龄儿常缺乏典型泌尿系统症状,只表现发热、呕吐、黄疸、嗜睡或易激惹;多数小儿尤其<2岁婴幼儿,发热是唯一症状,而尿检有菌尿改变。泌尿系统感染所致的发热未能及时治疗,可致严重脓毒症。Hober-man等报道在有发热的泌尿系统感染婴幼儿中,经^{99}锝二巯丁二酸肾扫描证实60%~65%为肾盂肾炎。泌尿系统感染小儿原发性膀胱输尿管反流率达30%~40%,值得临床注意,凡泌尿系统感染者应在专科医师指导下,进一步影像学检查:超声检查、静脉肾盂造影(IVP)、排泄性肾盂造影(VCUG)和放射性核素显影等。

(七)人禽流感病毒感染

在我国发病甲型禽流感病毒(H5N1亚型)感染是鸟类的流行病,可引起人类致病,其病死率高。由鸟禽直接传播给人是人感染 H5N1 的主要形式,WHO 指出 12 岁以下儿童最易禽流感感染。人禽流感,其潜伏期一般 2～5 天,最长达 15 天,感染后病毒在呼吸道主要是下呼吸道复制,可播散至血液、脑脊液。临床特点:急性起病,早期表现为其他流感症状,常见结膜炎和持续高热,热程 1～7 天,可有呼吸道症状和消化道症状。50％患儿有肺实变体征,典型者常迅速发展为呼吸窘迫综合征(ARDS)为特征的重症肺炎,值得注意的是儿童感染后,常肺部体征不明显,甚至疾病进入典型重症肺炎阶段,临床也会仅表现为上呼吸道感染症状而缺乏肺炎体征。少数患儿病情迅速发展,呈进行性肺炎、ARDS、肺出血、胸腔积液、心力衰竭、肾衰竭等多脏器功能衰竭死亡率达 30％～70％。有以下情况者预后不佳,白细胞减少、淋巴细胞减少、血小板轻度减少和转氨酶、肌酸、磷酸激酶升高,低蛋白血症和弥散性血管内凝血(DIC)。

(八)手足口病

由柯萨奇 A16(也可由 A5、A10 等型)及肠道埃可病毒 71 型(EV71)引起流行,近年来在亚太地区及我国流行的手足口病部分由 EV71 感染所致,病情凶险,除手足口病变外易引起严重并发症,以脑损害多见,可引起脑膜炎、脑干脑炎、脑脊髓炎,引起神经源性肺水肿表现为急性呼吸困难、发绀、进行性低氧血症、X 线胸片示双肺弥漫渗出改变,引起神经源性心脏损害、出现心律失常、心脏受损功能减退、循环衰竭、死亡率高。临床:①可见有手足口病表现,急性起病,手足掌、膝关节、臀部有斑丘疹或疱疹、口腔黏膜疱疹,同时伴肌阵挛、脑炎、心力衰竭、肺水肿;②生活于手足口病疫区,无手足口病表现,即皮肤、手足掌及口腔未见疱疹、皮疹,但发热伴肌阵挛或并发脑炎、急性弛缓性麻痹、心力衰竭、肺水肿,应及早诊断早治疗。对手足口病伴发热患儿应密切观察病情变化,若出现惊跳、肌阵挛或肌麻痹、呼吸改变,可能迅速病情恶化危及生命,应及时送医院抢救。

五、实验室指标

(1)依患儿危重程度选择有关实验室检查。

低危:①常规查尿常规以排除尿路感染;②不必常规做血化验或 X 线胸片。

中危:①尿常规;②血常规、CRP;③血培养;④胸片(T＞39 ℃和/或白细胞计数＞20×10^9/L 时);⑤脑脊液检查(＜1 岁)。

高危:①血常规;②尿常规;③血培养;④胸片;⑤脑脊液;⑥血电解质;⑦血气分析。

(2)外周血白细胞总数、中性粒细胞比例和绝对值升高,若同时测血清 C 反应蛋白(CRP)升高,多提示细菌感染,当白细胞计数＞20×10^9/L,提示严重细菌感染。

(3)CRP 在正常人血中微量,当细菌感染引发炎症或组织损伤后 2 小时即升高,24～48 小时达高峰,临床上常作为区别细菌感染和病毒感染的指标。CRP＞20 mg/L 提示细菌感染。CRP 升高幅度与细菌感染程度正相关,临床上 CRP 100 mg/L 提示脓毒症严重感染。CRP＜5 不考虑细菌感染。在血液病、肿瘤、自身免疫性疾病也可增高。

(4)血降钙素原(PCT):PCT 被公认为鉴别细菌感染和病毒感染的可靠指标,其敏感性和特异性均较 CRP 高,健康人血清水平极低,当细菌感染时,PCT 即升高,升高程度与细菌感染严重程度呈正相关,而病毒感染时 PCT 不升高或仅轻度升高。PCT＞0.5 mg/L 提示细菌感染,局部或慢性感染只有轻度升高,全身性细菌感染才大幅度升高,PCT 也是细菌感染早期诊断指标和评价细菌感染严重程度的指标。

(5)尿常规:发热但无局灶性感染的＜2 岁小儿,应常规进行尿常规检查,尿沉渣每高倍视野白细胞>5个提示细菌感染。

(6)脑脊液检查:发热但无局灶性感染的小婴儿,常规脑脊液检查,脑脊液白细胞数增加提示细菌感染。

发热婴儿低危标准:临床标准,既往体健,无并发症,无中毒症状,经检查无局灶感染。实验室标准:白细胞计数$(5\sim15)\times10^9$/L,杆状核$<1.5\times10^9$或中性杆状核/中性粒细胞<0.2,尿沉渣革兰染色阴性,或每高倍视野尿白细胞计数<5个,腹泻患儿大便白细胞计数<5个,脑脊液白细胞计数$<8\times10^9$/L,革兰染色阴性。

严重细菌感染筛查标准:①外周血白细胞总数$>15\times10^9$/L;②每高倍视野尿沉渣白细胞>10个;③脑脊液白细胞计数$>8\times10^6$/L,革兰染色阳性;④X线胸片有浸润。

六、发热的处理

发热如不及时治疗,极易引起高热惊厥,将给小儿身体带来一定损害,一般当体温(腋温)>38.5 ℃时予退热剂治疗,WHO建议当小儿腋温>38 ℃应采用安全有效的解热药治疗。

(一)物理降温

物理降温包括降低环境温度、温水浴、冷盐水灌肠、冰枕、冰帽和冰毯等。新生儿及小婴儿退热主要采取物理降温如解开衣被、置22~24 ℃室内或温水浴降温为主。物理降温时按热以冷降,冷以温降的原则,即高热伴四肢热、无寒战者予冷水浴、冰敷等降温,而发热伴四肢冰冷、畏寒、寒战者予30~35 ℃温水或30%~50%的温乙醇擦浴,至皮肤发红转温。

(二)药物降温

物理降温无效时,可用药物降温,儿童解热药应选用疗效明确、可靠安全、不良反应少的药物,常用对乙酰氨基酚、布洛芬、阿司匹林等。

1.对乙酰氨基酚

对乙酰氨基酚又名扑热息痛,为非那昔丁的代谢产物,是WHO推荐作为儿童急性呼吸道感染所致发热的首选药。剂量每次10~15 mg/kg,4~6小时可重复使用,每天不超过5次,疗程不超过5天,3岁以下1次最大量<250 mg。服药30~60分钟血浓度达高峰,不良反应少,但肝肾功能不全或大量使用者可出现血小板计数减少、黄疸、氮质血症。

2.布洛芬

布洛芬是环氧化酶抑制剂,是FDA唯一推荐用于临床的非甾体抗炎药。推荐剂量为每次5~10 mg/kg。每6~8小时1次,每天不超过4次。该药口服吸收完全,服药后1~2小时血浓度达高峰,半衰期1~2小时,心功能不全者慎用,有尿潴留、水肿、肾功能不全者可发生急性肾衰竭。

3.阿司匹林

阿司匹林是应用最广泛的解热镇痛抗炎药,因不良反应比对乙酰氨基酚大得多,故WHO不推荐3岁以下婴幼儿呼吸道感染时应用,目前不作为常规解热药用,主要限用于风湿热、川崎病等。剂量每次5~10 mg/kg,发热时服1次,每天3~4次。不良反应:用量大时可引起消化道出血,某些情况下可引起瑞氏综合征(如患流感、水痘时),过敏者哮喘、皮疹。

4.阿司匹林赖氨酸盐

阿司匹林赖氨酸盐为阿司匹林和赖氨酸复方制剂,用于肌内、静脉注射。特点:比阿司匹林起效快、作用强,剂量每次10~25 mg/kg,不良反应少。

5.萘普生

解热镇痛抗炎药,解热作用为阿司匹林的 22 倍。剂量每次 5～10 mg/kg,每天 2 次。口服 4 小时血浓度达高峰,半衰期 13～14 小时,适用于贫血、胃肠疾病或其他原因不能耐受阿司匹林、布洛芬的患儿。

6.类固醇抗炎退热药

类固醇抗炎退热药又称肾上腺糖皮质激素,通过非特异性抗炎、抗毒作用,抑制白细胞致热源生成及释放,并降低下丘脑体温调节中枢对致热源的敏感性而起退热作用,并减轻临床不适症状。但因为激素可抑制免疫系统,降低机体抵抗力,诱发和加重感染,如结核、水痘、带状疱疹等;在病因未明前使用激素可掩盖病情,延误诊断治疗,如急性白血病患儿骨髓细胞学检查前使用激素,可使骨髓细胞形态不典型而造成误诊;激素退热易产生依赖性。故除对超高热、脓毒症、脑膜炎、无菌性脑炎或自身免疫性疾病可使用糖皮质激素外,对病毒感染应慎用,严重变态反应和全身真菌感染禁用。必须指出的是,糖皮质激素不应作为普通退热药使用,因对机体是有害的。

7.冬眠疗法

超高热、脓毒症、严重中枢神经系统感染伴有脑水肿时,可用冬眠疗法,氯丙嗪＋异丙嗪首次按 0.5～1 mg/kg,首次静脉滴注半小时后,脉率、呼吸均平稳,可用等量肌内注射 1 次,待患儿沉睡后,加冰袋降温,对躁动的患儿可加镇静剂,注意补足液体,维持血压稳定。一般 2～4 小时体温下降至 35～36 ℃(肛温),一般每 2～4 小时重复给冬眠合剂 1 次。

注意:退热剂不能预防热性惊厥,不应以预防惊厥为目的的使用退热剂。通常不宜几种退热剂联合使用或交替使用,只在首次退热剂无反应时,考虑交替用二种退热剂。没有感染指征或单纯病毒感染不应常规使用抗菌药物。急性重症感染或脓毒症时,宜早期选用强力有效抗菌药物,尽早静脉输注给药,使用强力有效抗菌药物后才能使用激素,且在停用抗菌药前先停激素。

(池书彦)

第三节 发 绀

发绀是指血液中还原血红蛋白增多使皮肤和黏膜呈青紫色改变的一种表现,也称为发绀。这种改变常发生在皮肤较薄、色素较少和毛细血管较丰富的部位,如口唇、指(趾)、甲床等。

一、发病机制

发绀是由于血液中还原血红蛋白的绝对量增加所致。当毛细血管内的还原血红蛋白超过 50 g/L 时皮肤和黏膜可出现发绀。但临床上发绀并不总是表示缺氧,缺氧也不一定都有发绀。若患儿血红蛋白大于 180 g/L 时,即使在机体的氧含量正常不至于缺氧的情况下,如果存在有 50 g/L 以上的还原血红蛋白亦可出现发绀。而严重贫血(Hb＜60 g/L)时,即使所有的 Hb 都氧合了,但是 Hb 总量仍不足以为正常代谢运输足够的氧,即使不发绀也会缺氧。临床上,在血红蛋白浓度正常的患儿如 SaO_2＜85％(相当于 22.5 g/L 的血红蛋白未饱和)时,发绀却已经很明显。近年来也有临床观察资料显示:在轻度发绀的患儿中,有 60％的患儿其 SaO_2＞85％。故而,在临床上所见发绀并不能完全确切反映动脉血氧下降的情况。

二、病因与分类

根据引起发绀的原因可将其做如下分类。

(一)血液中还原血红蛋白增加(真性发绀)

1.中心性发绀

此类发绀的特点表现为全身性,除四肢及颜面外也可累及躯干和黏膜的皮肤。受累部位的皮肤是温暖的。发绀的原因多由心、肺疾病引起呼吸功能衰竭、通气与换气功能障碍、肺氧合作用不足,导致 SaO_2 降低所致。一般可分为以下几种。

(1)肺性发绀:即由于呼吸功能不全、肺氧合作用不足所致。常见于各种严重的呼吸系统疾病。常见病因有以下几种。①呼吸道梗阻:如新生儿后鼻孔闭锁、胎粪吸入、先天性喉、气管畸形、急性喉炎、惊厥性喉痉挛、气道异物、血管环或肿物压迫气管、溺水及变态反应时支气管痉挛等;②肺部及胸腔疾病:以重症肺炎最常见,其他疾病如新生儿呼吸窘迫综合征、支气管肺发育不良、毛细支气管炎、肺水肿、肺气肿、肺不张、胸腔较大量积液、气胸及膈疝等;③神经、肌肉疾病:中枢性呼吸抑制可引起呼吸暂停而致发绀,如早产儿中枢发育不成熟、新生儿围生期缺氧、低血糖、重症脑炎、脑膜炎、肺水肿、颅内压增高及镇静剂(如苯巴比妥)过量等。呼吸肌麻痹时也可致发绀,如感染性多发性神经根炎、重症肌无力及有机磷中毒等。

(2)心性发绀:由于异常通道分流,使部分静脉血未通过肺进行氧合作用而入体循环动脉,如分流量超过心排血量的1/3,即可出现发绀。常见于右向左分流的发绀型先天性心脏病,如法洛四联症、大动脉转位、肺动脉狭窄、左心发育不良综合征、单心房、单心室、动脉总干、完全性肺静脉连接异常、持续胎儿循环及动静脉瘘等。只有下肢发绀时,应考虑主动脉缩窄位于动脉导管前。此类疾病吸入100%氧后发绀不能缓解。心脏阳性体征、X线检查及彩色多普勒超声心动图检查有助于诊断。

(3)大气氧分压低:如高原病、密闭缺氧等。

2.周围性发绀

此类发绀常由于周围循环血流障碍所致。其特点表现为发绀多为肢体的末端与下垂部位。这些部位的皮肤发冷,但若给予按摩或加温,发绀可减退。此特点可作为与中心性发绀的鉴别点。此型发绀可分为以下几种。

(1)淤血性周围性发绀:常见于引起体循环淤血、周围血流缓慢的疾病,如右心衰竭、渗出性心包炎、缩窄性心包炎、心脏压塞、血栓性静脉炎、上腔静脉阻塞综合征、下腔静脉曲张等。

(2)缺血性周围性发绀:常见于引起心排血量减少的疾病和局部血流障碍性疾病,如严重休克、暴露于寒冷中和血栓闭塞性脉管炎、雷诺病(Raynaud 病)、肢端发绀症、冷球蛋白血症等。

(3)混合性发绀:中心性发绀与周围性发绀同时存在。可见于心力衰竭等。

(二)血液中存在异常血红蛋白衍生物(变性血红蛋白血症)

血红蛋白分子由珠蛋白及血红素组成,血红素包括原卟啉及铁元素,正常铁元素是二价铁(Fe^{2+}),具有携氧功能;变性血红蛋白血症时,三价铁(Fe^{3+})的还原血红蛋白增多,失去携氧能力,称为高铁血红蛋白血症。

1.高铁血红蛋白血症

由于各种化学物质或药物中毒引起血红蛋白分子中二价铁被三价铁所取代,失去结合氧的能力。当血中高铁血红蛋白量达到30 g/L时出现发绀。常见于苯胺、硝基苯、伯氨喹、亚硝酸盐、磺胺类、非那西丁及苯胺染料等中毒所致发绀,其特点是突然出现发绀,抽出的静脉血呈深棕色,虽给予氧疗但发绀不能改善,只有给予静脉注射亚甲蓝或大量维生素 C,发绀方可消退,用分光镜检查可证实血中高铁血红蛋白血症。由于大量进食含亚硝酸盐的变质蔬菜而引起的中毒性高铁蛋白血症,也可出现发绀,称"肠源性青紫症"。

2.先天性高铁血红蛋白血症

自幼即有发绀,而无心、肺疾病及引起异常血红蛋白的其他原因,有家族史,身体一般状况较好。

(1)高铁血红蛋白血症:此酶在正常时能将高铁血红蛋白转变为正常血红蛋白,该酶先天缺乏时血中高铁血红蛋白增多,可高达 50%,属常染色体隐性遗传疾病,发绀可于出生后即发生,也可迟至青少年时才出现。

(2)血红蛋白 M 病(HbM):本病是常染色体显性遗传疾病。属异常血红蛋白病,是构成血红蛋白的珠蛋白结构异常所致,这种异常 HbM 不能将高铁血红蛋白还原为正常血红蛋白而引起发绀。

3.硫化血红蛋白血症

此症为后天获得性。服用某些含硫药物或化学品后,使血液中硫化血红蛋白达到 5 g/L 即可发生发绀。凡引起高铁血红蛋白血症的药物或化学成分几乎都能引起本病。但一般认为本病患儿须同时有便秘或服用含硫药物在肠内形成大量硫化氢为先决条件。发绀的特点是持续时间长,可达数月以上,血液呈蓝褐色,分光镜检查可证明有硫化血红蛋白的存在。与高铁血红蛋白血症不同,硫化血红蛋白呈蓝褐色。高铁血红蛋白血症用维生素 C 及亚甲蓝治疗有效,而硫化血红蛋白无效。

三、伴随症状

(一)发绀伴呼吸困难

发绀伴呼吸困难常见于重症心、肺疾病及急性呼吸道梗阻、大量气胸等,而高铁血红蛋白血症虽有明显发绀,但一般无呼吸困难。

(二)发绀伴杵状指(趾)

发绀伴杵状指(趾)提示病程较长,主要见于发绀型先天性心脏病及某些慢性肺部疾病。

(三)发绀伴意识障碍或衰竭

发绀伴意识障碍或衰竭主要见于某些药物或化学药物中毒、休克、急性肺部感染或急性心功能衰竭等。

(池书彦)

第四节 水 肿

一、定义

过多的液体在组织间隙积聚称为水肿。按水肿波及的范围可分为全身性水肿和局部性水肿;按发病原因可分为肾性水肿、肝性水肿、心性水肿、营养不良性水肿、淋巴性水肿、炎性水肿等。

如液体在体腔内积聚,则称为积水,如心包积水、胸腔积水、腹水、脑积水等。

二、病理生理

正常人体液总量和组织间隙液体的量是保持相对恒定的。组织间液量和质的恒定性是通过血管内外和机体内外液体交换的动态平衡来维持的。水肿发生的基本机制是组织间液的生成异常,其生成量大于回流量,以致过多的体液在组织间隙或体腔内积聚。水肿在不同疾病或同一疾病不同时期其发病机制不完全相同,但基本发病因素不外两大方面:①组织间液的生成大于回流,血管内外液体交换失衡导致组织间液增多;②体内水钠潴留,细胞外液增多导致组织间液增多。

(一)组织间液的生成大于回流

机体血管内外液体交换动态平衡,主要依靠以下几个因素:有效流体静压(驱使血管内液体向组织间隙滤过)、有效胶体渗透压(使组织间液回吸到血管内)、毛细血管壁的通透性、淋巴回流等。当上述一种或几种因素发生变化,影响了这一动态平衡,使组织液的生成超过回流时,就会引起组织间隙的液体增多而造成水肿。

1.毛细血管有效流体静压升高

全身或局部的静脉压升高是有效流体静压增高的主要成因。静脉压升高可逆向传递到微静脉和毛细血管静脉端,使后者的流体静压增高,有效流体静压便随之升高。这种情况常见于全身或局部淤血。如右心衰竭引起的全身性水肿、左心衰竭引起的肺水肿、肝硬化时引起的腹水及局部静脉受阻时(如静脉内血栓形成、肿瘤或瘢痕压迫静脉壁等)引起的局部水肿等。此时常伴有淋巴回流增加,从而可排除增多的组织间液。若组织间液的增多超过了淋巴回流的代偿程度,就会发生水肿。

2.有效胶体渗透压下降

当血浆胶体渗透压下降或组织间液胶体渗透压升高,均可导致有效胶体渗透压下降,而引起毛细血管动脉端滤出增多和静脉端回流减少,利于液体在组织间隙积聚。常见于下列情况。

(1)血浆蛋白浓度降低:血浆胶体渗透压的高低取决于血浆蛋白含量,尤其是清蛋白的含量。引起水肿的血清蛋白临界浓度,有人认为大约是 20.0 g/L。但这不是绝对的,因往往不是单因素引起水肿。血浆蛋白浓度下降的主要原因是以下几种。①蛋白质摄入不足:如禁食、胃肠道消化吸收功能障碍;②蛋白质丢失:如肾病综合征或肾炎引起大量尿蛋白时,蛋白质丢失性肠病时以及严重烧伤、创伤使血浆蛋白从创面大量丢失等;③蛋白合成减少:如肝实质严重损害(肝功能不全、肝硬化等)或营养不良;④蛋白质分解代谢增强,见于慢性消耗性疾病,如慢性感染、恶性肿瘤等。

(2)组织间液中蛋白质积聚:正常组织间液只含少量蛋白质,这些蛋白质再由淋巴携带经淋巴管流入静脉,故不致在组织间隙中积聚。蛋白质在组织间隙中积聚的原因,主要有微血管滤出蛋白增多、组织分解代谢增强以及炎症等情况下,造成组织间液中蛋白质的增多超过淋巴引流速度,另也见于淋巴流动受阻时。

3.微血管壁通透性增高

正常的毛细血管壁只容许微量的血浆蛋白滤出,其他微血管则完全不容许蛋白质滤过,因而毛细血管内外胶体渗透压梯度很大。毛细血管壁通透性增高常伴有微静脉壁通透性的增高,故合称为微血管壁通透性增高。通透性增高的最重要表现是含大量蛋白质的血管内液体渗入组织间液中,使组织间液胶体渗透压升高,降低有效胶体渗透压,而促使溶质及水分在组织间隙积聚,见于各种炎症性、过敏性疾病,可于炎症灶内产生多种炎症介质,如组胺、5-羟色胺、缓激肽、激肽、前列腺素、白三烯、胶原酶等使微血管壁的通透性增高。

4.淋巴回流受阻

在某些病理情况下,当淋巴管阻塞使淋巴回流受阻时,可使含蛋白的淋巴液在组织间隙中积聚而引起水肿。这种情况可见于:①淋巴结的摘除,如乳腺癌根治手术时广泛摘除腋部淋巴结引起该侧上肢水肿。②淋巴管堵塞,如恶性肿瘤细胞侵入并堵塞淋巴管;丝虫病时主要淋巴管被丝虫阻塞,可引起下肢和阴囊的慢性水肿。

(二)体内水钠潴留

水钠潴留是指血浆及组织间液中钠与水成比例地积聚过多,血管内液体增多时,必然引起血管外组织间液增多。若事先已有组织间液增多,则水钠潴留会加重水肿的发展。

正常时机体摄入较多的钠、水并不引起水钠潴留,这是因为机体有对钠、水的强大调节功能,肾脏的球-管平衡为保证。若出现球-管失平衡,则导致水钠潴留和细胞外液量增多。引起水钠潴留的机制,主要是因为肾小球滤过率下降,肾小管对钠、水的重吸收增强。

以上是水肿发病机制中的基本因素。在不同类型的水肿发生发展中,通常是多种因素先后或同时发挥作用。

三、病因及鉴别诊断

(一)心源性水肿

心源性水肿指原发的疾病为心脏病,出现充血性心力衰竭而引起的水肿。轻度的心源性水肿可以仅表现踝部有些水肿,重度的病例不仅两下肢有水肿,上肢、胸部、背部、面部均可发生,甚至出现胸腔积液、腹水及心包积液。

心源性水肿的主要特点:①有心脏病的病史及症状表现,如有心悸、气急、端坐呼吸、咳嗽、吐白色泡沫样痰等症状;②心脏病的体征,如心脏扩大、心脏器质性杂音、颈静脉扩张、肝淤血肿大、中心静脉压增高、肺底湿性啰音等;③全身性凹陷性水肿,与体位有关。水肿的程度与心功能的变化密切相关,心力衰竭好转水肿将明显减轻。

(二)肾源性水肿

肾源性水肿表现在皮下组织疏松和皮肤松软的部位,如眼睑部或面部显著。肾源性水肿在临床常见于肾病综合征、急性肾小球肾炎和慢性肾小球肾炎的患儿。由于肾脏疾病的不同,所引起的水肿表现及机制都有很大差异。

1.肾病综合征的水肿

患者常表现为全身高度水肿,而眼睑、面部更显著。尿液中含大量蛋白质并可见多量脂性和蜡样管型。血清蛋白减少,胆固醇增加。主要机制是低蛋白血症和继发性的水钠潴留。

2.急性肾炎的水肿

其水肿的程度多为轻度或中度,有时仅限于颜面或眼睑。水肿可以骤起,迅即发展到全身。急性期(2~4周)过后,水肿可以消退。发病机制主要为肾小球病变所致肾小球滤过率明显降低,球-管失衡致水钠潴留所致。

3.慢性肾炎的水肿

水肿多仅限于眼睑。常见有轻度血尿、中度蛋白尿及管型尿。肾功能显著受损,血尿素氮增高,血压升高。

（三）肝源性水肿

肝源性水肿往往以腹水为主要表现。患儿多有慢性肝炎的病史,肝脾大、质硬,腹壁有侧支循环,食管静脉曲张,有些患儿皮肤可见蜘蛛痣和肝掌。实验室检查可见肝功能明显受损,血清蛋白降低。

肝性腹水最常见的原因是肝硬化,且多见于失代偿期的肝硬化患儿。此时由于肝静脉回流受阻及门脉高压,滤出的液体主要经肝包膜渗出并滴入腹腔;同时肝脏蛋白质合成障碍使血清蛋白减少,醛固酮和抗利尿激素等在肝内灭活减少可使水钠潴留,均为肝源性水肿发生的重要因素。

（四）营养性水肿

营养性水肿是由于低蛋白血症所引起。水肿发生较慢,其分布一般是从组织疏松处开始,当水肿发展到一定程度之后,低垂部位如两下肢水肿表现明显。

（五）静脉阻塞性水肿

此型水肿由于静脉回流受阻。常发生于肿瘤压迫、静脉血栓形成等。临床上较常见的有以下几种。

1.上腔静脉阻塞综合征

早期的症状是头痛、眩晕和眼睑水肿,以后头、颈、上肢及胸壁上部静脉扩张,而水肿是上腔静脉阻塞综合征的主要体征。

2.下腔静脉阻塞综合征

其特点是下肢水肿,其症状和体征与下腔静脉阻塞的水平有关。如阻塞发生在下腔静脉的上段,在肝静脉入口的上方,则出现明显腹水,而双下肢水肿相对不明显;阻塞如发生在下腔静脉中段,肾静脉入口的上方,下肢水肿伴腰背部疼痛;阻塞如在下腔静脉的下段,则水肿仅限于两下肢。

3.肢体静脉血栓形成及血栓性静脉炎

在浅层组织静脉血栓形成与血栓性静脉炎的区别是后者除有水肿外局部还有炎症的表现。而深层组织的静脉炎与静脉血栓形成则很难鉴别,因两者除水肿外都有疼痛及压痛,只是前者常有发热,而后者很少有发热。

4.慢性静脉功能不全

慢性静脉功能不全一般是指静脉的慢性炎症、静脉曲张、静脉的瓣膜功能不全和动静脉瘘等所致的静脉血回流受阻或障碍。水肿是慢性静脉功能不全的重要临床表现之一。水肿起初常在下午出现,夜间卧床后可消退,长期发展后还可致皮下组织纤维化,有的患儿踝部及小腿下部的皮肤出现猪皮样硬化。由于静脉淤血,局部可显青紫、色素沉着,可合并湿疹或溃疡。

（六）淋巴性水肿

淋巴性水肿为淋巴回流受阻所致的水肿。根据病因不同,可分为原发性和继发性两大类。

原发性淋巴性水肿原因不明,故又称特发性淋巴水肿,可发生在一侧下肢,也可发生在其他部位。发生这种水肿的皮肤和皮下组织均变厚,皮肤表面粗糙,有明显的色素沉着。皮下组织中有扩张和曲张的淋巴管。

继发性淋巴水肿多为肿瘤、手术、感染等造成淋巴管受压或阻塞而引起。感染的病因可以是细菌也可以是寄生虫。在细菌中最常见的是溶血性链球菌所引起的反复发作的淋巴管炎和蜂窝织炎。在寄生虫中最多见为丝虫寄生于淋巴系统引起淋巴管炎和淋巴结炎,称为丝虫病。丝虫病以下肢受侵最多见,最后演变成象皮肿,象皮肿的皮肤明显增厚,皮肤粗糙如皮革样,有皱褶。根据患儿的临床表现,血中检出微丝蚴和病变皮肤活组织检查,一般诊断不难。

(七)其他

甲状腺功能低下可出现水肿,为黏液性水肿。水、钠和黏蛋白的复合体在组织间隙中积聚,患儿常表现颜面和手足水肿,皮肤粗厚,呈苍白色。血 T_3、T_4 降低,TSH 增高有助于诊断。新生儿硬肿症,极低出生体重儿,早产儿维生素 E 缺乏及摄食盐或输注含钠液过多时,均可引起水肿。

(尹国成)

第五节 呕 吐

呕吐是致吐因素通过呕吐中枢引起食管、胃、肠逆蠕动,并伴腹肌强力痉挛性收缩,迫使胃内容物从口腔、鼻腔排出。呕吐是儿科最常见的症状之一,消化系统和全身其他系统的疾病均可引起呕吐。其表现轻重不一。剧烈呕吐可致全身水、电解质紊乱及酸碱平衡失调,甚至危及生命;长期慢性呕吐可导致营养不良和生长发育障碍。

一、诊断与鉴别诊断

呕吐病因错综复杂,根据病因分类见表 2-2。

表 2-2 呕吐分类

类型	疾病
感染	消化道为急性胃肠炎,消化性溃疡,病毒性肝炎,胰腺炎,胆囊炎,阑尾炎,肠道寄生虫病;呼吸道为发热,扁桃体炎,中耳炎,肺炎;中枢神经系统为颅内感染(脑炎、脑膜炎、脑脓肿);尿路感染,急性肾炎或肾盂肾炎,尿毒症;败血症
消化道梗阻	肠梗阻,肠套叠,中毒性肠麻痹,先天性消化道畸形(食管闭锁、肥厚性幽门狭窄、肠闭锁、肠旋转不良、巨结肠、肛门直肠闭锁)
中枢神经病变	颅内占位性病变,颅脑损伤,颅内出血,呕吐型癫痫,周期性呕吐
代谢性疾病	糖尿病,酮症酸中毒,肾小管性酸中毒,低钠血症,肾上腺危象
中毒及其他	药物、农药、有机溶剂、金属中毒,误吞异物,晕车(船)

(一)诊断程序

1.首先要了解呕吐的时间、性质、内容物及伴有的症状

(1)时间:呕吐的时间随疾病不同而异。出生后即出现呕吐多为消化道畸形,幽门肥厚性狭窄的患儿常在出生后 2 周发生呕吐。进食后立即出现呕吐多提示食管和贲门部位病变。突然发生的呕吐且与进食相关者,考虑急性胃(肠)炎或食物中毒。

(2)性质:呕吐可分为3种类型,即溢乳、普通呕吐、喷射性呕吐。溢乳是奶汁从口角溢出,多发生在小婴儿;普通呕吐是呕吐最常见的表现;喷射性呕吐是大量的胃内容物突然从口腔、鼻孔喷涌而出。常由于颅内高压、中枢神经系统感染、幽门梗阻等引起。

(3)内容物:酸性呕吐物混有食物或食物残渣,常见于急性胃炎、溃疡病;呕吐物含有隔天宿食,见于幽门梗阻;呕吐物为咖啡色内容物时,考虑为上消化道出血、肝硬化食管胃底静脉曲张破裂出血;呕吐物伴胆汁,提示胆汁反流性胃炎,呕吐严重者可见于高位小肠梗阻及胆管蛔虫症;呕吐物有粪汁或粪臭,见于低位肠梗阻。

(4)伴随的症状:呕吐伴腹泻提示急性胃肠炎;呕吐伴便血多为消化道出血;呕吐伴腹胀,无大便,可能消化道梗阻;呕吐伴婴儿阵发性哭吵可见于肠套叠、嵌顿疝;呕吐伴腹痛要排除胆囊炎、胰腺炎、腹膜炎;呕吐伴有发热要考虑感染性疾病;呕吐伴有头痛、嗜睡、惊厥多为中枢神经系统感染。

2.体格检查

全身状态的检查不可忽视,如体温、脉搏、呼吸、血压、神志、精神状态等常可反映病情的轻重。重点检查腹部体征,是否有肠型、压痛、包块、肠鸣音等。如腹胀,甚至皮肤发亮并伴有静脉怒张,有肠型,说明有肠梗阻可能;右上腹触及包块,可能为幽门肥厚性狭窄;疑有中枢病变,应仔细检查脑膜刺激征及病理反射。

3.辅助检查

(1)常规检查:有以下项目。①血、尿、大便常规检查:常可初步明确呕吐原因。②血电解质检查:常可了解呕吐的程度及电解质紊乱情况。

(2)特殊检查:有以下项目。①腰穿:疑有颅内感染的患者应进行脑脊液检查。②肝功能:可帮助了解肝胆疾病的情况。③腹部B超:可了解腹部脏器及包块性疾病。④腹部X线与钡餐、电子胃镜检查:有助于诊断消化道的畸形、梗阻,食管、胃部炎症和溃疡性疾病。⑤头颅CT和MRI(磁共振成像):可确诊有无颅内出血、占位性病变。

(二)诊断思维

1.不同年龄阶段引起的呕吐

不同年龄阶段引起呕吐的疾病见表2-3。

表 2-3　不同年龄阶段引起呕吐的疾病

	内科疾病	外科疾病
新生儿期	新生儿感染、颅脑损伤、羊水吞入	消化道畸形、幽门肥厚性狭窄
婴幼儿期	喂养不当、胃食管反流、消化道感染、中枢感染、中毒性疾病	消化道畸形、胃食管异物、急腹症(肠梗阻、胆管蛔虫症、肠套叠)
儿童期	消化道炎症、溃疡、中枢感染、周期性呕吐	急腹症(阑尾炎、腹膜炎、嵌顿疝、胆管蛔虫症)、颅内病变(肿瘤、出血)

2.感染性与非感染性呕吐的鉴别

感染性与非感染性呕吐的鉴别见图2-1。

3.鉴别诊断

呕吐有以下疾病需鉴别。

(1)消化道畸形:包括食管闭锁、食管气管漏、膈疝,往往出生后不久即出现呕吐;幽门肥厚性狭窄常在出生后 2 周左右出现呕吐,同时可见胃蠕动波,在右上腹可扪及枣核样肿块;肠旋转不良、消化道重复畸形除呕吐外,常伴腹胀;先天性巨结肠及肛门闭锁行肛指检查时可发现,如有较多的粪便和气体随手指拔出而喷出,可能为巨结肠。消化道的畸形,常常出现腹部梗阻性的症状,要注意腹胀的情况、呕吐物的性质。如含胆汁和粪汁要考虑下消化道梗阻。可进行 X 线腹部平片或钡剂灌肠检查,对确诊食管闭锁、肠旋转不良、消化道重复畸形、先天性巨结肠及肛门闭锁有重要意义;B 超检查有助于先天性幽门肥厚性狭窄的诊断。

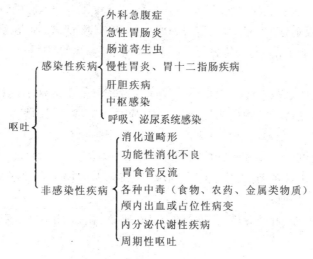

图 2-1 感染性与非感染性呕吐的鉴别

(2)急腹症:包括阑尾炎、腹膜炎、肠套叠、嵌顿疝、胆管蛔虫症、肠梗阻等疾病,起病急,往往伴有呕吐,但腹痛症状突出,腹部检查压痛、肌紧张、反跳痛等明显,肠套叠、嵌顿疝在腹部或腹股沟处可扪及块物。除肠套叠、嵌顿疝外,血常规检查示白细胞和中性粒细胞均增多。腹部 X 线检查有助于腹膜炎、胆管蛔虫症、肠梗阻的诊断;B 超检查和空气灌肠可确诊肠套叠。

(3)感染性疾病:可分普通感染和颅内感染。①普通感染:如急慢性咽喉炎、中耳炎、急性肺炎、泌尿道感染、败血症等感染在发病的急性期都可以有呕吐表现,但同时应伴有鼻塞、流涕、打喷嚏、咽痛、咳嗽、耳痛等呼吸道症状,以及尿频、尿急、尿痛、血尿等泌尿道症状。血、尿常规和 X 线胸片检查可助诊断。②颅内感染:发热、头痛、嗜睡、呕吐、惊厥,且呕吐呈喷射状,提示中枢神经系统感染,应进行神经系统和脑脊液的检查,尽早做出脑炎、脑膜炎、脑脓肿等中枢感染性疾病的诊断。

(4)消化系统疾病:可有以下几种。①急性胃肠炎:由肠道病毒和细菌引起的胃肠道的急性病变,主要表现为发热、恶心、呕吐、腹泻,但临床上常起病急,呕吐在先,在腹泻出现前容易误诊。临床诊断依赖病史、临床表现和大便的形状、肠道病原学的检测。②胃食管反流:典型的症状是反酸、反胃、打嗝、胃灼热,但儿童表现常不典型。新生儿常表现为频繁溢乳,婴幼儿常见反复呕吐,年长儿可有腹痛、胸痛、胸闷、反胃等。部分患者可有吸入综合征,引起口腔溃疡、咽喉炎、哮喘;婴幼儿重者可突然窒息死亡。24 小时食管 pH 监测、食管胆汁反流检测和核素胃食管反流检查可以帮助诊断。③功能性消化不良:其表现是近 1 年内至少 12 周持续或反复出现上腹不适或疼痛,伴有餐后饱胀、腹部胀气、嗳气、恶心、呕吐等,且通过 X 线钡餐和胃镜检查没有发现食管、胃、肠等器质性疾病可解释的症状。④胃十二指肠疾病:急性胃炎或慢性胃炎急性发作可表现为腹痛,以上腹痛或脐周痛为主,可伴餐后呕吐、恶心、嗳气、腹胀,寒冷及刺激性食物可加重,伴胃黏膜糜烂者可有呕血和黑便。消化性溃疡主要是指胃和十二指肠的溃疡,可发生在任何年龄,但学龄儿童明显增加。婴幼儿的主要症状是呕吐、食欲缺乏;学龄期儿童可有腹痛、腹胀、反酸、嗳气等表现,严重者可有呕血、黑便等症状。胃镜检查是急慢性胃炎和胃十二指肠溃疡的可靠方法,可直接观察到炎症的轻重、溃疡的变化。上消化道的钡餐造影也能帮助我们了解病变的情况。其他血常规、大便隐血和幽门螺杆菌检查能协助诊断。⑤周期性呕吐:表现为突然发生的反复、刻板的恶心、呕吐,呕吐症状很严重,可持续数小时和几天。呕吐的特点是在晚上和清早发生,50%的呕吐可呈喷射性,含有胆汁、黏液和血液,可伴有腹痛、头痛、心动过速等。呕吐发作严重者伴有脱水和电解质紊乱,大多的患者需要静脉补液。需做详细检查,排除器质性的疾病,方可诊断。

(5)各种中毒(药物、农药、金属类物质):其特点为病情呈急进性加剧;临床症状可累及全身各系统。误服或吸入是造成各种中毒的首要条件,应尽快了解误服的病史,或可以从患儿的气味辨别,或对血、尿、呕吐物和胃液进行快速检验,以利于及早诊治。

(6)内分泌代谢性疾病:尤其是糖尿病酮症酸中毒,其表现恶心、呕吐、嗜睡,甚至昏迷。有时由于脱水、腹痛、白细胞计数增高而误诊为急腹症。临床上血糖增高和尿酮体阳性、血气酸中毒及原有的糖尿病病史有助诊断。

(7)颅内占位性病变:起病急骤,表现剧烈头痛、头晕、恶心、呕吐等,需做头颅 CT 和 MRI 明确诊断。

二、处理措施

(一)确立是否需要外科处理

决不能因对症治疗而延误诊断。

(二)一般治疗

对呕吐严重者应暂时禁食,防止呕吐物吸入到肺,引起窒息或吸入性肺炎;对有脱水和电解质紊乱的应积极纠正。

(三)对症治疗

根据不同病因,临床症状选用不同药物。

1.周围性镇吐药

(1)阿托品、颠茄可解除平滑肌的痉挛,抑制反应性的呕吐。

(2)吗丁啉为外周多巴胺受体拮抗剂,可增加食管下部括约肌的张力,增加胃蠕动,促进胃排空,防止胃、食管反流,抑制恶心、呕吐。

(3)莫沙必利。

2.中枢性镇吐药

(1)氯丙嗪为多巴胺受体阻滞剂,可抑制呕吐中枢,有强大的止吐作用;但肝功能衰竭和心血管疾病者禁用。

(2)甲氧氯普胺对中枢及周围性的呕吐都有抑制作用,不良反应为直立性低血压,消化性溃疡患者不宜应用。

(3)舒必利:除有抗精神病作用外,可用作中枢性止吐药,常用于周期性呕吐。

(4)维生素 B_6 及谷维素可调节自主神经,有轻度制吐作用,对使用红霉素和抗肿瘤药物引起的呕吐有效。

(四)病因治疗

根据不同的病因做出相应的治疗。

(尹国成)

第六节 腹 痛

腹痛是小儿常见的症状之一,除腹部疾病引起外,也可由腹外疾病所致。可为内脏器质性病变,也可为功能异常。疼痛的部位多与所在脏器有关,按腹痛发作的病期可分为急性腹痛与慢性腹痛。急性腹痛首先应排除外科急腹症,必要时需外科治疗,甚至需急症处理;慢性腹痛多因内科疾病所致。小儿腹痛常与年龄、季节因素有密切关系。另外,小儿年龄越小越不能准确表达腹痛的部位及程度,往往给诊断带来一定的困难。

一、病因

(一)急性腹痛

1.腹部疾病

急性胃肠炎、感染性腹泻病、肝炎、伤寒、肝脓肿、急性胰腺炎、急性肠系膜淋巴结炎、腹膜炎、胆道蛔虫症或结石、麻痹性肠梗阻、婴儿肠绞痛、食物过敏及各种泌尿系统疾病。

2.急腹症

异物、急性阑尾炎、胆囊炎、急性肠扭转、出血性小肠炎、肠套叠、嵌顿疝、阻塞性肠梗阻、大网膜扭转、睾丸扭转、胃肠穿孔、破裂、梅克尔憩室穿孔、脾破裂及腹部外伤。

3.腹外疾病

急性心包炎、心功能不全、胸膜炎、大叶性肺炎、剧烈咳喘、溶血危象、过敏性紫癜、肿瘤、卟啉病、尿毒症、糖尿病酮症酸中毒,以及药物因素如铁剂、红霉素等。

(二)慢性腹痛

1.内科性疾病

慢性食管炎、慢性胃、十二指肠炎、食道裂孔滑疝、消化性溃疡、肠系膜上动脉综合征、炎症性肠病、腹腔结核、肠寄生虫病、便秘、慢性胰腺炎肾盂肾炎及精神因素。

2.外科疾病

慢性阑尾炎、梅克尔憩室、不完全性肠旋转不良所致十二指肠梗阻、肠粘连、胆总管囊肿、腹腔及腹膜后肿瘤等。

二、诊断

详细的了解病史,进行仔细的体格检查。

(一)临床资料判断

1.首先应判断小儿是否有腹痛

婴儿尖声号哭可能是剧痛,如抱起哭叫立即停止,一般可除外剧痛。较大儿童,若腹痛不影响玩耍及食欲,不伴面色改变,往往表示腹痛不严重,若两手捧腹或两腿卷曲,则表示腹痛严重。

2.确定腹内疾病还是腹外疾病

腹外疾病除腹痛外还有其他症状和体征。

3.判断腹痛为外科性或内科性

一般而言,腹痛离脐周越远,则器质性疾病可能性越大,而疼痛在右侧者外科性疾病比左侧更为多见。有下列情况时要多考虑外科性疾病的可能。

(1)起病急骤、疼痛剧烈,特别是疼痛持续超过 3 小时。

(2)先有腹痛,后有发热,如急性阑尾炎,出血性小肠炎。

(3)先有腹痛,后有呕吐,不排便,肛门不排气,腹胀等,提示有梗阻性疾病的可能。

(4)腹部扪及肿块。

(5)有压痛及腹肌紧张。

4.确定腹痛部位与疾病的关系

急性腹痛起病部位多是病变器官所在的部位,但也有例外。

(二)临床资料分析

1.病史

(1)发病年龄:婴儿期以肠炎、肠套叠、嵌顿疝、肠绞痛等为主,由于乳糖不耐受、乳类过敏引起的腹痛腹泻也较常见;较大儿童,多见肠寄生虫病、急慢性胃肠炎、消化性溃疡、急性胰腺炎、胆囊炎、肝炎、阑尾炎、十二指肠瘀滞症、急性肠系膜淋巴结炎、过敏性紫癜等。

(2)发作时间及发作情况:起病急骤、病程短暂多系外科性疾病。反复慢性腹痛有三种类型,器质性、功能性和精神性。

(3)腹痛的性质:婴儿腹痛时多表现为啼哭,烦躁不安,表情痛苦。阵发性剧烈绞痛多见肠寄生虫病、肠套叠、出血性肠炎等。钝痛则多见消化性溃疡。持续性剧烈腹痛多见于胃肠穿孔及腹膜炎。在持续性钝痛的基础上发生阵发性绞痛,多提示炎症伴梗阻。

(4)部位:一定部位的腹痛与该部位的脏器有关,而且最先疼痛的部位,常常是病变所在部位。

(5)腹痛的诱因:如受凉、饮食不洁、服药、变态反应等。

(6)腹痛伴随的症状:发热、呕吐、排便及排气、黄疸、排尿异常、便秘、呼吸系统症状、循环系统症状、过去史及其他。

2.体格检查

体温、脉搏、精神状态、皮肤紫癜、咽部、胸部、腹部(望、触、叩)腹股沟、肛诊及其他。

3.实验室检查

血、尿、大便常规必做,根据患儿病情可选做肝肾功能,血、尿淀粉酶,血糖、尿糖测定,抗 O、血沉、结核抗体等。

一般检查及特殊检查。腹部平片最好是立位,腹部 B 超,上消化道钡餐,内窥镜检查,腹部 CT 检查。

(彭　峰)

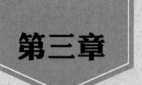

第三章　小儿疾病影像学检查

第一节　X 线 检 查

一、概述

X 线是临床常用的检查方法,自 1895 年伦琴发现 X 线不久就用于人体疾病的检查,产生了 X 线诊断学。经过一百多年的发展,在影像设备、检查方法、造影剂等有了飞速的发展,传统的模拟 X 线成像发展为数字成像。

X 线广泛运用于临床的疾病诊断,但是 X 线有一定的局限性,而某些 X 线征象缺乏特征性,可出现同病异影和同影异病等情况,因此,临床医师应正确掌握 X 线检查的应用范围及适应证;放射科医师也应结合病史和其他临床资料,加以全面分析,才能充分发挥 X 线的作用,得到准确的诊断。

二、检查技术

(一)荧光透视

荧光透视即透视,荧光透视在荧光屏上所显示的图像亮度很弱,已基本不用,现多采用影像增强电视系统(TV)透视,可将很弱的荧光增强几千倍,可在电视屏上看到高亮度、高分辨力和反差适中的 X 线图像。

透视是一种简便而常用的方法,但不能留下记录,曝光时间长,射线量较大,对较厚和没有密度对比的部位不易透过而显影不清。所以现在一般不单独应用,常作为摄片的补充的检查,主要是用于需要观察动态的部位,如需观察心脏大血管搏动、膈肌运动、纵隔摆动的胸部和胃肠钡餐等。对骨骼系统、头颅、腹部等组织一般不做透视。

(二)摄片

摄片可用于人体任何部位,是目前临床最常用的影像检查方法。常用的投照位置为正位,其次为侧位,不少部位需同时正侧位,有时需左右侧摄片以便进行比较。X 线摄片可得到对比度和清晰度均较透视好的影像,并可留下客观记录,便于随访比较。但 X 线摄片是 X 线束穿透人体组织结构后的投影总和,因此某些组织结构和病灶的投影因叠加而得到很好的显示,而一些组织和病灶的投影被掩盖而显示不清,但 X 线图像可覆盖较大范围,其空间分辨率高,可对于某一组织结构进行整体观察。

(三)造影检查

摄片和透视是利用人体自身的天然对比而成像,而某些器官和组织的密度与邻近组织相差较小,摄片不能显示。这时需人为地引入一种与它们密度差别比较大的物质,称对比剂,可借明显的对比而获得较为清晰的影像。

常用的密度较低的对比剂有空气、CO_2 和 O_2,密度高的有钡剂和碘剂。利用气体的造影有空气灌肠、胃肠双重对比、气腹造影、腹膜后充气造影、关节腔造影、气脑和脑室造影等。钡剂主要用于胃肠道检查,碘剂可用于心脏、血管、支气管、胆道系统、泌尿系统、生殖系统等的造影。

(四)数字 X 线成像

将光学和计算机技术运用在 X 线摄片中,使普通的胶片数字化,从而适应了图像处理、存档、传输以及远程放射学和信息放射学的发展,包括计算机 X 线摄影(computed radiography,CR)或数字化摄影(digital radiography,DR)。

CR 是将透过人体的 X 线影像信息记录于影像板(image plate,IP)上,记录在 IP 上的影像信息经过计算机读取、处理和显示等步骤,显示出数字化图像。

DR 是用平板探测器将 X 线信息直接或间接转换成数字化,成像时间短,图像质量好。

数字化图像质量优于传统 X 线成像,能达到最佳的视觉效果,投照条件的宽容范围较大,患者接受的 X 线量较少,图像信息可由磁盘或光盘储存,并进行传输。

(五)数字减影血管造影(DSA)

在血管中注入对比剂,使血管显影,通过计算机处理数字影像信息,消除骨骼和软组织影,使血管清晰显影的成像技术。DSA 可用于心脏血管的检查、血管内介入等。

(六)图像存档与传输系统(PACS)

PACS 是以计算机为中心,由图像信息的获取、传输与存档和处理等部分组成。PACS 系统可减少患者等候时间,避免多次重复检查;免去烦琐的借、还片手续,还可以进行远程会诊,方便与以前的片子和其他检查的对比,有利于提高诊断;可减少 X 线和各类影像资料的保管、借与还片的业务;随时得到医院各影像设备运行情况的数据;是现代医院发展的必然趋势。

三、检查前准备

(一)荧光透视前准备

简单向患者说明检查的目的和需要配合的姿势,应尽量除去透视部位的厚层衣物及影响 X 线穿透的物品,如发夹、金属饰物、膏药、敷料等,以免干扰检查结果,影响诊断治疗。

(二)摄片前准备

了解会诊单摄片目的,向患者解释摄影的目的、方法、注意事项,应尽量除去透视部位的厚层衣物及影响 X 线穿透的物品,如发夹、金属饰物、膏药、敷料等。对不配合的儿童,应有两个大人固定其位置。对儿童特殊部位和家属应采取必要的射线防护措施。外伤患者摄片时,应尽量少搬动,危重患者摄片必须有临床医护人员监护。

(三)特殊检查前准备

(1)首先从会诊单上了解检查的目的,如病史不清的地方应与临床医师或患者及患者家属了解病史,做到检查前影像医师心中有数。

(2)医患沟通:造影前,必须了解患者有无严重肝功能、肾功能损害或过敏体质等禁忌证。还应做好必要的准备工作。应向患者做必要的解释,以取得合作。

(3)皮试:静脉肾盂造影前应做清洁灌肠等,使用碘剂造影时,必须先做碘过敏试验,并做好处理变态反应的一切抢救准备工作。

(4)空腹:胃肠钡餐造影前检查前3天禁服影响胃肠道功能的药物和含钾、镁、钙等重金属药物;一般大儿童禁食10小时以上;婴儿一般禁食4～6小时;有幽门梗阻者检查前应先抽出胃内滞留物。

(5)清洁灌肠:肠息肉做钡灌肠前应严格地清洁灌肠,以清除结肠内容物。

四、在儿科各系统的临床应用

(一)头颅

1.适应证

常规摄头颅正侧位片,主要了解头颅骨情况,其适应证主要包括:①头颅外伤骨折;②颅骨畸形;③颅骨包块;④颅骨破坏。

2.常见颅脑疾病的X线图像特征

(1)头颅外伤:摄片可了解头颅骨折情况,一般摄正侧位,有时可加照切线位或汤氏位。头颅骨折表现为边缘锐利的透亮线。凹陷骨折可加照切线位。颅内出血等情况需做CT检查。

(2)颅缝早闭:头颅外形改变和颅缝早闭的部位,呈舟状头、短头型、尖头型。

(3)嗜酸性肉芽肿:颅骨多发破坏,边缘清楚,呈地图样。

3.临床价值

头颅包块、颅骨缺损、颅内压增高、先天性畸形等需了解颅骨或钙化等情况可用X线。对骨折、骨髓炎、骨结核、颅内压增高、颅骨发育异常、骨纤维异常增生症、嗜酸性肉芽肿等有诊断价值。但X线由于图像重叠,密度分辨率差,许多器官和病变的解剖关系无法清楚显示,所以头颅X线可作为疾病的筛查手段,在X线无阳性发现或不能做出肯定诊断时,还需进一步CT或MRI检查。

脑血管造影可了解颅内占位病变、肿瘤循环的诊断、血管畸形、动静脉瘘、动脉瘤、烟雾病等血管病变,是诊断脑血管病变的“金标准”。但脑血管造影作为一种有创检查,对新生儿神经系统的检查不适合,现在多层螺旋CT重建技术和MRA可较好显示血管病变。

(二)颈部

1.适应证

适应证包括:①颈部偏斜;②颈部外伤;③咽后壁脓肿;④颈椎病变。

2.常见颈部疾病的X线图像特征

(1)咽后壁脓肿:常摄颈部侧位片,X线表现为椎前间隙软组织增厚,颈椎生理曲度变直。

(2)颈椎半脱位:常颈椎张口位、侧位,X线表现为寰椎侧块到齿状突的距离不相等,C_1前结节到齿状突的距离增大。

(3)儿童钙化性椎间盘病:①椎间隙见钙化影;②相邻椎体变扁,稍凹形成嵌合征。

3.临床价值

常摄颈部正侧位片,有时加照张口位片;由于X线密度分辨率较低,难以显示细微结构,对观察腔内、腔壁及邻近软组织的情况,目前CT、MRI逐渐成为最重要的检查方法。

（三）胸部

1.适应证

胸部是 X 线运用最多的部位,适应证如下。①肺部疾病:肺炎、结核、肺实变、肺不张、先天性肺囊肿等;②胸腔积液;③纵隔疾病:纵隔肿瘤、脓肿;④横膈及膈下疾病:先天性膈疝、膈下脓肿;⑤新生儿胸部病变:肺透明膜病、吸入性肺炎、湿肺病。

2.常见胸部疾病的 X 线图像特征

(1)肺透明膜病:常发生在早产儿,X 线表现为肺野透光度减低,呈磨玻璃样改变,双肺充气差,可见支气管充气征。出生时胸部 X 线片可基本正常,随着临床症状的加重,胸部表现加重,常在 24 小时病变迅速进展,3 天后临床症状和影像表现逐渐吸收,因此这类疾病常需 6～12 小时随访胸部 X 线,以观察胸部疾病演变情况。

(2)吸入性肺炎:双肺较多密度较高的斑点或小斑片影,伴间质性肺气肿,可见肺实变或肺不张改变,严重时常并发纵隔气肿、气胸等。

(3)湿肺病:双肺分布广泛的小斑片、颗粒状和小结节影,下肺较多,可呈磨玻璃样改变,常有叶间积液、间质积液、肺气肿、无或有少量支气管充气征;需与肺透明膜病相鉴别。24 小时可迅速吸收,一般在 2～3 天吸收消失。

(4)支气管肺炎:双中下肺中内带为主的沿支气管分布的片、条絮影,支气管增多、模糊,肺气肿征。

(5)金黄色葡萄球菌肺炎:双肺广泛渗出性病变,多发小脓肿形成;形态多变的肺气囊;易出现脓胸和脓气胸。

(6)肺结核:儿童以原发型肺结核多见。①原发综合征:原发病灶;淋巴管炎;淋巴结肿大。②淋巴结结核:淋巴结肿大,分成浸润型和结节型。③血行播散型肺结核:病灶大小均匀一致、密度均匀、分布均匀的粟粒状影,正常肺纹理不易辨认。

(7)先天性肺囊肿:肺内单个或多个囊肿,壁菲薄,可有液气平,随访可见体积、大小、其内的液体变化比较大。

(8)支气管异物:阻塞性肺气肿,有时可见阻塞性肺炎或肺不张,透视见纵隔摆动。

3.临床价值

(1)凡是有发热、咳嗽、气急、发绀等呼吸症状的患者均需做胸部 X 线。

(2)如 X 线怀疑结核患者可做 CT 检查,以明确纵隔、肺门有无肿大的淋巴结影以及与周围大血管的关系,气管受压的情况。

(3)如临床症状重而胸部 X 线片表现轻或正常,应进一步 CT 或纤维支气管镜检查,以了解气管和支气管发育情况、纵隔内情况、小气道病变等,为临床诊断提供帮助。

（四）循环系统

1.适应证

适应证包括:①先天性心脏病;②风湿性心脏病;③心包积液。

2.常见循环系统的 X 线图像特征

(1)先天性心脏病:常摄胸正位、左前斜位、左侧位三位片,了解肺多血或肺少血及心脏的轮廓、大小、形态。

(2)风湿性心脏病:常摄胸正位、右前斜位、左侧位的三位片;可以了解肺淤血及心脏各房室增大情况。

(3)心包积液:心影增大,心脏呈普大型或烧瓶状,搏动减弱消失。

3.临床价值

(1)胸部X线主要观察心脏大血管的轮廓、形态及肺血改变情况。

(2)胸部X线对循环系统的显示是非常有限的,常首选B超,可以清楚了解心内情况,如需了解大血管情况可进一步做多层螺旋CT检查,如有的情况还需明确可做心血管造影。

(3)心血管造影是目前诊断心脏大血管疾病的"金标准",它能为心脏、大血管疾病(尤其是先天性心脏病)的诊断和治疗提供重要资料,部分先天性心脏病可在心血管造影的指导下进行缺损的堵塞治疗。

(五)消化系统

1.适应证

(1)急腹症:肠梗阻、胃肠穿孔、坏死性小肠结肠炎、急性出血性肠炎。

(2)高密度病变:泌尿系统结石、肠系膜淋巴结钙化、胃肠道不透X光异物。

(3)先天性畸形:先天性无肛、胎粪性腹膜炎、先天性食管裂孔疝。

2.常见消化疾病的X图像特征

(1)小肠机械性肠梗阻:①梗阻点以上肠曲明显扩张;②充气扩张的肠曲内高低不等、长短不一的液气平面,呈弓形;③远端肠曲无明显充气。

(2)气腹:最常在肠梗阻、坏死性小肠结肠炎、先天性胃壁肌层发育缺陷时发生。①腹部立位片:膈下见新月形或大量游离气体影;②在仰卧位水平投照腹部侧位上,极少量的气体也能在肝与右腹壁之间清楚显示为短而细的线状透亮影;③右侧卧位水平投照正位:腹壁下肝上见游离气体影;④肠壁内、外壁显示。

(3)坏死性小肠结肠炎:①早期充气肠曲增多、连续,呈动力性改变;②充气肠曲部分变窄,形态僵硬;③肠壁积气征;④门脉积气征;⑤腹水;⑥扩张肠襻固定;⑦气腹。

(4)先天性食管闭锁:①导管插入10~12 cm受阻,卷曲,返回口腔;②患儿注入1~2 mL稀钡或碘剂观察食管盲端情况;③注意观察腹部消化道有无充气,以推断食管闭锁的类型。

(5)食管狭窄:最好卧位时吞服稠钡。注意食管狭窄的鉴别诊断,如食管壁内气管软骨异位症,除食管下段狭窄外尚有钟摆征,壁内细小分支特异征象,贲门失弛缓症的食管下端的管腔呈漏斗状狭窄,边缘光滑,黏膜皱襞正常。

(6)先天性肠旋转不良:①十二指肠屈氏韧带和空肠的位置异常;②回盲部位置可固定在从左上象限到右下象限范围内的相应位置;③可出现部分上消化道梗阻征象。

(7)先天性巨结肠:常规行钡灌肠检查,表现如下。①痉挛段:结肠的神经节缺乏段呈痉挛段改变;②根据痉挛段的长短分成短段型、常见型、长段型、全结肠神经节细胞缺乏型;③痉挛段以近结肠扩张;④痉挛段和扩张段之间为移行段。

(8)急性肠套叠:X线呈肠梗阻表现,但不能明确诊断,空气灌肠可明确诊断和治疗。①注气后见肠套叠的套头在气柱的顶端形成杯口状;②逐渐加压后套头影逐渐退至回盲部;③套头影逐渐变小、消失;④小肠进入大量气体,压力突然变小消失。

3.临床价值

(1)钡餐和钡灌肠是消化系统最主要的检查方法,主要了解消化道腔内情况。

(2)腹部X线是常用的方法,主要用于急腹症、高密度病变。

(3)钡餐检查前一般应禁食6小时以上,婴幼儿一般应禁食4小时。

(4)钡灌肠是检查结肠器质性病变的主要方法,检查前,一般需做清洁灌肠,排去肠内积粪;而6个月以下的便秘的小儿不必做清洁灌肠。怀疑肠息肉的小儿,应做彻底的清洁灌肠,再注入钡剂,观察其充盈后排除钡剂再注入空气,仔细观察结肠情况。

(六)泌尿系统

1.适应证

适应证包括如下几种疾病。①泌尿系统结石:肾结石、输尿管结石、膀胱结石;②肿瘤:肾母细胞瘤、神经母细胞瘤、畸胎瘤;③肾积水;④先天性畸形:重复畸形、巨输尿管、输尿管囊肿;⑤血管性病变。

2.常见泌尿系统疾病的X图像特征

(1)肾结石:X线可发现阳性结石,静脉肾盂造影可了解肾脏功能以及肾积水情况,还可发现阴性结石。①肾结石:肾区见高密度致密影;②输尿管结石:呈梭形,其长轴方向与输尿管走行方向一致;③膀胱结石:单发或多发,呈类圆形或椭圆形,移动度大;④尿道结石:尿道走行方向见高密度影。

(2)肾积水:静脉肾盂造影是常用的方法,表现如下。①肾盂肾盏变平、外突、明显扩大,重度可呈球形;②寻找肾积水的原因,显示狭窄段;③全程输尿管扩张,可显示输尿管开口情况。

(3)肾盂、输尿管重复畸形:①重复肾可见双肾盂肾盏;②如上位肾或下位肾不显影,须进一步检查;③双输尿管或单输尿管;④显示输尿管开口情况,有无开口异位。

3.临床价值

(1)X线检查是诊断泌尿系统结石、肿瘤、先天性畸形和血管性疾病的主要手段之一。

(2)尿路结石大多含有钙盐,因此,一般X线即可发现。但欲了解有无梗阻、肾盂积水或肾功能损害,则需进行造影检查。

(3)其他泌尿系统疾病,如肿瘤和先天性畸形等病变均需做肾盂造影检查才能显示。

(七)骨骼系统

1.适应证

适应证包括:①外伤骨折;②急性化脓性骨髓炎、慢性化脓性骨髓炎、骨结核等感染性疾病;③骨肿瘤;④关节脱位;⑤先天性发育畸形;⑥全身体质性疾病等。

2.常见骨骼系统疾病的X线图像特征

(1)骨折:①骨的连续性中断,骨折断端有无移位和成角;②青枝骨折为儿童特有骨折,骨折而不断,皮质皱褶或骨小梁致密、紊乱;③骺离骨折的骨折线通过骺板,分成5型。

(2)脊柱分节畸形:①椎体融合;②寰枕融合;③脊椎裂;④侧向半椎体及矢状椎体裂;⑤移行椎。

(3)软骨发育不全。①四肢长骨及关节:管状骨短粗,干骺端膨大、倾斜,甚至可呈"喇叭"状。②脊柱:椎体如弹头,腰椎椎弓根间距逐渐变小,且前后径小;③骨盆:髂骨底小翼大,坐骨大切迹呈"鱼口"状,髋臼宽、平;④肢端骨:短粗,三叉指;⑤颅骨:颅底小,颅盖大。

(4)成骨不全。①多发骨折、骨皮质菲薄和骨密度减低,骨折处常有过量骨痂形成。②早发型:胎儿、婴儿期起病,常管状骨短粗,甚至呈多发囊样形,伴多发骨折和弯曲畸形;③迟发型:发病较迟而轻,长骨骨干明显变细,干骺端相对较宽,伴多发骨折和弯曲畸形。④颅骨改变:头颅呈短头畸形,两侧颞骨突出,颅板变薄,颅缝增宽,囟门增大,闭合延迟,常有缝间骨。⑤椎体改变:密度减低,伴双凹变形,亦可普遍性变扁或呈楔形。肋骨变细,皮质变薄,密度减低,常有多发骨折。

（5）颅锁发育不全。①膜内成骨和软骨内成骨的骨骼均受累,表现为骨化不全、生长迟滞和变形;②颅骨:短头,额骨和顶骨膨突,颅板薄,囟门、颅缝宽大,较多缝间骨;③锁骨:部分、完全缺如;④骨盆:小,坐、耻骨和髋臼发育不良或缺如。

（6）急性骨髓炎。①软组织肿胀;②骨质破坏:早期骨质稀疏改变,起病10～14天后,出现局限性骨质吸收,骨小梁结构模糊,骨松质内出现小片状骨质破坏区,逐渐融合、增大,儿童因骺板阻止大多不侵及骨骺;③骨膜反应;④死骨:密度高于周围骨的阴影,大小不定,可为小碎骨片或大块骨。

（7）骨结核。①脊柱结核:椎体破坏,椎间隙变窄,脊柱后突畸形,椎旁脓肿。②骨骺干骺端结核:骨质破坏,内见泥沙样死骨,骨质稀疏明显,常累及骺板到骨化中心;肢体萎缩,骨膜反应少。③短管状骨骨结核:早期软组织肿胀,指、趾梭形增粗,进而骨质破坏,骨干膨大、皮质变薄,称为骨气臌;骨膜反应明显,骨髓腔内见死骨形成。

3.临床价值

（1）X线检查是首选的方法。

（2）X线检查常规正、侧位,应包括骨的两端关节或至少一端关节,必要时加照斜位或切线位。有时可加照对侧比较如怀疑正常变异。

（3）透视由于X线射线量较大且图像不清晰已少用,仅在骨折复位或关节脱位整复、异物定位等用。

（4）CT对骨骺、复杂关节、细小病变以及周围软组织内病变的显示率较X线高,但它不能单独确定病变的性质,不能也不应代替骨骼系统常规X线摄片,只能是常规X线的补充。

（田景群）

第二节　CT　检　查

一、概述

计算机体层成像（computed tomography,CT）是用X线对人体进行扫描,X线透过人体后通过探测器采集数据取得信息,经计算机处理获得重建图像。CT的密度分辨率高,目前广泛应用于临床,扩大了对人体的检查范围,提高了对病变的检出率和诊断的准确率。

第一代、第二代CT只能用做头颅扫描,要一个层面一个层面地扫描,扫描时间长,图像分辨率低。1989年,成功设计螺旋CT,可以连续扫描,不仅扩大了检查的范围,而且扫描时间大大缩短,图像质量明显提高。此后,CT设备不断改进,扫描技术也不断进展。短短30多年间,CT机由第一代单一笔形束扫描发展到第二代扇形束扫描、第三和四代宽扇形束扫描以及近来的螺旋扫描、多层螺旋CT、双源CT等。扫描时间缩短、图像清晰,容积扫描,可多层面重建,容易完成难于合作或难以制动的患儿扫描,对心脏、小血管均能显示,大大提高了诊断的准确率。

二、检查技术

(一)普通扫描

普通扫描又称平扫或非增强扫描,是指不用对比增强或造影的扫描。常规 CT 检查一般均先作平扫,平扫可发现钙化或出血等成分,并可作为增强扫描的基础。

(二)增强扫描

增强扫描是指静脉注射有机碘对比剂的扫描。注射对比剂后血液内碘浓度增高,血管或血供丰富的器官或病变组织碘含量较高,而血供少的病变组织则碘含量较低,使正常组织和病变组织之间碘的浓度产生差别,形成密度差,有利于发现平扫时未显示或显示不清的病变,同时可根据病变的强化特点对病变定性诊断。

儿童增强 CT 扫描的对比剂用量为每千克体重 1.5～2.0 mL,注射速度以 0.5～1.5 mL/min 为宜。根据注射对比剂后扫描方法的不同,有以下多种增强扫描的方式。

1.常规增强扫描

注射碘对比剂后按普通扫描方法进行扫描。注射方法有快速静脉滴注法、静脉团注法、静脉注射-滴注法。

2.动态增强扫描

动态增强扫描是指静脉注射对比剂后在短时间内对兴趣区进行快速连续扫描,包括进床式动态扫描和同层动态扫描。前者有利于发现病灶,后者可获得时间-密度曲线,观察扫描层面病变的血供变化特点,有利于病变的定性。

3.两快一长增强扫描

两快是指注射对比剂速度快和起始扫描的时间快,一长是指扫描持续时间要足够长。此种增强扫描方式主要用于肝海绵状血管瘤、肝内胆管细胞型肝癌以及肺内孤立结节的诊断和鉴别诊断。

4.延迟增强扫描

延迟增强扫描是指一次注射大剂量对比剂 4～6 小时后的增强扫描,有利于肝脏小病灶的发现。双期或多期增强扫描主要用于肝、胰以及肾脏病变的发现和定性。

(三)特殊检查方法

1.薄层扫描

薄层扫描是指小于或等于 5 mm 的扫描。其优点是减少部分容积效应,真实反映病灶及组织器官内部的结构,常用于脑垂体、肾上腺、胰腺、眼眶及内耳的检查。

2.靶扫描

靶扫描是指对兴趣区进行局部放大后扫描。可增加单位面积的像素数目,提高空间分辨率,常用于内耳、鞍区、脊柱、肾上腺和胰头等小器官和小病灶的显示。

3.高分辨率扫描(high resolution CT,HRCT)

高分辨率扫描是指通过采用薄层厚、高电压、高电流、靶扫描以及高空间分辨率算法,在较短的时间内获得良好空间分辨率图像的扫描技术。HRCT 具有极好的空间分辨率,对显示小病灶和病灶的细微结构明显优于常规 CT,常用于肺部弥漫性与结节性病灶、垂体微腺瘤、内耳和肾上腺等的检查。

（四）三维重建技术

三维重建技术是指在特定的工作站上应用计算机软件将螺旋扫描所获取的容积数据进行后处理，重建出直观的立体图像。目前常用的后处理技术有 4 种，即多层面重建（MPR）、多层面容积重建（MPVR）、表面遮盖显示（SSD）和 CT 仿真内镜成像术（CTVE）。其中多层面容积重建又包括最大密度投影（MIP）、最小密度投影（MinIP）和平均密度投影。

三、检查前准备

（一）工作人员准备

仔细阅读会诊单，了解患儿的既往史、现病史、主要症状和体征以及其他的有关检查资料；了解有无严重的心脏病、肝肾功能情况、循环呼吸障碍、发热、皮疹等；了解本次检查的目的，必要时与家属和临床医师联系，充分掌握病情。

（二）扫描前准备

取下检查部位的各种饰物以免产生伪影而影响诊断。对 5 岁以上的儿童进行心理护理，检查前向患儿耐心解释，消除其恐惧心理，必要时让家长陪同。

（三）镇静

检查时要求患儿保持固定体位，正常情况下，学龄前期或智力低下儿童很难配合完成检查，为保证图像质量和检查成功率，需要采用药物镇静。一般镇静剂用 10％水合氯醛，口服或保留灌肠，或用苯巴比妥肌内注射。

（四）放射防护

患者及家属穿戴或覆盖防护服，患儿被检部位处于静止状态。

（五）增强扫描的准备

家属了解增强过程及可能出现的风险，表示理解，并在增强同意书上签字。造影剂一般采用非离子型碘剂，增强前做过敏试验，开放静脉，预防性用药，做好急救准备工作，确保检查安全进行。

四、在儿科各系统的临床应用

（一）头颅中枢系统

1.适应证

适应证如下。①急性颅内出血：硬膜外出血、硬膜下出血、蛛网膜下腔出血、脑内血肿、脑挫伤；②肿瘤：室管膜瘤、胶质瘤、脑膜瘤、颅咽管瘤、髓母细胞瘤、生殖细胞肿瘤；③颅脑外伤；④脑先天性畸形：胼胝体发育畸形、脑膨出、神经元移行障碍、前脑无裂畸形、Amold-Chiari 畸形、小脑发育不全；⑤神经皮肤综合征：神经纤维瘤病、结节硬化、Sturge-Weber 病；⑥脑血管畸形：脑内血管畸形、脑内动脉瘤、Galen 静脉畸形、烟雾病；⑦颅内感染性疾病；⑧遗传代谢性疾病。

2.常见头颅疾病的 CT 图像特征

（1）颅脑外伤：X 线仅能显示颅骨骨折，但儿童颅缝太多可干扰细微骨折的显示，同时不能显示颅内情况。因此，大部分患儿需行 CT 检查，可了解颅内有无出血以及程度，特别是多排螺旋 CT 三维重建可了解少量出血、细微骨折、颅底骨折、凹陷骨折等。因此，颅脑外伤首选的检查方法是 CT。

（2）颅内出血。①硬膜外血肿：颅板下梭形高密度影，内缘多光滑锐利，占位效应较轻，常伴有颅骨骨折。②硬膜下血肿:颅板下新月形或半月形高密度影,范围较广泛,常跨颅缝,多有占位效应,可合并脑挫裂伤。③蛛网膜下腔出血:出血部位的蛛网膜下腔密度增高并增宽,常见于纵裂池、侧裂池、小脑上池和环池等。④脑内血肿和挫裂伤:出血块>2 cm时称脑内血肿;<2 cm且多发时称脑挫裂伤。血肿周围常伴有低密度水肿带,脑挫裂伤表现为多发小的点状或斑片状出血,并混杂以斑片状低密度水肿。⑤脑室内出血:多见于侧脑室,也可见于第三脑室或第四脑室,表现为脑室内高密度影,多位于侧脑室后脚,出血较多时,可形成脑室铸形,第三脑室或第四脑室出血还可导致阻塞性脑积水。

(3)头皮血肿:根据发生部位可分为浅筋膜血肿、帽状腱膜下血肿以及骨膜下血肿。浅筋膜血肿多较局限,呈丘状突起,吸收较快。帽状腱膜下血肿一般范围较广,出血量较多,常跨颅缝。骨膜下血肿表现为紧贴颅骨外的新月形软组织块影,范围小,多不跨颅缝,常合并相应部位骨折。头皮血肿长期不吸收,可发生钙化或骨化。

(4)颅骨损伤:包括骨折和颅缝分离,一般分为线性骨折、颅缝分离、凹陷骨折,CT对骨折的显示率较X线低,这是由于当CT轴位扫描时骨折线与之平行,由于容积效应,而不能显示。但多层螺旋CT三维重建可清楚显示骨折情况,特别是一些特殊骨折(如颅缝分离、颅底骨折)可清楚显示,对凹陷骨折不但可以显示凹陷情况,并可测量凹陷程度、骨片大小以及对脑组织的压迫情况。

(5)化脓性脑脓肿:早期CT平扫显示中央由坏死组织和脓液组成,呈略低密度,其外为纤维包膜层,呈等密度,最外层为反应性水肿带,呈低密度。增强扫描显示包膜呈环形强化。脓肿形成期,中央坏死组织完全液化,纤维包膜增厚,周围水肿减轻。CT平扫显示中央密度更低,包膜完整,密度增高,水肿范围缩小。增强扫描示环形强化,壁厚增加,邻近脑膜强化。

(6)结核性脑膜炎:①脑池、脑沟和脑裂,特别是脑底部脑脊液间隙(如鞍上池、环池、侧裂池和四叠体池等)变窄、消失或密度增高,增强扫描显示脑膜呈斑片样或脑回样强化,有些脑池、脑沟密度增高呈铸形或造影样表现;②交通性脑积水较为常见;③晚期脑膜可发生斑片样或斑点样钙化。

(7)结核瘤:多呈弥漫性,平扫早期为低或等密度,晚期呈等或高密度,少数出现钙化,灶周多有水肿。增强后多有明显强化,呈结节状或环形。本病应与细菌性脑脓肿或脑转移瘤鉴别。根据其病灶较小、多发、钙化、灶周水肿较轻以及临床结核中毒症状等特征一般鉴别不难。

(8)颅内肿瘤:可做CT平扫、增强扫描、CTA,CT多可发现病变,如有钙化和出血可以清楚显示,骨窗能够发现病变对邻近颅板骨质的改变,增强和血管重建可以显示肿瘤的血供和供血血管、引流血管等情况。如颅咽管瘤、少枝胶质细胞瘤、脑膜瘤、脉络丛乳头状瘤及松果体细胞瘤较易发生钙化,且钙化多有一定特征。黑色素瘤以及部分转移瘤易发生出血。

3.临床价值

(1)CT检查是头颅中枢系统最常用的检查,由于方法简便,其适用证范围相对较广,患儿及家属容易接受。

(2)多层螺旋CT低剂量扫描,扫描速度快,特别是三维重建技术可多方位观察病变,适合不合作的婴儿、急诊危重患者的快速检查,降低了风险,提高了图像质量。

(3)增强扫描使病变增强后更清楚,进一步明确病变的性质。CT血管造影(CTA)能从任意角度观察血管细微改变等优点,同时可提供血管内外情况的影像信息以及相邻组织的关系,在临床广泛运用。CTA能更好、更直接地诊断各种血管疾病,显示肿瘤病变的供血动脉、引流静脉及肿块和邻近血管的关系,了解肿瘤与邻近结构(尤其颅骨)的关系,为临床手术提供参考和定位。

(二)胸部疾病

1.适应证

(1)凡是怀疑有胸部疾病、胸部X线片发现疾病或未发现病变,不能解释临床症状时可采用胸部CT检查,因此胸部CT是胸部X线最好的补充和重要的检查方法。

(2)多层螺旋CT三维重建能显示心脏大血管、肿瘤血管、血管畸形等情况,对复杂性先天性心脏病,特别是大血管病变、胸部肿瘤、先天性病变的显示有重要诊断价值。

2.常见胸部疾病的CT图像特征

(1)气管病变:多层螺旋CT重建技术可清楚显示气管有无狭窄,根据气管狭窄情况分析是管内病变或是管外的压迫,如是管外压迫,通过血管重建可显示是否为先天性异常血管(如血管环)压迫所致。管内狭窄可是先天性气管支气管发育异常或气管、支气管异物,可显示气管支气管发育畸形的情况,气管支气管异物的大小、形态、位置,对气管支气管病变有重要价值。

(2)新生儿肺部疾病:肺炎、湿肺、急性呼吸窘迫综合征等可首先做胸部X线检查,但如需要发现细微病变或X线不能解释时可做CT检查,CT可早期发现是否有支气管肺发育不良、早期的肺出现纤维化的表现。患者突然出现呼吸困难,X线怀疑胸内并发症时,CT可以发现气胸、纵隔气肿、胸腔积液的位置、体积以及心脏大血管受压情况。

(3)肺炎:①准确定位病变的位置;②病变内有无坏死、有无空洞形成,病变血管情况等;③大叶性肺炎可表现为一叶或节段的大片实变,特点是体积不变或轻微缩小,增强后均匀强化,无坏死,淋巴结可轻微增大。

(4)急性粟粒性肺结核:①HRCT可以显示早期、细小的病变,表现为全肺或部分肺叶分布的细小点状高密度影,具有终末细支气管形态呈树枝状,称之为树芽征改变;②部分患者可伴淋巴结肿大,增强后可有不规则的环形强化的低密度坏死影。

(5)支气管扩张:常做HRCT,表现支气管扩张呈囊状或柱状,合并感染可有液气平,可清楚显示病变的部位、形态、大小、分类,支气管壁早期的增厚、轻度的扩大就可显示,是目前最好的检查方法,而支气管造影由于有创、复杂、需要麻醉已基本不用。

(6)纵隔肿瘤:①CT可清楚显示肿块的部位、大小、体积等;②明确肿块内有无钙化、脂肪以及出血等改变;③明确肿瘤是囊性或是实质性;④增强扫描、三维重建技术可了解肿块的血供情况以及与心脏大血管之间的关系,判断是良性或是恶性,从而对肿块做出定性诊断。

(7)胸膜病变:CT发现胸膜病变非常敏感,不仅能显示较轻微的胸膜反应,还可发现X线不易发现的肺底或纵隔胸膜积液,对包裹性胸腔积液和胸壁肿块的鉴别也较有价值。此外,还可根据CT值的大小判断胸腔积液的性质。

3.临床价值

(1)CT的横断位扫描能显示X胸片上重叠的、隐形的不能显示的部分,对纵隔内的解剖结构也能清晰显示出来,CT值还能测量肿块内有无钙化、空洞、脂肪及囊变等;能清楚显示肺部细小结构对早期诊断肺部疾病提供重要价值;对肺内大片病变、较小的淋巴结肿大以及淋巴结肿大内情况,血供是否均匀,有无坏死,从而对病变的定性诊断有帮助。

(2)CT在肺病病变的转归和并发症的出现方面有重要作用,如肺部感染控制之后,仍出现气促、肺功能受损的患儿,HRCT可显示小气道有无改变,如出现小气道壁增厚、扩张、马赛克征象、局限性充气不均匀等小气道阻塞改变,应警惕早期肺纤维化、闭塞性毛细支气管炎产生。

(3)肺内的先天性病变、球形病变 CT 可清楚显示,根据病灶的大小、形态、边缘以及增强后有无强化等,可鉴别是良性或是恶性、是先天性或是后天性病变。

(三)腹部疾病

1.适应证

(1)肝胆疾病:①肝脏弥漫性病变;②肝脏或胆道占位性病变;③肝及肝周脓肿;④肝血管疾病;⑤肝胆寄生虫病;⑥右上腹部疼痛,可疑胆结石或胆道炎症等;⑦肝移植监测;⑧黄疸等。

(2)脾脏疾病:①脾脏呈弥漫性肿大;②脾脏含液性病变;③脾实质性占位病变;④脾血管病变等。

(3)胰腺疾病:①急性、慢性胰腺炎症;②胰腺囊性病变;③胰腺肿瘤;④先天性胰腺异常。

(4)腹部外伤。

(5)腹水。

2.常见腹部疾病的 CT 图像特征

(1)肝脏损伤:①表现为肝影的增大,密度不均匀,增强后明显显示损伤的部位、范围;②包膜下血肿在增强时包膜与强化的肝实质之间的半圆形低密度影,如有活动性出血,增强后对比剂渗透到血肿内或腹腔内;③CTA 显示肝裂伤或肝实质血肿有无肝静脉和下腔静脉的损伤;④还可显示外伤后假性动脉瘤。

(2)肝脏脓肿:①平扫时呈边缘较清楚的圆形或类圆形均匀低密度影;②增强后脓肿壁呈环形增强,高于周围肝组织,脓腔不增强,增强外可有水肿带,呈双环征;③部分病例脓腔内可出现液气平面。

(3)肝脏肿瘤:常规平扫+增强检查。①可以显示肿瘤的大小、形态特点、血供,有的具有特征性表现,如肝脏血管瘤平扫呈低密度影,增强后呈典型的周围开始逐渐向中央部位强化;②肝母细胞瘤平扫呈低密度,有时为等密度而难以发现,增强时肿瘤组织与正常肝组织强化不一致,可呈不均匀强化,还能发现异常的肿瘤血管,清楚显示与周围组织的关系,根据肿瘤的影像特点,可以对肿瘤进行定位和定性诊断。

(4)脾脏疾病:①CT 平扫时密度略低于肝脏,脾脏增强后强化明显,能显示脾脏大体病理解剖变化的病变,所以常被采用;②副脾常见于脾门附近,有时可误为腹膜后肿物或其他脏器,CT增强扫描时副脾与脾脏同样增强即可诊断;③门静脉高压引起的脾大,CT 可以清楚显示其大小、异常增粗的血管以及侧支血管的情况。

(5)消化道疾病:①急腹症病情急、变化快,消化道有气体对比,首选的检查方法是 X 线检查。但 X 线表现不能解释的症状和体征或无法显示的病变,可以用 CT 检查。②急性腹膜炎X 线主要表现为腹水和麻痹性肠梗阻,但其腹水的量和位置、是否有脓肿形成,CT 较敏感,可准确显示腹水的量和位置,还能显示脓肿的部位,可导向引流。③腹部囊肿,X 线一般难以发现,或囊肿较大时,根据充气消化道推移情况进行判断可能有占位病变,而 CT 可以清楚显示囊肿情况,呈圆形或椭圆形低密度影,其内呈均匀的水样密度,不强化,诊断较为容易。

(6)腹膜后肿瘤:①CT 可以横断面、冠状面显示腹膜后间隙的解剖关系,从而诊断腹膜后间隙的病变。②CT 可以清楚显示肿瘤的大小、密度,与周围组织的关系,血供的情况。③与肾脏关系密切,从而判断是来源于肾脏的肾母细胞瘤。④跨中线,对肾脏主要是推移关系,可能是神经来源的神经母细胞瘤。⑤肿瘤内有钙化、脂肪组织,可能是畸胎瘤。⑥沿淋巴走行范围的肿块,增强后均匀强化可能是淋巴瘤或淋巴结病变。CT 尿路成像显示肾脏、输尿管、膀胱的情况,还可显示肾脏的动脉、静脉,对泌尿系统疾病的诊断非常重要。

3.临床价值

(1)CT 由于是横断位扫描,密度分辨率高,在腹部广泛应用。

(2)一般是平扫和增强,平扫可以发现腹部的钙化、结石、肿瘤内钙化、外伤后出血等;增强一般是在平扫的基础上进行,可以提高病变的检出率,了解病变局部的血供情况。

(3)多层螺旋 CTA 可以清楚显示周围组织和血管结构,帮助定位和定性诊断。

(四)骨骼肌肉系统疾病

1.适应证

适应证包括:①特殊位置的骨折;②骨肿瘤;③感染性疾病。

2.常见骨骼肌肉疾病的 CT 图像特征

(1)骨骺损伤:X 线是首选的影像学检查方法,CT 薄层平扫结合三维重建有助于诊断,同时对损伤后骺板早闭、骨桥形成有一定帮助。

(2)骨肉瘤:X 线是首选的影像学检查,CT 明确肿瘤向外扩展的范围极有价值,尤其是复杂部位如头颅、脊柱、肋骨、骨盆等,增强后可更显示病变的范围、血供等。对放疗计划的制订和估计肿瘤对放、化疗反应方面有帮助。

(3)血管瘤:CT 平扫见软组织块影,有时可观察到血管瘤对骨质的侵犯、骨过度生长和关节的异常改变,增强后可见特征性改变,非常显著地强化,延迟仍有强化。

3.临床价值

(1)X 线是首选的检查方法,CT 可显示骨骼复杂的解剖部位,如颅底、面颅骨及脊柱的病变以及病变的细微结构。

(2)CT 具有良好的软组织分辨力,对显示软组织病变、关节腔积液等较 X 线优越。

(3)多层螺旋 CT 的三维重建技术加深了对病变的空间方面的认识。

(4)骨骼系统的 CT 扫描一般是平扫加三维重建,在四肢扫描时尽可能双侧对称扫描,这样可以提供正常解剖的对照,在诊断畸形和外伤时尤为重要。

(5)如是否为血管性病变或软组织病变,应该增强检查,以了解血管、血供情况。

(6)一般需要用骨窗和软组织窗观察,对螺旋数据可进行多平面重建和三维重建。因此,CT 是 X 线的良好补充。

(刘晏如)

第三节　MRI　检　查

一、概述

磁共振(magnetic resonance,MR)是一种核物理现象。1973 年,Lauterbur 开发了 MR 成像(MRI)技术,并应用于医学领域。MRI 检查以多参数、多序列、多方位成像、组织分辨率高、无射线辐射损伤等特点,目前已广泛用于人体各系统和各部位的疾病检查和诊断。MRI 能够行水成像、血管成像、功能成像和波谱成像等独特优势,能够较早地发现病变,对病变的诊断更为准确。

二、检查技术

(一)脉冲序列

最常用的脉冲序列为 SE 序列、梯度回波序列、回波平面成像等。

(二)脂肪抑制

将图像上脂肪成分形成的高信号抑制掉,而非脂肪成分信号不变,用以验证高信号区是否为脂肪组织。

(三)MRI 对比增强检查

常用 Gd-DTPA 做对比剂,有利于鉴别病变性质。

(四)MR 血管造影(MR angiography,MRA)

无须或仅用少量对比剂,常用技术有时间飞跃(time of flight,TOF)和相位对比(phase contrast,PC)方法。

(五)水成像

水成像又称液体成像,是采用长 TE 技术,获得重 T_2WI,突出水的信号,使含水器官清晰显示,主要有 MR 胰胆管成像(MR cholangiopancreatography,MRCP)、MR 尿路造影(MR urography,MRU)、MR 脊髓造影(MR myelography,MRM)、MR 内耳成像及 MR 涎腺成像等。

(六)功能性 MR 成像(functional MRI,fMRI)

fMRI 是在病变尚未出现形态变化之前,利用功能变化来形成图像,以达到早期诊断的目的,包括弥散成像(diffusion imaging,DI)、灌注成像(perfusion imaging,PI)和皮质激发功能定位成像等。

三、检查前准备

(一)预约

由于检查时间长、检查患者多、噪声大、对运动敏感、大部分儿童需要镇静,预约可以合理地统筹安排患者检查,节约时间,提高工作效率。

(二)扫描前准备

工作人员应仔细阅读会诊单,了解患儿的既往史、现病史、主要症状和体征以及其他的有关检查资料;了解患者体内有无金属物质等 MRI 检查禁忌证,了解本次检查的目的,必要时与家属和临床医师联系,充分掌握病情。取下检查部位的各种饰物以免产生伪影,影响诊断。

(三)心理护理

对年长的儿童进行心理护理,检查前向患儿耐心解释,说明此次检查的目的,消除其恐惧心理,必要时让家长陪同。

(四)镇静

检查时要求患儿保持固定体位,正常情况下,学龄前期或智力低下儿童很难配合完成检查,为保证图像质量和检查成功率,检查前数小时限制睡眠,检查时用镇静剂,一般用 10% 水合氯醛口服或保留灌肠,或用苯巴比妥肌内注射。

(五)特殊准备

增强扫描前家属需了解增强过程及可能出现的风险,表示理解,并在增强同意书上签字,做好急救准备工作。胆道检查患者需禁食数小时。

（六）隔音措施

检查时患者双耳塞隔音棉球，再戴耳塞，以减少噪声对儿童的干扰。

四、在儿科各系统的临床应用

（一）中枢神经系统疾病

1.适应证

（1）肿瘤：室管膜瘤、胶质瘤、脑膜瘤、颅咽管瘤、髓母细胞瘤、生殖细胞肿瘤。

（2）脑先天性畸形：胼胝体发育畸形、脑膨出、神经元移行障碍、前脑无裂畸形、Amold-Chiari畸形、小脑发育不全。

（3）神经皮肤综合征：神经纤维瘤病、结节硬化、Sturge-Weber病。

（4）脑血管畸形：脑内血管畸形、脑内动脉瘤、Galen静脉畸形、烟雾病。

（5）颅内感染性疾病：化脓性脑膜炎、结核性脑膜炎、寄生虫脑病。

（6）遗传代谢性疾病：脑白质病变、肝豆状核变形、溶酶体储积病、线粒体脑肌病。

2.常见中枢神经系统疾病的MRI图像特征

（1）新生儿缺氧缺血性脑病：MRI是最好的检查方法，能准确反映脑内病变的部位、范围性质及其与周围组织的关系，同时弥散成像对评估病情轻重程度、判断预后有很大帮助。如足月新生儿缺氧缺血性脑病时出现皮质和皮质下沿脑回有迂曲点条状高信号，幕上、蛛网膜下腔有少量出血为轻度。除上述改变外，额叶深部白质出现对称性点状高信号影，沿侧室壁条状高信号，伴局限性脑水肿为中度。除上述外，有下列之一：弥漫性脑水肿、脑梗死，基底节区、丘脑高信号、内囊后肢低信号；脑室内出血、病侧脑室扩大；皮质下囊状坏死，为重度。

（2）胼胝体发育不良：MRI可从多个方位成像，很好显示胼胝体的嘴部、膝部、体部及压部各部的畸形，是首选的检查方法。

（3）脑血管畸形时MRI可不需增强，利用MRI的流空效应，MRA成像可显示畸形血管、静脉血窦、动静脉畸形、血管瘤等病变。MRI能早期发现缺血性脑梗死，对出血性脑血管疾病也有较高的诊断价值，不仅可以发现小灶性或CT不能显示的等密度血肿，还可根据血肿的信号判断出血的时间。在神经皮肤综合征的一组疾病中，MRI对神经纤维瘤病、结节性硬化、Sturge-Weber综合征、毛细血管扩张性运动失调等疾病脑皮质和脑白质有特征性表现。

（4）脑肿瘤：由于MRI避免了骨伪影的干扰，对后颅凹部位的肿瘤的显示明显优于CT，在空间定位方面有明显优势，特别是MRI的新技术（如白质纤维束成像）可以对轴突纤维束进行辨别和3D成像，可以描绘出脑干纤维束、联合纤维束、投射纤维束、边缘系的纤维束，明显脑肿瘤和这些纤维束的关系；MRI灌注成像对肿瘤早期诊断，判断肿瘤有无复发以及指导穿刺活检部位有帮助；MRI波谱能通过测定代谢产物，在肿瘤的诊断和治疗有重要意义。

（5）颅脑损伤：MRI对脑挫伤引起的缺氧、水肿等较为敏感，尤其对颅底的脑挫伤、弥漫性轴索损伤、脑水肿以及CT扫描呈等密度的颅内血肿有独特的价值。

（6）颅内感染：MRI可以发现炎症病灶较敏感，增强扫描可显示脑膜有无病变、静脉窦血栓形成、静脉性脑梗死等CT上难以显示的病变，可准确判断炎症波及的范围和程度。

（7）脊髓肿瘤：MRI是评价脊髓肿瘤的首选方法，不仅能够清晰地显示肿瘤及其毗邻结构，而且还可对肿瘤做出髓内或髓外的定位诊断，对瘤内的实质性或囊性成分也可做出正确的区分。髓内肿瘤常见的有星形细胞瘤、室管膜瘤、神经胶质瘤等；髓外硬膜下肿瘤主要有神经鞘瘤、脊膜瘤、神经根肿瘤、硬膜外肿瘤转移瘤、神经母细胞瘤多见。

(8)脊柱神经管闭合不全:MRI是评价椎管内结构的首选方法,可显示是脊髓脊膜膨出还是脊膜膨出,腰部包块内的情况,有无延髓的下降、小脑蚓部下疝、脊髓积水、脊髓纵裂等情况均可显示。

(9)椎间盘病变:MRI能发现椎间盘突出的程度以及对神经根和硬膜囊压迫、移位等情况。但 MRI 对椎间盘变性时的钙化不如 CT 敏感。

3.临床价值

MRI对软组织有极好的分辨率高,对脑灰白质的分辨异常清楚,而且是无创性、无 X 线辐射的危害,可一次性完成轴位、矢状位及冠状位成像,特别是近年 MRI 功能成像技术的应用,不但能从形态上显示病变,还能从功能上对病变进行研究,是唯一能在活体上观察脑髓鞘化进程的方法,是目前应用最广泛和深入的系统。

(二)胸部疾病

1.适应证

(1)大血管疾病:①主动脉缩窄;②肺静脉异位引流;③主动脉中断;④肺静脉起源异常。

(2)心脏疾病:①心脏肿瘤;②心肌病变;③心包积液。

(3)纵隔病变:①胸腺增生;②胸腺瘤;③淋巴瘤;④淋巴管瘤;⑤畸胎瘤;⑥气管囊肿;⑦神经源性肿瘤。

2.常见胸部疾病的 MRI 图像特征

(1)纵隔病变:MRI 可清楚显示病变的形态、位置与周围组织的关系,可明确病变是囊性或是实质性,增强扫描可见血供情况以及周围血管的关系,对病变的定位和定性有重要意义。

(2)大血管病变:①MRI 对这些病变常能提供比心脏超声更多的信息;②可显示心脏外如肝脏、脾脏、气管、支气管形态、下腔静脉、腹主动脉的相互关系,是确定心房位置的最可靠依据,在心脏病的诊断上有重要价值。

3.临床价值

(1)由于肺部以空气为主,MRI 在胸部主要用于纵隔、心脏和大血管疾病,尤其是大血管的先天性发育异常或后天性病变。

(2)只要未装有起搏器的所有心脏疾病均可做 MRI,但由于 MRI 价格比较贵,实际工作中心脏超声已明确诊断,MRI 不能提供更多信息的心脏病可不做 MRI 检查。

(三)腹部疾病

1.适应证

(1)肝脏肿瘤:肝母细胞瘤、血管瘤、血管内皮细胞瘤、间充质错构瘤、未分化性胚胎肉瘤。

(2)胆道系统疾病:胆总管囊肿、先天性胆道闭锁、胆石症、胆道横纹肌肉瘤。

(3)胰腺疾病:胰腺肿瘤、胰腺变异、胰管畸形、急性胰腺炎、胰腺囊肿。

(4)腹膜后肿瘤:淋巴瘤、神经母细胞瘤、神经源性良性肿瘤、脂肪瘤、畸胎瘤。

(5)腹腔肿瘤。

2.常见腹部疾病的 MRI 图像特征

(1)先天性胆道闭锁:MRI 和 MRCP 是首选的检查方法,表现如下。①胆总管闭锁不显影;②在 T_2WI 上肝门部有类似三角形的高信号;③胆囊小或不显影;④肝大、脾大。

(2)胆总管囊肿:MRCP 能准确显示病变,表现如下。①胆总管扩张,可进行准确分型;②显示胰、胆管畸形汇合情况；③并发症：胆囊结石、胆总管结石、脓肿、胰腺炎及肝硬化等。

（3）肝脓肿：①在 T_1WI 上呈圆形或椭圆形低信号，信号强度可以稍不均匀，呈"双环征"；②在 T_2WI 上急性肝脓肿可为大片高信号区，慢性肝脓肿脓腔信号较均匀，脓肿壁的边界较清楚；增强后脓肿壁明显强化。

（4）肝囊肿：①边缘锐利，信号均匀，在 T_1WI 上呈极低信号，在 T_2WI 上呈高信号；②在强化一般无强化。

（5）肝血管瘤：①在 T_1WI 上肿瘤组织较相邻肝组织信号低；②在 T_2WI 上信号较高；③增强后在 T_1WI 上呈均匀强化或边缘部分强化，随时间延长强化逐渐向中央扩展，最后与肝脏信号相等。

（6）肝母细胞瘤：MRI 是检查此病最佳方法。① T_1WI 上肿瘤与周围肝实质对比多为低信号或等信号，内如有出血为斑片状高信号；②在 T_2WI 上肿瘤为不均匀高信号，部分病例呈等信号；③增强后肿瘤明显强化。

（7）胰母细胞瘤：在 T_1WI 上表现为低信号，在 T_2WI 上表现为不均匀高信号，肿瘤内有出血时，T_1WI 出现高信号，肿瘤有囊变时 T_1WI 呈低信号，T_2WI 呈高信号。

3.临床价值

（1）对胆道闭锁和新生儿肝炎鉴别诊断最好的检查方法是磁共振胆管胰管造影术（MRCP），可通过肝内外导管、胆囊等征象的显示来诊断和鉴别诊断。MRI 是诊断胆总管囊肿较准确和直接的方法，利用水成像技术进行 MRCP，多方位显示胆总管的全貌，准确提供病变特点及病变。

（2）MRI 对肝内小病灶检出率较高，敏感性高于 CT 和 B 超，能明确病变的大小、位置及其与肝门和肝内血管的关系。容易鉴别囊肿和实质性病变，根据病变在 T_2W_1、T_2W_2 的信号的差别对疾病的诊断和鉴别诊断有意义。

（3）MRI 能区分肾脏的髓质和皮质，能显示肾脏肿瘤的大小、位置、信号变化及其与肾血管、下腔静脉的关系，能明确有无瘤栓以及淋巴结转移等情况，借以判断肿瘤的分期，对术前评估较有意义。对肾囊肿、多囊肾、肾错构瘤等良性肿瘤可凭借病变内特殊的组织成分做出诊断，确诊率极高。另外，MRI 可做冠状位、矢状位等大范围成像，有利于发现马蹄肾、异位肾等先天性畸形。MRI 较 CT 的优越性在于可通过对信号的分析判断肿瘤的良性、恶性，对肾上腺腺瘤和肾上腺增生的检出效果与高分辨率 CT 相当。

（四）骨骼肌肉系统病变

1.适应证

（1）外伤：①骨挫伤；②骨骺损伤；③关节软骨损伤。

（2）感染性疾病：①急性化脓性骨髓炎；②骨结核。

（3）肿瘤性疾病：①骨肉瘤；②软骨肉瘤；③骨软骨瘤。

2.常见骨骼肌肉系统疾病的 MRI 图像特征

（1）股骨头无菌性坏死：可早期发现，表现为股骨头信号异常，而形态可未改变。

（2）发育性髋关节脱位：X 线是首选方法，MRI 显示关节囊、圆韧带、头臼间异常填充物方面有较高的敏感性。

（3）急性化脓性骨髓炎：MRI 具有更高的组织分辨率，可早期显示髓腔的炎症，也适用于对骨髓间隙较小的结构做检查。表现为骨髓组织 T_1、T_2 明显延长，软组织肿胀。

3.临床价值

MRI对软组织的分辨率比CT高,最能反映组织的成分和变化,特别是肌肉系统表现最为明显,MRI能确定软组织肿块的界限,显示邻近血管、神经的受侵信息,根据信号特点判断肿块的组织成分,有助于评价或确定肿瘤的性质和恶性程度。MRI能清晰地显示髓腔、软骨、肌肉和肌腱,但在显示骨皮质的改变和钙化方面逊于CT,但总的来说对骨关节损伤、肿瘤、无菌坏死以及骨关节炎症的早期诊断、分期、术前评估、治疗后的随访有较高的价值,现已成为X线重要的补充检查手段。

(郝修伟)

第四节 超声检查

一、检查技术

超声检查是一种安全无创、便捷快速的成像技术,近年来已被广泛应用于临床,成为儿科疾病诊断的有利工具。

超声是振动频率在20 000 Hz以上,超过人耳听觉阈值上限的声波。医用超声是利用超声波的物理特性和人体器官组织声学特性互相作用后产生的信息进行疾病诊断的影像检查方法。超声检查方法有不同的类型,用于显示组织结构的B超和显示血流的彩色多普勒超声是目前儿科超声诊断的主要技术。

儿科超声检查适用于全身各部位软组织及实质性脏器疾病的诊断,并能在超声监测下行穿刺活检、介入治疗或外科术中监测。因其物理学特性所限,超声成像也具有一定局限性,如图像易受气体和皮下脂肪干扰、显示组织结构范围相对局限、伪像干扰等。

二、检查前准备

(1)仔细了解病史、临床体征、申请检查的目的和要求,严格掌握检查的适应证,介入性超声等特殊检查应向患儿家属简要说明目的、方法、操作中可能出现的不适感觉和危险等。

(2)探头定期清洁消毒,检查新生儿前操作者应洗手。

(3)患儿准备。①空腹:胆道系统、胃肠道及胰腺等超声检查需空腹,禁食时间:新生儿及婴儿2~3小时,幼儿3~4小时,年长儿6~8小时。空腹的糖尿病患儿应尽快安排检查,并提醒家长随身携带食物。②膀胱充盈:泌尿道、盆腔检查等应充盈膀胱,婴儿饮奶或水后约30分钟,年长儿以自觉尿胀为准。③镇静:不合作的患儿需自然睡眠或给予药物催眠后检查,可口服10%水合氯醛(0.5 mL/kg)或肌内注射苯巴比妥。④介入性超声检查前需常规检测出、凝血时间和血型等,并严格把握指征,确定有无禁忌证,年幼儿需在基础麻醉下进行超声引导操作。

三、在儿科各系统临床的应用

(一)中枢神经系统

1.适应证

(1)颅脑B超适用于新生儿或前囟未闭的婴幼儿,其适应证主要包括:①脑积水;②惊厥;

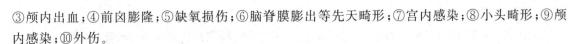

③颅内出血;④前囟膨隆;⑤缺氧损伤;⑥脑脊膜膨出等先天畸形;⑦宫内感染;⑧小头畸形;⑨颅内感染;⑩外伤。

(2)经颅彩色多普勒超声可显示颅内血管结构,其适应证主要包括:①脑动静脉畸形;②颅内动脉瘤;③偏头痛;④烟雾病;⑤颈动脉海绵窦瘘;⑥脑动脉狭窄和闭塞。

2.常见颅脑疾病超声图像特征

(1)颅内出血。①室管膜下出血:病变早期于侧脑室前角外下方探及一个或多个强回声团,病变可为双侧或单侧,血肿较大时压迫侧脑室;②脑室内出血:侧脑室内探及团块状强回声,足月儿可表现为脉络膜丛增宽或不规则,可伴有不同程度脑室扩张。

(2)新生儿缺氧缺血性脑病。①脑水肿:脑室周围实质回声广泛均匀的增强,常伴脑室及脑沟变窄;②脑室周围白质软化:在侧脑室的外上方及颞、后侧可见沿侧脑室的边缘上方分布的回声增强区,形态可不规则,晚期于侧脑室周围出现多发性囊腔改变。

(3)脑积水:侧脑室前角变圆钝,侧脑室体部增宽,大脑皮质不同程度变薄。

(4)脊膜膨出:后正中线或略偏向一侧探及囊状结构,脊神经由椎管内经椎弓缺损处膨出,脊神经呈线状强回声。

(5)烟雾病:受累血管由于管腔狭窄或闭塞表现为血流信号消失,彩色及频谱多普勒均无法测及血流信号或仅探及极微弱的血流信号,颅底烟雾血管血流信号呈星点状,血流频谱显示低速、低搏动血流特征。

3.临床价值

(1)超声无放射线辐射,可在新生儿监护室进行床旁检查,宜作为常规筛查新生儿(尤其早产儿)早期有无颅内病变的首选方法。

(2)超声对颅内中央部位病变及囊性病变分辨力高。

(3)可方便易行地随访颅内病变转归。

(4)经颅彩色多普勒超声是无创评价颅底血管血流动力学改变的影像检测方法,若颅骨较厚、透声窗有限可影响检测结果的准确性。

(二)颈部和胸部

1.适应证

(1)颈部。①甲状腺疾病:先天性甲状腺畸形、甲状腺弥漫性或局限性疾病;②甲状旁腺增生或肿瘤;③颈部肿块:甲状舌管囊肿、鳃裂囊肿、颈静脉扩张症、颈淋巴结炎、淋巴管瘤、血管瘤等。

(2)胸部:①胸腔积液;②肺部疾病:肺实变、肺不张、先天性肺囊肿等;③纵隔疾病:纵隔肿瘤、脓肿;④横膈及膈下疾病:先天性膈疝、膈下脓肿。

2.常见颈、胸部疾病超声图像特征

(1)先天性甲状腺畸形:甲状腺缺如患儿颈前无甲状腺显示;部分缺如或发育不全时,甲状腺体积明显缩小、边缘不光滑;异位甲状腺则在异位区探及一中等均质实质性团块,边界清晰,大小不一,可随吞咽上下移动。

(2)甲状腺功能亢进:双侧甲状腺对称弥漫肿大,实质回声增强,分布不均,血流增多呈"火海状",血流速度增快。

(3)甲状舌管囊肿:颈前正中探及一圆形或椭圆形无回声区,边界清,有包膜,后方回声增强,合并感染时无回声区内混杂细密点状强回声。

(4)颈静脉扩张症:患儿屏气时颈静脉异常扩张,常呈梭形,血管前后径测值2倍于平静呼吸时即可诊断。

（5）甲状旁腺增生：甲状旁腺有不同程度增大，呈梭形、椭圆形或分叶状，无明显包膜，内多为低回声。

（6）胸腔积液：经肋间扫查，胸腔内探及无回声区，积液量少时无回声区呈条、带状，积液量多则呈三角形或大片无回声区；包裹性积液局限于叶间或肺底等处，壁厚，内部见点条状分隔。脓胸在无回声区内见密集点状或条带状低回声漂浮。

（7）先天性膈疝：于病变膈肌相应部位的胸腔内可见疝入脏器的轮廓与形态，禁食后再饮水能实时显示食管下段及胃的结构移至膈上。

3.临床价值

（1）小儿颈部相对较短，触诊较困难，超声能较清晰地分辨甲状腺、肌肉、血管及淋巴结等结构，有利于协助临床鉴别颈部肿块性质和来源。

（2）超声是甲状旁腺增生或腺瘤的常用检查方法，但正常甲状旁腺因其体积很小，且回声与甲状腺相似或略低，超声难以显示；甲状旁腺存在数目和部位的变异，超声有时不能扫查到全部病变。

（3）超声诊断胸腔积液简便迅速，尤其对少量积液、包裹性积液诊断准确性优于 X 线，但对叶间积液及观察胸部全貌不如 X 线；且超声能协助临床定位穿刺。

（4）肺组织内充满气体，影响超声观察肺部疾病，但小儿胸壁薄，胸骨及肋骨骨化程度低，便于超声检查。超声仅限于对实变的肺及肺内液化病变进行观察。

（5）婴幼儿胸腺常较发达，应注意勿误诊为纵隔肿瘤。

（6）先天性膈疝传统均采用放射检查诊断，但超声诊断为无创性，且能实时观察疝入胸腔脏器的活动情况，有助于本病的筛查。

（三）心血管系统

1.适应证

（1）先天性心脏病。

（2）小儿获得性心血管疾病：①风湿热；②川崎病；③感染性心内膜炎；④扩张型心肌病；⑤肥厚型心肌病；⑥与人类免疫缺陷病毒（HIV）或其他病毒感染相关的心脏疾病；⑦结缔组织病的相关心血管疾病。

（3）心律失常的病因鉴别。

（4）心脏肿瘤。

（5）心包疾病：①心包积液；②缩窄性心包炎；③心脏压塞。

（6）介入筛查及术中监护。

（7）术后随访。

（8）肺动脉高压的诊断及疗效评估。

2.常见心血管疾病超声图像特征

（1）室间隔缺损：①室间隔缺损相应部位的室间隔回声连续中断，断端粗糙；②左心容量负荷增加，左心室径增大，室壁运动增加；③彩色多普勒显示以红色为主的多彩过隔分流束，该处可记录到心室水平左向右分流的高速射流血流。

（2）房间隔缺损：①正常房间隔回声带中出现不连续即局部回声失落；②右心容量负荷增加，右心室、右心房增大，室间隔与左心室后壁呈同向运动；③彩色多普勒显示过隔分流，脉冲多普勒记录到以舒张期为主的分流频谱。

（3）动脉导管未闭：①探及肺动脉分叉或左肺动脉根部与降主动脉之间相连通的未闭动脉导管腔；②主肺动脉及左、右肺动脉扩大；③左心容量负荷增加；④彩色多普勒显示分流束呈以红色为主的五彩血流，起自降主动脉，经动脉导管进入肺动脉，该处可记录到双期正向高速湍流。

（4）法洛四联症。①右心室流出道狭窄：右心室流出道长轴切面，膜性狭窄可见附着于右心室前壁和室间隔条索状回声，中间可见交通口，彩色多普勒可见血流通过交通口时细束的五彩镶嵌血流信号，此切面因取样线与血流夹角最小近似平行，因此是频谱多普勒测量流速压差的最佳切面。由于法洛四联症右心室流出道和肺动脉狭窄，主肺动脉细长，在正常心底大动脉短轴位置不易显示肺动脉及分叉，将探头下移一个肋间，声速向右肩方向倾斜能够清晰显示细长的主肺动脉及分叉，在正常心底大动脉短轴切面将探头上移一个肋间（左高位切面）在圆形的主动脉左侧可显示左、右肺动脉分支，在此切面测量左、右肺动脉内径较准确。②主动脉骑跨：于标准的左心室长轴切面可见主动脉增宽前移，骑跨于室间隔上，在此切面可计算主动脉骑跨率，骑跨率＝（主动脉前壁与室间隔距离主动脉根部口径）×100%，骑跨率＜75%，诊断为法洛四联症，骑跨率＞75%，诊断为右心室双出口（图 3-1）。③室间隔缺损：在左室长轴切面，室间隔与主动脉前壁回声中断，室间隔与主动脉前壁对位不良，室间隔缺损大小一般与主动脉瓣口相当，法洛四联症室间隔缺损 95% 以上位于嵴下膜周部。彩色多普勒可见室间隔缺损处颜色暗淡的红蓝双向分流血流信号。④右心扩大，右心室壁厚，心尖四腔切面见右心房腔大，右心室腔可大也可正常或缩小，右心室壁增厚。两心室短轴切面，正常时右心室呈月牙形，位于左心室右上方，室间隔凸向右心室侧；右心室扩大时，两心室呈两个椭圆形，室间隔弯向左心室侧。

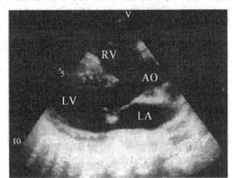

图 3-1 法洛四联症（主动脉骑跨）

左心室长轴切面主动脉（AO）增宽前移，骑跨于室间隔上

（5）完全型大动脉转位：①正常大血管交叉关系消失，呈平行排列；②大血管与心室连接关系异常，主动脉发自右心室，肺动脉发自左心室；③合并其他畸形时可显示相应超声征象，如室间隔缺损、动脉导管未闭、肺动脉狭窄等。

（6）川崎病。①冠状动脉异常：冠状动脉内径增宽，管壁回声毛糙，可呈瘤样、梭状或串珠样改变；②心脏改变：病情较重者可出现心腔扩大、心肌收缩力减低、室壁节段性运动异常、心包积液、二尖瓣关闭不全等瓣膜病变；③外周血管改变：腋动脉、髂动脉或肾动脉瘤样增宽，管腔内可探及血栓。

（7）心内膜弹力纤维增生症：①左心房、左心室扩大、左心室或左、右心室心肌普遍收缩功能减弱；②心内膜弥漫性或不规则增厚，回声增强，可累及二尖瓣乳头肌、腱索及瓣叶；③多合并二尖瓣反流。

(8)原发性心脏肿瘤。①横纹肌瘤:局限于心室壁内圆形或椭圆形的强回声团块,单发或多发,边界清楚,突入心腔内可致流出道梗阻;②黏液瘤:心腔内分叶或菜花状回声团块,边界不规则,借蒂附着于心内间隔或室壁上,随心动周期活动于心房及心室之间。

(9)心包积液:①心包腔内出现无回声区,依据无回声区宽度可大致判断积液量;②壁层心包运动减弱或消失;③大量心包积液时出现心脏摆动征。

3.临床价值

(1)超声心动图能协助临床诊断多种类型的先天性心脏病,能提供有关心内分流、梗阻性病变、瓣膜先天性发育异常和动脉或静脉异常连接等疾病的诊断依据,尤其可对心脏复杂畸形进行分段诊断,有助于临床选择合适的治疗方式及恰当的治疗时机,评估预后。

(2)超声心动图是诊断和连续长期随访儿科获得性心血管疾病的首选影像检查方法。

(3)超声心动图是目前最可靠的心包疾病无创性检查方法,对心包积液患者怀疑有心脏压塞时可行急诊超声检查并引导心包穿刺引流。

(4)有结节性硬化症家族史或临床表现的小儿,应常规行超声心动图筛查有无心脏肿瘤;较大儿童有外周血管栓塞迹象时应使用超声筛查有无黏液瘤存在。

(四)肝脏、胆囊、脾脏及胰腺

1.适应证

(1)肝胆疾病:①肝脏弥漫性病变;②肝脏或胆道占位性病变;③肝及肝周脓肿;④肝血管疾病;⑤肝胆寄生虫病;⑥右上腹部疼痛,可疑胆结石或胆道炎症等;⑦肝移植监测;⑧黄疸。

(2)脾脏疾病:①脾脏弥漫性肿大;②脾脏含液性病变;③脾实质性占位病变;④脾血管病变等。

(3)胰腺疾病:①急性、慢性胰腺炎;②胰腺囊性病变;③胰腺肿瘤;④先天性胰腺异常。

(4)腹部外伤。

(5)腹水。

2.常见疾病超声图像特征

(1)肝脓肿:肝内显示单发或多发的病变区,脓肿壁为厚薄不均的强回声,坏死液化期脓腔内多为无回声区,后壁回声增强,混杂有点状回声漂浮。

(2)肝硬化:早期肝大,晚期肝脏萎缩变小;被膜欠光滑,肝内非均匀性回声增强;门静脉内径可能增宽,血流速度减慢或正常;亦可见脾大及腹水。

(3)肝母细胞瘤:肝大,包膜局限性隆起;肝内圆形或椭圆形边界清楚的团块回声,单个或多个融合成团,内部回声强弱不等,瘤体含有钙化可见强回声团伴声影;门静脉内可见癌栓。

(4)先天性胆总管囊肿:肝门处门静脉前方探及囊性包块,椭圆形或纺锤形,壁薄光滑,近端与肝管相连通;胆囊形态正常。

(5)胆囊结石:胆囊内探及强回声团,伴有后方声影,强回声团位置随体位改变而移动;合并胆囊炎时胆囊可增大,胆囊壁增厚,边缘毛糙,回声增强。

(6)急性胰腺炎:胰腺增大,轮廓欠清晰,实质回声杂乱,多为弥漫性或局限性回声减低;出血坏死型胰腺炎可于胰腺周围探及异常无回声区。

(7)脾外伤破裂:脾大,脾被膜连续性中断,脾实质内液性无回声区与脾周相连,可于脾脏周围及腹腔内探及无回声区混杂点状回声。

3.临床价值

(1)肝脏结构复杂,超声可观察肝脏形态、包膜、实质及肝内管道,有助于临床寻找肝大原因,证实或排除肝内占位性病变,彩色多普勒有助于诊断门静脉海绵样病变或巴德-基亚里综合征等血管病变。

(2)胆道梗阻常见病因有结石、炎症、肿瘤和胆道蛔虫等,超声能较为准确地进行鉴别。

(3)超声可作为临床诊断胰腺疾病的首选影像检查方法,因其解剖位置较深,多体位或饮水后观察有助于提高超声诊断准确率。

(4)脾脏是腹部钝性外伤时最易受损伤的腹腔内器官,超声可对脾血肿、脾破裂准确诊断,还可同时观察其他脏器损伤及腹腔积血情况,有助于临床及时救治。

(5)肝脏或脾脏实质内肿块性质难以确定时,可经超声引导活检。

(五)胃肠道

1.适应证

(1)胃病变:①先天性肥厚性幽门狭窄;②急性胃扩张;③胃黏膜脱垂;④胃肿瘤。

(2)肠道病变:①先天性肠旋转不良;②胎粪性腹膜炎;③梅克尔憩室;④肠套叠;⑤阑尾炎;⑥肠梗阻;⑦克罗恩病;⑧肠蛔虫;⑨肠重复畸形;⑩先天性肛直肠畸形。

(3)消化道穿孔。

2.常见疾病超声图像特征

(1)先天性肥厚性幽门狭窄:①幽门部胃壁呈环状增厚,中心为高回声;②幽门短轴呈均匀性中等或低回声环,长轴呈梭形或橄榄形;③幽门管长≥2.0 cm,厚度≥0.4 cm,管径≥1.4 cm;④胃内容物通过幽门受阻。

(2)先天性肠旋转不良:①胃内容物潴留,十二指肠扩张;②合并肠扭转时,肠系膜根部血管异常环绕,彩色多普勒显示红蓝相间的螺旋状血流信号。

(3)坏死性小肠结肠炎:①肠壁均匀增厚;②肠壁积气时在增厚的肠壁内可见星点状气体强回声;③病变后期亦可见到门静脉内气体回声。

(4)肠套叠:①套叠肠管短轴切面呈靶环征,长轴切面呈假肾征;②套入部有淋巴结时呈偏心性环状低回声,中央可见团状低回声;③缺血坏死时,彩色多普勒显示局部肠壁血流信号消失。

(5)阑尾炎。①单纯性:阑尾轻度肿大,壁增厚;②化脓性:阑尾明显肿大,膨胀呈囊状,腔内有大量点、斑或团块回声区;③坏疽性:阑尾壁明显增厚,轮廓不清,呈不规则低回声区;④阑尾穿孔:阑尾周围及局部肠间隙可见不规则低回声混杂无回声,盆、腹腔探及积液。

(6)先天性肛直肠畸形:①直肠管腔较正常扩大,直肠盲端呈圆弧状,与肛门表皮无沟通;②有瘘管时,直肠前壁连续中断,与膀胱、尿道前列腺部或阴道上部呈管状沟通。

3.临床价值

(1)超声能显示胃肠管腔的充盈和排空,显示管壁厚度、层次结构和蠕动。

(2)能发现胃肠壁增厚性病变或肿瘤,了解肿瘤的周围关系及浸润情况,明确有无周围淋巴结和其他器官的转移。

(3)能诊断管腔扩张性疾病,有助于鉴别胃肠梗阻的部分病因。

(4)胃肠道气体对超声成像干扰明显,尤其对小肠疾病显示困难,需结合放射检查鉴别确诊。

（六）泌尿系统及腹膜后

1.适应证

（1）肾脏疾病：①肾脏囊性病变；②肾脏实质性占位病变；③肾脏先天性异常；④肾积水；⑤肾结石；⑥弥漫性肾脏疾病；⑦尿路感染；⑧肾血管性疾病；⑨肾外伤；⑩超声引导肾活检。

（2）输尿管疾病：①输尿管先天性异常；②输尿管结石；③尿路梗阻；④肿瘤。

（3）膀胱疾病：①膀胱肿瘤；②膀胱结石；③膀胱异物；④膀胱憩室；⑤膀胱炎；⑥膀胱容量、残余尿量测定。

（4）血尿。

（5）肾上腺疾病：①肾上腺出血；②肾上腺皮质增生；③嗜铬细胞瘤。

（6）腹主动脉瘤。

（7）腹膜后肿瘤：①畸胎瘤；②卵黄囊瘤；③神经母细胞瘤；④横纹肌肉瘤。

2.常见疾病超声图像特征

（1）肾母细胞瘤：①患肾形态失常，仅见呈杯口状的残肾；②肾内肿块形态较规则，多为均匀实质性回声，坏死可见不规则无回声，瘤内血供较丰富；③下腔静脉内可探及瘤栓。

（2）多囊肾：双肾布满多个大小不等囊性结构，部分囊肿呈出血性点状回声；残存的肾实质较少且难以辨认；可合并多囊肝的表现。

（3）尿路梗阻：①上尿路梗阻表现为肾积水，声像图显示肾盂扩张，肾盂和肾盏内出现液性无回声区，肾实质受压变薄；②下尿路梗阻可见膀胱增大，双侧输尿管积水扩张。

（4）泌尿道结石：①肾结石超声表现为肾窦区的点状或团状强回声伴后方声影；②输尿管结石多为肾结石下移所致，声像图显示患侧肾盂分离，输尿管内径扩张，其内可见强回声团伴声影；③膀胱结石超声显示膀胱内强回声团块伴声影，团块可随体位的改变而移动。

（5）肾盂、输尿管重复畸形：①重复肾无积水时，肾外形轮廓常无明显异常，肾长径大于正常；肾窦回声分离为不相连接的上下两部分；②伴积水者常显示上肾段肾盂扩张呈无回声区，与之相连的输尿管扩张，下肾段回声结构无明显异常。

（6）神经母细胞瘤：①腹膜后或脊柱旁探及肿块，常越过中线，包膜多不完整，内为基本均质中等偏强回声，混杂分散的强回声钙化成分；②瘤内血管增粗增多，血供丰富；③腹部大血管移位或被包绕，肾脏被推移；④可探及肝脏转移病灶。

（7）畸胎瘤：①肿块圆形、分叶状或不规则，被膜完整，瘤内可见多房状分隔、脂液分层现象及块状强回声伴后方声影等；②可压迫直肠或膀胱致粪块或尿液潴留。

（8）肾上腺出血：①单侧或双侧肾上腺形态失常，边界扩大形成肿块；②血凝块早期为无回声区或低回声区，以后回声逐渐增强，血肿吸收时病变区范围缩小；③病变区内无血供显示。

3.临床价值

（1）能检出泌尿道、肾上腺及腹膜后的占位性病变，初步判别其性质，了解肿瘤对周围组织侵犯、淋巴结转移及血管内瘤栓情况。

（2）对多种泌尿道先天性异常做出诊断和鉴别诊断。

（3）能协助判断尿路梗阻部位、程度及部分病例的梗阻原因。

（4）能检出≥0.3 cm的肾和膀胱结石及部分输尿管结石。

（5）可在超声引导下行肾脏或腹膜后肿块穿刺活检，协助明确诊断。

(七)生殖系统

1.适应证

(1)女性生殖系统:①子宫阴道积液;②性早熟;③多囊卵巢;④卵巢肿瘤;⑤卵巢囊肿;⑥早期妊娠。

(2)男性生殖系统:①隐睾;②鞘膜积液;③睾丸或附睾炎;④睾丸或睾丸附件扭转;⑤睾丸损伤;⑥精索静脉曲张。

(3)真性或假性两性畸形。

(4)性腺发育不全。

2.常见疾病超声图像特征

(1)子宫阴道积液:①积液量不同,子宫及阴道扩张程度不同;②阴道积液量多时呈膀胱后方梨形囊性肿块,上方与子宫相连,伴有子宫积液时纵切面呈葫芦形;③压迫输尿管时致一侧或双侧肾积水。

(2)卵巢囊肿:①盆腔一侧类圆形囊性肿块,壁薄,单房或多房,合并出血时囊内有细密点状回声;②囊肿扭转时瘤内无血流信号;③囊壁或囊内显示实质性回声时提示恶变可能。

(3)女性性早熟:①子宫卵巢较正常同龄儿增大,出现子宫内膜增厚,卵泡增多增大;②盆腔少量积液;③乳腺增大,呈青春期乳腺声像图改变。

(4)隐睾:①患侧阴囊内未显示睾丸;②可在腹股沟管、腹腔内、腹膜后探及睾丸,呈椭圆形,均匀低回声,可较健侧小,其内血供多较健侧减少。

(5)睾丸扭转:①患侧睾丸明显肿大,轴向位置异常,回声不均匀;②患侧睾丸内血供减少或消失。

(6)精索静脉曲张:精索静脉迂曲扩张,呈"蚯蚓状",曲张静脉内径≥0.2 cm。

3.临床价值

(1)超声诊断方法简便安全,是生殖器病变的首选影像检查方法。

(2)隐睾或睾丸发育不全时,超声未显示睾丸者需经手术进一步确诊。

(3)生殖器肿块需仔细探查其来源,了解与周围组织的关系,并随访监测其变化,必要时可超声引导穿刺活检。

(4)两性畸形其生殖器病变状况复杂多变,需仔细探查睾丸、子宫或卵巢是否存在及其发育情况,协助临床为患儿做出合理的性别决定。

(八)骨骼肌肉系统

1.适应证

适应证包括:①先天性肌性斜颈;②先天性髋关节发育不良;③急性髋关节一过性滑膜炎;④股骨头缺血性坏死;⑤急性化脓性关节炎;⑥髂腰肌脓肿;⑦骨髓炎;⑧腘窝囊肿;⑨腱鞘囊肿;⑩骨肿瘤;⑪臀肌挛缩。

2.常见疾病超声图像特征

(1)先天性肌性斜颈:胸锁乳突肌局灶性或弥漫性增粗,内为中等或略低回声,伴有纤维化时内部出现不均质强回声。

(2)急性髋关节一过性滑膜炎:关节滑膜增厚,关节腔轻度增宽,内为无回声区,病程超过一周后关节腔积液减少或消失。

(3)腘窝囊肿:腘窝处皮下椭圆形无回声区,壁薄光滑,膝关节屈伸时囊肿大小无明显变化,多数患者膝关节腔不增宽。

（4）髂腰肌脓肿：髂腰肌肿胀，其内探及欠规则低回声区或无回声区混杂细小点状回声，病变内可见分隔或多个脓腔。

3.临床价值

（1）超声检查对肌肉组织及其病变有较高的分辨率。

（2）新生儿及 6 个月龄以内的小婴儿，股骨头组织成分以透明软骨为主，透声性良好，适合选用超声对婴幼儿发育性髋关节异常进行监测和随访。

（3）骨的病变具备能使超声束穿透的条件，如骨皮质变薄或被破坏、病变向骨外生长、骨组织断裂等，超声也能得到较为可靠的图像协助诊断。

（郝修伟）

第四章 神经系统疾病

第一节 先天性脑积水

先天性脑积水是儿科常见疾病,因脑脊液容量过多导致脑室扩大、皮层变薄,颅内压升高。其发病率为$(0.9\sim1.8)/1\,000$,每年病死率约为1%。

一、CSF 产生、吸收和循环

脑脊液的形成是一个能量依赖性的,而非颅内压力依赖性的过程,每天产生 $450\sim500$ mL,或每分钟产生 $0.3\sim0.4$ mL。50%到80%的脑脊液由侧脑室、三脑室和四脑室里的脉络丛产生,其余的20%到50%的脑脊液由脑室的室管膜和脑实质作为脑的代谢产物而产生。

与脑脊液的形成相反,脑脊液的吸收是非能量依赖性的过程,以大流量的方式进入位于蛛网膜下腔和硬膜内静脉窦之间的蛛网膜颗粒内。脑脊液的吸收依赖于从蛛网膜下腔通过蛛网膜颗粒到硬膜静脉窦之间的压力梯度。当颅内压力正常时[如小于 0.7 kPa 或 7 cmH$_2$O$(5$ mmHg$)$],脑脊液以 0.3 mL/min 的速率产生,此时脑脊液还没有被吸收。颅内压增高,脑脊液吸收开始,其吸收率与颅内压成比例。此外,还有一些其他的可能存在的脑脊液吸收途径,如淋巴系统、鼻黏膜、鼻旁窦以及颅内和脊神经的神经根梢,当颅内压升高时,它们也可能参与脑脊液的吸收。

脑脊液的流向是从头端向尾端,流经脑室系统,通过正中孔(Luschka 孔)和左右侧孔(Mágendie 孔)流至枕大池、桥小脑池和脑桥,最后,CSF 向上流至小脑蛛网膜下腔,经环池、四叠体池、脚间池和交叉池,至大脑表面的蛛网膜下腔;向下流至脊髓的蛛网膜下腔;最后被大脑表面的蛛网膜颗粒吸收入静脉系统。

二、发病机制

脑脊液的产生与吸收失平衡可造成脑积水,脑积水的产生多数情况下是由于脑脊液吸收功能障碍引起。只有脉络丛乳头状瘤,至少部分原因是脑脊液分泌过多引起。脑脊液容量增加引起继发性脑脊液吸收功能损伤,和/或脑脊液产生过多,导致脑室进行性扩张。在部分儿童,脑脊液可通过旁路吸收,从而使得脑室不再进行性扩大,形成静止性或代偿性脑积水。

三、病理表现

脑室通路的阻塞或者吸收障碍使得颅内压力增高,梗阻近端以上的脑室进行性扩张。其病理表现为脑室扩张,通常以枕角最先扩张,皮层变薄,室管膜破裂,脑脊液渗入到脑室旁的白质内,白质受损瘢痕增生,颅内压升高,脑疝,昏迷,最终死亡。

四、病因与分类

脑积水的分类是根据阻塞的部位而定。如果阻塞部位是在蛛网膜颗粒以上,则阻塞部位以上的脑室扩大,此时称阻塞性脑积水或非交通性脑积水。例如,导水管阻塞引起侧脑室和三脑室扩大,四脑室没有成比例扩大。相反,如果是蛛网膜颗粒水平阻塞,引起脑脊液吸收障碍,侧脑室、三脑室和四脑室均扩张,蛛网膜下腔脑脊液容量增多,此时的脑积水称为非阻塞性脑积水或交通性脑积水。

(一)阻塞性或非交通性脑积水阻塞部位及病因

1.侧脑室受阻

见于出生前的室管膜下或脑室内出血;出生前、后的脑室内或侧脑室外肿瘤压迫。

2.孟氏孔受阻

常见原因有先天性的狭窄或闭锁,颅内囊肿如蛛网膜下腔或脑室内的蛛网膜囊肿,邻近脑室的脑内脑穿通畸形囊肿和胶样囊肿,肿瘤如下丘脑胶质瘤、颅咽管瘤和室管膜下巨细胞型星型细胞瘤以及血管畸形。

3.导水管受阻

阻塞的原因包括脊髓脊膜膨出相关的 ChiariⅡ畸形引起的小脑向上通过幕切迹疝出压迫导水管、Galen 静脉血管畸形、炎症或出血引起导水管处神经胶质过多、松果体区肿瘤和斜坡胶质瘤。

4.第四脑室及出口受阻

第四脑室在后颅窝流出道梗阻及四脑室肿瘤(如髓母细胞瘤、室管膜瘤和毛细胞型星形细胞瘤),Dandy-Walker 综合征即后颅窝有一个大的与扩大的四脑室相通的囊肿,造成了流出道梗阻(即 Luschka 侧孔和 Magendie 正中孔的梗阻),以及 Chiari 畸形即由于后颅窝狭小,小脑扁桃体和/或四脑室疝入枕骨大孔引起梗阻。

(二)交通性或非阻塞性脑积水阻塞部位及病因

1.基底池水平受阻

梗阻部位可以发生在基底池水平。此时,脑脊液受阻在椎管和脑皮层的蛛网膜下腔,无法到达蛛网膜颗粒从而被吸收。结果侧脑室、三脑室和四脑室均扩大。常见原因有先天性的感染,化脓性、结核性和真菌性感染引起的脑膜炎,动脉瘤破裂引起的蛛网膜下腔出血,血管畸形或外伤,脑室内出血,基底蛛网膜炎,软脑脊膜瘤扩散,神经性结节病和使脑脊液蛋白水平升高的肿瘤。

2.蛛网膜颗粒水平受阻

梗阻部位还可以发生在蛛网膜颗粒水平,原因是蛛网膜颗粒的阻塞或闭锁,导致蛛网膜下腔和脑室的扩大。

3.静脉窦受阻

原因为静脉流出梗阻,如软骨发育不全或狭颅症患者合并有颈静脉孔狭窄,先天性心脏病右心房压力增高患者,以及硬膜静脉窦或上腔静脉血栓的患者。静脉流出道梗阻能引起静脉压升高,最终导致脑皮层静脉引流减少,脑血流量增加,颅内压升高,脑脊液吸收减少,脑室扩张。

另外,还有一种水脑畸形是由于两侧大脑前动脉和大脑中动脉供血的脑组织全部或几乎全部缺失,从而颅腔内充满了脑脊液,而非脑组织。颅腔的形态和硬膜仍旧完好,内含有丘脑、脑干和少量的由大脑后动脉供血的枕叶。双侧的颈内动脉梗阻和感染是水脑畸形的最常见原因。脑电图表现为皮层活动消失。这类婴儿过于激惹,停留在原始反射,哭吵、吸吮力弱,语音及微笑落后。脑脊液分流手术有可能控制进行性扩大的头围,但对于神经功能的改善没有帮助。

五、临床表现

婴儿脑积水表现为激惹、昏睡、生长发育落后、呼吸暂停、心动过缓、反射亢进、肌张力增高、头围进行性增大、前囟饱满、骨缝裂开、头皮薄、头皮静脉曲张、前额隆起、上眼睑不能下垂、眼球向上运动障碍(如两眼太阳落山征)、意识减退、视盘水肿、视神经萎缩引起的视弱甚至失明,以及第三、第四、第六对脑神经麻痹,抬头、坐、爬、讲话、对外界的认知以及体力和智能发育,均较正常同龄儿落后。在儿童,由于颅缝已经闭合,脑积水可以表现为头痛(尤其在早晨)、恶心、呕吐、昏睡、视盘水肿、视力下降、认知功能和行为能力下降、记忆障碍、注意力减退、学习成绩下降、步态改变、两眼不能上视、复视(特别是第六对脑神经麻痹)和抽搐。婴儿和儿童脑积水若有运动障碍可表现为肢体痉挛性瘫,以下肢为主,症状轻者双足跟紧张、足下垂,严重时整个下肢肌张力增高,呈痉挛步态。

六、诊断

根据典型症状体征,不难做出脑积水的临床诊断。病史中需注意母亲孕期情况,小儿胎龄,是否用过产钳或胎头吸引器,有无头部外伤史,有无感染性疾病史。应做下列检查,做出全面评估。

(一)头围测量

新生儿测量头围在出生后 1 个月内应常规进行,不仅应注意头围的绝对值,而且应注意生长速度,疑似病例多能从头围发育曲线异常而发现。

(二)B 型超声图像

B 型超声图像为一种安全、实用,且可快速取得诊断的方法,对新生儿很有应用价值,特别是对于重危患儿可在重症监护室操作。通过未闭的前囟,可了解两侧脑室及第三脑室大小,有无颅内出血。因无放射线,操作简单,便于随访。

(三)影像学特征

脑积水的颅骨平片和三维 CT 常常显示破壶样外观和冠状缝、矢状缝裂开。CT 和 MRI 常可见颞角扩张,脑沟、基底池和大脑半球间裂消失,额角和第三脑室球形扩张,胼胝体上拱和/或萎缩以及脑室周围脑实质水肿。

七、鉴别诊断

(一)婴儿硬膜下血肿或积液

多因产伤或其他因素引起,可单侧或双侧,以额顶颞部多见。慢性者,也可使头颅增大,颅骨变薄。前囟穿刺可以鉴别,从硬膜下腔可抽得血性或淡黄色液体。

(二)佝偻病

由于颅骨不规则增厚,致使额骨和枕骨突出,呈方形颅,貌似头颅增大。但本病无颅内压增高症状,而又有佝偻病的其他表现,故有别于脑积水。

(三)巨脑畸形

巨脑畸形是各种原因引起的脑本身重量和体积的异常增加。有些原发性巨脑有家族史,有或无细胞结构异常。本病虽然头颅较大,但无颅内压增高症状,CT 扫描显示脑室大小正常。

(四)脑萎缩性脑积水

脑萎缩可以引起脑室扩大,但无颅高压症状,此时的脑积水不是真正的脑积水。

(五)良性脑外积水

良性脑外积水也称婴儿良性轴外积液,这是一个很少需要手术的疾病,其特征为两侧前方蛛网膜下腔(如脑沟和脑池)扩大,脑室正常或轻度扩大,前囟搏动明显,头围扩大,超过正常儿头围的百分线。良性脑外积水的婴儿颅内压可以稍偏高,由于头围大,运动发育可以轻度落后。其发病机制尚不清楚,可能与脑脊液吸收不良有关。通常有明显的大头家族史。在 12 到 18 月龄,扩大的头围趋于稳定,从而使得身体的生长能够赶上头围的生长。在 2～3 岁以后,脑外积水自发吸收,不需要分流手术。虽然这一疾病通常不需要手术,但是有必要密切监测患儿的头围、头部 CT 或超声以及患儿的生长发育,一旦出现颅高压症状和/或生长发育落后,需要及时行分流手术。

八、处理

治疗的目的是获得理想的神经功能,预防或恢复因脑室扩大压迫脑组织引起的神经损伤。治疗方法为脑脊液分流手术,包括有阀门调节的置管脑脊液分流手术以及内镜三脑室造瘘术,目的是预防因颅内压升高而造成的神经损害。脑积水的及时治疗能改善患儿智力,有效延长生命。只要患有脑积水的婴儿在出生头 5 个月内做分流手术,就有可能达到较理想的结果。

(一)手术方式的选择

脑积水的治疗方法是手术,手术方式的选择依赖于脑积水的病因。例如,阻塞性脑积水的患者,手术方法是去除阻塞(如肿瘤),交通性脑积水的患者或阻塞性脑积水阻塞部位无法手术去除的患者,需要做脑脊液分流手术,分流管的一端放置在梗阻的近端脑脊液内,另一端放置在远处脑脊液可以吸收的地方。最常用的远端部位是腹腔、右心房、胸膜腔、胆囊、膀胱、输尿管和基底池(如三脑室造瘘),而腹腔是目前选择最多的部位(如脑室腹腔分流术),除非存在腹腔脓肿或吸收障碍。脑室心房分流术是另外一种可以选择的方法。如果腹腔和心房都不能利用,对于 7 岁以上的儿童,还可以选择脑室胸腔分流术。

(二)分流管的选择

脑脊液分流系统至少包括 3 个组成部分:脑室端管,通常放置在侧脑室的枕角或额角;远端管,用来将脑脊液引流到远端可以被吸收的地方;以及阀门。传统的调压管通过打开一个固定的调压装置来调节脑脊液单向流动。这种压力调节取决于阀门的性质,一般分为低压、中压和高压。一旦阀门打开,对脑脊液流动产生一个很小的阻力,结果,当直立位时,由于地心引力的作用,可以产生一个很高的脑脊液流出率,造成很大的颅内负压,此过程称为"虹吸现象"。由于虹吸现象可以造成脑脊液分流过度,因此,某些分流管被设计成能限制脑脊液过分流出,尤其是当直立位时。例如,Delta 阀(Medtronic PS Medical,Goleta,CA)就是一种标准的振动模型的压力调节阀,内有抗虹吸装置,用来减少直立位时脑脊液的过度分流。Orbis-Sigma 阀包含一个可变阻力、流量控制系统,当压力进行性升高时,通过不断缩小流出孔达到控制脑脊液过度分流的目的。虽然这一新的阀门被誉为是一种预防过度分流、增进治疗效果的有效装置,然而,最近的随机调查,比较 3 种分流装置(如普通的可调压阀、Delta 阀和 Orbis-Sigma 阀)治疗儿童脑积水的效果,发现这 3 种分流装置在分流手术的失败率方面并没有显著性差异。最近又出来两种可编程的调压管,当此种分流管被埋入体内后,仍可在体外重新设置压力,此种分流管被广泛地应用在小儿脑积水上。虽然有大量的各种类型的分流管用于治疗脑积水,但是,至今还没有前瞻性的、随机的、双盲的、多中心的试验证明哪一种分流管比其他分流管更有效。

(三)脑室腹腔分流术

脑室腹腔分流术是儿童脑积水脑脊液分流术的首选。

1.手术指征

交通性和非交通性脑积水。

2.手术禁忌证

颅内感染不能用抗菌药物控制者;脑脊液蛋白明显增高;脑脊液中有新鲜出血;腹腔内有炎症、粘连,如手术后广泛的腹腔粘连、腹膜炎和早产儿坏死性小肠结肠炎;病理性肥胖。

3.手术步骤

手术是在气管插管全身麻醉下进行,手术前静脉预防性应用抗生素。患者位置放置在手术床头端边缘,靠近手术者,头放在凝胶垫圈上,置管侧朝外,用凝胶卷垫在肩膀下,使头颈和躯干拉直,以利于打皮下隧道置管。皮肤准备前,先用记号笔根据脑室端钻骨孔置管的位置(如额部或枕部)描出头皮切口,在仔细的皮肤准备后,再用笔将皮肤切口重新涂描一遍。腹部切口通常在右上腹或腹中线剑突下 2～3 横指距离。铺消毒巾后,在骨孔周边切开一弧形切口,掀开皮瓣,切开骨膜,颅骨钻孔,电凝后,打开硬脑膜、蛛网膜和软脑膜。

接着,切开腹部切口,打开进入腹腔的通道,轻柔地探查证实已进入腹腔。用皮下通条在头部与腹部切口之间打一皮下通道,再把分流装置从消毒盒中取出,浸泡在抗生素溶液中,准备安装入人体内。分流管远端装置包括阀门穿过皮下隧道并放置在隧道内,隧道外管道用浸泡过抗生素的纱布包裹,避免与皮肤接触。接着,根据术前 CT 测得的数据,将分流管插入脑室预定位置并有脑脊液流出,再将分流管剪成需要的长度,与阀门连接,用 0 号线打结,固定接口。然后,提起远端分流管,证实有脑脊液流出后,将管毫无阻力地放入到腹腔内。抗生素溶液冲洗伤口后,二层缝合伤口,伤口要求严密缝合,仔细对合,最后用无菌纱布覆盖。有条件的单位还可以在超声和/或脑室镜的引导下,将分流管精确地插入到脑室内理想的位置。脑室镜还能穿破脑室内的隔膜,使脑脊液互相流通。

4.分流术后并发症的处理

(1)机械故障:近端阻塞(即脑室端管道阻塞)是分流管机械障碍的最常见原因。其他原因包括分流管远端的阻塞或分流装置其他部位的阻塞(如抗虹吸部位的阻塞);腹腔内脑脊液吸收障碍引起的大量腹水,阻止了脑脊液的流出;分流管折断;分流管接口脱落;分流管移位;远端分流管长度不够;近端或远端管道位置放置不妥当。当怀疑有分流障碍时,需做头部 CT 扫描,并与以前正常时的头部 CT 扫描相比较,以判断有否脑室扩大。同时还需行分流管摄片,判断分流管接口是否脱落、断裂、脑室内以及整个分流管的位置、远端分流管的长度,以及有否分流管移位。

(2)感染:分流管感染发生率为 2%～8%。感染引起的后果是严重的,包括智力和局部神经功能损伤、大量的医疗花费,甚至死亡。大多数感染发生在分流管埋置术后的头 6 个月,约占 90%,其中术后第一个月感染的发生率为 70%。最常见的病原菌为葡萄球菌,其他为棒状杆菌、链球菌、肠球菌、需氧的革兰阴性杆菌和真菌。6 个月以后的感染就非常少见。由于大多数感染是因为分流管与患者自身皮肤接触污染引起,所以手术中严格操作非常重要。

分流术后感染包括伤口感染并累及分流管、脑室感染、腹腔感染和感染性假性囊肿。感染的危险因素包括小年龄、皮肤条件差、手术时间长、开放性神经管缺陷、术后伤口脑脊液漏或伤口裂开、多次的分流管修复手术以及合并有其他感染。感染的患者常有低热,或有分流障碍的征象,还可以有脑膜炎、脑室内炎症、腹膜炎或蜂窝织炎的表现。临床表现为烦躁、头痛、恶心和呕吐、昏睡、食欲减退、腹痛、分流管处皮肤红肿、畏光和颈强直。头部 CT 显示脑室大小可以有改变或无变化。

一旦怀疑分流感染,应抽取分流管内的脑脊液化验,做细胞计数和分类,蛋白、糖测定,革兰染色和培养以及药物敏感试验。脑脊液送化验后,开始静脉广谱抗生素应用。患者还必须接受头部 CT 扫描,头部 CT 能显示脑室端管子的位置、脑室的大小和内容物,包括在严重的革兰阴性菌脑室炎症时出现的局限性化脓性积液。如果患者主诉腹痛或有腹胀表现,还需要给予腹部 CT 或超声检查,以确定有否腹腔内脑脊液假性囊肿。另外,还有必要行外周血白细胞计数和血培养,因为分流感染的患者常有血白细胞升高和血培养阳性。

如果脑脊液检查证实感染,需手术拔除分流管,脑室外引流并留置中心静脉,全身合理抗生素应用,直到感染得到控制,新的分流管得到重新安置。

(3)过度分流:多数分流管无论是高压还是低压都会产生过度分流。过度分流能引起硬膜下积血、低颅内压综合征或脑室裂隙综合征。硬膜下积血是由于脑室塌陷,致使脑皮层从硬膜上被牵拉下来,桥静脉撕裂出血引起。虽然硬膜下血肿能自行吸收无须治疗,但是,对于有症状的或进行性增多的硬膜下血肿仍需手术,以利于脑室再膨胀。除了并发硬膜下血肿,过度分流还能引起低颅压综合征,产生头痛、恶心、呕吐、心动过快和昏睡,这些症状在体位改变时尤其容易发生。低颅压综合征的患者,当患者呈现直立位时,会引起过度分流,造成颅内负压,出现剧烈的体位性头痛,必须躺下才能缓解。如果症状持续存在或经常发作并影响正常生活、学习,就需要行分流管修复术,重新埋置一根压力较高的分流管,或抗虹吸管或者压力较高的抗虹吸分流管。

过度分流也还能引起裂隙样脑室,即在放置了分流管后,脑室变得非常小或呈裂隙样。在以前的回顾性研究中,裂隙脑的发生率占 80%,有趣的是 88.5% 的裂隙脑的患者可以完全没有症状,而在 11.5% 有症状的患者中,仅 6.5% 的患者需要手术干预。裂隙脑综合征的症状偶尔发生,表现为间断性的呕吐、头痛和昏睡。影像学表现为脑室非常小,脑室外脑脊液间隙减少,颅骨增厚,没有颅内脑脊液积聚的空间。此时,脑室壁塌陷,包绕并阻塞脑室内分流管,使之无法引流。最后,脑室内压力升高,脑室略微扩大,分流管恢复工作。由于分流管间断性的阻塞、工作,引起升高的颅内压波动,造成神经功能急性损伤。手术方法包括脑室端分流管的修复,分流阀压力上调以增加阻力,安加抗虹吸或流量控制阀,分流管同侧的颞下去骨瓣减压。

(4)孤立性第四脑室扩张:脑积水侧脑室放置分流管后,有时会出现孤立性第四脑室扩张,这在早产儿脑室内出血引起的出血后脑积水尤其容易发生,感染后脑积水或反复分流感染/室管膜炎也会引起。这是由于第四脑室入口与出口梗阻,闭塞的第四脑室产生的脑脊液使得脑室进行性扩大,出现头痛、吞咽困难、低位脑神经麻痹、共济失调、昏睡和恶心、呕吐。婴儿可有长吸式呼吸和心动过缓。对于有症状的患者,可以另外行第四脑室腹腔分流术。然而,当脑室随着脑脊液的引流而缩小时,脑干向后方正常位置后移,结果,第四脑室内的分流管可能会碰伤脑干。另外,大约40%的患者术后1年内需要再次行分流管修复术。还有一种治疗方法是枕下开颅开放性手术,将第四脑室与蛛网膜下腔和基底池打通,必要时还可以同时再放置一根分流管在第四脑室与脊髓的蛛网膜下腔。近年来,内镜手术又备受推崇,即采用内镜下导水管整形术和放置支撑管的脑室间造瘘术,以建立孤立的第四脑室与幕上脑室系统之间的通路。

(四)内镜三脑室造瘘术

1.手术指证

某些类型的阻塞性脑积水,如导水管狭窄和松果体区、后颅窝区肿瘤或囊肿引起的阻塞性脑积水。

2.禁忌证

交通性脑积水。另外,小于1岁的婴幼儿成功率很低,手术需慎重。对于存在有病理改变的患者,成功率也很低,如肿瘤、已经做过分流手术、曾有过蛛网膜下腔出血、曾做过全脑放疗以及显著的三脑室底瘢痕增生,其成功率仅为20%。

3.手术方法

三脑室造瘘术方法是在冠状缝前中线旁2.5~3.0 cm额骨上钻一骨孔,将镜鞘插过孟氏孔并固定,以保护周围组织,防止内镜反复进出时损伤脑组织。硬性或软性内镜插入镜鞘,通过孟氏孔进入三脑室,在三脑室底中线处,乳头小体开裂处前方造瘘,再用2号球囊扩张管通过反复充气和放气将造瘘口扩大。造瘘完成后,再将内镜伸入脚间池,观察蛛网膜,确定没有多余的蛛网膜阻碍脑脊液流入蛛网膜下腔。

4.并发症及处理

主要并发症为血管损伤继发出血。其他报道的并发症有心脏暂停、糖尿病发作、抗利尿激素不适当分泌综合征、硬膜下血肿、脑膜炎、脑梗死、短期记忆障碍、感染、周围相邻脑神经损伤(如下丘脑、腺垂体、视交叉)以及动脉损伤引起的术中破裂出血或外伤后动脉瘤形成造成的迟发性出血。动态MRI可以通过评价脑脊液在三脑室造瘘口处的流通情况而判断造瘘口是否通畅。如果造瘘口不够通畅,有必要行内镜探查,尝试再次行造瘘口穿通术,若原造瘘口处瘢痕增生无法再次手术穿通,只得行脑室腹腔分流术。

九、结果和预后

未经治疗的脑积水预后差,50%的患者在3岁前死去,仅20%到23%能活到成年。活到成年的脑积水患者中,仅有38%有正常智力。脑积水分流术技术的发展使得儿童脑积水的预后有了很大的改善。许多做了分流手术的脑积水儿童可以有正常的智力,参加正常的社会活动。50%~55%脑积水分流术的儿童智商超过80。癫痫常预示着脑积水分流术的儿童有较差的智力。分流并发症反复出现的脑积水儿童预后差。

(刘晏如)

第二节 脑 性 瘫 痪

脑性瘫痪(cerebral palsy,CP)简称脑瘫,亦称 Litter 病,是一组非进行性遗传及后天获得的儿童神经病学疾病,是引起儿童机体运动伤残的主要疾病之一。国外报道,在活产婴儿中脑瘫总体患病率为3.6‰,我国儿童脑瘫患病率为 1.5‰～2.0‰。脑瘫患儿中,男孩多于女孩,男：女为(1.13～1.57)：1。

一、病因

本病的致病因素较多,主要病因可分为 3 类。

(一)出生前因素

主要由宫内感染、缺氧、中毒、接触放射线、孕妇营养不良、妊高征及遗传因素等引起的脑发育不良或脑发育畸形。

(二)出生时因素

主要为早产(尤其是＜26 周的极早产)、过期产、多胎、低出生体重、窒息、产伤、缺血缺氧性脑病等。

(三)出生后因素

各种感染、外伤、颅内出血、胆红素脑病等。但存在这些致病因素的患儿并非全部发生脑瘫,因此只能将这些因素视为可能发生脑瘫的主要危险因素。

近年来,遗传因素在脑瘫中发病中的作用逐渐被人们所重视。目前,针对脑瘫病因学方面的研究主要是关注胚胎发育生物学领域,重视对受孕前后有关的环境和遗传因素的研究。

二、病理

脑性瘫痪是皮层和皮层下运动神经元网络的障碍,其病理变化与病因有关,可见各种畸形与发育不良。但最常见的还是不同程度的大脑皮质萎缩和脑室扩大,可有神经细胞减少及胶质细胞增生。脑室周围白质软化变性,可由多个坏死或变性区及囊腔形成。胆红素脑病可引起基底节对称性的异常髓鞘形成过多,称为大理石状态。出生时或出生后的损伤以萎缩、软化或脑实质缺损为主。

三、临床表现

(一)基本表现

脑瘫患儿最基本的临床表现是运动发育异常。一般有以下 4 种表现。

1.运动发育落后和主动运动减少

患儿的粗大运动(竖颈、翻身、坐、爬、站立、行走)以及手指的精细动作发育等均落后于同龄正常儿,瘫痪部位肌力降低,主动运动减少。

2.肌张力异常

肌张力异常是脑瘫患儿的特征之一,多数患儿肌张力升高,称之为痉挛型。肌张力低下型则肌肉松软。手足徐动型则表现为变异性肌张力不全。

3.姿势异常

姿势异常是脑瘫患儿非常突出的突出表现,其异常姿势多种多样,异常姿势与肌张力不正常和原始反射延迟消失有关。

4.反射异常

可有多种原始反射消失或延迟,痉挛型脑瘫患儿腱反射活跃或亢进,有些可引出踝阵挛及巴氏征阳性。

(二)临床分型

1.根据瘫痪的不同性质

可分为以下不同类型。

(1)痉挛型:最常见的类型,占全部患儿的60%～70%。病变累及锥体束,表现为肌张力增高、肢体活动受限。

(2)手足徐动型:约占脑瘫的20%,主要病变在锥体外系统,表现为难以用意志控制的不自主运动。本型患儿智力障碍一般不严重。

(3)强直型:此型很少见到,病变在锥体外系性,为苍白球或黑质受损害所致。由于全身肌张力显著增高,身体异常僵硬,运动减少。此型常伴有严重智力低下。

(4)共济失调型:病变在小脑,表现为步态不稳,走路时两足间距加宽,四肢动作不协调,上肢常有意向性震颤,肌张力低下,腱反射不亢进。

(5)震颤型:此型很少见。表现为四肢震颤,多为静止震颤。

(6)肌张力低下型:表现为肌张力低下,四肢呈软瘫,自主运动很少,但可引出腱反射。本型常为过渡形式,婴儿期后大多可转为痉挛型或手足徐动型。

(7)混合型:同时存在上述类型中两种或两种以上者称为混合型。其中痉挛型与手足徐动型常同时存在。

2.根据瘫痪受累部位

可分为单瘫(单个上肢或下肢)、偏瘫(一侧肢体)、截瘫(双下肢受累,上肢正常)、双瘫(四肢瘫,下肢重于上肢)、三瘫及双重偏瘫等。

(三)伴随症状或疾病

脑瘫患儿除运动障碍外,常合并其他功能异常。

(1)智力低下:50%～75%的脑瘫患儿合并智力低下,以痉挛型四肢瘫、肌张力低下型、强直型多见,手足徐动型较少见。

(2)10%～40%的脑瘫患儿合并癫痫,以偏瘫、痉挛性四肢瘫患儿多见。

(3)眼部疾病,如斜视、屈光不正、视野缺损、眼球震颤等,发生频率可达20%～50%。

(4)其他还可有听力障碍、语言障碍、精神行为异常等。

此外,胃食管反流,吸入性肺炎等也较常见。痉挛型患儿还可出现关节脱臼、脊柱侧弯等。

四、辅助检查

(一)运动评估

粗大运动功能测试量表是目前脑瘫患儿粗大运动评估中使用最广泛的量表。

(二)头颅 CT/MRI 检查

脑性瘫痪患儿中最为广泛使用的是 MRI 检查,因为它在区分白色和灰色物质时比 CT 扫描更清楚。70%～90%的患者在 MRI 检查中出现异常。

(三)脑电图检查

对伴有癫痫发作的患儿可明确发作类型,指导治疗。

(四)遗传学检测

血、尿串联质谱,有条件可行基因检测。

五、诊断和鉴别诊断

脑瘫的诊断主要依靠病史及全面的神经系统体格检查。全面查体是脑性瘫痪一个重要的诊断,诊断应符合以下 2 个条件:①婴儿时期就出现的中枢性运动障碍症状;②除外进行性疾病(如各种代谢病或变性疾病)所致的中枢性瘫痪及正常儿童一过性发育落后。诊断时应除外其他进行性疾病(各种代谢病或变性疾病)。

六、治疗

主要目的是促进各系统功能的恢复和发育,纠正异常姿势,减轻其伤残程度。

(一)治疗原则

1.早期发现、早期治疗

婴幼儿运动系统处于快速发育阶段,早期发现运动异常,尽快加以纠正,容易取得较好疗效。

2.促进正常运动发育、抑制异常运动和姿势

按儿童运动发育规律,进行功能训练,循序渐进,促使儿童产生正确运动。

3.综合治疗

利用各种有益的手段对患儿进行全面、多样化的综合治疗,除针对运动障碍进行治疗外,对合并的语言障碍、智力低下、癫痫、行为异常也需进行干预。还要培养患儿对日常生活、社会交往及将来从事某种职业的能力。

4.家庭训练与医师指导相结合

脑瘫的康复是个长期的过程,患儿父母必须树立信心,在医师指导下,学习功能训练手法,坚持长期治疗。

(二)功能训练

1.躯体训练

主要训练粗大运动,特别是下肢的功能,利用机械的、物理的手段,针对脑瘫所致的各种运动障碍及异常姿势进行的一系列训练,目的在于改善残存的运动功能,抑制不正常的姿势反射,诱导正常的运动发育。

2.技能训练

训练上肢和手的功能,提高日常生活能力并为以后的职业培养工作能力。

3.语言训练

包括发音训练、咀嚼吞咽功能训练等。有听力障碍者应尽早配置助听器,有视力障碍者也应及时纠正。

（三）矫形器的应用

在功能训练中,常常需用一些辅助器和支具,矫正患儿异常姿势、抑制异常反射。

（四）手术治疗

主要适用于痉挛型脑瘫患儿,目的在于矫正畸形、改善肌张力、恢复或改善肌力平衡。如跟腱延长术。

（五）药物治疗

目前尚未发现治疗脑瘫的特效药物,但有些对症治疗的药物可以选用,如可试用小剂量苯海索(安坦)缓解手足徐动型的多动,改善肌张力。苯二氮䓬类药物对于缓解痉挛有一定效果。

（六）其他方法

如针灸、电疗、中药等治疗,对脑瘫的康复也可能有益处。早期的社会和心理服务,对家长和孩子至关重要。

（刘晏如）

第三节　脑　脓　肿

脑脓肿是指各种病原菌侵入颅内引起感染,并形成脓腔,是颅内一种严重的破坏性疾病。脑脓肿由于其有不同性质的感染、又生长于不同部位,故临床上表现复杂,患者可能是婴幼儿或老年,有时有危重的基础疾病,有时又有复杂的感染状态,因此,对脑脓肿的判断,采用什么方式治疗,以何种药物干扰菌群等,许多问题值得探讨。

一、流行病学趋向

在 21 世纪开始之初,有人将波士顿儿童医院的神经外科资料,对比了 20 年前脑脓肿的发病、诊断和疗效等一些问题,研究其倾向性的变化。他们把 1981－2000 年的 54 例脑脓肿和 1945－1980 年的病例特点进行了比较,发现婴儿病例从 7％增加到 22％,并证实以前没有的枸橼酸杆菌和真菌性脑脓肿,前者现在见于新生儿,后者则是免疫抑制患者脑脓肿的突出菌种。过去的鼻窦或耳源性脑脓肿从 26％下降到现在的 11％,总的病死率则呈平稳下降,从 27％降至 24％。

这些倾向性变化从 Medline 2006 年 9 月的前 5 年得到证实,过去罕见的诺卡菌脑脓肿、曲霉菌脑脓肿,而免疫缺陷(AIDS)患者的神经系统弓形虫病则报道更多,其中少数也形成脑脓肿,甚至多发性脑脓肿。这表明一些原属于机会性或条件性致病菌(病原生物)现在变得更为活跃。另一方面在广谱抗生素和激素的广泛使用中,耐药人群普遍增加,同时,大量消耗病、恶性病患者的免疫功能受损、吸毒人群增加等,脑脓肿的凶险因素在增加,脑脓肿菌群变化的概率也在上升。

二、病原学

（一）脑脓肿病菌的变化

脑脓肿的病原生物虽有细菌、真菌和原虫,但主要病原是细菌。在过去 50 年中,脑脓肿的致病菌有较大的变化,抗生素应用以前,金黄色葡萄球菌占 25％～30％,链球菌占 30％,大肠埃希菌占 12%。20 世纪 70 年代葡萄球菌感染下降,革兰阴性杆菌上升,细菌培养阴性率 50% 以上。认为此结果与广泛应用抗生素控制较严重的葡萄球菌感染有关。国内的这方面变化也类似。天津科研人员调查,从 1980－2000 年的细菌培养阳性率依次为链球菌 32%,葡萄球菌 29%,变形杆菌 28%,与 1952－1979 年的顺序正好相反,主要与耳源性脑脓肿减少有关。

其次,20 世纪 80 年代以来厌氧菌培养技术提高,改变了过去 50% 培养阴性的结果。北京研究人员曾统计脑脓肿 16 例,其中厌氧菌培养阳性 9 例,未行厌氧菌培养 7 例,一般细菌培养都阴性。厌氧菌培养需及时送检,注意检验方法。目前,实际培养阳性率仍在 48%～81%。

(二)原发灶与脑脓肿菌种的关系

原发灶的病菌是脑脓肿病菌的根源。脑脓肿的菌种繁多,南非最近一组 121 例脓液培养出细菌 33 种,50% 混合型。但各种原发灶的病菌有常见的范围。耳鼻源性脑脓肿以链球菌和松脆拟杆菌多见;心源性则以草绿色链球菌、厌氧菌、微需氧链球菌较多;肺源性多见的是牙周梭杆菌、诺卡菌和拟杆菌;外伤和开颅术后常是金黄色葡萄球菌、表皮葡萄球菌及链球菌。事实上,混合感染和厌氧感染各占 30%～60%。

(三)病原体入颅途径和脑脓肿定位规律

见表 4-1。

表 4-1　原发灶、病原体、入颅途径及脑脓肿定位

原发灶、感染途径	主要病菌	脑脓肿主要定位
一、邻近接触为主		
1.中耳、乳突炎;邻近接触;血栓静脉炎逆行感染	需氧或厌氧链球菌;松脆拟杆菌(厌氧);肠内菌丛	颞叶(多)、小脑(小)(表浅、单发多);远隔脑叶或对侧
2.筛窦、额窦炎(蝶窦炎)	链球菌;松脆拟杆菌(厌氧);肠菌、金葡、嗜血杆菌	额底、额板(垂体、脑干、颞叶)
3.头面部感染(牙、咽、皮窦)(骨髓炎等)	混合性、牙周梭杆菌;松脆拟杆菌(厌氧);链球菌	额叶多(多位)
二、远途血行感染		
1.先天性心脏病(心内膜炎)	草绿链球菌,厌氧菌;微需氧链球菌(金葡、溶血性链球菌)	大脑中动脉分布区(可见各种部位)深部,多发,囊壁薄
2.肺源性感染(支扩、脓胸等)	牙周梭杆菌、放线菌拟杆菌、链球菌星形诺卡菌	同上部位
3.其他盆腔、腹腔脓肿	肠菌、变形杆菌混合	同上部位
三、脑膜开放性感染		
1.外伤性脑脓肿	金葡、表皮葡萄球菌	依异物、创道定位
2.手术后脑脓肿	链球菌、肠内菌群,梭状芽孢杆菌	CSF 瘘附近
四、免疫源性脑脓肿		
1.AIDS、恶性病免疫抑制治疗等	诺卡菌、真菌、弓形虫、肠内菌群	似先心病
2.新生儿	枸橼酸菌、变形杆菌	单或双额(大)
五、隐源性脑脓肿	链、葡、初油酸菌	大脑、鞍区、小脑

1.邻近结构接触感染

(1)耳源性脑脓肿:中耳炎经鼓室盖、鼓窦、乳突内侧硬膜板入颅,易形成颞叶中后部、小脑侧叶前上部脓肿最为多见。以色列一组报道,15 年 28 例中耳炎的颅内并发症 8 种,依次是脑膜炎、脑脓肿、硬膜外脓肿、乙状窦血栓形成、硬膜下脓肿、静脉窦周脓肿、横窦和海绵窦血栓形成。表明少数可通过逆行性血栓性静脉炎,至顶叶、小脑蚓部或对侧深部白质形成脓肿。

(2)鼻窦性脑脓肿:额窦或筛窦炎易引起硬膜下或硬膜外脓肿,或额极、额底脑脓肿。某医院 1 例小儿筛窦炎引起双眶骨膜下脓肿,后来在 MRI 检查发现脑脓肿,这是局部扩散和逆行性血栓性静脉炎的多途径入颅的实例。蝶窦炎偶尔可引起垂体、脑干、颞叶脓肿。

(3)头面部感染引起:颅骨骨髓炎、先天性皮窦、筛窦骨瘤、鼻咽癌等可直接伴发脑脓肿;牙周脓肿、颌面部蜂窝织炎、腮腺脓肿等可以通过面静脉与颅内的吻合支;板障静脉或导血管的逆行感染入颅。斯洛伐尼亚 1 例患者换乳牙时自行拔除,导致了脑脓肿。

2.远途血行感染

(1)细菌性心内膜炎:由菌栓循动脉扩散入颅。

(2)先天性心脏病:感染栓子随静脉血不经肺过滤而直接入左心转入脑。

(3)发绀型心脏病:易有红细胞增多症,血液黏度大,感染栓子入脑易于繁殖。此类脓肿半数以上为多发、多房,少数呈痫性,常在深部或大脑各叶,脓肿相对壁薄,预后较差。

(4)肺胸性感染:如肺炎、肺脓肿、支气管扩张、脓胸等,其感染栓子扩散至肺部毛细血管网,可随血流入颅。

(5)盆腔脓肿:可经脊柱周围的无瓣静脉丛,逆行扩散到椎管内静脉丛再转入颅内。最近,柏林 1 例肛周脓肿患者,术后 1 周出现多发性脑脓肿,探讨了这一感染途径。

3.脑膜开放性感染

外伤性脑脓肿和开颅术后脑脓肿属于这一类。外伤后遗留异物或脑脊液瘘时,偶尔会并发脑脓肿,常位于异物处、脑脊液瘘附近或在创道的沿线。

4.免疫源性脑脓肿

自从 1981 年发现 AIDS 的病原以来,其普遍流行的程度不断扩大,影响全球。一些 AIDS 患者继发的机会性感染,特别是细菌、真菌、放线菌以及弓形虫感染造成的单发或多发性脑脓肿,日渐增多,已见前述。这不仅限于 AIDS,许多恶性病和慢性消耗病如各种白血病、中晚期恶性肿瘤、重型糖尿病、顽固性结核病等,其机体免疫力低下,尤其在城市患者的耐药菌种不断增加,炎症早期未能控制,导致脑脓肿形成的观察上升。

5.隐源性脑脓肿

临床上找不到原发灶。此型有增加趋势。天津一组长期对照研究,本型已从过去 10％上升到 42％,认为与抗生素广泛应用和标本送检中采取、保存有误。一般考虑还是血源性感染,只是表现隐匿。另外,最近欧美、亚洲都有一些颅内肿瘤伴发脑脓肿的报道,似属隐源性脑脓肿。

鞍内、鞍旁肿瘤合并脓肿,认为属窦源性;矢状窦旁脑肿瘤,暗示与窦有关;1 例颞极脑膜瘤的瘤内、瘤周白质伴发脓肿,术后培养出 B 型链球菌和冻链球菌,与其最近牙槽问题有关,可能仍为血行播散;小脑转移癌伴发脓肿,曾有 2 例分别培养出初油酸菌、凝固酶阴性型葡萄球菌,其中 1 例,尸检证实为肺癌。

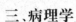

三、病理学

脑脓肿的形成在细菌毒力不同有很大差异。史坦福大学的 Britt Enrmann 等分别以需氧菌 (α-溶血性链球菌)和厌氧混合菌群(松脆拟杆菌和能在厌氧条件下生长的表皮葡萄球菌)做两种实验研究,并以人的脑脓肿结合 CT 和临床进行系统研究。认为脑肿瘤的分期是自然形成将各期紧密相连而重点有别,但影响因素众多,及早而有效的药物可改变其进程。

(一)需氧菌脑脓肿

1.脑炎早期(1～3 天)

化脓性细菌接种后,出现局限性化脓性脑炎,血管出现脓性栓塞,局部炎性浸润,中心坏死,周围水肿,周围有新生血管。第 3 天 CT 强化可见部分性坏死。临床以急性炎症突出,卧床不起。

2.脑炎晚期(4～9 天)

坏死中心继续扩大,炎性浸润以吞噬细胞,第 5 天出现成纤维细胞,并逐渐成网包绕坏死中心。第 7 天周围新生血管增生很快,围绕着发展中的脓肿。CT 第 5 天可见强化环,延迟 CT,10～15 分钟显强化结节。临床有缓解。

3.包囊早期(10～13 天)

10 天形成薄囊,脑炎减慢,新生血管达最大程度,周围水肿减轻,反应性星形细胞增生,脓肿孤立。延迟 CT 的强化环向中心弥散减少。

4.包囊晚期(14 天以后)

包囊增厚,囊外胶质增生显著,脓肿分 5 层:①脓腔。②成纤维细胞包绕中心。③胶原蛋白囊。④周围炎性浸润及新生血管。⑤星形细胞增生,脑水肿。延迟强化 CT 增强剂不弥散入脓腔。临床突显占位病变。

(二)厌氧性脑脓肿

从厌氧培养的专门技术发现,脑脓肿的脓液中厌氧菌的数量大大超过需氧菌。松脆拟杆菌是最常见的责任性厌氧菌,是一个很容易在人体内形成脓肿和造成组织破坏的细菌。过去从鼻副窦、肺胸炎症、腹部炎症所造成的脑脓肿中分离出此细菌,但最多是从耳源性脑脓肿中分离出来的,其毒力很大,显然不同于上述需氧性链球菌。

1.脑炎早期(1～3 天)

这一厌氧混合菌组接种实验动物后,16 只狗出现致命感染,是一种暴发性软脑膜炎,甚至到晚期都很重。其中 25% 是广泛性化脓性脑炎,其邻近坏死中心的血管充血及血管周围出血,或血栓形成,周围积存富含蛋白的浆液及脑炎早期的脑坏死和广泛脑水肿。

2.脑炎晚期(4～9 天)

接着最不同的是坏死,很快,脑脓肿破入脑室占 25%(4～8 天),死亡率达 56%(9/16),这在过去链球菌性脑脓肿的模型中未曾见到,表明其危害性和严重性。

3.包囊形成(10 天以后)

虽然在第 5 天也出现成纤维细胞,但包囊形成明显延迟,3 周仍是不完全性包囊,CT 证实,故研究人员在包囊形成阶段不分早晚期,研究的关键是失控性感染。另外,松脆拟杆菌属内的几个种,能产生 8-内酰胺酶,可以抗青霉素,应引起临床医师的重视。

四、临床表现

脑脓肿的症状和体征差别很大,与原发病的病情、脑脓肿的病期、脑脓肿的部位、数目、病菌的毒力,宿主的免疫状态均有关。

(一)原发病的变化

脑脓肿都是在常见原发病的基础上产生的,故在耳咽鼻喉、头面部、心、肺及其他部位的感染,或脓肿后出现脑膜刺激症状,就应提高警惕,特别应该引起重视的如原来流脓的中耳炎突然停止流脓,应注意发生有脓入颅内的可能性。

(二)急性脑膜脑炎症状

任何脑脓肿都是从脑膜脑炎开始,最早可表现为头痛伴发高热,甚至寒战等全身不适和颈部活动受限。突出的头痛可占 $70\% \sim 95\%$,常为病侧更痛,局部叩诊时有定位价值,更多的是全头痛,药物难以控制。半数患者可伴颅内压增高,表现尚有恶心、呕吐。常有嗜睡和卧床不起。

(三)脑脓肿的局灶征

在脑脓肿取代脑膜脑炎的过程中,体温下降,精神好转,不数天,因脓肿的扩大,又再次卧床不起。一方面头痛加重、视盘水肿、烦躁或反应迟钝;另一方面局灶性神经体征突出,$50\% \sim 80\%$出现偏瘫、语言障碍、视野缺损、锥体束征或共济失调的小脑病变特征。依脓肿所在部位突出相应额、顶、枕、颞的局灶征,少部分患者出现癫痫,极少数脑干脓肿可表现在本侧脑神经麻痹、对侧锥体束征。发生率依次为脑桥、中脑、延脑。近年增多的不典型"瘤型"脑脓肿可达 14%,过去起伏两周的病期,可延缓至数月,大部分被误诊为胶质瘤,值得注意。

(四)脑脓肿的危象

1.脑疝综合征

脑疝是脑脓肿危险阶段的临界信号,都是脑脓肿增大到一定体积时脑组织横形或纵形移位,脑干受压使患者突然昏迷或突然呼吸停止而致命。关键是及早处理脑脓肿,识别先兆症状和体征,避免使颅内压增高的动作,避免不适当的操作,特别要严密和善于观察意识状态。必要时应积极锥颅穿刺脓肿或脑室,迅速减压。

2.脑脓肿破裂

脑脓肿的脑室面脓肿壁常较薄,在不适当的穿刺,或穿透对侧脓壁,或自发性破裂,破入脑室或破入蛛网膜下腔,出现反应时,立即头痛、高热、昏迷、角弓反张等急性室管膜炎或脑膜炎,应及时脑室外引流,积极抢救,以求逆转症状。

五、特殊检查

(一)CT 和 MRI 检查

(1)脑炎早晚期(不足 9 天)。①CT 平扫:1～3 天,就出现低密度区,但可误为正常。重复CT 见低密度区扩大。CT 增强:3 天后即见部分性强化环。②MRI 长 T_2 的高信号较长 T_1 的低信号水肿更醒目。4～9 天,CT 见显著强化环。延迟 CT(30～60 秒)强化剂向中心弥散,小的脓肿显示强化结节。

(2)包囊晚期(超过 10 天):CT 平扫,低密度区边缘可见略高密度的囊壁,囊外为水肿带。MRIT_1 见等信号囊壁,囊壁内外为不同程度的长 T_1;T_2 的低信号囊壁介于囊壁内外的长 T_2 之间,比 CT 清晰。CT 增强,见强化囊壁包绕脓腔;延迟 CT(30～60 秒),强化环向中央弥散减少,

14 天以后不向中央弥散。T_1 用 Gd-DTPA 增强时,强化囊壁包囊绕脓腔比 CT 反差更明显。

(3)人类脑脓肿的 CT 模式:早年 8 例不同微生物所致人类脑脓肿的 CT 模式可供参考。上述图形各取自系列 CT 扫描之一,但处于脑脓肿的不同阶段。①不同微生物:细菌性脑脓肿(A、D、E、G、H);真菌性脑脓肿(C、F);原虫性脑脓肿(B)。②不同时期:脑炎早期(A、B、C);脑炎晚期(D);包囊早期(E、F);包囊晚期(G、H)。③不同数量:单发脑脓肿(D~G);多发脑脓肿(A~C、H)。④各种脑脓肿:星形诺卡菌脑脓肿(A);弓形虫性脑脓肿(B);曲霉菌脑脓肿(C);肺炎球菌脑脓肿(D);微需氧链球菌脑脓肿(E);红花尖镰孢霉菌脑脓肿(F);牙周梭杆菌脑脓肿(G);分枝杆菌,绿色链球菌,肠菌性多发性后颅凹脑脓肿(H)。

(二)DWI 及 MRS 检查

(1)弥散加权磁共振扫描(DWI):脑脓肿的诊断有时与囊性脑瘤混淆。近年来,有多篇报道用 DWI 来区别。土耳其一组研究人员收集脑脓肿病例 19 例,其中 4 例 DWI 是强化后高信号,由于水分子在脓液和囊液的弥散系数(ADC)明显不同,脓液的 ADC 是低值,4 例平均为 (0.76 ± 0.12)mm/s;8 例囊性胶质瘤和 7 例转移瘤的 DWI 是低信号,ADC 是高值,分别为 (5.51 ± 2.08)mm/s 和 (4.58 ± 2.19)mm/s,$(P=0.003)$。当脓液被引流后 ADC 值升高,脓肿复发时 ADC 值又降低。

(2)磁共振波谱分析(MRS):这是利用磁共振原理测定组织代谢产物的技术。脑脓肿和囊肿都可以检出乳酸,许多氨基酸是脓液中粒细胞释放蛋白水解酶,使蛋白水解成的终产物;而胆碱又是神经脂类的分解产物,因此,MRS 检出后两种即标志着脓肿和肿瘤的不同成分。印度一组研究显示:42 例脑部环状病变,用 DWI、ADC 和质子 MRS(PMRS)检查其性质。结果,29 例脑脓肿的 ADC 低值小于 (0.9 ± 1.3)mm/s,PMRS 出现乳酸峰和其他氨基酸峰(琥珀酸盐、醋酸盐、丙氨酸等);另 23 例囊性肿瘤的 ADC 高值 (1.7 ± 3.8)mm/s,PMRS 出现乳酸峰及胆碱峰,表明脓肿和非脓肿显然不同。

(三)其他辅助检查

(1)周围血常规:白细胞计数、血沉、C 反应蛋白升高,属于炎症。

(2)脑脊液:白细胞轻度升高;蛋白升高显著是一特点。有细胞蛋白分离趋势。

(3)X 线 CR 片:查原发灶。过去应用的脑血管造影、颅脑超声波、同位素扫描等现已基本不用。

六、诊断及鉴别诊断

典型的脑脓肿诊断不难,一个感染的病史,近期有脑膜脑炎的过程,发展到颅内压增高征象和局灶性神经体征,加上强化头颅 CT 和延时 CT 常可确诊。必要时可做颅脑 MRI 及 Gd-DTPA强化。对"瘤型"脑脓肿,在条件好的单位可追加 DWI、MRS 进一步区别囊型脑瘤。条件不够又病情危重则有赖于直接穿刺或摘除,以达诊治双重目标。脑结核瘤,都有脑外结核等病史,可以区别。耳源性脑积水、脓性迷路炎都有耳部症状,无脑病征,CT 无脑病灶。疱疹性局限性脑炎,有时突然单瘫,CT 可有低密度区,但范围较脓肿大,CSF 以淋巴增高为主,无中耳炎等病灶,必要时活检区别。

鉴于病原体的毒力、形成脑脓肿快慢、患者的抵抗力等有很大差异,特别是近年一些流行病学的新动向,简单介绍几种特殊类型的脑脓肿,便于加深对某些特殊情况的考虑和鉴别。

(一)硬脑膜下脓肿

脑膜瘤是脑瘤的一种,硬脑膜下脓肿也应该是脑脓肿的一种,但毕竟脓肿是在硬膜下腔,由于这一解剖特点脓液可在腔内自由发展,其速度更快,常是暴发性临床表现,很快恶化,在1949年前悉数死亡,是脑外科一种严重的急症。

硬膜下脓肿2/3由鼻窦炎引起,多见于儿童。最近,澳洲一组报道显示10年内颅内脓肿46例,儿童硬膜下脓肿20例(43%),内含同时伴脑脓肿者4例。

典型症状是鼻窦炎、发热、神经体征的三联征。鼻窦炎所致者眶周肿胀($P = 0.005$)和畏光($P = 0.02$)。意识变化于24~48小时占一半,头痛、恶心、呕吐常见,偏瘫、失语、局限性癫痫突出,易发展到癫痫持续状态,应迅速抗痫,否则患儿很快恶化。诊断基于医师的警觉,CT可能漏诊,MRI冠状位、矢状位能见颅底和突面的新月形 T_2 高信号灶更为醒目。英国66例的经验主张开颅清除,基于:①开颅存活率高,该开颅组91%存活,钻颅组52%存活。②钻颅残留脓多,他们在13例尸检中6例属于鼻窦性,其中双侧3例,在纵裂、枕下、突面、基底池周围4个部位残留脓各1例。另1例耳源性者脓留于颅底、小脑脑桥角和多种部位。③开颅便于彻底冲洗,他们提出,硬膜下脓液易凝固,超50%是厌氧菌和微需氧链球菌混合感染,含氯霉素 1 g/50 mL 的生理盐水冲洗效果较好。另外,有医师认为症状出现后72小时内手术者,终残只10%;而72小时以后手术者,70%非残即死。有一种"亚急性术后硬膜下脓肿",常在硬膜下血肿术后伴发感染,相当少见。

(二)儿童脑脓肿

儿童由于其抵抗力弱,一旦发生脑脓肿较成人更危险。一般15岁以下的小儿占脑脓肿总数的1/3或小半。据卡拉其Atig等的报道儿童脑脓肿的均龄在(5.6±4.4)岁;北京一组病例显示:平均为6.68岁,小于10岁可占4/5,两组结果类似。以上两组均以链球菌为主。

儿童脑脓肿的表现为发热、呕吐、头痛和癫痫的四联征。北京组查见视盘水肿占85%,显示儿童的颅内压增高突出,这与小儿病程短(平均约1个月);脓肿发展快,脓肿体积大有关(3~5 cm占50%;大于5 cm占32%;大于7 cm占18%)。另外,小儿脑脓肿多见的是由发绀型先天性心脏病等血行感染引起,可占37%。加上儿童头面部感染、牙、咽等病灶多从吻合静脉逆行入颅以及肺部感染,或败血症在Atig组就占23%,故总的血源性脑脓肿超过50%,因而多发性脑脓肿多达30%~42%,这就比较复杂。总之,由于小儿脑脓肿的自限能力差,脓肿体积大,颅内压高,抵抗力又弱等特点,应强调早诊早治。方法以简单和小儿能承受的为主。手术切除在卡拉其的30例中占6例,但5例死亡。故决定处理方式应根据经验、技术条件、患者情况等全面考虑。

(三)新生儿脑脓肿

新生儿脑脓肿在100年前已有报道,但在CT启用后发现率大增。巴黎研究人员一次报道新生儿脑脓肿30例,90%为变形杆菌和枸橼酸菌引起。有人认为此种新生儿脑脓肿是上述两菌所致的白质坏死性血管炎,脑坏死是其特殊表现。另外,此种新生儿脑脓肿的67%(20/30)伴广泛性脑膜炎,43%(13/30)伴败血症。由于脑膜炎影响广泛,所以较一般儿童脑脓肿(链球菌、肠内菌引起)更为严重。

新生儿脑脓肿在生后7天发病占2/3(20/30),平均9天(1~30天)。癫痫为首发症状占43%,感染首发占37%,而急性期癫痫增多达70%(21/30),其中呈持续状态占19%(4/21),说明其严重性。脑积水达70.%(14/20),主要是脑膜炎性交通性脑积水。CT扫描28例中多发性脑脓肿 17（61％），额叶 22（79％），其中单侧 12 例，双侧 10 例，大多为巨大型，有 2 例贴着脑室，伸向整个大脑半球。

处理：单纯用药物治疗 5 例，经前囟穿吸注药 25 例（83％）。经前囟穿吸注药一次治疗 56％（14/25），平均 2 次（1～6 次）。其中月内穿刺 15 例（60％），仅 20％合并脑积水；月后穿刺 10 例，内 70％合并脑积水。单纯用药 5 例（不穿刺），其中 4 例发展成脑积水。上述巴黎的 30 例中，17 例超过 2 年的随访，只有 4 例智力正常，不伴发抽风。CT 扫描显示其他患者遗留多种多样的脑出血、梗死和坏死，均属于非穿刺组。从功能上看，早穿刺注药者预后好，不穿刺则差。关于用药，新型头孢菌素＋氨基糖苷的治疗方案是重要改进，他们先用庆大霉素＋头孢氨噻，后来用丁胺卡那＋头孢曲松，均有高效。新德里最近用泰能对 1 例多发性脑脓肿的新生儿治疗，多次穿刺及药物治疗、4 周改变了预后。

（四）诺卡菌脑脓肿

诺卡菌脑脓肿原来报道很少，但于近 20 年来，此种机会性致病菌所致的脑脓肿的报道增加很快。诺卡菌可见于正常人的口腔，革兰阳性，在厌氧或微需氧条件下生长。属于放线菌的一种，有较长的菌丝，发展缓慢而容易形成顽固的厚壁脓肿，极似脑瘤，过去的病死率高达 75％，或 3 倍于其他细菌性脑脓肿。但由于抗生素的发展，病死率已迅速降低。

诺卡菌有百余种，引起人类疾病的主要有六种，但星形诺卡菌最为多见，常由呼吸道开始，半数经血播散至全身器官，但对脑和皮下有特别的偏爱。20 世纪 50 年代有人综合 68 例中肺占 64.7％，皮下 32.3％，脑 31.8％（互有并发），心、肾、肝等则很少，威斯康星 1 例 13 岁女孩，诊为风湿热，脑血管造影定位，整块切除，脓液见许多枝片状菌丝，术后金、青霉素治愈。

时至今日，CT、MRI 的强化环可精确定位。墨西哥 1 例 DWI 的高信号，PMRS 检出乳酸峰、氨基酸峰，可定位与定性，用磺胺药（TMP/SMZ）可治愈。欧美有些报道从分子医学定性，通过 16S rDNA PCR 扩增法，及 hsp 65 序列分析，属诺卡菌基因。

处理：TMP/SMZ 可透入 CSF，丁胺卡那、泰能、头孢曲松，头孢噻肟，均有效。由于为慢性肉芽肿性脑脓肿，切除更为安全。

（五）曲霉菌脑脓肿

曲霉菌是一种广泛存在于蔬菜、水果、粮食中的真菌，其孢子可引起肺部感染，是一种条件致病菌，当机体抵抗力低下时，可经血循环播散至颅内，造成多发或多房脑脓肿。最多见的有烟曲霉菌和黄曲霉菌，可发生于脑的任何部位。广州于近 3 年报道了 2 例肺和脑的多发性烟曲霉菌脑脓肿。纽约报道 1 例眶尖和脑的多发性烟曲霉菌并诺卡菌脑脓肿。此两患者都先有其他疾病，说明抵抗力降低在先。广州的病例先有胆管炎、肺炎、伴胸腔积液，后来发现脑部有 11 个脑脓肿（2～3 cm 居多）。纽约的患者先有脊髓发育不良性综合征，贫血和血小板缺乏症，以后眶尖和脑部出现许多强化环（脑脓肿），先后活检，发现不同的致病菌。病程相当复杂，均出现偏瘫，前者曾意识不清，多处自发性出血；后者有失控性眼后痛，发展成海绵窦炎，表现出 Ⅳ～Ⅵ 脑神经麻痹，中途还因坏死性胆管炎手术一次。处理结果尚好，两者都用两性霉素，前者静脉和鞘内并用，脓肿和脑室引流；后者加用米诺环素和泰能，分别于 4 个半月和半年病灶全消，但后者于 2 年后死于肺炎。

曲霉菌脑脓肿的 CT、MRI 与其他脑脓肿类似。麻省总医院曾研究 6 例，其 DWI 为高信号，但 ADC 均值较一般脑脓肿为低，（0.33±0.6）mm/s，此脓液反映为高蛋白液。

处理：主张持积极态度。过去在免疫缺陷患者发生曲霉菌脑脓肿的死亡率近乎 100％。加州大学对 4 例白血病伴发本病患者,在无框架立体定向下切除多发脑脓肿及抗真菌治疗,逆转了病情,除 1 例死于白血病外,3 例有完全的神经病学恢复。最近,英国 1 例急性髓性白血病伴发本病,用两性霉素,伊曲康唑几乎无效,新的伏利康唑由于其 BBB 的穿透力好,易达到制真菌浓度而治疗成功。

(六)垂体脓肿

从发病机制来看,有两种意见,一类是真性脓肿,有人称为"原发性"垂体脓肿,通过邻近结构炎症播散,或远途血行感染,或头面部吻合血管逆行感染,使正常垂体感染形成脓肿,或垂体瘤伴发脓肿;另一类是类脓肿,即"继发性"垂体脓肿,是指垂体瘤、鞍内颅咽管瘤等情况下,局部血循环紊乱,瘤组织坏死、液化也形成"脓样物质",向上顶起鞍隔,压迫视路,似垂体脓肿,但不发热,培养也无细菌生长,实际有所不同。

垂体脓肿常先有感染症状,同时有鞍内脓肿膨胀的表现,剧烈头痛和视力骤降是两大特点。Jain 等指出视力、视野变化可占 75%～100%。最近,印度 1 例 12 岁女孩,急性额部头痛,双视力严重"丧失",强化 MRI 诊断,单用抗生素治疗。但垂体脓肿大多发展缓慢,一年以上的占多数,突出表现是垂体功能衰减,尤其是较早出现垂体后叶受损的尿崩症多见。协和医院 7 例中 5 例有尿崩,天坛医院 2 例垂体脓肿患者在 3 个月以内就出现尿崩,其中 1 例脓液培养有大肠埃希菌。日本有 1 例 56 岁男性,垂体脓肿,同时有无痛性甲状腺炎、垂体功能减退和尿崩症,Matsuno 等认为漏斗神经垂体炎或淋巴细胞性腺垂体炎,在术前和组织病理检查前鉴别诊断是困难的。这是慢性的真性垂体脓肿。由于垂体瘤的尿崩症只占 10%,故常以此区别两病。另外,垂体脓肿的垂体功能普遍减退是第 3 个特点,协和医院一组的性腺、甲状腺、肾上腺等多项内分泌功能检查低值,更为客观,并需用皮质醇来改善症状。

重庆今年报道 1 例月经紊乱、泌乳 3 个月,PRL 457.44 ng/mL,术中则抽出黏稠脓液,镜检有大量脓细胞,病理见垂体瘤伴慢性炎症,最后诊断是继发于垂体瘤的垂体脓肿。

鉴别垂体瘤囊变或其他囊性肿瘤,MRI 的 DWI 和 ADC 能显示其优越性。处于早期阶段,甲硝唑和三代头孢菌素就可以对付链球菌,拟杆菌或变形杆菌,若已成大脓肿顶起视路,则经蝶手术向外放脓,电灼囊壁使其皱缩最为合理。

七、处理原则

(一)单纯药物治疗

理想的治疗是化脓性脑膜脑炎阶段消炎,防止脑脓肿的形成。最早是 1971 年有报道单纯药物治疗成功。1980 年加州大学(UCSF)的研究找出成功的因素:①用药早。②脓肿小。③药效好。④CT 观察好。该组 8 例的病程平均 4.7 周。成功的 6 例直径平均 1.7 cm(0.8～2.5 cm),失败的则为 4.2 cm(2～6 cm)($P<0.001$),故主张单纯药物治疗要小于 3 cm。该组细菌以金葡、链球菌和变形杆菌为主,大剂量三联治疗[青霉素 10×10^6 U,静脉注射,每天 1 次,小儿 3×10^5 U/(kg·d);氯霉量 3～4 g,静脉注射,每天 1 次,小儿 50～100 mg/(kg·d),半合成新青 I,新青 III 大于 12 g,静脉注射,每天 1 次,4～8 周,对耐青者],效果好。CT 观察 1 个月内缩小,异常强化 3 个半月内消退,25 个月未见复发。

指征:①高危患者。②多发脑脓肿,特别是脓肿间距大者。③位于深部或重要功能区。④合并室管膜炎或脑膜炎者。⑤合并脑积水需要 CSF 分流者。方法和原则同上述 4 条成功的因素。

(二)穿刺吸脓治疗

鉴于上述单纯药物治疗的脑脓肿直径都小于 2.5 cm,导致推荐大于 3 cm 的脑脓肿就需要穿刺引流。理论是根据当时哈佛大学有学者研究,发现穿透 BBB 和脓壁的抗生素,尽管其最小抑菌浓度已经超过,但细菌仍能存活,此系抗生素在脓腔内酸性环境下失效。故主张用药的同时,所有脓液应予吸除,特别在当今立体定向技术下,既符合微创原则,又可直接减压。另外,还可以诊断(包括取材培养),且能治疗(包括吸脓、冲洗、注药或置管引流)。近年报道经 1～2 次穿吸,治愈率达 80%～90%。也有人认为几乎所有脑脓肿均可穿刺引流和有效的抗生素治疗。钻颅的简化法—床旁锥颅,解除脑疝最快,更受欢迎。

(三)脑脓肿摘除术

开颅摘除脑脓肿是一种根治术,但代价较大,风险负担更重。指征:①厚壁脓肿。②表浅脓肿。③小脑脓肿。④异物脓肿。⑤多房或多发性脓肿(靠近)。⑥诺卡菌或真菌脓肿。⑦穿刺失败的脑脓肿。⑧破溃脓肿。⑨所谓暴发性脑脓肿。⑩脑疝形成的脓肿。开颅后可先于穿刺减压,摘除脓肿后可依情况内、外减压。创腔用过氧化氢及含抗生素溶液冲洗,应避免脓肿破裂,若有脓液污染更应反复冲洗。术后抗生素均应 4～6 周。定期 CT 复查。

(四)抗生素的联用

脓肿的微生物性质是脑脓肿治疗的基础,脓液外排和有效抗生素的应用是取得疗效的关键,由于近年来大量广谱抗生素的问世,对脑脓肿的治疗确实卓有成效,病死率大为降低。同时正因为脑脓肿的混合感染居多,目前采用的三联、四联用药,疗效尤其突出。

早年的青、氯、新青,对革兰阴性、革兰阳性、需氧、厌氧菌十分敏感,从心、肺来的转移性脑脓肿疗效肯定。对耳、鼻、牙源性脑脓肿同样有效。现在常用的青、甲、头孢,由于甲硝唑对拟杆菌是专性药,对细菌的穿透力强,不易耐药,价廉,毒性反应少,对强调厌氧菌脑脓肿的今天,此三联用药已成为首选,加上三代头孢对需氧菌混合感染也是高效。上两组中偶有耐甲氧西林的金葡(MRSA),可将青霉素换上万古霉素,这是抗革兰阳性球菌中最强者,对外伤后的脑脓肿高效。用甲、头孢治疗儿童脑脓肿也有高效。伏利康唑治霉菌性脑脓肿,磺胺(TMP/SMZ)治诺卡菌脑脓肿,都是专性药。头孢曲松及丁胺卡那治枸橼酸菌新生儿脑脓肿也具有特效,已见前述。亚胺培南对高龄、幼儿、免疫力低下者,对绝大多数厌氧、需氧、革兰阴性、革兰阳性菌和多重耐药菌均具强力杀菌,是目前最广谱的抗生素,可用于危重患者。脑脓肿破裂或伴有明显脑膜炎时,鞘内注药也是一种方法,其剂量是丁胺卡那每次 10 mg,庆大霉素每次 20 000 U,头孢曲松每次 25～50 mg,万古霉素每次 20 mg,半合成青霉素苯唑西林每次 10 mg,氯唑西林每次 10 mg,小儿减半,生理盐水稀释。

(刘晏如)

第四节 癫 痫

癫痫是一种以具有持久性的产生癫痫发作的倾向为特征的慢性脑部疾病。癫痫不是单一的疾病实体,而是一种有着不同病因基础、临床表现各异但以反复癫痫发作为共同特征的慢性脑功能障碍。癫痫发作是指脑神经元异常过度、同步化放电活动所造成的一过性临床症状和/或体征,其表现取决于同步化放电神经元的放电部位、强度和扩散途径。癫痫发作不能等同于癫痫,前者是一种症状,可见于癫痫患者,也可以见于非癫痫的急性脑功能障碍,例如,病毒性脑炎、各种脑病的急性期等;而后者是一种以反复癫痫发作为主要表现的慢性脑功能障碍性疾病。

癫痫是儿童最常见的神经系统疾病,我国癫痫的整体患病率在 7‰左右,其中大多数在儿童时期起病。随着临床与脑电图、病因学诊断水平的不断提高,特别是随着影像学、分子遗传学技术以及抗癫痫药物的不断发展,儿童癫痫的诊断和治疗水平不断提高,总体来讲,70%～80%的患儿可获完全控制,其中大部分甚至能停药后5年仍不复发,能正常生活和学习。

一、病因

癫痫根据病因可分为三类:①特发性(原发性)癫痫是指脑部未能找到有关的结构变化和代谢异常的癫痫,而与遗传因素有较密切的关系;②症状性(继发性)癫痫即具有明确脑部病损或代谢障碍的癫痫;③隐源性癫痫是指虽怀疑为症状性癫痫,但尚未找到病因者。

国际抗癫痫联盟近期将癫痫的病因重新分为六类:遗传性、结构性、代谢性、免疫性、感染性和其他(不明)原因。其目的是为了更加清晰、便于研究及帮助判断预后等,但是目前尚未得到广泛认可。

根据临床实际,对于引起癫痫的病因详述如下。

(一)遗传因素

癫痫遗传方式较复杂,包括单基因遗传(符合孟德尔遗传方式)、复杂遗传(多基因遗传)、DNA 结构异常/拷贝数变异(copy number variation,CNV)。近年来有关癫痫基因的研究取得了较大进展,已有 30 余个基因证明是单基因遗传癫痫的致病基因,这些基因多与离子通道有关,相关癫痫表型既可以是预后良好的,如家族性新生儿良性癫痫,也可以是临床预后不好的,如Dravet 综合征。CNV 所致的癫痫表现也是多样的。复杂遗传性癫痫则多表现为发病率较高的常见特发性癫痫综合征,绝大多数预后良好,除了癫痫之外,无其他神经系统以及其他系统的异常。

(二)脑部病变或代谢异常

先天性或后天性的脑损害,均可能成为症状性癫痫的病因。

(1)脑发育异常如脑回畸形、胼胝体发育不全、灰质异位症、神经皮肤综合征、先天性脑积水、遗传代谢病或染色体病引起的脑发育障碍等。

(2)脑血管疾病如颅内出血、血栓、栓塞、血管畸形、血管炎等。

(3)感染如病毒、细菌、寄生虫引起的颅内感染。

(4)外伤产伤或生后外伤。

(5)中毒、脑缺血缺氧或代谢异常。

(6)颅内占位病变如肿瘤、囊肿、结核瘤、寄生虫等。

(7)变性疾病如各种累及脑神经元的遗传变性病等。

二、临床表现

癫痫的临床表现主要是癫痫发作,然而近年来的研究已经充分证明癫痫不仅是临床发作,而且常常伴有各种神经行为共患病,包括认知障碍、精神疾病及社会适应性行为障碍。因此,也有学者提出了癫痫实际上是一种以癫痫发作为主,同时可以伴有各种程度轻重不一的神经精神共病的谱系疾病。

癫痫发作的临床表现取决于同步化放电的癫痫灶神经元所在脑部位、放电强度和扩散途径。负性肌阵挛、抑制性运动发作等。目前在国内临床上此新分类尚未被广泛接受、应用。

常见的发作类型如下。

(一)局灶性发作

神经元过度放电起始于一侧大脑的某一部位,临床表现开始仅限于身体的一侧。

1.单纯局灶性发作

(1)运动性发作:多表现为一侧某部位的抽搐,如肢体、口角、眼睑等处。也可表现为旋转性发作、姿势性发作或杰克逊发作等。

(2)感觉性发作:表现为发作性躯体感觉异常或特殊感觉异常。

2.复杂局灶性发作

发作伴有不同程度的意识障碍,可有精神症状,反复刻板的自动症,如吞咽、咀嚼、舔唇、拍手、摸索、自言自语等。

3.局灶性发作演变为全面性发作

由简单局灶性或复杂局灶性发作泛化为全面性发作,也可先由单纯局灶性发作发展为复杂局灶性发作,然后继发全面性发作。

(二)全面性发作

发作一开始就有两侧半球同时放电,发作时常伴有意识障碍。

1.失神发作

以意识障碍为主要症状。典型失神发作时起病突然,没有先兆,正在进行的活动停止,两眼凝视,持续数秒钟恢复,一般不超过 30 秒,发作后常可继续原来的活动,对发作不能回忆。失神发作常发作频繁,每天数次至数十次,甚至上百次。发作时脑电图示两侧对称、同步、弥漫性 3 Hz 的棘慢复合波,过度换气容易诱发。

2.强直-阵挛发作

发作时意识突然丧失,全身肌肉强直收缩;也可尖叫一声突然跌倒、呼吸暂停、面色发绀、双眼上翻、瞳孔散大、四肢躯干强直,有时呈角弓反张状态;持续数秒至数十秒钟进入阵挛期,出现全身节律性抽搐,持续 30 秒或更长时间逐渐停止。阵挛停止后患儿可有尿失禁。发作后常表现为头痛、嗜睡、乏力,甚至在完全清醒前可出现自动症,称之为发作后状态。脑电图在强直期表现为每秒 10 次或 10 次以上的快活动,频率渐慢,波幅渐高;阵挛期除高幅棘波外,间断出现慢波。发作间期可有棘慢波、多棘慢波或尖慢波。

3.强直性发作

表现为持续(5～20 秒或更长)而强烈的肌肉收缩,使身体固定于某种特殊体位,如头眼偏斜、双臂外旋、呼吸暂停、角弓反张等。发作时脑电图为低波幅 9～10 Hz 的快活动或快节律多棘波。

4.阵挛性发作

肢体、躯干或面部呈节律性抽动。发作时脑电图为 10 Hz 或 10 Hz 以上的快活动及慢波,有时为棘慢波。

5.肌阵挛发作

表现为某部位的肌肉或肌群,甚至全身肌肉突然快速有力地收缩,引起肢体、面部、躯干或全身突然而快速的抽动。可单个发生,也可为连续的发作。发作时脑电图为多棘慢波或棘慢、尖慢综合波。

6.失张力发作

发作时由于肌张力的突然丧失而引起全身或者部分出现沿重力作用方向的跌倒发作,可表现为头下垂、双肩下垂、屈髋屈膝或跌坐/跌倒。脑电图在发作时为全导多棘慢波或棘慢波。

三、诊断

癫痫的诊断分为 4 个步骤:①判断临床发作是否为癫痫发作。许多非癫痫性的发作在临床上需与癫痫发作相鉴别。②在诊断为癫痫发作的基础上根据临床发作和脑电图表现,对癫痫发作类型进行分类。③根据患儿的临床发作、脑电图特征、神经影像学、年龄、预后等因素,对癫痫的病因进行分析,并对癫痫综合征、癫痫相关疾病等进行诊断。④应对患儿的个体发育及相关脏器功能等进行检查和整体评估。

(一)病史与体格检查

病史包括发育历程、用药史、患儿及家庭惊厥史;惊厥的描述应首先关注发作的起始表现,还需描述整个发作过程以及发作后的表现、发作的环境及其促发因素等,最好让患儿家长模仿发作或用家庭摄像机、手机记录发作。临床体格检查应包括整个神经系统、心肺腹查体以及视觉、听觉检查等。

(二)脑电图检查

脑电图检查是癫痫患者的最重要检查,对于癫痫的诊断以及发作类型、综合征分型都至关重要。癫痫的脑电图异常分为发作间期和发作期,发作间期主要可见到棘波、尖波、棘慢波、尖慢波、棘波节律等,发作期可以看到一个从开始到结束的具有演变过程的异常发作性脑电图异常事件,可以是全导弥漫性的(全面性发作)或者局灶性的(局灶性发作)。但应注意 5%～8% 的健康儿童中可以出现脑电图癫痫样异常放电,由于没有临床发作,此时不能诊断癫痫,但应密切观察,临床随访。剥夺睡眠、光刺激和过度换气等可以提高癫痫性脑电异常发现率,因而在儿童脑电图检查中经常用到。视频脑电图可以直接观察到发作期的实时脑电活动,对于癫痫的诊断、鉴别诊断具有重要意义。

(三)影像学检查

1.CT 与 MRI 检查

目的是发现脑结构的异常。头颅 MRI 在发现引起癫痫的病灶方面具有更大的优势。皮质发育异常是引起儿童症状性癫痫最常见的原因,对于严重/明显的脑结构发育异常,生后早期行头颅 MRI 检查即可发现,但是对于小的局灶皮层发育不良,常常需要在 1.5 岁后行头颅 MRI 检查才能发现,因此,如果临床高度怀疑存在局灶皮层发育不良,需在 1.5 岁之后复查头颅 MRI。

2.功能性神经影像

主要针对需癫痫手术的患儿,评估不同脑区功能。这一技术因需要良好的技术和患者主动配合,因此只能用于 7～8 岁以上智力基本正常的患儿。

3.正电子体层扫描

正电子体层扫描是一种非侵入性的脑功能影像学检查方法,在定位癫痫灶中具有较高的特异性和准确度。发作间期的癫痫灶呈葡萄糖低代谢。

4.单光子发射计算体层扫描

测定局部脑血流,癫痫起源病灶在发作期显示血流增加而在发作间期显示血流减低。发作期单光子发射计算体层扫描对于癫痫灶的确定具有重要价值。

(四)实验室检查

主要是癫痫的病因学诊断,包括遗传代谢病筛查、染色体检查、基因分析、血生化、脑脊液等,必要时根据病情选择进行。

四、鉴别诊断

儿童癫痫应注意与其他发作性疾病鉴别,包括低血糖症(尤其需要高度重视)、屏气发作、晕厥、睡眠障碍、儿童癔症性发作、偏头痛、抽动障碍等。

五、治疗

(一)治疗原则

癫痫的治疗原则首先应该强调以患者为中心,在控制癫痫发作的同时,尽可能减少不良反应,并且应强调从治疗开始就应该关注患儿远期整体预后,即最佳的有效性和最大的安全性的平衡。理想的目标不仅是完全控制发作,而且是使患儿达到其能够达到的最好的身心健康和智力运动发育水平。因此,癫痫临床处理中既要强调遵循治疗原则,又要充分考虑个体性差异,即有原则的个体化的治疗。

1.明确诊断

正确诊断是合理治疗的前提,由于癫痫的临床症状纷繁复杂,因此诊断需要尽可能细化、全面,比如:是否有癫痫、癫痫发作的分类、癫痫综合征的分类、癫痫的病因、癫痫的诱发因素等;而且在治疗过程中还应不断修正完善诊断,积极寻找可治疗的病因。

2.明确治疗的目标

当前癫痫治疗主要还是以控制癫痫发作为首要目标,但是应该明确的是,癫痫治疗的最终目标不仅仅是控制发作,更重要的是提高患者生活质量,保障患儿正常生长发育、降低患者致残程度,尽可能促进其获得正常的社会生活。

3.合理选择处理方案

由于癫痫病的病因学异质性很高,因此目前治疗方法多样,包括抗癫痫药治疗、外科切除性治疗、外科姑息性治疗、生酮饮食治疗、免疫治疗等。抗癫痫药物治疗仍然是绝大多数癫痫患者的首选治疗。选择治疗方案时,应充分考虑癫痫病(病因、发作/综合征分类等)的特点、共患病情况以及患儿的个人、社会因素,进行有原则的个体化综合治疗。寻找可治疗的病因,并予以针对性治疗。需要强调的是,癫痫治疗并不一定都是顺利的,因此初始治疗方案常常需要随着根据治疗反应,在治疗过程中不断修正,或者进行多种治疗手段的序贯/联合治疗。

4.恰当的长期治疗

癫痫的抗癫痫药治疗应当坚持长期足疗程的原则,根据不同的癫痫病因、综合征类型及发作类型以及患者的实际情况选择合适的抗癫痫药疗程。

5.保持规律健康的生活方式

与其他慢性疾病的治疗一样,癫痫患者应保持健康、规律的生活,尤应注意避免睡眠不足、暴饮暴食以及过度劳累,应尽量祛除或者避免发作诱因。在条件许可的情况下,尽量鼓励患儿参加正常的学习生活,但是要注意避免意外伤害的发生,比如溺水、交通事故等。

(二)抗癫痫药治疗

1.抗癫痫药物的使用原则

抗癫痫药物治疗是癫痫的最主要治疗方法,规律合理地应用抗癫痫药物能提高治疗的成功率。药物治疗的基本原则如下。

(1)应该在充分评估患儿本身以及其所患癫痫的情况,并且与患儿及其家长充分沟通后,选择合适时机开始抗癫痫药治疗。

(2)要根据发作类型、癫痫综合征及共病、同时服用的其他药物以及患儿及其家庭的背景情况来综合考虑,能够诊断癫痫综合征的,先按照综合征选药原则挑选抗癫痫药,如果不能诊断综合征,再按发作类型选择药物。

(3)首选单药治疗,对于治疗困难的病例可以在合适的时机开始抗癫痫药联合治疗,应尽量选择不同作用机制的抗癫痫药进行联合治疗。

(4)遵循抗癫痫药的药代动力学服药:应规则、不间断,用药剂量个体化。

(5)必要时定期监测血药浓度。

(6)如需替换药物,应逐渐过渡。

(7)疗程要长,一般需要治疗至少连续 2 年不发作,而且脑电图癫痫样放电完全或者基本消失,才能开始逐渐减药,不同的病因学、癫痫综合征分类以及治疗过程顺利与否均会影响疗程。

(8)缓慢停药,减停过程一般要求大于 6 个月。

(9)在整个治疗过程中均应定期随访,监测药物各种可能出现的不良反应。

2.常用抗癫痫药

目前抗癫痫药分为,传统抗癫痫药物和新抗癫痫药。传统抗癫痫药物主要包括苯巴比妥、丙戊酸、卡马西平、苯妥英、氯硝西泮;新抗癫痫药主要是指 20 世纪 90 年代后上市的,目前国内已有的包括拉莫三嗪、左乙拉西坦、奥卡西平、托吡酯、唑尼沙胺以及氨己烯酸。

(三)癫痫外科治疗

有明确的癫痫灶(如局灶皮层发育不良等),抗癫痫药物治疗无效或效果不佳、频繁发作影响患儿的日常生活者,应及时到专业的癫痫中心进行癫痫外科治疗评估,如果适合,应及时进行外科治疗。癫痫外科主要治疗方法有癫痫灶切除手术(包括病变半球切除术)、姑息性治疗(包括胼胝体部分切开、迷走神经刺激术等神经调控治疗)。局灶性癫痫,定位明确,切除癫痫灶不引起主要神经功能缺陷者手术效果较好,可以达到完全无发作,并停用所有抗癫痫药,如颞叶内侧癫痫。由于局灶病变导致的癫痫性脑病,包括婴儿痉挛症等,如果能早期确定致痫灶进行及时手术治疗,不仅能够完全无发作,而且能够显著改善患儿的认知功能及发育水平。另一方面,癫痫手术治疗毕竟是有创治疗,不可滥用,必须在专业的癫痫中心谨慎评估手术的风险及获益,并与家长反复沟通后再进行。

(四)其他疗法

如生酮饮食,免疫治疗(大剂量丙种球蛋白、糖皮质激素等)。

(刘晏如)

第五节　重症肌无力

重症肌无力是累及神经-肌肉接头处突触后膜上乙酰胆碱受体(Ache)的自身免疫性疾病,临床表现为肌无力,且活动后加重,休息后或给予胆碱酯酶抑制剂后症状减轻或消失。

一、病因及发病机制

重症肌无力发病的基本环节是机体产生对自身乙酰胆碱受体的抗体,使神经-肌肉接头处突触后膜上的乙酰胆碱受体破坏,造成神经指令信号不能传给肌肉,使肌肉的随意运转发生障碍,但机体为何产生自身抗体,原因不清楚。临床观察到不少患者胸腺肥大,认为可能与胸腺的慢性病毒感染有关,本病也具有某些遗传学特征,研究发现不同的人群发病率不同,一些人类白细胞抗原(HLA)型别的人群发病率高,女性 $HLA-A_1B_8$ 及 DW_3,男性 $HLA-A_2B_3$ 人群发病率明显高于其他人群。

二、临床表现

根据发病年龄和临床特征,本病可分为以下 3 种常见类型。

(一)新生儿一过性重症肌无力

如果母亲患重症肌无力,其所生新生儿中有 1/7 的概率患本症。原因是抗乙酰胆碱受体抗体通过胎盘,攻击新生儿乙酰胆碱受体。患儿出生后数小时或数天出现症状,表现为哭声细弱、吸吮吞咽无力,重者出现呼吸肌无力而呈现缺氧症状。体征有肌肉松弛、腱反射减弱或消失。很少有眼外肌麻痹眼睑下垂症状。有家族史者易于识别。肌内注射新斯的明或依酚氯胺症状立即减轻有特异性识别价值。本病为一过性,多数于 5 周内恢复。轻症不需治疗,重症则应给予抗胆碱酶药物。血浆交换治疗是近年来出现的治疗办法,疗效较好,至于为何重症肌无力母亲所生的新生儿多数无症状,原因可能是新生儿乙酰肌碱受体与母亲的乙酰胆碱受体抗原性不一样,不能被抗体识别而免受攻击。

(二)新生儿先天性重症肌无力

新生儿先天性重症肌无力又名新生儿持续性肌无力,患儿母亲无重症肌无力,本病多有家族史,为常染色体隐性遗传。患儿出生后主要表现为上睑下垂,眼外肌麻痹。全身性肌无力、哭声低弱及呼吸困难较少见。肌无力症状较轻,但持续存在,血中抗乙酰胆碱受体抗体滴度不高,抗胆碱酶药物治疗无效。

(三)儿童型重症肌无力

儿童型重症肌无力是最多见的类型。2～3 岁为发病高峰,女性多于男性,根据临床特征分为眼肌型,全身型及脑干型。

1.眼肌型

最多见,单纯眼外肌受累,表现为一侧或双侧眼睑下垂,晨轻暮重,也可表现为眼球活动障碍、复视、斜视等,重者眼球固定。

2.全身型

有一组以上肌群受累,主要累及四肢,轻者一般活动不受严重影响,仅表现为走路及走动作不能持久,上楼梯易疲劳。常伴眼外肌受累,一般无咀嚼、吞咽、构音困难。重者常需卧床、伴有咀嚼、吞咽、构音困难,并可有呼吸肌无力。腱反射多数减弱或消失,少数可正常。无肌萎缩及感觉异常。

3.脑干型

主要表现为吞咽困难及声音嘶哑,可伴有眼睑下垂及肢体无力。

三、预后

儿童型重症肌无力可自行缓解或缓解与急性发作交替,或缓慢进展。呼吸道感染可诱发本病或使症状加重。据报道眼肌型第 1 次起病后,约 1 年患儿自行缓解。以眼肌症状起病者,若 2 年后不出现其他肌群症状,则一般不再出现全身型症状,预后好。脑干型可致营养不良或误吸,预后较差。呼吸肌严重受累者可至呼吸衰竭而死亡。

四、诊断及鉴别诊断

根据病变主要侵犯骨骼肌及一天内症状的波动性,上午轻、下午重的特点对病的诊断当无困难。同时对用下列检查进一步确诊。

(一)疲劳试验(Jolly 试验)

使受累肌肉重复活动后症状明显加重。如嚼肌力弱者可使其重复咀嚼动作 30 次以上则加重以至不能咀嚼,此为疲劳试验阳性,可帮助诊断。

(二)抗胆碱酯酶药物试验

1.依酚氯胺试验

依酚氯胺 0.2 mg/kg 或 0.5 mg/kg,1 分钟后再给,以注射用水稀释 1 mL,静脉注射,症状迅速缓缓解则为阳性。持续 10 分钟左右又恢复原状。

2.新斯的明试验

甲基硫酸新斯的明 0.04 mg/kg(新生儿每次 0.10~1.15 mg)肌内注射,20 分钟后症状明显减轻则为阳性,可持续 2 小时左右。为对抗新斯的明的毒蕈碱样反应(瞳孔缩小、心动过缓、流涎、多汗、腹痛、腹泻、呕吐等)应准备好肌内注射阿托品。

(三)神经重复频率刺激检查

必须在停用新斯的明 17 小时后进行,否则可出现假阴性。典型改变为低频(2~3 Hz)和高频(10 Hz 以上)重复刺激均能使肌动作电位波幅递减,递减幅度 10% 以上为阳性。80% 的病例低频刺激时呈现阳性反应,用单纤维肌电图测量同一神经支配的肌纤维电位间的间隔时间延长。神经传导速度正常。

(四)AChR 抗体滴度测定

对 MG 的诊断具有特征性意义。90% 以上全身型 MG 病例的血清中 AChR 抗体滴度明显增高(高于是 10 nmol/L),但眼肌型的病例多正常或仅 AChR 抗体滴度轻度增高。

五、治疗

(一)药物治疗

1.抗胆碱酯酶药物

常用者有下列数种。

(1)溴化新斯的明:口服剂量每天 0.5 mg/kg,分为每 4 小时 1 次(5 岁内);每天0.25 mg/kg,分为每 4 小时 1 次(5 岁以上)。逐渐加量,一旦出现毒性反应则停止加量。

(2)溴吡斯的明:口服剂量每天 2 mg/kg,分为每 4 小时 1 次(5 岁内);每天 1 mg/kg,分为每 4 小时1 次(5 岁以上)。逐渐加量,一旦出现毒性反应则停止加量。

(3)安贝氯胺:口服剂量(成人)为每次 5～10 mg,每天 3～4 次。

(4)辅助药物如氯化钾、麻黄素等可加强新斯的明药物的作用。

2.皮质类固醇

可选用泼尼松每天 1.5 mg/kg 口服;也有人主张用大剂量冲击疗法,但在大剂量冲击期间有可能出现呼吸肌瘫痪。因此,应做好气管切开、人工呼吸的准备。如症状缓解则可逐渐减量至最小的有效剂量维持治疗,同时应补充钾盐。长期应用者应注意骨质疏松、股骨头坏死等并发症。无论全身型或眼肌型患儿均可一开始即用皮质类固醇治疗治疗后期可加用抗胆碱酯酶药。

3.免疫抑制剂

可选用硫唑嘌呤或环磷酰胺,应随时检查血常规,一旦发现白细胞计数下降低于 3×10^9/L 时应停用上述药物,同时注意肝、肾功能的变化。

忌用对神经-肌肉传递阻滞的药物,如各种氨基糖苷类抗生素、奎宁、奎尼丁、普鲁卡因胺、普萘洛尔、氯丙嗪及各种肌肉松弛剂等。

(二)胸腺组织摘除术

对胸腺增长者效果好。适应证为年轻女性患者,病程短、进展快的病例。对合并胸腺瘤者也有一定疗效。对全身型重症肌无力患儿,目前主张使用。手术后继用泼尼松 1 年。

(三)放疗

如因年龄较大或其他原因不适于做胸腺摘除者可行深部^{60}Co 放疗。

(四)血浆置换法

如上述治疗均无效者可选用血浆置换疗法,可使症状迅速缓解,但需连续数周,且价格昂贵,目前尚未推广应用。

(五)危象的处理

一旦发生呼吸肌瘫痪,应立即进行气管切开,应用人工呼吸器辅助呼吸。但应首先确定为何种类型的危象,进而对症治疗。

1.肌无力危象

肌无力危象为最常见的危象,往往由于抗胆碱酯酶药量不足引起。可用依酚氯胺试验证实,如注射后症状明显减轻则应加大抗胆碱酯酶药物的剂量。

2.胆碱能危象

胆碱能危象由抗胆碱酯酶药物过量引起。患者肌无力加重,并出现肌束颤动及毒蕈碱样反应。可静脉注入依酚氯胺 2 mg,如症状加重则立即停用抗胆碱酯酶药物,待药物排出后可重新调整剂量,或改用皮质类固醇类药物等其他疗法。

3.反跳危象

出于对抗胆碱酯酶药物不敏感,依酚氯胺试验无反应。此时应停止应用抗胆碱酯酶药物而用输液维持。过一段时间后如对抗胆碱酯酶药物有效时可再重新调整用量,或改用其他疗法。

在危象的处理过程中,保证气管切开护理的无菌操作,雾化吸入,勤吸痰,保持呼吸道通畅,防止肺不张、肺部感染等并发症是抢救成活的关键。

(刘晏如)

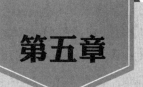

第五章　呼吸系统疾病

第一节　急性上呼吸道梗阻

呼吸道梗阻包括发生于呼吸道任何部位的正常气流被阻断。阻断的部位如果位于呼吸道隆突以上,往往会迅速引起窒息,危及生命。阻断的部位如果位于呼吸道隆突以下,影响支气管或小气道的气流,但不致立刻危及生命。急性上呼吸道梗阻不仅包括上呼吸道,也包括隆突以上所有气道的梗阻。上呼吸道梗阻危及患儿的情况取决于多方面的因素,包括梗阻的部位、梗阻的程度、梗阻发展的速度,以及患儿心脏和肺的功能状态。

一、病因

(一)引起急性上呼吸道梗阻病因的解剖分布

1.鼻咽和口咽

严重的面部创伤、骨折,咽部异物,扁桃体周围脓肿,咽旁脓肿,腭垂肿胀伴血管神经性水肿,黏膜天疱疮。

2.咽后壁软组织

咽后壁脓肿,咽后壁出血,颈椎损伤后水肿,烫伤和化学性损伤。

3.颈部软组织

创伤及医源性血肿,颌下蜂窝组织炎。

4.会厌

急性会厌炎,外伤性会厌肿胀,过敏性会厌肿胀。

5.声门

创伤性声门损伤(常为医源性),手术引起的声带麻痹。

6.喉

急性喉炎,血管神经性水肿,喉痉挛,异物,手足抽搐伴发的喉痉挛、喉软化症,外伤、骨折、水肿、局部血肿,白喉的膜性渗出,传染性单核细胞增多症的膜性渗出,喉脓肿,软骨炎。

7.声门下区和气管

喉气管炎,喉气管软化,异物,插管、器械、手术引起的医源性水肿,膜性喉气管炎。

8.食管

食管异物,呕吐物急性吸入。

(二)引起急性上呼吸道梗阻病因的年龄分布

1.新生儿及小婴儿

其包括喉软化、声门下狭窄、声带麻痹、气管软化、血管畸形、血管瘤等。

2.新生儿～1岁

其包括先天性畸形(同上)、喉气管炎、咽后壁脓肿、异物等。

3.1～2岁

其包括如喉气管炎、异物、会厌炎等。

4.3～6岁

有肿大的扁桃体及腺样体、鼻充血、会厌炎和异物等。

二、临床表现

气道部分梗阻时可听到喘鸣音,可见到呼吸困难,呼吸费力,辅助呼吸肌参加呼吸活动。肋间隙、锁骨上窝、胸骨上窝凹陷。严重病例呼吸极度困难,头向后仰、发绀并窒息,如瞪眼、口唇凸出和流涎。患儿欲咳嗽,但咳不出。辅助呼吸肌剧烈运动,呈矛盾呼吸运动,吸气时胸壁下陷,而腹部却隆起,呼气时则相反。虽然拼命用力呼吸,但仍无气流,旋即呼吸停止,继而出现心律失常,最终发生致命的室性心律失常,可因低氧和迷走神经反射引起心跳停止而迅速死亡。

三、鉴别诊断

临床上常以喘鸣音作为鉴别诊断的依据。喘鸣是由鼻和气管之间的上呼吸道因部分梗阻而部分中断了气体的通道,由一股或多股湍流的气体所产生。喘鸣的重要意义在于反映部分性的气道梗阻。儿童患者的气道并非一固定的管道,而为一相当软的管道,其管腔的横断面积随压力的不同而发生变化。在正常呼吸时其变化较小,当有阻塞性病变时则表现得相当重要。正常呼吸时,作用于气道的压力变化在胸腔内外是完全相反的。吸气时,在胸腔内作用于气道壁的外周压力降低,因此,胸内气道趋于增宽;呼气时,外周压力升高使胸内气道变窄。胸外气道在吸气时,其周围软组织的压力保持近于不变,而胸腔内压力降低,使气道变窄;呼气时,胸腔内压力升高使胸外气道变宽。部分梗阻如果发生在气道内径能发生变化的部位,当气道变为最小时,梗阻将是最严重的。气道内径变小会使气流变慢并分裂,从而产生喘鸣。因此,胸外气道梗阻会产生吸气性喘鸣,胸内气道梗阻会产生呼气性喘鸣。较大的病变会产生吸气性和呼气性双相气流梗阻,从而引起双相(往返)喘鸣,双相喘鸣比单相喘鸣有更紧急的临床严重性。

喉是一固定性结构,其内径不随呼吸发生明显变化,婴儿喉腔最窄部位在声带处,横断面积为 $14\sim15$ mm^2。该部黏膜水肿仅 1 mm 时,可使气道面积减少 65%。喉部病变多产生双相喘鸣。

不同病变引起的喘鸣的呼吸时相有以下 3 种病变。

(一)倾向于产生吸气性喘鸣的病变

先天性声带麻痹,喉软化,插管后喘鸣,急性喉炎,小颌、巨舌,甲状舌骨囊肿,声门上及声门躁,声门下血管瘤,喉气管炎,会厌炎,咽后壁脓肿,白喉。

(二)常产生双期喘鸣的病变

先天性声门下狭窄，气管狭窄，血管环、血管悬带，声门下血管瘤，声门下蹼。

(三)倾向产生呼气性喘鸣的病变

气管软化，气管异物，纵隔肿瘤。

喘鸣的听觉特征可能对诊断有帮助，如喉软化症的喘鸣为高调、鸡鸣样、吸气性。声门梗阻亦产生高调喘鸣；而声门上病变通常产生低调、浑厚的喘鸣。粗糙的鼾声是咽部梗阻的表现。

发音的特征对上呼吸道梗阻的病因也可能提供诊断线索。如声音嘶哑，常见于急性喉炎、喉气管炎、白喉和喉乳头状瘤病；声音低沉或无声，常见于喉蹼、会厌炎和喉部异物。

咳嗽的声音也有一定诊断意义。犬吠样咳嗽高度提示声门下腔病变，"钢管乐样"咳嗽常提示气管内异物。

由于上呼吸道与食管相毗邻，因此，上呼吸道梗阻也可引起进食困难。在婴儿鼻咽梗阻时，由于鼻呼吸障碍，其所引起的进食困难常伴有窒息和吸入性呼吸困难；口咽梗阻，特别是舌根部病变及声门上喉部病变，均影响吞咽；咽后壁脓肿及声门上腔炎症，如会厌炎，不仅极不愿吞咽而且引起流涎。

X线诊断：上呼吸道的梗阻在X线下有些疾患有特异性改变，有些则不具有特异性改变。在胸片上，上呼吸道梗阻的其他表现：①肺充气量趋于正常或减少，这与其他原因引起的呼吸困难所见的肺过度膨胀相反；②气道可见狭窄的部分；③若下咽腔包括在X线片内，则可见扩张。

四、治疗

(一)恢复气道通畅

急性上呼吸道梗阻患儿应立即设法使其气道通畅，尽量使患儿头向后仰。让患儿仰卧，抢救人员将一手置于患儿颈部，将颈部抬高，另一手置于额部，并向下压，使头和颈部呈过度伸展状态，此时舌可自咽后部推向前，使气道梗阻缓解。若气道仍未能恢复通畅，抢救者可改变手法，将一手指置于患儿下颌之后，然后尽力把下颌骨推向前；同时使头向后仰，用拇指使患儿下唇回缩，以便恢复通过口、鼻呼吸。若气道恢复通畅后，患儿仍无呼吸，应即刻进行人工机械通气。

(二)迅速寻找并取出异物

如果气道已经通畅，患儿仍无自主呼吸，通过人工机械通气肺仍不能扩张，应立即用手指清除咽喉部的分泌物或异物。患儿宜侧卧，医师用拇指和示指使患儿张口，用另一只手清除患儿口、咽部的分泌物或异物，以排出堵塞物。亦可用一长塑料钳，自口腔置入，深入患儿咽后部，探取异物，切勿使软组织损伤。亦可通过突然增加胸膜腔内压的方法，以形成足够的呼出气压力和流量，使气管内异物排出。具体做法是用力拍其肩胛间区或自患儿后方将手置于患儿的腹部，两手交叉，向上腹部施加压力。较安全的方法是手臂围绕于胸廓中部，婴儿围绕于下胸廓，用力向内挤压或用力拍击中背部，亦可得到类似结果。因为大部分吸入异物位于咽部稍下方的狭窄处，不易进一步深入，患儿因无足够的潮气量而无法将阻塞的异物排出。但此时患儿肺内尚有足够的残气量，故对胸或腹部迅速加压，排出的气量足以将异物排出。如有条件可在气管镜下取异物。

(三)气管插管、气管切开或环甲膜穿刺通气

来不及用上述方法或用上述方法失败的病例，以及其他情况紧急窒息时，如手足搐搦症喉痉挛、咽后壁脓肿、甲状舌骨囊肿等，可先作气管插管，必要时可作气管切开。来不及作气管切开

时,可先用血浆针头作环甲膜穿刺,或连接高频通气,以缓解患儿缺氧。然后再作气管插管或作气管切开,并置入套管。

(四)病因治疗

引起上呼吸道梗阻的病因除了异物按上述方法抢救外,由其他病因所引起者,应分别按照病因进行处理。

（彭 峰）

第二节 急性上呼吸道感染

急性上呼吸道感染(AURI)简称上感,俗称"感冒",是小儿最常见的疾病是由各种病原体引起的上呼吸道炎症,主要侵犯鼻、咽、扁桃体及喉部。一年四季均可发病。若炎症局限在某一组织,即按该部炎症命名,如急性鼻炎、急性咽炎、急性扁桃体炎、急性喉炎等。急性上呼吸道感染主要用于上呼吸道局部感染定位不确切者。

一、病因

各种病毒和细菌均可引起,以病毒感染为主,可占原发性上呼吸道感染的90%以上,主要有鼻病毒、呼吸道合胞病毒、流感病毒、副流感病毒、腺病毒、单纯疱疹病毒、柯萨奇病毒、埃可病毒、冠状病毒、EB病毒等,少数可由细菌引起。由于病毒感染,上呼吸道黏膜失去抵抗力而继发细菌感染,最常见致病菌为A组溶血性链球菌、肺炎链球菌、流感嗜血杆菌、葡萄球菌等。近年来肺炎支原体亦不少见。

婴幼儿时期由于上呼吸道的解剖生理特点及免疫特点易患本病。营养障碍性疾病,如维生素D缺乏性佝偻病、锌或铁缺乏症,以及护理不当、过度疲劳、气候改变和不良环境因素等,给病毒、细菌的入侵造成了有利条件,则易致反复上呼吸道感染或使病程迁延。

二、临床表现

本病多发于冬春季节,潜伏期1～3天,起病多较急。由于年龄大小、体质强弱及病变部位的不同,病情的缓急、轻重程度也不同。年长儿症状较轻,而婴幼儿症状较重。

(一)一般类型上感

1.症状

(1)局部症状:流清鼻涕、鼻塞、打喷嚏,也可有流泪、微咳或咽部不适。患儿多于3～4天内不治自愈。

(2)全身症状:发热、烦躁不安、头痛、全身不适、乏力等。部分患儿有食欲缺乏、呕吐、腹泻、腹痛等消化系统的症状。有些患儿病初可出现脐部附近阵发性疼痛,多为暂时性,无压痛。可能是发热引起反射性肠痉挛或蛔虫骚动所致。如腹痛持续存在,多为并发急性肠系膜淋巴结炎应注意与急腹症鉴别。

婴幼儿起病急,全身症状为主,局部症状较轻。多有发热,有时体温可达39～40 ℃,热程2～3天至1周不等,起病1～2天由于突发高热可引起惊厥,但很少连续多次,退热后惊厥及其他神经症状消失,一般情况良好。

年长儿以局部症状为主,全身症状较轻,无热或轻度发热,自诉头痛、全身不适、乏力。极轻者仅鼻塞、流稀涕、喷嚏、微咳、咽部不适等,多于3~4天内自愈。

2.体征

检查可见咽部充血,咽后壁滤泡肿大,如感染蔓延至鼻咽部邻近器官,可见相应的体征,如扁桃体充血肿大,可有脓性分泌物,下颌淋巴结肿大,压痛。肺部听诊多数正常,少数呼吸音粗糙或闻及痰鸣音。肠病毒感染者可见不同形态的皮疹。

(二)两种特殊类型上感

1.疱疹性咽峡炎

疱疹性咽峡炎由柯萨奇A组病毒引起,多发于夏秋季节,可散发或流行。临床表现为骤起高热,咽痛,流涎,有时呕吐、腹痛等。体查可见咽部充血,在咽腭弓、腭垂、软腭或扁桃体上可见数个至十数个2~4 mm大小灰白色的疱疹,周围有红晕,1~2天后疱疹破溃形成小溃疡。病程一周左右。

2.咽-结合膜热

咽-结合膜热由腺病毒3、7型引起,多发生于春夏季,可在集体儿童机构中流行,以发热、咽炎和结膜炎为特征。临床表现为多呈高热、咽痛、眼部刺痛、结膜炎,有时伴有消化系统的症状。体查可见咽部充血、有白色点块状分泌物,周边无红晕,易于剥离,一侧或两侧滤泡性眼结膜炎,颈部、耳后淋巴结肿大。病程1~2周。

三、并发症

婴幼儿上呼吸道感染波及邻近器官,引起中耳炎、鼻窦炎、咽后壁脓肿、颈部淋巴结炎,或炎症向下蔓延,引起气管炎、支气管炎、肺炎等。年长儿若患A组溶血性链球菌性咽峡炎可引起急性肾小球肾炎、风湿热等。

四、实验室检查

病毒感染者血白细胞计数在正常范围内或偏低,中性粒细胞数减少,淋巴细胞计数相对增高。病毒分离、血清反应、免疫荧光、酶联免疫等方法,有利于病毒病原体的早期诊断。细菌感染者血白细胞数可增高,中性粒细胞增高,在使用抗菌药物前进行咽拭子培养可发现致病菌。链球菌引起者可于感染2~3周后血中ASO滴度增高。

五、诊断和鉴别诊断

根据临床表现不难诊断,但应与以下疾病相鉴别。

(一)流行性感冒

流行性感冒由流感病毒、副流感病毒所致,患者有明显的流行病史。局部症状轻,全身症状重,常有发热、头痛、咽痛、四肢肌肉酸痛等,病程较长。

(二)急性传染病早期

上呼吸道感染常为急性传染病的前驱症状,如麻疹、流行性脑脊髓膜炎、脊髓灰质炎、猩红热、百日咳、伤寒等,应结合流行病史、临床表现及实验室资料等综合分析,并观察病情演变加以鉴别。

（三）急性阑尾炎

上呼吸道感染同时伴有腹痛应与急性阑尾炎鉴别,本病腹痛常先于发热,腹痛部位以右下腹为主,呈持续性,有肌紧张和固定压痛点,白细胞及中性粒细胞数增高。

六、治疗

（一）一般治疗

（1）注意适当休息,多饮水,发热期间宜给流质或易消化食物。

（2）保持室内空气新鲜及适当的温度、湿度。

（3）加强护理,注意呼吸道隔离,预防并发症。

（二）抗感染治疗

1.抗病毒药物应用

病毒感染时不宜滥用抗生素。常用抗病毒药物以下几种。

（1）利巴韦林（病毒唑）：具有广谱抗病毒作用,10～15 mg/(kg·d),口服或静脉滴注,或2 mg含服,1次/2小时,6次/天,疗程为3～5天。

（2）局部用 1% 的利巴韦林滴鼻液,4次/天;病毒性结膜炎可用 0.1% 的阿昔洛韦滴眼,1次/1～2小时。

2.抗生素类药物

如果细菌性上呼吸道感染病情较重,有继发细菌感染,或有并发症者可选用抗生素治疗,常用者有青霉素和大环内酯类抗生素,疗程 3～5 天。如证实为溶血性链球菌感染或既往有风湿热、肾炎病史者,青霉素疗程应为 10～14 天。

（三）对症治疗

（1）退热：高热应积极采取降温措施,通常可用物理降温如冷敷、冷生理盐水灌肠、温湿敷或擦浴等方法,或给予阿司匹林、对乙酰氨基酚、布洛芬制剂口服或小儿退热栓（吲哚美辛栓）肛门塞入,均可取得较好的降温效果。非超高热最好不用糖皮质激素类药物治疗。

（2）高热惊厥者可给予镇静、止惊等处理。

（3）咽痛者可含服咽喉片。

（4）鼻塞者可在进食前或睡前用 0.5% 的麻黄素液滴鼻。用药前应先清除鼻腔分泌物,每次每侧鼻孔滴入 1～2 滴,可减轻鼻黏膜充血肿胀,使呼吸道通畅,便于呼吸和吮乳。

（四）中医疗法

常用中成药如银翘散、板蓝根冲剂、感冒退热冲剂、小柴胡冲剂、藿香正气散等。上呼吸道感染在中医称伤风感冒,根据临床辨证分为风寒感冒和风热感冒,分别选用辛温解表方剂和宜辛凉解表方剂,疗效可靠。

七、预防

（1）加强锻炼,以增强机体抵抗力和防止病原体入侵。

（2）提倡母乳喂养,经常到户外活动,多晒阳光,防治营养不良及佝偻病。

（3）患者应尽量不与健康小儿接触,在呼吸道发病率高的季节,避免去人多拥挤的公共场所。

（4）避免发病诱因,注意卫生,保持居室空气新鲜,在气候变化时注意增减衣服,避免交叉感染。

(5)对反复呼吸道感染的小儿可用左旋咪唑每天 2.5 mg/kg,每周服 2 天,3 个月一疗程。或用转移因子,每周注射 1 次,每次 4 U,连用 3~4 月。中药黄芪每天 6~9 g,连服 2~3 个月,对减少复发次数也有一定效果。

（彭　峰）

第三节　急性毛细支气管炎

急性毛细支气管炎是 2 岁以下婴幼儿特有的一种呼吸道感染性疾病,尤其以 6 个月内的婴儿最为多见,是此年龄最常见的一种严重的急性下呼吸道感染,以呼吸急促、三凹征和喘鸣为主要临床表现。本病主要为病毒感染,50%以上为呼吸道合胞病毒(RSV),其他副流感病毒、腺病毒亦可引起,RSV 是本病流行时唯一的病原。寒冷季节发病率较高,多为散发性,也可成为流行性。发病率男女相似,但男婴重症较多。早产儿、慢性肺疾病及先天性心脏病患儿为高危人群。

一、诊断

(一)表现

1.症状

(1)2 岁以内婴幼儿,急性发病。

(2)上呼吸道感染后 2~3 天出现持续性干咳和发作性喘憋,咳嗽和喘憋同时发生,症状轻重不等。

(3)无热、低热、中度发热,少见高热。

2.体征

(1)呼吸浅快,一般 60~80 次/分,甚至 100 次/分以上;脉搏快而细,常达 160~200 次/分。

(2)鼻翕明显,有三凹征;重症面色苍白或发绀。

(3)胸廓饱满呈桶状胸,叩诊过清音,听诊呼气相呼吸音延长,呼气性喘鸣。毛细支气管梗阻严重时,呼吸音明显减低或消失,喘憋稍缓解时,可闻及弥漫性中、细湿啰音。

(4)因肺气肿的存在,肝脾被推向下方,肋缘下可触及,合并心力衰竭时肝脏可进行性增大。

(5)因不显性失水量增加和液体摄入量不足,部分患儿可出现脱水症状。

(二)辅助检查

1.胸部 X 线检查

胸部 X 线检查可见不同程度的梗阻性肺气肿(肺野清晰,透亮度增加),约 1/3 的患儿有肺纹理增粗及散在的小点片状实变影(肺不张或肺泡炎症)。

2.病原学检查

取鼻咽部洗液做病毒分离检查,呼吸道病毒抗原的特异性快速诊断,呼吸道合胞病毒感染的血清学诊断,都可对临床诊断提供有力佐证。

二、鉴别诊断

患儿年龄偏小,在发病初期即出现明显的发作性喘憋,体检及 X 线检查在初期即出现明显肺气肿,故与其他急性肺炎较易区别。但本病还需与以下疾病鉴别。

(一)婴幼儿哮喘

婴儿的第一次感染性喘息发作,多数是毛细支气管炎。毛细支气管炎当喘憋严重时,毛细支气管接近于完全梗阻,呼吸音明显降低,此时湿啰音也不易听到,不应误认为是婴幼儿哮喘发作。如有反复多次喘息发作,亲属有变态反应史,则有婴幼儿哮喘的可能。婴幼儿哮喘一般不发热,表现为突发突止的喘憋,可闻及大量哮鸣音,对支气管扩张药及皮下注射小剂量肾上腺素效果明显。

(二)喘息性支气管炎

喘息性支气管炎发病年龄多见于1~3岁幼儿,常继发于上感之后,多为低至中等度发热,肺部可闻及较多不固定的中等湿啰音、喘鸣音。病情多不重,呼吸困难、缺氧不明显。

(三)粟粒性肺结核

粟粒性肺结核有时呈发作性喘憋,发绀明显,多无啰音。有结核接触史或家庭病史,结核中毒症状,PPD试验阳性,可与急性毛细支气管炎鉴别。

(四)可发生喘憋的其他疾病

其他疾病如百日咳、充血性心力衰竭、心内膜弹力纤维增生症、吸入异物等。

(1)因肺脏过度充气,肝脏被推向下方,可在肋缘下触及,且患儿的心率与呼吸频率均较快,应与充血性心力衰竭鉴别。

(2)急性毛细支气管炎一般多以上呼吸道感染症状开始,此点可与充血性心力衰竭、心内膜弹力纤维增生症、吸入异物等鉴别。

(3)百日咳为百日咳鲍特杆菌引起的急性呼吸道传染病,人群对百日咳普遍易感。目前我国百日咳疫苗为计划免疫接种,发病率明显下降。百日咳典型表现为阵发性、痉挛性咳嗽,痉咳后伴1次深长吸气,发出特殊的高调鸡鸣样吸气性吼声,俗称"回勾"。咳嗽一般持续2~6周。发病早期外周血白细胞计数增高,以淋巴细胞为主。采用鼻咽拭子法培养阳性率较高,第1周可达90%。百日咳发生喘憋时需与急性毛细支气管炎鉴别,典型的痉咳、鸡鸣样吸气性吼声、白细胞计数增高以淋巴细胞为主、细菌培养百日咳鲍特杆菌阳性可鉴别。

三、治疗

该病最危险的时期是咳嗽及呼吸困难发生后的48~72小时,主要死因是过长的呼吸暂停、严重的失代偿性呼吸性酸中毒、严重脱水。病死率为1%~3%。

(一)对症治疗

吸氧、补液、湿化气道、镇静、控制喘憋。

(二)抗生素

考虑有继发细菌感染时,应想到金黄色葡萄球菌、大肠杆菌或其他院内感染病菌的可能。对继发细菌感染的重症患儿,应根据细菌培养结果选用敏感抗生素。

(三)并发症的治疗

及时发现和处理代谢性酸中毒、呼吸性酸中毒、心力衰竭及呼吸衰竭。并发心力衰竭时应及时采用快速洋地黄药物,如毛花苷C。对疑似心力衰竭的患儿,也可及早试用洋地黄药物观察病情变化。

(1)监测心电图、呼吸和血氧饱和度,通过监测及时发现低氧血症、呼吸暂停及呼吸衰竭的发生。一般吸入氧气浓度在40％以上即可纠正大多数低氧血症。当患儿出现吸气时呼吸音消失，严重三凹征，吸入氧气浓度在40％仍有发绀，对刺激反应减弱或消失，血二氧化碳分压升高，应考虑做辅助通气治疗。病情较重的小婴儿可有代谢性酸中毒，需做血气分析。约1/10的患者有呼吸性酸中毒。

（2）毛细支气管炎患儿因缺氧、烦躁而导致呼吸、心跳增快，需特别注意观察肝脏有无在短期内进行性增大，从而判断有无心力衰竭的发生。小婴儿和有先天性心脏病的患儿发生心力衰竭的机会较多。

（3）过度换气及液体摄入量不足的患儿要考虑脱水的可能。观察患儿哭时有无眼泪，皮肤及口唇黏膜是否干燥，皮肤弹性及尿量多少等，以判断脱水程度。

（四）抗病毒治疗

利巴韦林、中药双黄连。

1.利巴韦林

常用剂量为每天10～15 mg/kg，分3～4次。利巴韦林是1972年首次合成的核苷类广谱抗病毒药，最初的研究认为它在体外有抗RSV作用，但进一步的试验却未能得到证实。目前美国儿科协会不再推荐常规应用这种药物，但强调对某些高危、病情严重患儿可以用利巴韦林治疗。

2.中药双黄连

北京儿童医院采用双盲随机对照方法的研究表明，双黄连雾化吸入治疗RSV引起的下呼吸道感染是安全有效的方法。

（五）呼吸道合胞病毒（RSV）特异治疗

1.静脉用呼吸道合胞病毒免疫球蛋白（RSV-IVIG）

在治疗RSV感染时，RSV-IVIG有两种用法：①一次性静脉滴注RSV IVIG 1 500 mg/kg；②吸入疗法，只在住院第1天给予RSV-IVIG制剂吸入，共2次，每次50 mg/kg，约20分钟，间隔30～60分钟。两种用法均能有效改善临床症状，明显降低鼻咽分泌物中的病毒含量。

2.RSV单克隆抗体

用法为每月肌内注射1次，每次15 mg/kg，用于整个RSV感染季节，在RSV感染开始的季节提前应用效果更佳。

（六）支气管扩张药及肾上腺糖皮质激素

1.支气管扩张药

过去认为支气管扩张药对毛细支气管炎无效，目前多数学者认为，用β受体兴奋药治疗毛细支气管炎有一定的效果。综合多个研究表明，肾上腺素为支气管扩张药中的首选药。

2.肾上腺糖皮质激素

长期以来对糖皮质激素治疗急性毛细支气管炎的争议仍然存在，目前尚无定论。但有研究表明，糖皮质激素对毛细支气管炎的复发有一定的抑制作用。

四、疗效分析

（一）病程

一般为5～15天。恰当的治疗可缩短病程。

（二）病情加重

如果经过合理治疗病情无明显缓解，应考虑以下方面：①有无并发症出现，如合并心力衰竭者病程可延长;②有无先天性免疫缺陷或使用免疫抑制剂;③小婴儿是否输液过多,加重喘憋症状。

五、预后

预后大多良好。婴儿期患毛细支气管炎的患儿易于在病后半年内反复咳喘,随访2～7年有20%～50%发生哮喘。其危险因素为过敏体质、哮喘家族史、先天小气道等。

(任倩倩)

第四节 反复呼吸道感染

一、定义和诊断标准

呼吸道感染是儿童尤其婴幼儿最常见的疾病,据统计发展中国家每年每个儿童患 4.2～8.7 次的呼吸道感染,其中多数是上呼吸道感染,肺炎的发生率则为每年每 100 个儿童 10 次。反复呼吸道感染是指一年内发生呼吸道感染次数过于频繁,超过一定范围。根据反复感染的部位可分为反复上呼吸道感染和反复下呼吸道感染(支气管炎和肺炎),对于反复上呼吸道感染或反复支气管炎国外文献未见有明确的定义或标准,反复肺炎国内外较为一致的标准是 1 年内患 2 次或 2 次以上肺炎,或在任一时间框架内患 3 次或 3 次以上肺炎,每次肺炎的诊断需要有胸部 X线的证据。我国儿科学会呼吸学组于 1987 年制订了反复呼吸道感染的诊断标准,并于 2007 年进行了修订,如表 5-1。

表 5-1 反复呼吸道感染判断条件

年龄(岁)	反复上呼吸道感染(次/年)	反复下呼吸道感染(次/年)	
		反复气管支气管炎	反复肺炎
0～2	7	3	2
3～5	6	2	2
6～14	5	2	2

注:①两次感染间隔时间至少 7 天以上。②若上呼吸道感染次数不够,可以将上、下呼吸道感染次数相加,反之则不能。但若反复感染是以下呼吸道为主,则应定义为反复下呼吸道感染。③确定次数须连续观察 1 年。④反复肺炎指 1 年内反复患肺炎≥2 次,肺炎须由肺部体征和影像学证实,两次肺炎诊断期间肺炎体征和影像学改变应完全消失。

二、病因和基础疾病

小儿反复呼吸道感染病因复杂,除了与小儿时期本身的呼吸系统解剖生理特点及免疫功能尚不成熟有关外,微量元素和维生素缺乏、环境因素、慢性上气道病灶等也是反复上呼吸道感染常见原因。对于反复下呼吸道感染尤其是反复肺炎患儿,多数存在基础疾病,我们对北京儿童医院 106 例反复肺炎患儿回顾性分析发现其中88.7%存在基础病变,先天性或获得性呼吸系统解剖异常是最常见的原因,其次为呼吸道吸入、先天性心脏病、哮喘、免疫缺陷病和原发纤毛不动综合征等。

(一)小儿呼吸系统解剖生理特点

小儿鼻腔短,后鼻道狭窄,没有鼻毛,对空气中吸入的尘埃及微生物过滤作用差,同时鼻黏膜嫩弱又富于血管,极易受到损伤或感染,鼻道狭窄经常引起鼻塞而张口呼吸。鼻窦黏膜与鼻腔黏膜相连续,鼻窦口相对比较大,鼻炎常累及鼻窦。小儿鼻咽部较狭小,喉狭窄而且垂直,其周围的淋巴组织发育不完善,防御功能较弱。婴幼儿的气管、支气管较狭小,软骨柔软,缺乏弹力组织,支撑作用薄弱,黏膜血管丰富,纤毛运动较差,清除能力薄弱,易引起感染,并引起充血、水肿、分泌物增加,易导致呼吸道阻塞。小儿肺的弹力纤维发育较差,血管丰富,间质发育旺盛,肺泡数量较少,造成肺含血量丰富而含气量相对较少,故易感染,并易引起间质性炎症或肺不张等。同时,小儿胸廓较短,前后径相对较大呈桶状,肋骨呈水平位,膈肌位置较高,使心脏呈横位,胸腔较小而肺相对较大,呼吸肌发育不完善,呼吸时胸廓活动范围小,肺不能充分地扩张、通气和换气,易因缺氧和 CO_2 潴留而出现面色青紫。以上特点容易引起小儿呼吸道感染,分泌物容易堵塞且感染容易扩散。

(二)小儿反复呼吸道感染的基础病变

1.免疫功能低下或免疫缺陷病

小儿免疫系统在出生时发育尚未完善,随着年龄增长逐渐达到成人水平,故小儿特别是婴幼儿处于生理性免疫低下状态,是易患呼吸道感染的重要因素。新生儿外周血 T 细胞数量已达成人水平,其中 CD4 细胞数较多,但 CD4 辅助功能较低且具有较高的抑制活性,一般 6 个月时CD4 的辅助功能趋于正常。与细胞免疫相比,体液免疫的发育较为迟缓,新生儿 B 细胞能分化为产生 IgM 的浆细胞,但不能分化为产生 IgG 和 IgA 的浆细胞,有效的 IgG 类抗体应答需在生后 3 个月后才出现,2 岁时分泌 IgG 的 B 细胞才达成人水平,而分泌 IgA 的 B 细胞 5 岁时才达成人水平。婴儿自身产生的 IgG 从 3 个月开始增多,1 岁时达成人的 60%,6~7 岁时接近成人水平。IgG 有 IgG1、IgG2、IgG3 和 IgG4 四个亚类,在正常成人血清中比率为 70%、20%、6% 和4%,其中 IgG1、IgG3 为针对蛋白质抗原的主要抗体,而 IgG2、IgG4 为抗多糖抗原的重要抗体成分,IgG1 在 5~6 岁,IgG3 在 10 岁左右,IgG2 和 IgG4 在 14 岁达成人水平。新生儿 IgA 量极微,1 岁时仅为成人的 20%,12 岁达成人水平。另外,婴儿期非特异免疫如吞噬细胞功能不足,铁蛋白、溶菌酶、干扰素、补体等的数量和活性不足。

除了小儿时期本身特异性和非特异性免疫功能较差外,许多研究表明反复呼吸道感染患儿(复感儿)与健康对照组相比多存在细胞免疫、体液免疫或补体某种程度的降低,尤其是细胞免疫功能异常在小儿反复呼吸道感染中起重要作用,复感儿外周血 CD3$^+$ 细胞、CD4$^+$ 细胞百分率及CD4$^+$/CD8$^+$ 比值降低,这种异常标志着辅助性 T 细胞功能相对不足,不利于对病毒等细胞内微生物的清除,也不利于抗体产生,因只有在抗原和辅助性 T 细胞信号的协同作用下,B 细胞才得以进入增殖周期。在 B 细胞应答过程中,辅助性 T 细胞(Th)除提供膜接触信号外,还分泌多种细胞因子,影响 B 细胞的分化和应答特征。活化的 Th$_1$ 细胞可通过分泌白细胞介素 2(IL-2),使B 细胞分化为以分泌 IgG 抗体为主的浆细胞;而活化的 Th$_2$ 细胞则通过分泌白细胞介素4(IL-4),使 B 细胞分化为以分泌 IgE 抗体为主的浆细胞。活化的抑制性 T 细胞(Ts)可通过分泌白细胞介素 10(IL-10)而抑制 B 细胞应答,就功能分类而言,CD8 T 细胞属于抑制性 T 细胞。反复呼吸道感染患儿 CD8 细胞百分率相对升高必然会对体液免疫反应产生不利影响,有报道复感儿对肺炎链球菌多糖抗原产生抗体的能力不足。分泌型 IgA(SIgA)是呼吸道的第一道免疫屏障,能抑制细菌在气道上皮的黏附及定植,直接刺激杀伤细胞的活性,可特异性或非特异性地防御呼吸道细菌及病毒的侵袭,因此对反复呼吸道感染患儿注意 SIgA 的检测。IgM 在早期感染中发挥重要的免疫防御作用,且 IgM 是通过激活补体来杀死微生物的。补体系统活化后可通过溶解细胞、细菌和病毒发挥抗感染免疫作用,补体成分降低或缺陷时,机体的吞噬和杀菌作用明显减弱。

呼吸系统是免疫缺陷病最易累及的器官,因此需要特别注意部分反复呼吸道感染患儿不是免疫功能低下或紊乱,而是存在各种类型的原发免疫缺陷病,最常见的是 B 淋巴细胞功能异常导致体液免疫缺陷病,如 X 连锁无丙种球蛋白血症(XLA),常见变异型免疫缺陷病(CVID)、IgG 亚类缺乏症和选择性 IgA 缺乏症等。106 例反复肺炎患儿发现 6 例原发免疫缺陷病,其中 5 例为体液免疫缺陷病,年龄均在 8 岁以上,反复肺炎病程在 2～9 年,均在 2 岁后发病,表现为间断发热、咳嗽和咳痰,肝脾大 3 例,胸部 X 线合并支气管扩张 3 例,诊断根据血清免疫球蛋白的检查,2 例常见变异性免疫缺陷病反复检查血 IgG、IgM 和 IgA 测不出或明显降低。1 例 X 链锁无丙种球蛋白血症为 11 岁男孩,2 岁起每年肺炎 4～5 次,其兄 3 岁时死于多发性骨结核;查体扁桃体未发育,多次测血 IgG、IgM 和 IgA 含量极低,外周血 B 淋巴细胞明显减少,细胞免疫功能正常。1 例选择性 IgA 缺乏和 1 例 IgG 亚类缺陷年龄分别为 10 岁和 15 岁,经检测免疫球蛋白和 IgG 亚类诊断,这例 IgG 亚类缺陷患儿反复发热、咳嗽 6 年半,每年患肺炎住院 7～8 次。查体:双肺可闻及大量中等水泡音,杵状指(趾)。免疫功能检查 IgG 略低于正常低限,IgG2,IgG4 未测出。肺 CT 提示两下肺广泛支气管扩张。慢性肉芽肿病是一种原发吞噬细胞功能缺陷病,由于遗传缺陷导致吞噬细胞杀菌能力低下,临床表现婴幼儿期反复细菌或真菌感染(以肺炎为主)及感染部位肉芽肿形成,四唑氮蓝(NBT)试验可协助诊断,近年来我们发现多例反复肺炎和曲霉菌肺炎患儿存在吞噬细胞功能缺陷。

继发性免疫缺陷多考虑恶性肿瘤、免疫抑制剂治疗和营养不良,目前 HIV 感染已成为获得性免疫缺陷的常见原因,2 例艾滋病患儿年龄分别为 4 岁和 6 岁,病程分别为 3 月和 2 年,均表现间断发热、咳嗽,1 例伴腹泻和营养不良,2 例均有输血史,X 线表现为两肺间质性肺炎,经查血清 HIV 抗体阳性确诊。

2.先天气道和肺发育畸形

气道发育异常包括喉气管支气管软化、气管性支气管、支气管狭窄和支气管扩张,其中以喉气管支气管软化症最为常见,软化可发生于局部或整个气道,气道内径正常,但由于缺乏足够的软骨支撑这些患儿在呼气时气道发生内陷,气道阻力增加,气道分泌物排出不畅,易于感染,41 例反复肺炎患儿中 16 例经纤维支气管镜诊断为气管支气管软化症,其中 1 例 2 岁男孩,1 年内患"肺炎"5 次,纤支镜检查提示左总支气管软化症。气管性支气管是指气管内额外的或异常的支气管分支,通常来自气管右侧壁,这种异常损害了右上肺叶分泌物的排出或造成气管的严重狭窄。先天性支气管狭窄导致的肺部感染可发生于主干支气管或中叶支气管,而肺炎和肺不张后的支气管扩张发生于受累支气管狭窄部位的远端。

支气管扩张是先天或获得性损害。获得性支气管扩张多是由于肺的严重细菌感染后导致的局部气道损害,麻疹病毒、腺病毒、百日咳杆菌、结核分枝杆菌是最常见的病原,近年发现支原体感染也是支气管扩张的常见病原。支气管扩张分为柱状和囊状扩张,早期柱状扩张损害仅涉及弹性和气道肌肉支撑组织,积极治疗可部分或完全恢复。晚期囊状扩张损害涉及气道软骨,这时支气管形成圆形的盲囊,不再与肺泡组织交流。抗菌药物不能渗入到扩张区域的脓汁和潴留的黏液中,囊状支气管扩张属于不可逆性,易形成反复或持续的肺部感染。

肺发育异常包括左或右肺发育不良、肺隔离症、肺囊肿和先天性囊性腺瘤畸形均可引起反复肺炎。肺隔离症是一块囊实性成分组成的非功能性肺组织团块异常连接到正常肺,其血供来自主动脉而不是肺血管,通常表现为学龄儿童反复肺炎。支气管源性肺囊肿常位于气管周围或隆突下,囊肿被覆纤毛柱状上皮、平滑肌、黏液腺和软骨,感染可发生于囊肿本身或被囊肿压迫的周围肺。很多患者在婴儿期表现呼吸困难,这些患儿肺炎的发生往往是邻近正常肺蔓延而来,而一旦感染发生,由于与正常的支气管树缺乏连接使感染难于清除。先天性囊性腺瘤畸形约80%出生前的经超声诊断,表现为生后不久出现的呼吸窘迫,一小部分表现为由于支气管压迫和分泌物清除障碍引起的反复肺炎。

3.原发纤毛不动综合征

本病是由于纤毛先天结构异常导致纤毛运动不良,气道黏液纤毛清除功能障碍,表现反复呼吸道感染和支气管扩张,可同时合并鼻窦炎、中耳炎。部分病例有右位心或内脏转位称为Kartagener综合征。

4.囊性纤维化

囊性纤维化属遗传性疾病,遗传缺陷引起跨膜传导调节蛋白功能障碍,气道和外分泌腺液体及电解质转运失衡,呼吸道分泌稠厚的黏液并清除障碍,在儿童典型表现为反复肺炎、慢性鼻窦炎、脂肪痢和生长落后。囊性纤维化是欧洲和美洲白人儿童反复肺炎的常见原因,在我国则很少见。

5.先天性心脏病

先天性心脏病的患儿易患反复肺炎有几个原因:心脏扩大的血管或房室压迫气管,引起支气管阻塞和肺段分泌物的排出受损,导致肺不张和继发感染;左向右分流和肺血流增加增加了反复呼吸道感染的易感性,其机制尚不清楚;长期肺水肿伴肺静脉充血使小气道直径变小,肺泡通气减少和分泌物排出减少易于继发感染等。

(三)反复呼吸道感染的原因

1.反复呼吸道吸入

许多原因可以造成反复呼吸道吸入,可能是由于结构或功能的原因不能保护气道,或由于不能把口腔分泌物(食物、液体和口腔分泌物)传送到胃,或由于不能防止胃内容物反流。肺浸润的部位取决于吸入发生时患儿的体位,立位时多发生于中叶或肺底,而仰卧位时则易累及上叶。

吞咽功能障碍可由中枢神经系统疾病、神经肌肉疾病或环咽部的解剖异常引起。闭合性脑损伤或缺氧性脑损伤形成的完全性中枢神经系统功能障碍经常发生口咽分泌物控制不良,通常伴有严重的智能落后和脑性瘫痪。慢性反复发作的癫痫也可导致反复吸入发生。外伤、肿瘤、血管炎、神经变性等引起的脑神经损伤或功能障碍也与吞咽功能受损有关。某些婴儿吞咽反射成熟延迟可引起环咽肌肉不协调导致反复吸入。神经肌肉疾病如肌营养不良可以有吞咽功能异常,气道保护反射如咳嗽呕吐反射减弱或缺乏,易于反复的微量吸入和感染。上气道的先天性或获得性的解剖损害(如腭裂、喉裂和黏膜下裂)引起吸入与吞咽反射不协调、气道清除能力下降和喂养困难有关。

食管阻塞或动力障碍也可引起呼吸道反复的微量吸入,血管环是外源性的食管阻塞最常见的原因,经肺增强CT和血管重建可确诊。其他较少见原因有肠源性的重复畸形、纵隔囊肿、畸胎瘤、心包囊肿、淋巴瘤和神经母细胞瘤等。食管异物是内源性食管阻塞的最常见原因,最重要的主诉是吞咽困难、吞咽痛和口腔分泌物潴留,部分患儿表现为反复喘鸣和胸部感染。食管蹼和食管狭窄也可引起食管内容物的吸入,表现为反复下呼吸道感染。

气管食管瘘与修复前和修复后的食管运动障碍有关,多数的气管食管瘘在出生后不久诊断,但小的 H 型的瘘可引起慢性吸入导致儿童期反复下呼吸道感染。许多儿童在气管食管瘘修复后仍有吸入是由于残留的问题如食管狭窄、食管动力障碍、胃食管反流和气管食管软化持续存在。胃食管反流的儿童可表现出慢性反应性气道疾病或反复肺炎。

2.支气管腔内阻塞或腔外压迫

(1)腔内阻塞:异物吸入是儿科患者腔内气道阻塞最常见的原因。常发生于 6 个月~3 岁,窒息史或异物吸入史仅见于 40% 的患者,肺炎可发生于异物吸入数日或数周,延迟诊断或异物长期滞留于气道是肺炎反复或持续的原因。例如,1 例 2 岁女孩,临床表现反复发热、咳嗽 4 个月,家长否认异物吸入史,外院反复诊断左下肺炎。查体左肺背部可闻及管状呼吸音及细湿啰音,杵状指(趾)。胸片可见左肺广泛蜂窝肺改变,右肺大叶气肿,纤维支气管镜检查为左下异物(瓜子壳)。造成腔内阻塞的其他原因有支气管结核、支气管腺瘤和支气管内脂肪瘤等。

(2)腔外压迫:肿大的淋巴结是腔外气道压迫最常见的原因。感染发生是由于管外压迫导致局部气道狭窄引起黏液纤毛清除下降,气道分泌物在气道远端至阻塞部位的潴留,这些分泌物充当了感染的根源,同时反复抗生素治疗可引起耐药病原菌的感染。

气道压迫最常见原因是结核分枝杆菌感染引起的淋巴结肿大,肿大淋巴结可以发生在支气管旁、隆突下和肺门周围区域。在某些地区真菌感染如组织胞浆菌病或球孢子菌病也可引起气道压迫和继发细菌性肺炎。

非感染原因引起的肺淋巴结肿大也可导致外源性气道压迫。结节病可引起淋巴组织慢性非干酪性肉芽肿样损害,往往涉及纵隔淋巴结。纵隔的恶性疾病如淋巴瘤偶然引起腔外气道压迫,但以反复肺炎为主要表现并不常见。

心脏和大血管的先天异常也可导致大气道的管外压迫,压迫导致气道狭窄或引起局部的支气管软化,感染的部位取决于血管压迫的区域。这些异常包括双主动脉弓、由右主动脉弓组成的血管环、左锁骨下动脉来源异常、动脉韧带、无名动脉压迫和肺动脉索,其中最常见的是双主动脉弓包围气管和食管,症状通常始于婴儿早期,除了感染并发症外,可能包括喘息、咳嗽和吞咽困难。肺动脉索为一实体,左肺动脉缺如,供应左肺的异常血管来自右肺动脉,这一血管压迫了右支气管。

3.支气管哮喘

支气管肺炎是哮喘的一个常见并发症,同时也有部分反复肺炎患儿实际上是未诊断的哮喘,这在临床并不少见。造成哮喘误诊为肺炎的原因是部分哮喘患儿急性发作时,临床表现不典型,如以咳嗽为主要表现,无明显的喘息症状,由于黏液栓阻塞胸部 X 线表现为肺不张,也有部分原因是对哮喘的认识不够。

4.营养不良、微量元素及维生素缺乏

营养不良能引起广泛免疫功能损伤,由于蛋白质合成减少,胸腺、淋巴结萎缩,各种免疫激活剂缺乏,免疫功能全面降低,尤其是细胞免疫异常,营养不良引起免疫功能低下容易导致感染;反复感染又可引起营养吸收障碍而加重营养不良,造成恶性循环。

钙剂能增强气管、支气管纤毛运动,使呼吸道清除功能增强,同时又可提高肺巨噬细胞的吞噬能力,加强呼吸道防御功能。因此血钙降低必然会影响机体免疫状态导致机体抵抗力下降,以及易致呼吸道感染。当患维生素D缺乏性佝偻病时,患儿可出现肋骨串珠样改变、赫氏沟、肋骨外翻、鸡胸等骨骼的改变,能使胸廓的生理活动受到限制而影响小儿呼吸,并加重呼吸肌的负担。

微量元素锌、铁缺乏可影响机体的免疫功能与反复呼吸道感染有关。锌对免疫系统的发育和免疫功能的正常会产生一定的影响。锌参与体内40多种酶的合成,并与200多种酶的活性有关。缺锌可引起体内相关酶的活性下降,导致核酸、蛋白、糖、脂肪等多种代谢障碍。同时缺锌可使机体的免疫器官(胸腺、脾脏)和全身淋巴器官重量减轻、甚至萎缩,致使T细胞功能下降,体液免疫功能受损而削弱机体免疫力,导致反复呼吸道感染。

铁是人体中最丰富的微量元素,婴幼儿正处在生长发育的黄金时期,对铁的需要相对增多,若体内储蓄铁减少,不及时补充,可导致铁缺乏。铁也与多种酶的活性有关,如过氧化氢酶、过氧化物酶、单氨氧化酶等。缺铁时这些酶的活性降低,影响机体的代谢过程及肝内DNA的合成,儿茶酚胺的代谢受抑制,并且铁能直接影响淋巴组织的发育和对感染的抵抗力。缺铁性贫血或铁缺乏症儿童的特异性免疫功能(包括细胞和体液免疫功能)和非特异性免疫功能均有一定程度的损害,故易发生反复呼吸道感染。有研究表明反复呼吸道感染患儿急性期血清铁水平明显低于正常,感染发生频率与血清铁下降程度有关,补充铁剂后感染次数明显减少,再感染症状也明显减轻。

铅暴露对儿童及青少年健康可产生多方面危害,除了对神经系统、精神记忆功能、智商及行为能力等方面的影响外,铅暴露对幼儿免疫系统功能也有影响,且随着血铅水平的增高,这种影响越显著;有研究表明铅能抑制某些免疫细胞的生长和分化,削弱机体的抵抗力,使机体对细菌、病毒感染的易感性增加;血铅含量与血IgA、IgG水平存在较明显的负相关,因此血铅升高也是反复呼吸道感染的一个原因。

维生素A对维持呼吸道上皮细胞的分化及保持上皮细胞的完整性具有重要的作用。正常水平的维生素A对维持小儿的免疫功能具有重要的作用。而当维生素A缺乏时,呼吸道黏膜上皮细胞的生长和组织修复发生障碍,带纤毛的柱状上皮细胞纤毛消失,上皮细胞出现角化、脱落阻塞气道管腔,而且腺体细胞功能丧失,分泌减少,呼吸道局部的防御功能下降。此时病毒和细菌等微生物易于侵入造成感染。有研究表明反复呼吸道感染患儿血维生素A的水平降低,且降低水平与疾病严重程度呈正相关,回升情况与疾病的恢复水平平行,补充维生素A可降低呼吸道感染的发生率。

5.环境因素

环境的变化与呼吸道的防卫有密切关系,尤其是小儿对较大的气候变化的调节能力较差,在北方多见于冬春时,南方多见于夏秋两季气温波动较大时。当白天与夜间温差加大、气温多变、忽冷忽热时,小儿机体内环境不稳定,对外界适应力差,很易患呼吸道感染。此外空气污染程度与小儿的呼吸道感染密切相关,居住在城镇比在农村儿童发病率高,与城镇内汽车尾气、工业污水、废气等对空气污染有关,家庭内化纤地毯、室内装修、油漆和被动吸烟等,有害气体吸入呼吸道,直接破坏支气管黏膜的纤毛上皮,降低呼吸道黏膜抵抗力,易患呼吸道感染。居住人口密集,人员流动多,空气流动差,也会增加发病率。

家庭中有呼吸系统病患者、入托幼机构、家里饲养宠物也是易患反复呼吸道感染的环境因素,原因是这些情况下儿童易受生活环境中病原体的传播、变应原刺激,以及脱离家庭进入陌生的环境(托儿所)发生心理、生理、免疫方面的改变和缺少了家里父母的悉心照顾。

6.上呼吸道慢性病灶

小儿上呼吸道感染如治疗不及时,可形成慢性病灶如慢性扁桃体炎、鼻炎和鼻窦炎,细菌长期处于隐伏状态,一旦受凉、过劳或抵抗力下降时,就会引起反复发病。小儿鼻窦炎症状表现不典型,常因鼻涕倒流入咽以致流涕症状不明显,而以咳嗽为主要症状。脓性分泌物流入咽部或吸入支气管导致咽炎、腺样体炎、支气管炎等疾病。因此慢性扁桃体炎,慢性鼻-鼻窦炎和过敏性鼻炎是部分患儿反复呼吸道感染的原因。

三、诊断思路

对于反复呼吸道感染患儿首先是根据我国儿科呼吸组制订的标准确定诊断,然后区分该患儿是反复上呼吸道感染,还是反复下呼吸道感染(支气管炎,肺炎),或者是二者皆有。

对于反复上呼吸道感染患儿,多与免疫功能不成熟或低下、护理不当、入托幼机构的起始阶段、环境因素(居室污染和被动吸烟)、营养因素(微量元素缺乏,营养不良)有关,部分儿童与慢性病灶有关,如慢性扁桃体炎、慢性鼻窦炎和过敏性鼻炎等,进一步检查包括血常规、微量元素和免疫功能检查,摄鼻窦片,请五官科会诊等。

对于反复支气管炎的学前儿童,多由于反复上呼吸道感染治疗不当,使病情向下蔓延,少数有潜在基础疾病,如先天性喉气管支气管软化症,伴有反复喘息的患儿尤其应与婴幼儿哮喘、支气管异物相鉴别。反复支气管炎的学龄儿童,多与反复上呼吸道感染治疗不当、鼻咽部慢性病灶、咳嗽变应性哮喘和免疫功能低下引起一些病原体反复感染有关;进一步的检查包括血常规、免疫功能、变应原筛查、病原学检查(咽培养,支原体抗体等)、肺功能、五官科检查(纤维喉镜),必要时行支气管镜检查。

反复肺炎患儿多数存在基础疾病,应进行详细检查,首先根据胸部X线平片表现区分是反复或持续的单一部位肺炎还是多部位肺炎,在此基础上结合病史和体征选择必要的辅助检查。对于反复单一部位的肺炎,诊断第一步应进行支气管镜检查,对于支气管异物可达到诊断和治疗目的。也可发现其他的腔内阻塞如结核性肉芽肿、支气管腺瘤或某些支气管先天异常如支气管软化、狭窄,开口异常或变异。如果支气管镜正常或不能显示,胸部CT增强和气管血管重建可以明确腔外压迫造成支气管阻塞(纵隔肿物、淋巴结或血管环),支气管扩张和支气管镜不能发现的远端支气管腔阻塞,以及先天性肺发育异常如肺发育不良、肺隔离症、先天性肺囊肿和先天囊腺瘤样畸形等。

对于反复或持续的多部位的肺炎,如果患儿为婴幼儿,以呛奶、溢奶或呕吐为主要表现,考虑呼吸道吸入为反复肺炎的基础原因,应进行消化道造影、24小时食管pH检测。心脏彩超检查可以排除有无先天性心脏病。免疫功能检查除了常规的CD系列和Ig系列外,应进行IgG亚类、SIgA、补体及NBT试验检查。年长儿自幼反复肺炎伴慢性鼻窦炎或中耳炎,应考虑免疫缺陷病、原发纤毛不动综合征或囊性纤维化,进行免疫功能检查、纤毛活检电镜超微结构检查或汗液试验。反复肺炎伴右肺中叶不张,应考虑哮喘,进行变应原筛查、气道可逆性试验或支气管激发试验有助于诊断。反复间质性肺炎有输血史应考虑HIV感染,进行血HIV抗体检测。反复肺炎伴贫血应怀疑特发性肺含铁血黄素沉着症,应进行胃液或支气管肺泡灌洗液含铁血黄素细胞检查。

四、鉴别诊断

(一)支气管哮喘

哮喘常因呼吸道感染诱发,因此常被误诊为反复支气管炎或肺炎。鉴别主要是哮喘往往有家族史、患儿多为特应性体质如易患湿疹、过敏性鼻炎,肺部可多次闻及喘鸣音,变应原筛查阳性,肺功能检查可协助诊断。

(二)特发性肺含铁血黄素沉着症

急性出血等易误诊为反复肺炎,特点为反复发作的小量咯血,往往为痰中带血,同时伴有小细胞低色素性贫血,咯血和贫血不成比例,胸片双肺浸润病灶短期内消失。慢性反复发作后胸片呈网点状或粟粒状阴影,易误诊为粟粒型肺结核。

(三)闭塞性毛细支气管炎并(或)机化性肺炎

闭塞性毛细支气管炎(BO)、闭塞性毛细支气管炎并机化性肺炎(BOOP)多为特发性,感染、有毒气体或化学物质吸入等也可诱发,临床表现为反复咳嗽、喘息、肺部听诊可闻及喘鸣音和固定的中小水泡音。肺功能提示严重阻塞和限制性通气障碍。肺片和高分辨CT表现为过度充气,细支气管阻塞及支气管扩张。BOOP并发肺实变,有时呈游走性。

(四)肺结核

小儿肺结核临床多以咳嗽和发热为主要表现,如纵隔淋巴结明显肿大可压迫气管、支气管出现喘息症状,易于误诊为反复肺炎和肺不张。鉴别主要通过结核接触史、卡介苗接种史和结核菌素试验,以及肺CT上有无纵隔和肺门淋巴结肿大等。

五、治疗

小儿反复呼吸道感染病因复杂,因此积极寻找病因,进行针对性的病因治疗是这类患儿的基本的治疗原则。

(一)免疫调节治疗

当免疫功能检查发现患儿存在免疫功能低下时,可使用免疫调节剂进行免疫调节治疗。所谓免疫调节剂泛指调节、增强和恢复机体免疫功能的药物。此类药物能激活一种或多种免疫活性细胞,增强机体的非特异性和特异性免疫功能,包括增强淋巴细胞对抗原的免疫应答能力,提高机体内IgA、IgG水平,从而使患儿低下的免疫功能好转或恢复正常,以达到减少呼吸道感染的次数。目前常用的免疫调节剂有以下几种,在临床中可以根据经验和患儿具体情况选用。

1.细菌提取物

(1)必思添:含有两个从克雷伯肺炎杆菌中提取的糖蛋白,能增强巨噬细胞的趋化作用和使白细胞介素-1(IL-1)分泌增加,从而提高特异性和非特异性细胞免疫及体液免疫,增加T淋巴细胞、B淋巴细胞活性,提高NK细胞、多核细胞、单核细胞的吞噬功能。用法为每月服用8天,停22天,第1个月为1 mg,2次/天;第2、3个月为1 mg,1次/天,空腹口服,连续3个月为1疗程。这种疗法是通过反复刺激机体免疫系统,使淋巴细胞活化,并产生免疫回忆反应,达到增强免疫功能的作用。

(2)泛福舒:自8种呼吸道常见致病菌(流感嗜血杆菌、肺炎链球菌、肺炎和臭鼻克雷伯杆菌、金黄色葡萄球菌、化脓性和绿色链球菌、脑膜炎奈瑟菌)提取,具有特异和非特异免疫刺激作用,能提高反复呼吸道感染患儿T淋巴细胞反应性及抗病毒活性,能激活黏膜源性淋巴细胞,刺激补体和细胞活素生成及促进气管黏膜分泌分泌型免疫球蛋白。实验表明,口服泛福舒后能提高IgA在小鼠血清中的浓度及肠、肺中的分泌。用法为每天早晨空腹口服1粒胶囊(3.5 mg/cap),连服10天,停20天,3个月为1个疗程。

(3)兰菌净为呼吸道常见的6种致病菌(肺炎链球菌、流感嗜血杆菌b型、卡他布兰汉姆菌、金黄色葡萄球菌、A组化脓性链球菌和肺炎克雷伯杆菌)经特殊处理而制成的含有细菌溶解物和核糖体提取物的混悬液,抗原可透过口腔黏膜,进入白细胞丰富的黏膜下层,通过刺激巨噬细胞,释放淋巴因子,激活T淋巴细胞和促进B淋巴细胞成熟,并向浆细胞转化产生IgA。研究证实,舌下滴入兰菌净可提高唾液分泌型IgA(SIgA)水平,尤适用于婴幼儿RRI。用法为将药液滴于舌下或唇与牙龈之间,<10岁7滴/次,早晚各1次,直至用完1瓶(18 mL),≥10岁15滴/次,早晚各1次,直至用完2瓶(36 mL)。用完上述剂量后停药2周,不限年龄再用1瓶。

(4)卡介苗是减毒的卡介苗及其膜成分的提取物,能调节体内细胞免疫、体液免疫、刺激单核-吞噬细胞系统,激活单核-巨噬细胞功能,增强NK细胞活性,诱生白细胞介素、干扰素来增强机体抗病毒能力,可用于RRI治疗。2~3次/周,0.5 mL/次(0.5 mg/支),肌内注射,3个月为1个疗程。

2.生物制剂

(1)丙种球蛋白(IVIG):其成分95%为IgG及微量IgA、IgM。IgG除能防止某些细菌(金葡菌、白喉杆菌、链球菌)感染外,对呼吸道合胞病毒(RSV)、腺病毒(ADV)、埃可病毒引起的感染也有效。IVIG的生物功能主要是识别、清除抗原和参与免疫反应的调节。用于替代治疗性连锁低丙种球蛋白血症或IgG亚类缺陷症,血清IgG<2.5 g/L者,常用剂量为0.2~0.4 g/(kg·次),1次/月,静脉滴注。也可短期应用于继发性免疫缺陷患儿,补充多种抗体,防治感染或控制已发生的感染。但选择性IgA缺乏者禁用。另外需注意掌握适应证,避免滥用。

(2)干扰素(IFN):能诱导靶器官的细胞转录出翻译抑制蛋白(TIP)-mRNA蛋白,它能指导合成TIP,TIP与核蛋白体结合使病毒的mRNA与宿主细胞核蛋白体的结合受到抑制,因而妨碍病毒蛋白、病毒核酸及复制病毒所需的酶合成,使病毒的繁殖受到抑制。其还具有明显的免疫调节活性及增强巨噬细胞功能。1次/天,10万~50万单位/次,肌内注射,3~5天为1个疗程。也可用干扰素雾化吸入防治呼吸道感染。

(3)转移因子是从健康人白细胞、脾、扁桃体提取的小分子肽类物质,作用机制可能是诱导原有无活性的淋巴细胞合成细胞膜上的特异性受体,使之成为活性淋巴细胞,这种致敏淋巴细胞遇到相应抗原后能识别自己,排斥异己而引起一系列细胞反应,致敏的小淋巴细胞变为淋巴母细胞,并进一步增殖、分裂,并释放出多种免疫活性介质,以提高和触发机体的免疫防御功能,改善机体免疫状态。用法为1~2次/周,每次2 mL,肌内注射或皮下注射,3个月为1个疗程。转移因子口服液含有多种免疫调节因子,与注射制剂有相似作用,且无明显不良反应,更易被患儿接受。

(4)胸腺肽:从动物(小牛或猪)或人胚胸腺提取纯化而得。它可使由骨髓产生的干细胞转变成T淋巴细胞,诱导T淋巴细胞分化发育,使之成为效应T细胞,也能调节T细胞各亚群的平衡,并对白细胞介素、干扰素、集落刺激因子等生物合成起调节作用,从而增强人体细胞免疫功能,用于原发或继发细胞免疫缺陷病的辅助治疗。

(5)分泌型IgA(SIgA):对侵入黏膜中的多种微生物有局部防御作用,当不足时,可补充SIgA制剂。临床应用的SIgA制剂如乳清液,为人乳初乳所制成,富含SIgA。SIgA可防止细菌、病毒吸附、繁殖,对侵入黏膜中的细菌、病毒、真菌、毒素等具有抗侵袭的局部防御作用。每次

5 mL,2 次/天口服,连服 2～3 周。

3.其他免疫调节剂

(1)西咪替丁:H_2 受体阻断剂,近年发现其有抗病毒及免疫增强作用。15～20 mg/(kg・d),分 2～3 次口服,每 2 周连服 5 天,3 个月为 1 个疗程。

(2)左旋咪唑:小分子免疫调节剂,可激活免疫活性细胞,促进 T 细胞有丝分裂,长期服用可使 IgA 分泌增加,增强网状内皮系统的吞噬能力,因此能预防 RRI。2～3 mg/(kg・d),分 1～2 次口服,每周连服 2～3 天,3 个月为 1 个疗程。

(3)卡慢舒:又名羧甲基淀粉,可使胸腺增大,胸腺细胞增多,选择性刺激 T 细胞,提高细胞免疫功能,增加血清 IgG、IgA 浓度。3 岁以下每次 5 mL,3～6 岁 10 mL/次,7 岁以上每次 15 mL,口服,3 次/天,3 个月为 1 个疗程。

(4)匹多莫德:一种人工合成的高纯度二肽,能促进非特异性和特异性免疫反应,可作用于免疫反应的不同阶段,在快反应期,它可刺激非特异性自然免疫,增强自然杀伤细胞的细胞毒作用,增强多形性中性粒细胞和巨噬细胞的趋化作用、吞噬作用及杀伤作用;在免疫反应中期,它可调节细胞免疫,促进白介素-2 和 γ-干扰素的产生;诱导 T 淋巴细胞母细胞化,调节 TH/TS 的比例使之正常化;在慢反应期,可调节体液免疫,刺激 B 淋巴细胞增殖和抗体产生。该药本身不具有抗菌活性,但与抗生素治疗相结合,可有效地改善感染的症状和体征,缩短住院日,因此该药不仅可用于预防感染,也可用于急性感染发作的控制。

4.中药制剂

黄芪是一种常用的扶正中药,具有增强机体和非特异免疫功能的作用,能使脾脏重量及其细胞数量增加,促进抗体生成,增加 NK 细胞活性和单核细胞吞噬功能。其他常用的中成药有玉屏风散(生黄芪、白术、防风等)、黄芪防风散(生黄芪、生牡蛎、山药、白术、陈皮、防风)、健脾粉(黄芪、党参、茯苓、白术、甘草)等。

(二)补充微量元素和各种维生素

铁、锌、钙及维生素 A、B 族维生素、维生素 C、维生素 D 等,可促进体内各种酶及蛋白的合成,促进淋巴组织发育,维持体内正常营养状态和生理功能,增强机体的抗病能力。

(三)去除环境因素

合理饮食;避免被动吸烟及异味刺激,保持室内空气新鲜,适当安排户外活动及身体锻炼;治疗慢性鼻窦炎和过敏性鼻炎,手术治疗先天性肺囊性病和先心病等。

(四)接种疫苗

根据儿童自身情况及流行病学调查病原菌流行情况及时接种疫苗。

(五)合理使用抗病毒药及抗菌药物

应严格掌握各种抗菌和抗病毒药的适应证、应用剂量和方法,防止产生耐药性或混合感染。避免滥用激素导致患儿免疫功能下降继发新的感染。

(六)对症处理

根据不同年龄和病情,正确选择应用祛痰、平喘、镇咳药物,雾化治疗、肺部体位引流和肺部物理治疗等。

(任倩倩)

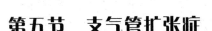

第五节 支气管扩张症

支气管扩张症是以感染及支气管阻塞为根本病因的慢性支气管病患,分为先天性与后天性两种。前者因支气管发育不良,后者常继发于麻疹、百日咳、毛细支气管炎、腺病毒肺炎、支气管哮喘、局部异物堵塞或肿块压迫。

一、诊断要点

(一)临床表现

慢性咳嗽,痰多,多见于清晨起床后或变换体位时,痰量或多或少,含稠厚脓液,臭位不重,痰液呈脓性,静置后可分层,反复咳血,时有发热。患儿发育差,发绀,消瘦,贫血。病久可有杵状指(趾)、胸廓畸形,最终可致肺源性心脏病。

(二)实验室检查

1.血常规

血红蛋白降低,急性感染时白细胞总数及中性粒细胞增高。可见核左移。

2.痰培养

痰培养可获致病菌,多为混合感染。

3.X 线胸部平片

早期见肺纹理增多,粗而紊乱。典型后期变化可见环状透光影,呈两中下肺野蜂窝状阴影,常伴肺不张、心脏及纵隔移位。继发感染时可见支气管周围炎症改变,必要时可行肺部 CT 检查。

4.支气管造影

支气管造影示支气管呈柱状、梭状、囊状扩张,是确诊及决定是否手术与手术范围的重要手段,宜在感染控制后进行。

二、鉴别诊断

本病与慢性肺结核、慢性支气管炎、肺脓肿、先天性肺囊肿、肺隔离症、肺吸虫病等的鉴别主要在于X线表现不同。此外,痰液检查、结核菌素试验、肺吸虫抗原皮试等亦可帮助诊断。

三、西医治疗

(一)一般治疗

多晒太阳,呼吸新鲜空气,注意休息,加强营养。

(二)排除支气管分泌物

(1)顺位排痰法每天进行 2 次,每次 20 分钟。

(2)痰稠者可服氯化铵,30~60 mg/(kg·d),分 3 次口服。

(3)雾化吸入,在雾化液中加入异丙肾上腺素有利痰液排出。

(三)控制感染

急性发作期选用有效抗生素,针对肺炎链球菌及流感嗜血杆菌有效的抗生素,如阿莫西林、磺胺二甲嘧啶、新的大环内酯类药物、二代头孢菌素是合理的选择。疗程不定,至少 7～10 天。

(四)人免疫球蛋白

对于低内种球蛋白血症的患儿,人免疫球蛋白替代治疗能够防止支气管扩张病变的进展。

(五)咳血的处理

一般可予止血药,如酚磺乙胺、卡巴克络等。大量咳血可用垂体后叶素 0.3 U/kg,溶于 10% 葡萄糖注射液内缓慢静脉滴注。

(六)手术治疗

切除病肺为根本疗法。手术指征为病肺不超过一叶或一侧、反复咳血或反复感染用药物不易控制、体位引流不合作、小儿内科治疗 9～12 个月以上无效、病儿一般情况日趋恶化者。

(彭　峰)

第六节　哮喘持续状态

哮喘持续状态是指哮喘发作时出现严重呼吸困难,持续 12～24 小时以上,合理应用拟交感神经药及茶碱类药物仍不见缓解者。其主要病理改变为广泛而持续的气道平滑肌痉挛、黏膜水肿和黏液栓塞,而导致明显的通气功能障碍,如不及时治疗可发展成呼吸衰竭甚至死亡。

一、病因

(一)持续的变应原刺激

变态反应为支气管哮喘的主要原因。具有过敏体质者接触特异性抗原后,体内立即产生特异性反应素抗体(IgE),IgE 与支气管黏膜和黏膜下层的肥大细胞及血液中嗜碱性粒细胞等靶细胞表面的 Fc 段受体结合,即产生致敏作用。当机体再次接触抗原时,抗原即与 IgE 分子的 Fab 段结合,通过一系列反应而激活磷酸二酯酶,水解环磷酸腺苷(cAMP)。由于 cAMP 浓度下降,导致肥大细胞脱颗粒而释放其内的活性物质,如组胺、5-羟色胺、慢反应物质、缓激肽和嗜酸性细胞趋化因子等。这些物质可直接或间接通过刺激迷走神经引起支气管平滑肌收缩,组织水肿及分泌增加。当有持续的变应原刺激时,上述过程不断发生,而致哮喘不能被控制或自然缓解。

(二)感染

病毒感染为内源性哮喘的发病原因,有外源性变应原所致的哮喘病儿,亦常因呼吸道感染而诱发哮喘。且在儿科其他感染所致的喘息性疾病如毛细支气管炎、喘息性支气管炎与哮喘关系密切,三者都表现为气道高反应性,有不少病儿以后发展成哮喘。感染因素中以病毒为主,细菌感染无论在哮喘发作还是在支气管哮喘的继发感染中均不占重要地位。有学者通过检测呼吸道合胞病毒(RSV)和副流感病毒感染病儿鼻咽分泌物中的特异性 IgE 发现,感染 RSV 和副流感病毒后发生喘鸣的病儿,其鼻咽分泌物中 IgE 滴度明显高于只患肺炎或上呼吸道感染而无喘鸣者,且前者在 3 个月的观察中 IgE 滴度持续上升。以上结果表明,病毒感染可引起与外源性哮喘类似的 I 型变态反应。病毒感染还可使气道反应性增高,可能通过以下几种途径:

（1）引起支气管黏膜上皮损伤，抗原物质易渗入上皮间隙与致敏的靶细胞结合；同时上皮损伤暴露了气道上皮下的激惹受体或胆碱能受体，当其与刺激物接触时被活化，可引起气道的广泛收缩。

（2）某些病毒能部分抑制 β 受体，还可使循环血中的嗜碱性细胞容易释放组胺和免疫活性介质。

（3）病毒感染可刺激神经末梢受体，引起自主神经功能紊乱，副交感神经兴奋，支气管收缩。

（4）RSV 与抗 RSV 抗体复合物可引起白细胞释放花生四烯酸代谢产物，引起支气管平滑肌收缩。

病毒感染引起哮喘发作原因可能是多方面的，一方面引起炎症反应和气管高反应性，另一方面可引起机体免疫功能紊乱伴 IgE 合成过多。因此当感染持续存在时，哮喘发作常难以控制。

（三）脱水及酸碱平衡失调

哮喘持续状态时，由于张口呼吸、出汗及茶碱类的利尿作用等使体液大量丢失，易造成脱水。失水可致痰黏稠形成痰栓阻塞小支气管，同时脱水状态下，对肾上腺素常呈无反应状态。肺通气障碍造成缺氧及高碳酸血症可致呼吸性酸中毒及代谢性酸中毒，均可使支气管扩张剂失效。因此当哮喘发作合并脱水及酸中毒时常常不易控制。

（四）呼吸道热量或（和）水分的丢失

急性哮喘初发阶段常呈过度通气状态，造成气道局部温度下降及失水，成为对呼吸道的持续刺激，引起支气管反应性收缩，使呼吸困难进一步加重。

（五）其他因素

如精神因素、合并心力衰竭、肾上腺皮质功能不全或长期应用皮质激素而耐药时，发作常不易控制而呈持续状态。

二、诊断要点

哮喘持续状态时临床表现为严重呼吸困难，端坐呼吸，呼吸表浅，呼吸节律变慢，哮鸣音减低甚至消失，发绀，面色苍白，表情惊恐，大汗淋漓。当发作持续时间较长时，病儿可呈极度衰竭状态，发绀严重，持续吸氧不能改善，肢端发冷，脉搏细速，咳嗽无力，不能说话，甚至昏迷。若不及时治疗或治疗不当，则可发生呼吸衰竭或因支气管持续痉挛、痰栓阻塞窒息死亡。

当病儿出现上述表现，并且经合理应用拟交感神经药及茶碱类药物治疗 12～24 小时仍不缓解，再结合以往反复发作史及过敏史，排除其他可造成呼吸困难的疾病如毛细支气管炎、喘息性支气管炎、气管异物等即可做出哮喘持续状态的诊断。

三、病情判断

虽然近年来对哮喘的治疗有了一系列改进，但病死率并没有下降，在某些国家反而有所上升。原因可能在于对哮喘持续状态患者的严重性认识不足，对哮喘病儿的监测不够，没有对病儿的病情做出明确判断或没有给予进一步的治疗，亦没有充分重视发作间期的预防，以及哮喘急性发作时支气管扩张剂及皮质激素用量不足。重症哮喘持续状态可发生呼吸衰竭、心力衰竭、严重水电解质及酸碱平衡紊乱，易窒息而导致死亡。哮喘持续状态预后不佳，应予充分重视。

四、治疗

(一)吸氧

氧气吸入可改善低氧血症,防止并纠正代谢性酸中毒。一般以 4～5 L/min 流量为宜,氧浓度以 40%为宜,相当于氧流量 6～8 L/min,使 PaO_2 保持在 9.3～12.0 kPa(70～90 mmHg),如用面罩将雾化吸入剂与氧气同时吸入,更为理想。

(二)纠正脱水及酸碱平衡失调

脱水及酸中毒常常是造成哮喘持续难以控制的重要原因,因此补液及纠正酸中毒是控制哮喘的有效方法。补液量可根据年龄及失水程度计算。开始以 1/3～1/2 张含钠液体,最初 2 小时内给 5～10 mL/(kg·h),以后用 1/4～1/3 张含钠液维持,有尿后补钾。呼吸性酸中毒应该靠加强通气来改善,轻度代谢性酸中毒可通过给氧及补液纠正,只有在明显的代谢性酸中毒时才使用碱性液。计算公式:碱性液用量(mmol)=0.15×体重(kg)×(-BE)(碱缺乏),稀释至等张比碳酸氢钠为 1.4%,乳酸钠为 1.87%,三羟甲基氨基甲烷(THAM)为 3.6%。当应用碳酸氢钠来纠正代谢性酸中毒时,机体内必将产生大量碳酸,加重了呼吸性酸中毒,因此加强通气才是防止和治疗酸中毒的根本措施。从此考虑,碱性液应先选用乳酸钠及 THAM,可避免体内产生大量的碳酸。

(三)支气管扩张剂的应用

1.β受体兴奋剂

β受体兴奋剂通过直接兴奋支气管平滑肌上的 β受体,而使支气管扩张。可雾化吸入,也可全身用药。

(1)沙丁胺醇(舒喘灵):溶液雾化吸入,舒喘灵几乎为纯 $β_2$ 受体兴奋剂,对心血管不良反应小,雾化吸入为治疗急性哮喘的首选方法,常用的气雾剂因微粒不够细,不易进入气道深处而效果不满意。可将 0.5%舒喘灵溶液根据年龄按下表 5-2 剂量加入超声雾化器中,面罩吸入。

表 5-2 不同年龄患者吸入舒喘灵雾化浓度的配制

年龄(岁)	0.5%舒喘灵(mL)	蒸馏水(mL)
1～4	0.25	1.75
～8	0.5	1.5
～12	0.75	1.25

如病情严重,开始时每隔 1～2 小时吸入 1 次,并注意心率和呼吸情况的监护,好转后 6～8 小时吸入 1 次。亦可用克伦特罗雾化吸入,4 mg/100 mL,每次吸入 10～15 mL,一般每天 2～3 次。

(2)舒喘灵静脉注射:应用本药雾化吸入及静脉滴注氨茶碱无效时,可考虑静脉注射舒喘灵。学龄儿剂量为每次 5 $μg$/kg,病情严重时,亦可将舒喘灵 2 mg 加入 10%葡萄糖溶液 250 mL 中静脉滴注,速度为 8 $μg$/min(即 1 mL/min)左右,静脉滴注 20～30 分钟。严密观察病情,注意心率变化,若病情好转应减慢滴速。6～8 小时后可重复用药,学龄前儿童舒喘灵剂量应减半。

(3)异丙肾上腺素:经用茶碱类、皮质激素及其他支气管扩张剂无效时,可考虑异丙肾上腺素静脉滴注。将本药 0.5 mg 加入 10%葡萄糖液 100 mL 中,最初以每分 0.1 $μg$/kg 的速度缓慢滴注,在心电和血气监护下,每 10～15 分钟增加 0.1 $μg$/(kg·min),直至 PaO_2 及通气功能改善,或心率达到 $180\sim200$ 次/分时停用。症状好转后可维持用药 24 小时。

(4)抗胆碱药:异丙托溴铵与 β_2 受体激动剂联合吸入,可增加后者的疗效,该药主要通过降低迷走神经张力而舒张支气管,哮喘持续状态时与舒喘灵溶液混合一起吸入,不大于 2 岁者, $125~\mu g(0.5~mL)$ /次;2 岁以上者, $250~\mu g(1~mL)$ /次,其他用法同舒喘灵。

(5)硫酸镁:主要通过干扰支气管平滑肌细胞内钙内流起到松弛气道平滑肌的作用,在用上述药物效果不佳时,往往能收到较好疗效。其用法为 0.025 g/kg(即 25%硫酸镁 0.1 mL/kg)加入 10%葡萄糖液 30 mL 内,20~30 分钟内静脉滴注,每天 1~2 次。给药期间应注意呼吸、血压变化,如有过量表现可用 10%葡萄糖酸钙拮抗。

(6)特布他林:每片 2.5 mg,儿童每次 1/4~1/2 片,每天 2 次,亦可用作雾化吸入治疗,对喘息患者取得一定疗效。

2.茶碱

茶碱类扩张支气管平滑肌的作用机制尚未完全明了,过去普遍认为是通过抑制磷酸二酯酶,减少 cAMP 的水解,使细胞内 cAMP 浓度升高,而产生平滑肌松弛作用。近来研究表明,茶碱的作用是多方面的:支气管平滑肌上存在腺苷受体,腺苷受体兴奋可使平滑肌收缩,茶碱类可与腺苷竞争支气管平滑肌上的腺苷受体,使支气管扩张;茶碱还可抑制变态反应中介质的释放并增加 cAMP 与 cAMP 结合蛋白的亲和力,使 cAMP 作用加强;还可刺激肾上腺髓质释放肾上腺素及去甲肾上腺素。茶碱的最适治疗血药浓度为 $10\sim20~\mu g/mL$,血药浓度超过 $20~\mu g/mL$ 时将随着血药浓度的增加出现各种不良反应。茶碱的有效血药浓度范围窄,因此有条件最好做血药浓度监测。哮喘持续状态时氨茶碱负荷量为 4 岁以下 6 mg/kg,5~10 岁 5.5 mg/kg,10 岁以上 4.5 mg/kg,稀释后在 20 分钟内缓慢静脉注入。如 6 小时内已用过茶碱类药物,应酌情减量(如用 1/3~1/2),然后再以维持量持续静脉滴注,速度为 1~9 岁 1 mg/(kg·h),9 岁以上 0.8 mg/(kg·h)。因茶碱清除率个体差异大,最好有血药浓度监测,以调整剂量,使血药浓度维持在 $10\sim20~\mu g/mL$ 之间。

3.其他支气管扩张药

(1)普鲁卡因:曾有报道应用普鲁卡因静脉滴注进行治疗,有效率为 100%。其作用机制尚不明确,可能是通过提高腺苷酸环化酶的活性使细胞内 cAMP 浓度升高或是直接对平滑肌有抑制作用。剂量为 3~5 mg/(kg·次),最大不超过 10 mg/(kg·次),加入 10%葡萄糖液 50~100 mL 内静脉滴注,每天 1 次,严重者 6 小时后可重复 1 次。

(2)维生素 K_1 :作用机制不明,实验证明有解除平滑肌痉挛的作用。剂量为 2 岁以内每次 2~4 mg,2 岁以上 5~10 mg/次,肌内注射,每天 2~3 次。

(四)肾上腺皮质激素

肾上腺皮质激素无论对慢性哮喘还是哮喘急性发作都有很好的疗效。皮质激素可能通过以下几种途径发挥作用:①通过抗炎及抗过敏作用,降低毛细血管通透性减轻水肿,稳定溶酶体膜和肥大细胞膜,防止释出水解酶及肥大细胞脱颗粒。②增加 β 肾上腺素能受体的活性。在哮喘持续状态时应早期大剂量应用本药,可选用氢化可的松每次 4~8 mg/kg 或甲泼尼龙每次 1~2 mg/kg 静脉滴注,每 6 小时 1 次,病情缓解后改口服泼尼松 1~2 mg/(kg·d),症状控制后力争在 1 周内停药,对慢性哮喘尽量在 1~2 月内停药或逐渐用皮质激素吸入剂替代。

(五)机械通气

机械通气的指征:①持续严重的呼吸困难。②呼吸音减低到几乎听不到哮鸣音及呼吸音。

③因过度通气和呼吸肌疲劳而使胸廓运动受阻。④意识障碍,烦躁或抑制甚至昏迷。⑤吸入40％氧后发绀仍无改善。⑥$PaCO_2 \geqslant 8.6$ kPa(65 mmHg)。有学者建议有3项或3项以上上述指征时用机械呼吸。呼吸器以定容型为好。

机械通气时应注意以下几点:①潮气量应较一般标准偏大而频率偏慢。②改变常规应用的吸/呼时比1∶1.5为1∶2或1∶3,以保证有较长的呼气时间。③可并用肌肉松弛剂,同时应用支气管扩张剂雾化吸入并经常吸出呼吸道黏液以降低气道的高阻力。有学者报道采用持续气道正压(CPAP)治疗急性哮喘,当CPAP为0.52 ± 0.27 kPa(M±SD)(5.3 ± 2.8 cmH$_2$O)时患者感觉最为舒适。吸气时间(T_1)减少8.65％($P < 0.01$),T_1缩短反映了吸气肌工作负荷减少,从而改善了气体交换。急性哮喘应用低至中度的CPAP可改善气促症状。

(六)祛痰剂

祛痰剂可清除呼吸道痰液,改善通气,防止发生痰栓阻塞,常用祛痰药有以下几种。

1.乙酰半胱氨酸

乙酰半胱氨酸使痰液中黏蛋白的二硫键断裂,黏蛋白分解,痰液黏稠度下降,易于咳出。常用10％溶液1～3 mL雾化吸入,每天2～3次。

2.溴己新

溴己新使痰液中黏多糖纤维分解和断裂,以降低痰液黏稠度,使之易于咳出,剂量为每次0.2～0.3 mg,3～4次/天,口服;或用0.1％溶液2 mL雾化吸入,每天1～2次。

3.糜蛋白酶

糜蛋白酶使痰液内蛋白分解黏度降低易于咳出,按5 mg/次,肌内注射,1～2次/天;或每次5 mg加生理盐水10 mL雾化吸入,1～2次/天。

(七)镇静剂

一般不主张应用。病儿烦躁不安时可用水合氯醛,在有呼吸监护的情况下可用地西泮,其他镇静剂应禁用。

(八)强心剂

有心力衰竭时可给予洋地黄强心治疗。

(九)抗生素

合并细菌感染时应选用有效抗生素。

(十)中医中药

对重度发作的哮喘持续状态可用人参3～10 g,蛤蚧1对煎服,每天1/2剂,连服1～2天,症状缓解后改用上药研粉,每天服2～5 g。针刺鱼际、关元、气海、足三里、大椎等穴位可解除支气管平滑肌痉挛,降低气道阻力,对改善肺功能有一定疗效。

(十一)呼吸衰竭的治疗

哮喘是否发生呼吸衰竭,可根据动脉血气分析加以判断。急性哮喘时血气改变见表5-3。

表5-3　哮喘持续状态的血气判断

气道阻塞	PaO$_2$	PaCO$_2$	pH
程度	正常为12.0～13.3 kPa	4.7～6.0 kPa	7.35～7.45
↑	正常	↓	>7.45 呼吸性碱中毒
↑↑	↓	↓↓	>7.45 呼吸性碱中毒

续表

气道阻塞	PaO₂	PaCO₂	pH
↑↑↑	↓↓	正常	正常
↑↑↑	↓↓↓	↑↑↑	<7.35 呼吸性酸中毒

注:↑表示加重或增高,↓表示降低。

如无条件做血气分析,亦可参考 Wood 等提出的哮喘临床评分法做出诊断,见下表 5-4。

表 5-4 Wood 哮喘临床评分法

观察项目	0分	1分	2分
PaO₂(kPa)	9.33~13.3（吸入空气时）	≤9.33（吸入空气时）	≤9.33（吸 40%氧时）
发绀	无	有	有
吸气性呼吸音	正常	变化不等	减低→消失
辅助呼吸肌的使用	无	中等	最大
吸气性喘鸣	无	中等	显著
脑功能	正常	抑制或烦躁	昏迷

当得分不低于 5 分时提示将要发生呼吸衰竭;当得分不低于 7 分或 PaCO₂≥8.6 kPa(64.5 mmHg),则为呼吸衰竭的指征。

(十二)缓解期的治疗

为了进一步减轻症状和预防再次严重发作,长期应用皮质激素及维持茶碱的有效血浓度的作用是肯定的,但其不良反应及茶碱类药物较短的半衰期使其临床应用受到限制。应避免接触变应原,并给予脱敏治疗;避免或减少呼吸道感染;应用中医中药治疗等。

1.丙酸培氯松气雾剂(BDA)

丙酸培氯松气雾剂是人工合成的皮质激素,局部作用异常强大而全身作用轻微。有人认为较监测血浓度的氨茶碱疗法更为有效,更安全。由于用药后 7~10 天才能发挥作用,故仅适用于缓解期的治疗。对于长期应用大量皮质激素或对其产生依赖的病儿,吸入本药可减少皮质激素的用量乃至停用。吸入本药的主要不良反应为引起口及咽部真菌感染,同时辅用酮康唑气雾剂可阻止真菌生长。

2.免疫疗法

机制尚不清楚,可能与下列因素有关:①小剂量抗原进入机体后使体内产生相应的抗体(主要为 IgG),从而减少或阻断了抗原与 IgE 结合的机会。②使 IgE 生成受抑制。③使释放介质的细胞反应性减低。应用方法为选择引起临床症状,且皮试呈阳性反应,又无法避免的变应原,按浓度逐渐递增的方法分 10 次经皮下注入体内,每周 1~2 次,直至不引起明显的局部和全身反应的最大浓度为止,然后维持此剂量并逐渐延长用药间隔至 4 周,这样再继续用药 3~5 年,待哮喘症状消失后即可停用。

还有人报道用人脾转移因子 1 mL 或猪脾转移因子 4 mL 皮下注射,每周 1 次,共 9~12 次,有效率为 78%~98%。

3.中医中药治疗

补肾或健脾对预防儿童哮喘有重要作用,脾虚时可采用参苓白术散或六君子汤,肾虚者可给予六味地黄丸或附桂八味丸等。亦可用黄芪浸出液双侧足三里穴位注射疗法,有人观察其有效率为86.4%。

4.长效支气管扩张药

(1)Bambuterol Sandstrom:据报道每天下午 6～7 时按0.27 mg/kg服用一次本药,可明显减少白天及夜间的喘息症状。此药为间羟舒喘宁的双二甲基氨基甲酸酯,吸收后经肝脏水解和氧化为间羟喘舒宁,通过内源性慢释放,可维持持久而稳定的血浓度。

(2)茶碱控释片:此药口服后在肠道内缓慢释放出茶碱,可维持较长时间的有效血浓度,用法为16 mg/(kg·d),分 2 次口服。

(田景群)

第七节 肺 炎

肺炎为小儿时期的常见病。引起肺炎的病因是细菌和病毒感染,病毒以呼吸道合胞病毒、腺病毒、流感病毒、副流感病毒为常见,细菌以肺炎链球菌、金黄色葡萄球菌、溶血链球菌、B 型流感杆菌为常见。此外,霉菌、肺炎支原体、原虫、误吸异物及机体变态反应也是引起肺炎的病因。

目前临床上尚无统一的肺炎分类方法,按病理分类可分为大叶性肺炎、支气管肺炎、间质性肺炎;按病原分类分为细菌性、病毒性、霉菌性、肺炎支原体性肺炎等。实际应用中若病原确定,即按确诊的病原分类,不能确定病原时按病理形态分类。对上述两种分类方法诊断的肺炎还可按病程分类,病程在 1～3 个月为迁延性肺炎,3 个月以上为慢性肺炎。

不同病因引起的肺炎,其临床表现的共同点为发热、咳嗽、呼吸急促或呼吸困难、肺部啰音,而其病程、病理特点、病变部位及体征、X 射线检查表现各有特点,现分述如下。

一、支气管肺炎

支气管肺炎是婴幼儿期最常见的肺炎,全年均可发病,以冬春寒冷季节多发,华南地区夏季发病为数亦不少。先天性心脏病、营养不良、佝偻病患儿及居住条件差、缺少户外活动或空气污染较严重地区的小儿均较易发生支气管肺炎。

(一)病因

支气管肺炎的病原微生物为细菌和病毒。细菌感染中大部分为肺炎链球菌感染,其他如金黄色葡萄球菌、溶血性链球菌、流感嗜血杆菌、大肠杆菌、绿脓杆菌亦可致病,但杆菌类较为少见;病毒感染主要为腺病毒、呼吸道合胞病毒、流感病毒、副流感病毒的感染。此外,亦可继发于麻疹、百日咳等急性传染病。

(二)病理

支气管肺炎的病理改变因病原微生物不同可表现为两种类型。

1.细菌性肺炎

细菌性肺炎以肺泡炎症为主要表现。肺泡毛细血管充血,肺泡壁水肿,炎性渗出物中含有中性粒细胞、红细胞、细菌。病变侵袭邻近的肺泡呈小点片状灶性炎症,故又称为小叶性肺炎,此时间质病变往往不明显。

2.病毒性肺炎

病毒性肺炎以支气管壁、细支气管壁及肺泡间隔的炎症和水肿为主,局部可见单核细胞浸润。细支气管上皮细胞坏死,管腔被黏液和脱落的细胞、纤维渗出物堵塞,形成病变部位的肺泡气肿或不张。

上述两类病变可同时存在,见于细菌和病毒混合感染的肺炎。

(三)病理生理

由于病原体产生的毒素为机体所吸收,因而存在全身性毒血症。

(1)肺泡间质炎症使通气和换气功能均受到影响,导致缺氧和二氧化碳潴留。若肺部炎症广泛,机体的代偿功能不能缓解缺氧和二氧化碳潴留,则病情加重,血氧分压及氧饱和度下降,二氧化碳潴留加剧,出现呼吸功能衰竭。

(2)心肌对缺氧敏感,缺氧及病原体毒素两者作用可导致心肌劳损及中毒性心肌炎,使心肌收缩力减弱,又因缺氧、二氧化碳潴留引起肺小动脉收缩、右心排出阻力增加,可导致心力衰竭。

(3)中枢神经系统对缺氧十分敏感,缺氧和二氧化碳潴留致脑血管扩张、血管通透性增高,脑组织水肿、颅内压增高,表现有神态改变和精神症状,重症者可出现中枢性呼吸衰竭。

(4)缺氧可使胃肠道血管通透性增加,病原体毒素又可影响胃肠道功能,出现消化道症状,重症者可有消化道出血。

(5)肺炎早期由于缺氧,反射性地增加通气,可出现呼吸性碱中毒。机体有氧代谢障碍,酸性代谢产物堆积,加之高热,摄入水分和食物不足,均可导致代谢性酸中毒。二氧化碳潴留、血中H^+浓度不断增加、pH降低,产生呼吸性酸中毒。在酸中毒纠正时二氧化碳潴留改善,pH上升,钾离子进入细胞内,血清钾下降,可出现低钾血症。

(四)临床表现

肺炎为全身性疾病,各系统均有症状。病情轻重不一,病初均有急性上呼吸道感染症状。

主要表现为发热、咳嗽、气急。发热多数为不规则型,热程短者数天,长者可持续1~2周;咳嗽频繁,婴幼儿常咳不出痰液,每在吃乳时呛咳,易引起乳汁误吸而加重病情;气急、呼吸频率增加至每分钟40~60次以上,鼻翼翕动、呻吟并有三凹征,口唇、鼻唇周围及指、趾端发绀,新生儿常口吐泡沫。肺部听诊早期仅为呼吸音粗糙,继而可闻及中、细湿啰音,哭闹时及吸气末期较为明显。病灶融合、肺实变时出现管状呼吸音。若一侧呼吸音降低伴有叩诊浊音时应考虑胸腔积液。体弱婴儿及新生儿的临床表现不典型,可无发热、咳嗽,早期肺部体征亦不明显,但常有呛乳及呼吸频率增快,鼻唇区轻度发绀。重症患儿可表现呼吸浅速,继而呼吸节律不齐,潮式呼吸或叹息样、抽泣样呼吸,呼吸暂停,发绀加剧等呼吸衰竭的症状。

1.循环系统

轻症出现心率增快,重症者心率增快可达140~160次/分,心音低钝,面色苍白且发灰,呼吸困难和发绀加剧。若患儿明显烦躁不安,肝脏短期内进行性增大,上述症状不能以体温升高或肺部病变进展解释,应考虑心功能不全。此外,重症肺炎尚有中毒性心肌炎、心肌损害的表现,或由于微循环障碍引起弥散性血管内凝血(DIC)的症状。

2.中枢神经系统

轻者可表现烦躁不安或精神萎靡,重者由于存在脑水肿及中毒性脑病,可发生痉挛、嗜睡、昏迷,重度缺氧和二氧化碳潴留可导致眼球结膜及视神经盘水肿、呼吸不规则、呼吸暂停等中枢性呼吸衰竭的表现。

3.消化系统

轻者胃纳减退、轻微呕吐和腹泻,重症者出现中毒性肠麻痹、腹胀,听诊肠鸣音消失,伴有消化道出血症状(呕吐咖啡样物并有黑便)。

(五)辅助检查

血白细胞总数及中性粒细胞百分比增高提示细菌性肺炎,病毒性肺炎时白细胞计数大多正常。

1.病原学检查

疑为细菌性肺炎,早期可做血培养,同时吸取鼻咽腔分泌物做细菌培养,若有胸腔积液可做穿刺液培养,这有助于细菌病原体的确定。疑病毒性肺炎可取鼻咽腔洗液做免疫荧光检查、免疫酶检测、病毒分离或双份血清抗体测定以确定病原体。

2.血气分析

对气急显著伴有轻度中毒症状的病儿,均应做血气分析。病程中还需进行监测,有助于及时给予适当处理,并及早发现呼吸衰竭的病儿。肺炎患儿常见的变化为低氧血症、呼吸性酸中毒或混合性酸中毒。

3.X线检查

X线检查多见于双肺内带及心膈角区、脊柱两旁小斑片状密度增深影,其边缘模糊,中间密度较深,病灶互相融合成片,其中可见透亮、规则的支气管充气影,伴有广泛或局限性肺气肿。间质改变则表现两肺各叶纤细条状密度增深影,行径僵直,线条可互相交错或呈两条平行而中间透亮影称为双轨征;肺门区可见厚壁透亮的环状影为袖口征,并有间质气肿,在病变区内可见分布不均的小圆形薄壁透亮区。

(六)诊断与鉴别诊断

根据临床表现有发热、咳嗽、气急,体格检查肺部闻及中、细水泡音即可做出诊断,还可根据病程、热程、全身症状及有无心功能不全、呼吸衰竭、神经系统的症状来判别病情轻重,结合X线摄片结果及辅助检查资料初步做出病因诊断。免疫荧光抗体快速诊断法可及时做出腺病毒、呼吸道合胞病毒等病原学诊断。

支气管肺炎应与肺结核及支气管异物相鉴别。肺结核及肺炎临床表现有相似之处,均有发热、咳嗽,粟粒性肺结核患者尚有气促、轻微发绀,但一般起病不如肺炎急,且肺部啰音不明显,X线摄片有结核的特征性表现,结核菌素试验及结核接触史亦有助于鉴别。气道异物患儿有呛咳史,有继发感染或病程迁延时亦可有发热及气促,X线摄片在异物堵塞部位出现肺不张及肺气肿,若有不透光异物影则可明确诊断。此外,尚需与较少见的肺含铁血黄素沉着症等相鉴别。

(七)并发症

以脓胸、脓气胸、心包炎及败血症(包括葡萄球菌脑膜炎、肝脓疡)为多见,常由金黄色葡萄球菌引起,肺炎链球菌、大肠杆菌亦可引起化脓性并发症。患儿体温持续不降,呼吸急促且伴中毒症状,应摄胸片及作其他相应检查以了解并发症存在情况。

(八)治疗

1.护理

病儿应置于温暖舒适的环境中,室温保持在20 ℃左右,湿度以60%为佳,并保持室内空气流通。做好呼吸道护理,清除鼻腔分泌物、吸出痰液,每天 2 次做超声雾化使痰液稀释便于吸出,以防气道堵塞影响通气。配置营养适当的饮食并补充足够的维生素和液体,经常给患儿翻身、拍背、变换体位或抱起活动以利分泌物排出及炎症吸收。

2.抗生素治疗

根据临床诊断考虑引起肺炎的可能病原体,选择敏感的抗菌药物进行治疗。抗生素主要用于细菌性肺炎或疑为病毒性肺炎但难以排除细菌感染者。根据病情轻重和病儿的年龄决定给药途径,对病情较轻的肺炎链球菌性肺炎和溶血性链球菌性肺炎、病原体未明的肺炎可选用青霉素肌内注射,对年龄小而病情较重的婴幼儿应选用两种抗生素静脉用药。疑为金黄色葡萄球菌感染的患儿选用青霉素 P_{12}、头孢菌素、红霉素,革兰阴性杆菌感染选用第三代头孢菌素或庆大霉素、阿米卡星、氨苄西林,绿脓杆菌肺炎选用羧苄西林、阿米卡星或头孢类抗生素,支原体肺炎选用大环内酯类抗生素。一般宜在热降、症状好转、肺炎体征基本消失或 X 线摄片、胸透病变明显好转后 2～7 天才能停药。病毒性肺炎应用抗生素治疗无效,但合并或继发细菌感染需应用抗生素治疗。

3.对症处理

(1)氧疗:无明显气促和发绀的轻症患儿可不予氧疗,但需保持安静。烦躁不安、气促明显伴有口唇发绀的患儿应给予氧气吸入,经鼻导管或面罩、头罩给氧,一般氧浓度不宜超过 40%,氧流量 1～2 L/min。

(2)心力衰竭的治疗:对重症肺炎出现心力衰竭时,除即给吸氧、镇静剂及适当应用利尿剂外,应给快速洋地黄制剂,可选用:①地高辛口服饱和量<2 岁为 0.04～0.05 mg/kg,>2 岁为 0.03～0.04 mg/kg,新生儿、早产儿为 0.02～0.03 mg/kg;静脉注射量为口服量的 2/3～3/4。首次用饱和量的 1/3～1/2 量,余量分 2～3 次给予,每 4～8 小时 1 次。对先天性心脏病及心力衰竭严重者,在末次给药后 12 小时可使用维持量,为饱和量的 1/5～1/4,分 2 次用,每 12 小时 1 次。应用洋地黄制剂时应慎用钙剂。②毛花苷 C(西地兰),剂量为每次 0.01～0.015 mg/kg,加入 10%葡萄糖液 5～10 mL 中静脉推注,必要时间隔 2～3 小时可重复使用,一般用 1～2 次后改用地高辛静脉饱和量法,24 小时饱和。此外,亦可选用毒毛花苷 K,饱和量 0.007～0.010 mg/kg,加入 10%葡萄糖 10～20 mL 中缓慢静脉注射。

(3)降温与镇静:对高热患儿应用物理降温,头部冷敷,冰袋或乙醇擦浴。对乙酰氨基酚 10～15 mg/kg 或布洛芬 5～10 mg/kg 口服,亦可用安乃近 5～10 mg/kg 肌内注射或口服,烦躁不安者应用镇静剂,氯丙嗪(冬眠灵)和异丙嗪(非那根)各 0.5～1.0 mg/kg,或用苯巴比妥(鲁米那)5 mg/kg,肌内注射,亦可用地西泮(安定)每次 0.2～0.3 mg/kg(呼吸衰竭者应慎用)。

(4)祛痰平喘:婴幼儿咳嗽及排痰能力较差,除及时清除鼻腔分泌物及吸出痰液外,可用祛痰剂稀释痰液,用沐舒坦口服或乙酰半胱氨酸雾化吸入,亦可选用中药。对咳嗽伴气喘者应用氨茶碱、复方氯喘、爱纳灵等解除支气管痉挛。

(5)对因低钾血症引起腹胀患儿应纠正低钾,必要时可应用胃肠减压。

4.肾上腺皮质激素的应用

一般肺炎不需应用肾上腺皮质激素,尤其疑为金黄色葡萄球菌感染时不应使用,以防止感染播散。重症肺炎、有明显中毒症状或喘憋较甚者,可短期使用,选用地塞米松或氢化可的松,疗程不超过 3～5 天。

5.维持液体和电解质平衡

肺炎病儿应适当补液,按每天 60～80 mL/kg 计算,发热、气促或入液量少的患儿应适当增加入液量,采用生理维持液(1:4)均匀静脉滴注,适当限制钠盐。肺炎伴腹泻有重度脱水者应按纠正脱水计算量的 3/4 补液,速度宜稍慢。对电解质失衡的患儿亦应适当补充。

6.脑水肿的治疗

纠正缺氧,使用脱水剂减轻脑水肿,减低颅压。可采用 20%甘露醇每次 1.0～1.5 g/kg,每 4～6 小时静脉注射,或短程使用地塞米松每天 5～10 mg,一般疗程不超过 3 天。

7.支持治疗

对重症肺炎、营养不良、体弱患儿应用少量血或血浆做支持疗法。

8.物理疗法

病程迁延不愈者使用理疗,帮助炎症吸收。局部使用微波、超短波或红外线照射,每天 1 次,7～10 天为 1 个疗程,或根据肺部炎症部位不同采用不同的体位拍击背部亦有利于痰液引流和分泌物排出。

9.并发症的治疗

并发脓胸及脓气胸时应给予适当抗生素,供给足够的营养,加强支持治疗,胸腔穿刺排脓,脓液多或稠厚时应作闭合引流。并发气胸时应做闭合引流,发生高压气胸情况紧急时可在第二肋间乳线处直接用空针抽出气体以免危及生命。

(九)预后

轻症肺炎经治疗都能较快痊愈。重症肺炎处理及时,大部分患儿可获痊愈。体弱、营养不良、先天性心脏病、麻疹、百日咳等急性传染病合并肺炎或腺病毒及葡萄球菌肺炎者病情往往危重。肺炎病死者人部分为重症肺炎。

(十)预防

首先应加强护理和体格锻炼,增强小儿的体质,防止呼吸道感染,按时进行计划免疫接种,预防呼吸道传染病,均可减少肺炎的发病。

二、腺病毒肺炎

腺病毒肺炎是小儿发病率较高的病毒性肺炎之一,其特点为重症患者多,病程长,部分患儿可留有后遗症。腺病毒上呼吸道感染及肺炎可在集体儿童机构中流行,出生 6 个月～2 岁易发本病,我国北方发病率高于南方,病情亦较南方为重。

(一)病因

病原体为腺病毒,我国流行的腺病毒肺炎多数由 3 型及 7 型引起,但 11、5、9、10、21 型亦有报道。临床上 7 型重于 3 型。

(二)病理

腺病毒肺炎病变广泛,表现为灶性或融合性、坏死性肺浸润和支气管炎,两肺均可有大片实变坏死,以两下叶为主,实变以外的肺组织可有明显气肿。支气管、毛细支气管及肺泡有单核细胞及淋巴细胞浸润,上皮细胞损伤,管壁有坏死、出血,肺泡上皮细胞显著增生,细胞核内有包涵体。

(三)临床表现

潜伏期为 3～8 天,起病急骤,体温在 1～2 天内升高至 39 ℃,呈稽留不规则高热,轻症者7～

10天退热,重者持续2～3周。咳嗽频繁,多为干咳;同时出现不同程度的呼吸困难及阵发性喘憋。疾病早期即可呈现面色灰白、精神萎靡、嗜睡,伴有纳呆、恶心、呕吐、腹泻等症状,疾病到第1～2周可并发心力衰竭,重症者晚期可出现昏迷及惊厥。

肺部体征常在高热4～7天后才出现,病变部位出现湿啰音,有肺实变者出现呼吸音减低,叩诊呈浊音,明显实变期闻及管状呼吸音。肺部体征一般在病程第3～4周渐渐减少或消失,重症者至第4～6周才消失,少数病例可有胸膜炎表现,出现胸膜摩擦音。

部分病儿皮肤出现淡红色斑丘疹、肝脾大,DIC时表现皮肤、黏膜、消化道出血症状。

(四)辅助检查

早期胸部X线摄片无变化,一般在2～6天出现,轻者为肺纹理增粗或斑片状炎症影,重症可见大片状融合影,累及节段或整个肺叶,以两下肺为多见,轻者3～6周,重者4～12周病变才逐渐消失。部分病儿可留有支气管扩张、肺不张、肺气肿、肺纤维化等后遗症。

周围血象在病变初期白细胞总数大多减少或正常,以淋巴细胞为主,后期有继发感染时白细胞及中性粒细胞可增多。

(五)诊断

主要根据典型的临床表现、抗生素治疗无效、肺部X线摄片显示典型病变来诊断。病原学确诊要依据鼻咽洗液病毒检测、双份血清抗体测定,目前采用免疫荧光法及免疫酶技术作快速诊断有助于及时确诊。

(六)治疗

对腺病毒肺炎尚无特效治疗方法,以综合治疗为主。对症治疗、支持疗法有镇静、退热、吸氧、雾化吸入,纠正心力衰竭,维持水、电解质平衡。若发生呼吸衰竭应及早进行气管插管,并使用人工呼吸机。有继发感染时应适当使用抗生素,早期患者可使用利巴韦林。

腺病毒肺炎病死率为5%～15%,部分患者易遗留迁延性肺炎、肺不张、支气管扩张等后遗症。

三、金黄色葡萄球菌肺炎

金黄色葡萄球菌肺炎是儿科临床常见的细菌性肺炎之一,病情重,易发生并发症。由于耐药菌株的出现,治疗亦较为困难。全年均可发病,以冬春季为多。近年来发病率有下降。

(一)病因与发病机制

病原菌为金黄色葡萄球菌,具有很强的毒力,能产生溶血毒素、血浆凝固酶、去氧核糖核酸分解酶、杀白细胞素。病原菌由人体体表或黏膜进入体内,由于上述毒素和酶的作用,使其不易被杀灭,并随血液循环播散至全身,肺脏极易被累及。尚可有其他迁徙病灶,亦可由呼吸道感染后直接累及肺脏导致肺部炎症。

(二)病理

金黄色葡萄球菌肺炎好发于胸膜下组织,以广泛的出血坏死及多个脓肿形成特点。细支气管及其周围肺泡发生的坏死使气道内气体进入坏死区周围肺间质和肺泡,由于脓性分泌物充塞细支气管,成为活瓣样堵塞,使张力渐增加而形成肺大泡(肺气囊肿)。邻近胸膜的脓肿破裂出现脓胸、气胸或脓气胸。

(三)临床表现

本病多见于婴幼儿,病初有急性上呼吸道感染的症状,或有皮肤化脓性感染。数日后突然高热,呈弛张型,新生儿或体弱婴儿可低热或无热。病情发展迅速,有较明显的中毒症状,面色苍白、烦躁不安或嗜睡,呼吸急促,咳嗽频繁伴气喘,伴有消化道症状如纳呆、腹泻、腹胀,重者可发生惊厥或休克。

患儿发绀、心率增快。肺部体征出现较早,早期有呼吸音减低或散在湿啰音,并发脓胸、脓气胸时表现呼吸音减低,叩诊浊音,语颤减弱。伴有全身感染时因播散的部位不同而出现相应的体征。部分患者皮肤有红色斑丘疹或猩红热样皮疹。

(四)辅助检查

实验室检查白细胞总数及中性粒细胞均增高,部分婴幼儿白细胞总数可偏低,但中性粒细胞百分比仍高。痰液、气管吸出物及脓液细菌培养获得阳性结果,有助于诊断。

X线摄片早期仅为肺纹理增多,一侧或两侧出现大小不等、斑片状密度增深影,边缘模糊。随着病情进展可迅速出现肺大泡、肺脓肿、胸腔积脓、气胸、脓气胸。重者可有纵隔积气、皮下积气、支气管胸膜瘘。病变持续时间较支气管肺炎为长。

(五)诊断与鉴别诊断

根据病史起病急骤、有中毒症状及肺部X线检查显示,一般均可做出诊断,脓液培养阳性可确诊病原菌。临床上需与肺炎链球菌、溶血性链球菌及其他革兰阴性杆菌引起的肺部化脓性病变相鉴别,主要依据病情和病程及病原菌培养阳性结果。

(六)治疗

金黄色葡萄球菌肺炎一般的治疗原则与支气管肺炎相同,但由于病情均较重,耐药菌株增多,应选用适当的抗生素积极控制感染并辅以支持疗法。及早、足量使用敏感的抗生素,采用静脉滴注以维持适当的血浓度,选用青霉素P_{12}或头孢菌素如头孢唑啉加用氨基糖苷类药物,用药后应观察3～5天,无效再改用其他药物。对耐甲氧西林或耐其他药物的菌株(MRSA)宜选用万古霉素。经治疗症状改善者,需在热降、胸片显示病变吸收后再巩固治疗1～2周才能停药。

并发脓胸需进行胸腔闭合引流,并发气胸当积气量少者可严密观察,积气量多或发生高压气胸应即进行穿刺排出气体或闭合引流。肺大泡常随病情好转而吸收,一般不需外科治疗。

(七)预后

由于近年来新的抗生素在临床应用,病死率已有所下降,但仍是儿科严重的疾病,体弱儿及新生儿预后较差。

四、衣原体肺炎

衣原体是一类专一细胞内寄生的微生物,能在细胞中繁殖,有独特的发育周期及独特的酶系统,是迄今为止最小的细菌,包括沙眼衣原体、鹦鹉热衣原体、肺炎衣原体和猪衣原体四个种。其中,肺炎衣原体和沙眼衣原体是主要的人类致病源。鹦鹉热衣原体偶可从动物传给人,而猪衣原体仅能使动物致病。衣原体肺炎主要是指由沙眼衣原体和肺炎衣原体引起的肺炎,目前也有鹦鹉热衣原体引起肺炎的报道,但较为少见。

衣原体都能通过细菌滤器,均含有DNA、RNA两种核酸,具有细胞壁,含有核糖体,有独特的酶系统,许多抗生素能抑制其繁殖。衣原体的细胞壁结构与其他的革兰阴性杆菌相同,有内膜和外膜,但都缺乏肽聚糖或胞壁酸。衣原体种都有共同抗原成分脂多糖(LPS)和独特的发育周期,包括具有感染性、细胞外无代谢活性的原体(elementary body,EB)和无感染性、细胞内有代谢活性的网状体(reticular body,RB)。具有感染性的原体可通过静电吸引特异性的受体蛋白黏附于宿主易感细胞表面,被宿主细胞通过吞噬作用摄入胞质。宿主细胞膜通过空泡将 EB 包裹,接受环境信号转化为 RB。EB 经摄入 9～12 小时后,即分化为 RB,后者进行二分裂,形成特征性的包涵体,约 36 小时后,RB 又分化为 EB,整个生活周期为 48～72 小时。释放过程可通过细胞溶解或细胞排粒作用或挤出整个包涵体而离开完整的细胞。RB 在营养不足、抗生素抑制等不良条件下并不转化为 EB,从而不易感染细胞,这可能与衣原体感染不易清除有关。这一过程在不同衣原体种间存在着差异,是衣原体长期感染及亚临床感染的生物学基础。

衣原体在人类致病是与免疫相关的病理过程。人类感染衣原体后,诱发机体产生细胞和体液免疫应答,但这些免疫应答的保护作用不强,因此常造成持续感染、隐性感染及反复感染。衣原体在人类致病是与迟发型超敏反应相关的病理过程。有关衣原体感染所造成的免疫病理损伤,现认为至少存在两种情况:①衣原体繁殖的同时合并反复感染,对免疫应答持续刺激,最终表现为迟发型超敏反应(DTH);②衣原体进入一种特殊的持续体(PB),PB 形态变大,其内病原体的应激反应基因表达增加,产生应激反应蛋白,而应激蛋白可参与迟发型超敏反应,且在这些病原体中可持续检测到多种基因组。当应激条件去除,PB 可转换为正常的生长周期,如 EB。现发现宿主细胞感染愈合后,可像正常未感染细胞一样,当给予适当的环境条件,EB 可再度生长。有关这一衣原体感染的隐匿过程,尚待阐明。

(一)沙眼衣原体肺炎

沙眼衣原体(Chlamydia trachomatis,CT)用免疫荧光法可分为 12 个血清型,即 A～K 加 B₆ 型,A、B、B₆、C 型称眼型,主要引起沙眼,D～K 型称眼-泌尿生殖型,可引起成人及新生儿包涵体结膜炎(副沙眼)、男性及女性生殖器官炎症、非细菌性膀胱炎、胃肠炎、心肌炎及新生儿肺炎、中耳炎、鼻咽炎和女婴阴道炎。

1.发病机制

所有沙眼衣原体感染均可趋向于持续性、慢性和不显性的形式。CT 主要是人类沙眼和生殖系统感染的病原,偶可引起新生儿、小婴儿和成人免疫抑制者的肺部感染。分娩时胎儿通过 CT 感染的宫颈可出现新生儿包涵体性结膜炎和新生儿肺炎。CT 主要经直接接触感染,使易感的无纤毛立方柱状或移行的上皮细胞(如结膜、后鼻咽部、尿道、子宫内膜和直肠黏膜)发生感染。常引起上皮细胞的淋巴细胞浸润性急性炎症反应。一次感染不能产生防止再感染的免疫力。

2.临床表现

活动性 CT 感染妇女分娩的婴儿有 10%～20% 出现肺炎。出生时 CT 可直接感染鼻咽部,以后下行至肺引起肺炎,也可由感染结膜的 CT 经鼻泪管下行到鼻咽部,再到下呼吸道。大多数 CT 感染表现为轻度上呼吸道症状,而症状类似流行性感冒,而肺炎症状相对较轻,某些患者表现为急性起病伴一过性的肺炎症状和体征,但大多数起病缓慢。上呼吸道症状可自行消退,咳嗽伴下呼吸道症状感染体征可在首发症状后数日或数周出现,使本病有一个双病程的表现。CT 肺炎有非常特征性的表现,常见于 6 个月以内的婴儿,往往发生在 1～3 个月龄,通常在生后 2～4 周发病。但目前已经发现有生后 2 周即发病者。本病常起病隐匿,大多数无发热,起始症状通常是鼻炎,伴鼻腔黏液分泌物和鼻塞。随后发展为断续的咳嗽、也可表现为持续性咳嗽、呼吸急促,听诊可闻及湿啰音,喘息较少见。一些 CT 肺炎病例主要表现为呼吸增快和阵发性单声咳嗽。有时呼吸增快为唯一线索,约半数患儿可有急性包涵体结膜炎,可同时有中耳炎、心肌炎和胸腔积液。

与成熟儿比较,极低出生体重儿的 CT 肺炎更严重,甚至是致死性的,需要长期辅以机械通气,易产生慢性肺部疾病,从免疫力低下的 CT 下呼吸道感染患者体内,可在感染后相当一段时间仍能分离到 CT,现发现毛细支气管炎患者 CT 感染比例较多,CT 是启动抑或加重了毛细支气管炎症状尚待研究。已发现新生儿 CT 感染后,在学龄期发展为哮喘。对婴幼儿 CT 感染 7~8 年再进行肺功能测试,发现大多数表现为阻塞性肺功能异常。CT 与慢性肺部疾病间的关系有待阐明。

3.实验室检查

CT 肺炎患儿外周血的白细胞总数正常或升高,嗜酸性粒细胞计数增多,超过 400/μL。

CT 感染的诊断为从结膜或鼻咽部等病损部位取材涂片或刮片(取材要带柱状上皮细胞,而不是分泌物)发现 CT 或通过血清学检查确诊。新生儿沙眼衣原体肺炎可同时取眼结膜刮屑物培养和/或涂片直接荧光法检测沙眼衣原体。经吉姆萨染色能确定患者有否特殊的胞质内包涵体,其阳性率分别为:婴儿中可高达 90%,成人包涵体结膜炎为 50%,但在活动性沙眼患者中仅有 10%~30%。对轻症患者做细胞检查无帮助。

早在 20 世纪 60 年代已经开展了 CT 的组织细胞培养,采用组织培养进行病原分离是衣原体感染诊断的金标准。一般都是将传代细胞悬液接种在底部放有玻片的培养瓶中,待细胞长成单层后,将待分离的标本种入。经在 CO_2 温箱中孵育并进行适当干预后再用异硫氰酸荧光素标记的 CT 特异性单克隆抗体进行鉴定。常用来观察细胞内形成特异的包涵体及其数目、CT 感染细胞占细胞总数的百分率或折算成使 50% 的组织细胞出现感染病变的 CT 量(TCID50)等指标。研究发现,因为取材木杆中的可溶性物质可能对细胞培养有毒性作用。用以取样的拭子应该是塑料或金属杆,如果在 24 小时内不可能将标本接种在细胞上,应保存在 4 ℃ 或置 −70 ℃ 储存待用。用有抗生素的培养基作为衣原体转运培养基能最大限度地提高衣原体的阳性率和减少其他细菌过度生长。培养 CT 最常用的细胞为用亚胺环己酮处理的 McCoy 或 Hela 细胞。离心法能促进衣原体吸附到细胞上。培养 72 小时后用 CT 种特异性免疫荧光单克隆抗体和姬姆萨或碘染色可查到胞浆内包涵体。

血清抗体水平的测定是目前应用最广泛的诊断衣原体感染的依据。

(1)衣原体微量免疫荧光法(micro-immunofluoresxence,MIF):衣原体最敏感的血清学检测方法,最常作为回顾性诊断。该试验先用鸡胚或组织细胞培养衣原体,并进一步纯化抗原,将浓缩的抗原悬液加在一块载玻片上,按特定模式用抗原进行微量滴样。将患者的血清进行系列倍比稀释后加在抗原上,然后用间接免疫荧光方法测定每一种衣原体的特异抗原抗体反应。通用的诊断标准:①急性期和恢复期的两次血清抗体滴度相差 4 倍,或单次血清标本的 IgM 抗体滴度≥1∶16 和/或单次血清标本的 IgG 抗体滴度>1∶512 为急性衣原体感染。②IgM 滴度>1∶16 且 1∶16<IgG<1∶512 为既往有衣原体感染。③单次或双次血清抗体滴度<1∶16 为从未感染过衣原体。

(2)补体结合试验:可检测患者血清中的衣原体补体结合抗体,恢复期血清抗体效价较急性期增高 4 倍以上有确诊意义。

(3)酶联免疫吸附法(ELISA):可用于血清中 CT 抗体的检测,由于衣原体种间有交叉反应,不主张单独应用该方法检测血清标本。

微量免疫荧光法(micro-immunofluoresxence,MIF)检查衣原体类抗体是目前国际上标准的且最常用的衣原体血清学诊断方法,由于可检测出患儿血清中存在的高水平的非母体 IgM 抗体,尤其适用于新生儿和婴儿沙眼衣原体肺炎的诊断。由于不同的衣原体种间可能存在着血清学交叉反应,血清标本应同时检测三种衣原体的抗体并比较抗体滴度,以滴度最高的作为感染的衣原体种,但是不能广泛采用这种检查法。新生儿肺炎患者 IgM 增高,而结膜炎患儿则无 IgM 抗体增高。

分子生物学方法正成为诊断 CT 感染的主要技术手段之一,采用荧光定量聚合酶链反应技术(real time PCR)和巢式聚合酶链反应技术(nested PCR)是诊断 CT 感染的新途径,可早期快速、特异地检测出标本中的 CT 核酸。

4.影像学表现

胸片和肺 CT 表现为肺气肿伴间质或肺泡浸润影,多为间质浸润和肺过度充气,也可见支气管肺炎或网状、结节样阴影,偶见肺不张(图 5-1)。

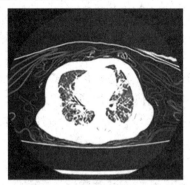

图 5-1　双肺广泛间、实质浸润

5.诊断

根据患儿的年龄、相对特异的临床症状及 X 线非特异性征象,并有赖于从结膜或鼻咽部等分离到 CT 或通过血清学检查等实验室手段确定诊断。

6.鉴别诊断

(1)RSV 肺炎:多见于婴幼儿,大多数病例伴有中高热,持续 4～10 天,初期咳嗽、鼻塞,常出现气促、呼吸困难和喘憋,肺部听诊多有细小或粗、中啰音。少数重症病例可并发心力衰竭。胸片多数有小点片状阴影,可有不同程度的肺气肿。

(2)粟粒性肺结核:多见于婴幼儿初染后 6 个月内,特别是 3 个月内,起病可急可缓,缓者只有低热和结核中毒症状,多数急性起病,症状以高热和严重中毒症状为主,常无明显的呼吸道症状,肺部缺乏阳性体征,但 X 线检查变化明显,可见在浓密的网状阴影上密度均匀一致的粟粒结节,婴幼儿病灶周围反应显著及易于融合,点状阴影边缘模糊,大小不一而呈雪花状,病变急剧进展可形成空洞。

(3)白色念珠菌肺炎:多发生在早产儿、新生儿、营养不良儿童、先天性免疫功能缺陷及长期应用抗生素、激素及静脉高营养患者,常表现为低热、咳嗽、气促、发绀、精神萎靡或烦躁不安,胸部体征包括叩诊浊音和听诊呼吸音增强,可有管音和中小水泡音。X 线检查有点状阴影、大片实变,少数有胸腔积液和心包积液,同时有口腔鹅口疮,皮肤或消化道等部位的真菌病。可同时与大肠埃希菌、葡萄球菌等共同致病。

7.治疗

治疗药物主要为红霉素,新生儿和婴儿的用量为红霉素每天 40 mg/kg,疗程 2～3 周,或琥乙红霉素每天 40～50 mg/kg,分 4 次口服,连续 14 天;如果对红霉素不能耐受,度过新生儿期的小婴儿应立即口服磺胺类药物,可用磺胺异噁唑每天 100 mg/kg,疗程 2～3 周。有报道应用阿莫西林、多西环素治疗,疗程 1～2 周;或有报道用氧氟沙星,疗程 1 周,但国内目前不主张此类药物用于小儿。

现发现,红霉素疗程太短或剂量太小,常使全身不适、咳嗽等症状持续数日。单用红霉素治疗的失败率是 10%～20%,一些婴儿需要第 2 个疗程的治疗。有研究发现阿奇霉素短疗程 20 mg/(kg·d),每天顿服连续 3 天与红霉素连续应用 14 天的疗效是相同的。

此外,要强调呼吸道管理和对症支持治疗也很重要。

由于局部治疗不能消灭鼻咽部的衣原体,不主张对包涵体结膜炎进行局部治疗,这种婴儿仍有发生肺炎或反复发生结膜炎的危险。对 CT 引起的小婴儿结膜炎或肺炎均可用红霉素治疗 10～14 天,红霉素用量为每天 50 mg/kg,分 4 次口服。

对确诊为衣原体感染患儿的母亲(及其性伴)也应进行确定诊断和治疗。

8.并发症和后遗症

衣原体能在宿主细胞内长期处于静止状态。因此多数患者无症状,如果未治疗或治疗不恰当,衣原体结膜炎能持续数月,且发生轻的瘢痕形成,但能完全吸收。慢性结膜炎可以单独发生,也可作为赖特尔(Reiter)综合征的一部分,赖特尔(Reiter)综合征包括尿道炎、结膜炎、黏膜病和反应性关节炎。

9.预防

为了防止孕妇产后并发症和胎儿感染应在妊娠后 3 个月做衣原体感染筛查,以便在分娩前完成治疗。对孕妇 CT 生殖道感染应进行治疗。产前进行治疗是预防新生儿感染的最佳方法。红霉素对胎儿无毒性,可用于治疗。新生儿出生后,立即涂红霉素眼膏,可有效预防结膜炎。

美国 CDC 推荐对于 CT 感染孕妇可阿奇霉素 1 次 1 g 或阿莫西林 500 mg 口服,每天 3 次连续 7 天,作为一线用药,也可红霉素 250 mg 每天 4 次连续 14 天,或乙酰红霉素 800 mg 每天 4 次连续 14 天是一种可行的治疗手段。

(二)肺炎衣原体肺炎

肺炎衣原体(Chlamydia pneumoniae,CP)仅有一个血清型,称 TWAR 型,是 1986 年从患急性呼吸道疾病的大学生呼吸道中分离到的。目前认为 CP 是一个主要的呼吸道病原,CP 感染与哮喘及冠心病的发生存在着一定的关系。CP 在体内的代谢与 CT 相同,在微生物学特征上与 CT 不同的是,其原体为梨形,原体内没有糖原,主要外膜蛋白上没有种特异抗原。

CP 可感染各年龄组人群,不同地区 CP 感染 CAP 的比例是不同的,在 2%～19% 波动,与不同人群和选用的检测方法不同有关。大多数研究选用的是血清学方法,儿童下呼吸道感染率的报道波动在 0～18%,一个对 3～12 岁采用培养方法的 CAP 多中心研究发现的 CP 感染率为 14%,而 MP 感染率是 22%,其中小于 6 岁组 CP 感染率是 15%。大于 6 岁组 CP 感染率是 18%,有 20% 的儿童同时存在 CP 和 MP 感染,有报道 CP 感染镰状细胞贫血患者 10%～20% 出现急性胸部综合征,10% 支气管炎症和 5%～10% 儿童出现咽炎。

1.发病机制

CP 广泛存在于自然界,但迄今感染仅见于人类。这种微生物能在外界环境生存 20～30 小时,动物实验证明:要直接植入才能传播,空气飞沫传播不是 CP 有效的传播方式。临床研究报道发现,呼吸道分泌物传播是其主要的感染途径,无症状携带者和长期排菌状态可能促进这种传播。其潜伏期较长,传播比较缓慢,平均潜伏期为 30 天,最长可达 3 个月。感染没有明显的季节性,儿童时期其感染的性别差异不明显。现已发现,在军队、养老院等同一居住环境中出现人与人之间的 CP 传播和 CP 感染暴发流行。在某些家庭内 CP 的暴发流行中,婴幼儿往往首先发病,并占发患者数中的多数,甚至有时感染仅在幼儿间传播。初次感染多见于 5～12 岁小儿,但从抗体检查证明整个青少年期和成人期可以又有新的或反复感染,老年期达到顶峰,其中 70%～80% 血清为阳性反应。血清学流行病学调查显示学龄儿童抗体阳性率开始增加,青少年达 30%～45%,提示存在无症状感染。大约在 15 岁前感染率无性别差异。15 岁以后男性多于女性。流行周期为 6 个月到 2～3 年,有少数地方性流行报道。大概成年期感染多数是再感染,同时可能有多种感染。也有研究发现:多数家庭或集体成员中仅有一人出现 CP 感染,这说明不易发生传播。

在 CP 感染的症状期及无症状期均可由呼吸道检出 CP。已经证明在症状性感染后培养阳性的时间可长达 1 年,无症状性感染时常见抗体反应阳性。尚不清楚症状的存在是否会影响病原的传播。

与 CT 仅侵犯黏膜上皮细胞不同,CP 可感染包括巨噬细胞、外周血细胞、动脉血管壁内皮细胞及平滑肌在内的几种不同的细胞。CP 可在外周血细胞中存活并可通过血液循环及淋巴循环到达全身各部位。CP 感染后,细胞中有关炎细胞因子 IL-1、IL-8、IFN-a 等及黏附因子 ICAM-1 表达增多,并可诱导白细胞向炎症部位趋化,既可有利于炎症反应的局部清除,同时也会造成组织的损伤。

2.临床表现

青少年和年轻成人 CP 感染可以为流行性,也可为散发性,CP 以肺炎最常见。青少年中约 10% 的肺炎、5% 的支气管炎、5% 的鼻窦炎和 1% 的喉炎和 CP 感染有关。Saikku 等在菲律宾 318 名 5 岁以下的急性下呼吸道感染患者中,发现 6.4% 为急性 CP 感染,3.2% 为既往感染。Hammerschlag 等对下呼吸道感染的患者,经培养确定 5 岁以下小儿 CP 感染率为 24%,5～18 岁为 41%,最小的培养阳性者仅为 14 个月大。CP 感染起病较缓慢,早期多为上呼吸道感染症状,类似流行性感冒,常合并咽喉炎、声音嘶哑和鼻窦炎,无特异性临床表现。1～2 周后上感症状逐渐减轻而咳嗽逐渐加重,并出现下呼吸道感染征象,肺炎患者症状轻到中等,包括发热、不适、头痛、咳嗽,常有咽炎,多数表现为咽痛、发热、咳嗽,以干咳为主,可出现胸痛、头痛、不适和疲劳。听诊可闻及湿啰音并常有喘鸣音。CP 肺炎临床表现相差悬殊,可从无症状到致死性肺炎。儿童和青少年感染大部分为轻型病例,多表现为上呼吸道感染和支气管炎,肺炎患者较少。而成人则肺炎较多,尤其是在已有慢性疾病或 CP(TWAR)重复感染的老年患者。CP 在免疫力低下的人群可引起重症感染,甚至呼吸衰竭。

CP 感染的潜伏期为 15～23 天,再感染的患者呼吸道症状往往较轻,且较少发展为肺炎。与支原体感染一样,CP 感染也可引起肺外的表现,如结节性红斑、甲状腺炎、脑炎和 Gullain-Barre 综合征等。

CP 可激发哮喘患者喘息发作,囊性纤维化患者病情加重,有报道从急性中耳炎患者的渗液中分离出 CP,CP 往往与细菌同时致病。2%～5% 的儿童和成人可表现为无症状呼吸道感染,持续 1 年或 1 年以上。

3.实验室检查

诊断 CP 感染的特异性诊断依据组织培养的病原分离和血清学检查。CP 在经亚胺环己酮处理的 HEP-2 和 HL 细胞培养基上生长最佳。标本的最佳取材部位为鼻咽后部,如检查 CT 那样用金属丝从胸腔积液中也分离到该病原。有报道经胰酶和/或乙二胺四乙酸钠(EDTA)处理后的标本CP培养的阳性率高。已有从胸腔积液中分离到CP的报道。

用荧光抗体染色可能直接查出临床标本中的衣原体,但不是非常敏感和特异。用EIA法可检测一些临床标本中的衣原体抗原,因EIAs采用的是多克隆抗体或属特异单克隆抗体,可同时检测CP和CT。而微量免疫荧光法(MIF),可使用CP单一抗原,而不出现同时检测其他衣原体种。急性CP感染的血清学诊断标准为:患者MIF法双份血清IgG滴度4倍或4倍以上升高或单份血清IgG滴度≥1∶512;和/或IgM滴度≥1∶16或以上,在排除类风湿因子所致的假阳性后可诊断为近期感染;如果IgG≥1∶16但≤1∶512提示曾经感染。这一标准主要根据成人资料而定。肺炎和哮喘患者的CP感染研究显示有50%测不到MIF抗体。不主张单独应用IgG进行诊断。IgG滴度1∶16或以上仅提示既往感染。IgA或其他抗体水平需双份血清进行回顾分析才能进行诊断,不能提示既往持续感染。

MIF和补体结合试验方法敏感性在各种方法不一致,CDC建议应严格掌握诊断标准。

由于与培养的结果不一致,不主张血清酶联免疫方法进行CP感染诊断,有关CP儿童肺炎和哮喘儿童CP感染的研究发现,有50%儿童培养证实为CP感染,而并无血清学抗体发现。而且,单纯应用血清学方法不能进行临床微生物评价。

采用各种聚合酶链反应技术(PCR)如荧光定量PCR和Nested PCR等可早期快速并特异地进行CP感染的诊断,已有不少关于其应用并与培养和血清学方法进行对比的研究,有研究报道以16SrRNA特异靶序列为目的基因的荧光定量PCR方法诊断CP感染具有较好的特异性,操作较为简单,且能将标本中的病原体核酸量化,但目前尚无此PCR商品药盒。

4.影像学表现

开始主要表现为单侧肺泡浸润,位于肺段和亚段,可见于两肺的任何部位,下叶及肺的周边部多见。以后可进展为双侧间质和肺泡浸润。胸部X线表现多较临床症状重。胸片示肺叶浸润影,并可有胸腔积液。

5.诊断及鉴别诊断

临床表现上不能与MP等引起的非典型肺炎区分开来,听诊可发现啰音和喘鸣音,胸部影像常较患儿的临床表现重,可表现为轻度、广泛的或小叶浸润,可出现胸腔积液,可出现白细胞数稍高和核左移,也可无明显的变化。培养是诊断CP感染的特异方法,最佳的取材部位是咽后壁标本,也可从痰、咽拭子、支气管灌洗液、胸腔积液等标本中取材进行培养。

CP感染的表现与MP不好区分,CP肺炎患者常表现为轻到中度的全身症状,如发热、乏力、头痛、咳嗽、持续咽炎,也可出现胸腔积液和肺气肿,重症患者常出现肺气肿。

MP肺炎:多见于学龄儿童及青少年,婴幼儿也不少见,潜伏期2~3周,症状轻重不等,主要特点是持续剧烈咳嗽,婴幼儿可出现喘息,全身中毒症状相对较轻,可伴发多系统、多器官损害,X线所见远较体征显著,外周血白细胞数大多数正常或增高,血沉增快,血清特异性抗体测定有诊断价值。

6.治疗

其治疗与肺炎支原体肺炎相似,但不同之处在于治疗的时间要长,以防止复发和清除存在于呼吸道的病原体。体外药物敏感试验显示四环素、红霉素及一些新的大环丙酯类(阿奇霉素和克拉红霉素)和喹诺酮类(氧氟沙星)抗生素有活性。对磺胺类耐药。首选治疗为红霉素,新生儿和婴儿的用量为红霉素每天40 mg/kg,疗程2~3周,一般用药24~48小时体温下降,症状开始缓解。有报道单纯应用一个疗程,部分病例仍可复发,如果无禁忌,可进行第二疗程治疗。也可采用克拉霉素和阿奇霉素治疗,其中阿奇霉素的疗效要优于克拉霉素,用法为克拉霉素疗程 21 天,阿奇霉素疗程 5 天,也可应用利福平、罗红霉素、多西环素进行治疗。

有研究发现,选用红霉素治疗 2 周,甚至四环素或多西环素治疗 30 天者仍有复发病例。可能需要 2 周以上长期的治疗,初步资料显示 CP 肺炎患儿服用红霉素悬液 40~50 mg/(kg·24 小时),连续 10~14 天,可清除鼻咽部病原的有效率达 80% 以上。克拉霉素每天 10 mg/kg,分 2 次口服,连续 10 天,或阿奇霉素每天 10 mg/kg,口服 1 天,第 2~5 天阿奇霉素每天 5 mg/kg,对肺炎患者的鼻咽部病原的清除率达 80% 以上。

7.预后

CP 感染的复发较为常见,尤其抗生素治疗不充分时,但较少累及呼吸系统以外的器官。

8.预防

CP 肺炎按一般呼吸道感染预防即可。

(三)鹦鹉热衣原体肺炎

病原为鹦鹉热衣原体(Chlamydia psittaci,CPs),CPs 和 CT 沙眼衣原体仅有 10% 的 DNA 同源。可通过 CPs 包涵体不含糖原、包涵体形态和对磺胺类药物的敏感性与 CT 沙眼衣原体相鉴别。CPs 有多个不同的种,可感染大多数的鸟类和包括人在内的哺乳动物,目前认为 CPs 菌株至少有 5 个生物变种,单克隆抗体测定显示鸟生物变种至少有 4 个血清型,其中鹦鹉和火鸡血清型是美国鸟类感染的最重要血清型。

1.发病机制

虽然原先命名为鹦鹉热(psittacosis),实际上所有的鸟类,包括家鸟和野鸟均是 CPs 的天然宿主。对人类威胁最大的是家禽加工厂(特别是火鸡加工厂)、饲养鸽子和笼中宠鸟。近几年在美国通过对家禽喂含四环素的饲料和对进口鸟在检疫期用四环素治疗,这种感染率已经降低。这种病原体可存在于鸟排泄物、血、腹腔脏器和羽毛内。引起人类感染的主要机制大概是由于吸入干的排泄物;吸入粪便气溶胶、粪尘和含病原的动物分泌物是感染的主要途径。作为感染源的鸟类可无症状或表现拒食、羽毛竖立、无精打采和排绿水样便。受染的鸟类可以是无症状或仅有轻微症状,但在感染后仍能排菌数月。易患鹦鹉热的高危人群包括养鸟者、鸟的爱好者、宠物店的工作人员。人类感染常见于长期或密切接触者,但据报道约 20% 的鹦鹉热患者无鸟类接触史。但是在家禽饲养场发生鹦鹉热流行时,也有仅接触死家禽、切除死禽内脏者发病。已有报道人类发生反复感染者可持续携带病原体达 10 年之久。

鹦鹉热几乎只是成人的疾病,可能因为小儿接触鸟类或加工厂或在家庭内接触的可能性较少。

病原体吸入呼吸道,经血液循环侵入肝、脾等单核-吞噬细胞系统,在单核吞噬细胞内繁殖后,再血行播散至肺和其他器官。肺内病变常开始于肺门区域,血管周围有炎症反应,并向周围扩散小叶性和间质性肺炎,以肺叶或肺段的下垂部位最为明显,细支气管及支气管上皮引起脱屑和坏死。早期肺泡内充满中性粒细胞及水肿渗出液,不久即被多核细胞所代替,病变部位可产生实变及少量出血,肺实变有淋巴细胞浸润,可出现肺门淋巴结肿大。有时产生胸膜炎症反应。肝脏可出现局部坏死,脾常肿大,心、肾、神经系统及消化道均可受累产生病变。

有猜测存在人与人之间的传播,但尚未证实。

2.临床表现

鹦鹉热既可以是呼吸道感染,也可以是以呼吸系统为主的全身性感染。儿童鹦鹉热的临床表现可从无症状感染到出现肺炎、多脏器感染不等。潜伏期平均为15天,一般为5～21天,也可长达4周。起病多隐匿,病情轻时如流感样,也可突然发病,出现发热、寒战、头痛、出汗和其他许多常见的全身和呼吸道症状,如不适无力、关节痛、肌痛、咯血和咽炎。发热第一周可达40 ℃以上,伴寒战和相对缓脉,常有乏力,肌肉关节痛,畏光,鼻出血,可出现类似伤寒的玫瑰疹,常于病程1周左右出现咳嗽,咳嗽多为干咳,咳少量黏痰或痰中带血等。肺部很少有阳性体征,偶可闻及细湿啰音和胸膜摩擦音,双肺广泛受累者可有呼吸困难和发绀。躯干部皮肤可见一过性玫瑰疹。严重肺炎可发展为谵妄、低氧血症甚至死亡。头痛剧烈,可伴有呕吐,常被疑诊为脑膜炎。

3.实验室检查

白细胞数常不升高或可出现轻度白细胞数升高,同时可有门冬氨酸氨基转移酶(谷丙转氨酶)、碱性磷酸酶和胆红素增高。

有报道25%鹦鹉热患者存在脑膜炎,其中半数脑脊液蛋白增高(400～1 135 mg/L),未见脑脊液中白细胞数增加。

4.影像学表现

CPs肺炎胸片常有异常发现,肺部主要表现为不同程度的肺部浸润,如弥漫性支气管肺炎或间质性肺炎,可见由肺门向外周放射的网状或斑片状浸润影,多累及下叶,但无特异性。单侧病变多见,也可双侧受累,肺内病变吸收缓慢,偶见大叶实变或粟粒样结节影及胸膜渗出。可出现胸腔积液。肺内病变吸收缓慢,有报道治疗7周后有50%的患者病灶不能完全吸收。

5.诊断

由于临床表现各异,鹦鹉热的诊断困难。本病与鸟类的接触史非常重要,但20%的鹦鹉热患者接触史不详,尚无人与人之间传播的证据。出现高热、严重头痛和肌痛症状的肺炎患者,结合患者有鸟接触史等阳性流行病学资料和血清学检查确定诊断。

从胸腔积液和痰中可培养出病原体,CPs与CP、CT的培养条件是相同的,由于其潜在的危险,鹦鹉热衣原体除研究性实验室外一般不能培养。

实验室检查诊断多数是靠特异性补体结合性抗体检测。特异性补体结合试验或微量免疫荧光试验阳性,恢复期(发病第2～3周)血清抗体效价比急性期增高4倍或单次效价为1∶32或以上即可确定诊断。诊断的主要方法是血清补体结合试验,是种特异性的。

补体结合(complement fixation,CF)抗体试验不能区别是CP还是CPs,如小儿抗体效价增高,更多可能是CP感染的血清学反应。

CDC认为鹦鹉热确诊病例需要符合临床疾病过程、鸟类接触病史,采用以下三种方法之一进行确定:呼吸道分泌物病原学培养阳性,相隔2周血CF抗体4倍上升或MIF抗体4倍以上升高,MIF单份血清IgM抗体滴度大于或等于16。

可疑病例必须在流行病学上与确诊病例密切相关,或症状出现后单份CF或MIF抗体在1∶32以上。

由于MIF也用于诊断CP感染,用MIF检测可能存在与其他衣原体种或细菌感染间的交叉反应,早期针对鹦鹉热采用四环素进行治疗,可减少抗体反应。

6.鉴别诊断

(1)MP肺炎:多见于学龄儿童及青少年,婴幼儿也不少见,潜伏期2～3周,症状轻重不等,主要特点是持续剧烈咳嗽,婴幼儿可出现喘息,全身中毒症状相对较轻,可伴发多系统、多器官损害,X线所见远较体征显著,外周血白细胞数大多数正常或增高,血沉增快,血清特异性抗体测定有诊断价值。

(2)结核病:小儿多有结核病接触史,起病隐匿或呈现慢性病程,有结核中毒症状,肺部体征相对较少,X线所见远较体征显著,不同类型结核有不同特征性影像学特点,结核菌素试验阳性、结核菌检查阳性,可较早出现全身结核播散病灶等明确诊断。

(3)真菌感染:不同的真菌感染的临床表现多样,根据患者有无免疫缺陷等基础疾患、长期应用抗生素、激素等病史、肺部影像学特征、病原学组织培养、病理等检查,经试验和诊断性治疗明确诊断。

7.治疗

CPs对四环素、氯霉素和红霉素敏感,但不主张四环素在8岁以下小儿应用。新生儿和婴儿的用量为红霉素每天40 mg/kg,疗程2~3周。也有采用新型大环内酯类抗生素,应注意鹦鹉热的治疗显效较慢,发热等临床症状一般要在48~72小时方可控制,有报道红霉素和四环素这两种抗生素对青少年的用量为每天2 g,用7~10天或热退后继续服用10天。复发者可进行第二个疗程,发生呼吸衰竭者,需氧疗和进一步机械呼吸治疗。

多西环素100 mg每天2次或四环素500 mg每天4次在体温正常后再继续服用10~14天,对危重患者可用多西环素4.4 mg/(kg·d)每12小时口服1次,每天最大量是100 mg。对9岁以下不能用四环素的小儿,可选用红霉素500 mg每天4次口服。由于初次感染往往并不能产生长久的免疫力,有治疗2个月后病情仍复发的报道。

8.预后

鹦鹉热患者应予隔离,痰液应进行消毒;应避免接触感染的鹦鹉等鸟类或禽类可预防感染;加强国际进口检疫和玩赏鸟类的管理。未经治疗的死亡率是15%~20%,若经适当治疗的死亡率可降至1%以下,严重感染病例可出现呼吸衰竭,有报道孕妇感染后可出现胎死宫内。

9.预防

病原体对大多数消毒剂、热等敏感,对酸和碱抵抗。严格鸟类管理,应用鸟笼,并避免与病鸟接触;对可疑鸟类分泌物应进行消毒处理,并对可疑鸟隔离观察30~45天;对眼部分泌物多、排绿色水样便或体重减轻的鸟类应隔离;避免与其他鸟类接触,不能买卖。接触的人应严格防护,穿隔离衣,并戴N95型口罩。

五、支原体肺炎

(一)病因

支原体是细胞外寄生菌,属暗细菌门、柔膜纲、支原体目、支原体科(Ⅰ、Ⅱ)、支原体属(Ⅰ、Ⅱ)。支原体广泛寄居于自然界,迄今已发现支原体有60余种,可引起动物、人、植物等感染。支原体的大小介于细菌与病毒之间,是能独立生活的病原微生物中最小者,能通过细菌滤器,需要含胆固醇的特殊培养基,在接种10天后才能出现菌落,菌落很小,病原直径为125~150 nm,与黏液病毒的大小相仿,含DNA和RNA,缺乏细胞壁,呈球状、杆状、丝状等多种形态,革兰染色阴性。目前肯定对人致病的支原体有3种,即肺炎支原体(mycoplasma pneumoniae,MP)、解脲支原体及人型支原体。其中肺炎支原体是人类原发性非典型肺炎的病原体。

（二）流行病学

MP 是儿童时期肺炎或其他呼吸道感染的重要病原之一。本病主要通过呼吸道飞沫传染。全年都有散发感染，秋末和冬初为发病高峰季节，每 2～6 年可在世界范围内同时发生流行。MP 感染的发病率各地报道差异较大，一般认为 MP 感染所致的肺炎在肺炎总数中所占的比例可因年龄、地区、年份及是否为流行年而有所不同。

（三）发病机制

直接损害：肺炎支原体缺乏细胞壁，且没有其他与黏附有关的附属物，故其依赖自身的细胞膜与宿主靶细胞膜紧密结合。当肺炎支原体侵入呼吸道后，借滑行运动定位于纤毛毡的隐窝内，以其尖端特殊结构（即顶器）牢固的黏附于呼吸道黏膜上皮细胞的神经氨酸受体上，抵抗黏膜纤毛的清除和吞噬细胞的吞噬。与此同时，MP 会释放有毒代谢产物，如氨、过氧化氢、蛋白酶及神经毒素等，从而造成呼吸道黏膜上皮的破坏，并引起相应部位的病变，这是 MP 的主要致病方式。P1 被认为是肺炎支原体的主要黏附素。

免疫学发病机制：人体感染 MP 后体内先产生 IgM，后产生 IgG、SIgA。由于 MP 膜上的甘油磷脂与宿主细胞有共同抗原成分，感染后可产生相应的自身抗体，形成免疫复合物，如在出现心脏、神经系统等并发症的患者血中，可测到针对心肌、脑组织的抗体。另外，人体感染 MP 后炎性介质、酸性水解酶、中性蛋白水解酶和溶酶体酶、氧化氢等产生增加，导致多系统免疫损伤，出现肺及肺外多器官损害的临床症状。

肺炎支原体多克隆激活 B 淋巴细胞，产生非特异的与支原体无直接关联的抗原和抗体，如冷凝集素的产生。比较而言，肺炎支原体引起的非特异性免疫反应比特异性免疫反应明显。

由于肺炎支原体与宿主细胞有共同抗原成分，可能会被误认为是自身成分而允许寄生，逃避了宿主的免疫监视，不易被吞噬细胞摄取，从而得以长时间寄居。

肺炎支原体肺炎的发病机制尚未完全阐明，目前认为肺炎支原体的直接侵犯和免疫损伤均存在，是二者共同作用的结果，但损害的严重程度及作用时间长短不清。

（四）病理表现

支原体肺炎主要病理表现为间质性肺炎和细支气管炎，有些病例病变累及肺泡。局部黏膜充血、水肿、增厚，细胞膜损伤，上皮细胞纤毛脱落，有淋巴细胞、嗜酸性粒细胞、中性粒细胞、巨噬细胞浸润。

（五）临床表现

潜伏期 2～3 周，高发年龄为 5 岁以上，婴幼儿也可感染，目前认为肺炎支原体感染有低龄化趋势。起病一般缓慢，主要症状为发热、咽痛和咳嗽。热度不一，可呈高热、中等度热或低热。咳嗽有特征性，病程早期以干咳为主，呈阵发性，较剧烈，类似百日咳，影响睡眠和活动。后期有痰，黏稠，偶含少量血丝。支原体感染可诱发哮喘发作，一些患儿伴有喘息。若合并中等量以上胸腔积液，或病变广泛尤其以双肺间质性浸润为主时，可出现呼吸困难。婴幼儿的临床表现可不典型，多伴有喘鸣和呼吸困难，病情多较严重，可发生多系统损害。肺部体征少，可有呼吸音减低，病程后期可出现湿性啰音，肺部体征与症状及影像学表现不一致，为支原体肺炎的特征。我们在临床上发现，肺炎支原体可与细菌、病毒混合感染，尤其是与肺炎链球菌、流感嗜血杆菌、EB 病毒等混合感染，使病情加重。

（六）影像学表现

胸部 X 线表现如下。①间质病变为主：局限性或普遍性肺纹理增浓，边界模糊有时伴有网结状阴影或较淡的斑点阴影,或表现单侧或双侧肺门阴影增大,结构模糊,边界不清,可伴有肺门周围斑片阴影(图5-2)。②肺泡浸润为主:病变的大小形态差别较大,以节段性浸润常见,其内可夹杂着小透光区,形如支气管肺炎。也可呈肺段或大叶实变,发生于单叶或多叶,可伴有胸膜积液(图5-3、图5-4)。③混合病变:同时有上两型表现。

　　由于支原体肺炎的组织学特征是急性细支气管炎,胸部CT除上述表现外,可见网格线影、小叶中心性结节、树芽征及支气管管壁增厚、管腔扩张(图5-5)。树芽征表现反映了有扩大的小叶中心的细支气管,它们的管腔为黏液、液体所嵌顿。在HRCT上除这些征象外,还可见马赛克灌注、呼气时空气潴留的气道阻塞。

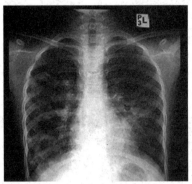

图 5-2　支原体肺炎(间质病变为主)

双肺纹理增浓,边界模糊,伴有网结状阴影和左肺门周围片状阴影

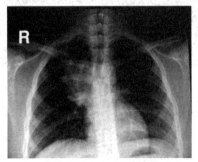

图 5-3　支原体肺炎(肺泡浸润为主)

右上肺浸润,其内夹杂着小透光区

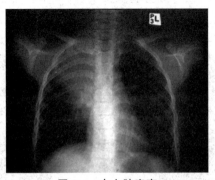

图 5-4　右上肺实变

　　重症支原体肺炎可发生坏死性肺炎,胸部CT强化扫描后可显示坏死性肺炎。影像学完全恢复的时间长短不一,有的肺部病变恢复较慢,病程较长,甚至发生永久性损害。国外文献报道

及临床发现,在相当一部分既往有支原体肺炎病史的儿童中,HRCT 上有提示为小气道阻塞的异常表现,包括马赛克灌注、支气管扩张、支气管管壁增厚、血管减少,呼气时空气潴留,病变多累及两叶或两叶以上(图 5-6),即遗留 BO 或单纯支气管扩张征象,其部位与全部急性期时胸片所示的浸润区位置一致,这些异常更可能发生于支原体抗体滴度较高病例。

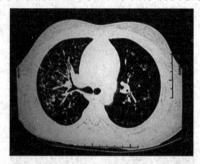

图 5-5　小叶中心性结节、树芽征、支气管管壁增厚、管腔扩张

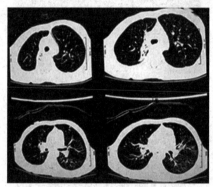

图 5-6　CT 显示马赛克灌注、右肺中叶支气管扩张

难治性或重症支原体肺炎:根据我们的病例资料分析,肺炎支原体肺炎的临床表现、病情轻重、治疗反应及胸部 X 线片表现不一。一些病例发病即使早期应用大环内酯类抗生素治疗,体温持续升高,剧烈咳嗽,胸部 X 线片示一个或多个肺叶高密度实变、不张或双肺广泛间质性浸润(图 5-7,图 5-8),常合并中量胸腔积液,支气管镜检查发现支气管内黏稠分泌物壅塞,或伴有坏死黏膜,病程后期亚段支气管部分或完全闭塞,致实变、肺不张难于好转,甚至出现肺坏死,易遗留闭塞性细支气管炎和局限性支气管扩张。双肺间质性改变严重者可发生肺损伤和呼吸窘迫,并可继发间质性肺炎。这些病例为难治性或重症支原体肺炎。

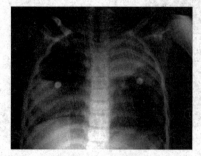 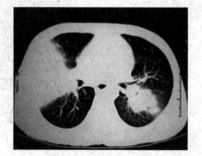

图 5-7　双肺实变(一)　　　　图 5-8　双肺实变(二)

肺外并发症有如下几种。

神经系统疾病:在肺炎支原体感染的肺外并发症中,无论国内国外,报道最多的为神经系统疾病。发生率不明。与肺炎支原体感染相关的神经系统疾病可累及大脑、小脑、脑膜、脑血管、脑干、脑神经、脊髓、神经根、周围神经等,表现为脑膜脑炎、急性播散性脑脊髓膜炎、横断性脊髓炎、无菌性脑膜炎、周围神经炎、吉兰-巴雷综合征、脑梗死、Reye综合征等。我们在临床发现,肺炎支原体感染引起的脑炎最常见。近期我们收治1例肺炎支原体肺炎合并胸腔积液患儿,发生右颈内动脉栓塞,导致右半侧脑组织全部梗死,国外有类似的病例报道。神经系统疾病可发生于肺炎支原体呼吸道感染之前、之中、之后,少数不伴有呼吸道感染而单独发生。多数病例先有呼吸道症状,相隔1~3周出现神经系统症状。临床表现因病变部位和程度不同而异,主要表现为发热、惊厥、头痛、呕吐、神志改变、精神症状、脑神经障碍、共济失调、瘫痪、舞蹈-手足徐动等。脑脊液检查多数正常,异常者表现为白细胞数升高、蛋白升高、糖和氯化物正常,类似病毒性脑炎。脑电图可出现异常。CT和MRI多数无明显异常。病情轻重不一,轻者很快缓解,重者可遗留后遗症。

泌尿系统疾病:在与肺炎支原体感染相关的泌尿系统疾病中,最常见的为急性肾小球肾炎综合征,类似链球菌感染后急性肾小球肾炎,表现为血尿、蛋白尿、水肿、少尿、高血压,血清补体可降低。与链球菌感染后急性肾小球肾炎相比,潜伏期一般较短,血尿恢复快。文献认为与肺炎支原体感染相关的肾小球肾炎的发生率有升高趋势,预后与其病理损害有关,病理损害重,肾功能损害也重,病程迁延,最终可进展为终末期肾衰竭。病理类型可多种多样,有膜增生型、系膜增生型、微小病变型等。肺炎支原体感染也可引起IgA肾病,小管性-间质性肾炎,少数患者可引起急性肾衰竭。

心血管系统疾病:肺炎支原体感染可引起心肌炎和心包炎,甚至心功能衰竭。常见的表现为心肌酶谱升高、心律失常(如传导阻滞、室性期前收缩等)。肺炎支原体肺炎可合并川崎病或肺炎支原体感染单独引起川崎病,近年来有关肺炎支原体感染与川崎病的关系已引起国内的关注。此外,肺炎支原体肺炎可引起心内膜炎,我们曾收治肺炎支原体肺炎合并心内膜炎的患儿,心内膜出现赘生物。

血液系统:以溶血性贫血多见。另外,也可引起血小板数减少、粒细胞减少、再生障碍性贫血、凝血异常,出现脑、肢体动脉栓塞及DIC。国外文献有多例报道肺炎支原体感染合并噬血细胞综合症、类传染性单核细胞增多症。由于目前噬血细胞综合征、传染性单核细胞增多症的发病率有增多趋势,除与病毒感染相关外,肺炎支原体感染的致病作用不容忽视。由于肺炎支原体可与EB病毒混合感染,当考虑肺炎支原体为传染性单核细胞增多症的病因时,应慎重。

皮肤黏膜表现:皮疹多见,形态多样,有红斑、斑丘疹、水疱、麻疹样或猩红热样丘疹、荨麻疹及紫癜等,但以斑丘疹和疱疹为多见,常发生在发热期和肺炎期,持续1~2周。最严重的为Stevens-Johnson综合征。

关节和肌肉病变:表现为非特异性肌痛、关节痛、关节炎。非特异性肌痛多为腓肠肌疼痛。有时关节痛明显,关节炎以大中关节多见,可游走。

胃肠道系统:可出现腹痛、腹泻、呕吐、肝损害。肺炎支原体肺炎引起的肝功能损害较常见,经保肝治疗,一般能恢复,目前尚未见肝坏死的报道。也可引起上消化道出血、胰腺炎、脾大。

(七)实验室检查

目前国内外采用的MP诊断方法主要包括经典的培养法、血清学抗体检测和核酸检测方法。

MP 的分离培养和鉴定可客观反映 MP 感染的存在,作为传统的检测手段,至今仍是支原体鉴定的金标准。其缺点是费时耗力,由于 MP 对培养条件要求苛刻,生长缓慢,做出判定需 3~4 周。当标本中 MP 数量极少、培养基营养标准不够或操作方法不当时,均会出现假阴性。由于 MP 培养困难、花费时间长,多数实验室诊断均采用血清学方法,如补体结合试验(complement fixation test,CFT 或 CF)、颗粒凝集试验(particle agglutination test,PAT 或 PA)、间接血凝试验(indirect hemagglutination test,IHT)和不同的 ELISA 法等。近年多采用颗粒凝集法(PA)测定 MP 抗体,值得注意其所测得的抗体 90% 为 MP IgM,但也包含了 10% 左右的 MP IgG,PA 法阳性为滴度>1∶80。除 MP IgM 外还可检测 MP IgA 抗体,其出现较 IgM 稍晚,但持续时间长、特异性强,测定 MP IgA 可提高 MP 感染诊断的敏感性和特异性。

PCR 的优点在于可检测经过处理用于组织学检测的组织,或已污染不能进行分离培养的组织。只需一份标本,1 天内可完成检测,与血清学方法比较,可检测更早期的感染,并具有高敏感性的优势,检测标本中的支原体无须是活体。已有报道将实时 PCR(real time PCR)技术应用于 MP 感染诊断,该技术将 PCR 的灵敏性和探针杂交的特异性合二为一,是目前公认的准确性和重现性最好的核酸分子技术。Matezou 等应用此方法在痰液中检测 MP,发现 22% MP IgM 阴性的 MP 感染病例。有学者认为如果将实时 PCR 和 EIA 检测 MP IgM 相结合,则在 MP 感染急性期可达到 83% 阳性检出率。Daxboeck 等对 29 例 MP 感染致 CAP 患者的血清用实时 PCR 技术与常规 PCR 技术作对比研究显示:所有标本常规 PCR 均阴性,但实时 PCR 检出 15 例 MP 感染(52% 阳性率),该研究不仅证明实时 PCR 的敏感性,更对传统观念做了修正,即 MP 感染存在支原体血症。

(八)诊断

血清 IgG 抗体呈 4 倍以上升高或降低,同时 MP 分离阳性者,有绝对诊断意义。血清 IgM 抗体阳性伴 MP 分离阳性者,也可明确 MP 感染诊断。如仅有 4 倍以上抗体改变或下降至原来的 1/4,或 IgM 阳性(滴度持续>1∶160),推测有近期感染,应结合临床表现进行诊断。目前国内在阳性标准上并不统一,这直接影响到对 MP 流行病学的评估和资料间比较。

(九)鉴别诊断

1.细菌性肺炎

重症支原体肺炎患儿影像学表现为大叶实变伴胸腔积液,外周血中性粒细胞数升高,CRP 明显升高,与细菌性肺炎难于鉴别。支原体肺炎的肺泡炎症与间质炎症常混合存在,即在大片实变影周围或对侧有网点状、网结节状阴影,常有小叶间隔增厚、支气管血管束增粗和树芽征等间质性改变,这在细菌性肺炎少见。另外,支原体肺炎的胸腔积液检查常提示白细胞数轻度升高,以淋巴细胞为主。病原学检查如支原体抗体阳性,痰液和胸腔积液细胞培养是可靠的鉴别诊断依据。

2.肺结核

浸润性肺结核见于年长儿,临床表现为发热、咳嗽,肺部体征不多,重者可出现肺部空洞和支气管播散。支气管播散表现为小叶中心结节、树芽征、支气管壁增厚、肺不张等征象。由于浸润性肺结核和支原体肺炎的发病年龄、临床和影像表现相似,二者易混淆。鉴别点:浸润性肺结核出现支气管播散表现病程相对较长,起病缓慢,浸润阴影有空洞形成。支原体肺炎支原体抗体阳性,而浸润性肺结核 PPD 皮试阳性、痰液结核分枝杆菌检查阳性。支原体肺炎经大环内酯类抗生素有效。另外,因支原体肺炎可引起肺门淋巴结肿大,易误诊为原发性肺结核,但原发性肺结核除肺门淋巴结肿大外,往往伴有气管或支气管旁淋巴结肿大,并彼此融合,PPD皮试阳性。支原体肺炎也可引起双肺类似粟粒样阴影,易误诊为急性血行播散性肺结核,但支原体肺炎粟粒阴影的大小、密度、分布不均匀,肺纹理粗乱、增多或伴网状阴影,重要的鉴别依据仍是PPD皮试、支原体抗体检测及对大环内酯类抗生素的治疗反应。

(十)后遗症

国外文献报道,支原体肺炎后可以导致长期的肺部后遗症,如支气管扩张、肺不张、闭塞性细支气管炎(bronchiolitis obliterans,BO)、闭塞性细支气管炎伴机化性肺炎(bronchiolitis obliterans organising pneumonia,BOOP)、单侧透明肺、肺间质性纤维化。

(十一)治疗

小儿MPP的治疗与一般肺炎的治疗原则基本相同,宜采用综合治疗措施。包括一般治疗、对症治疗、抗生素、糖皮质激素等。

1.抗生素

大环内酯类抗生素、四环素类抗生素、氟喹诺酮类等,均对支原体有效,但儿童主要使用的是大环内酯类抗生素。

大环内酯类药物中的红霉素仍是治疗MP感染的主要药物,红霉素对消除支原体肺炎的症状和体征明显,但消除MP效果不理想,不能消除肺炎支原体的寄居。常用剂量为50 mg/(kg·d),轻者可分次口服,重症可考虑静脉给药,疗程一般主张不少于2~3周,停药过早易于复发。红霉素对胃肠道刺激大,并可引起血胆红素及转氨酶升高,以及有耐药株产生的报道。

近年来使用最多的不是红霉素而是阿奇霉素,阿奇霉素在人的细胞内浓度高而在细胞外浓度低。阿奇霉素口服后2~3小时达血药峰质量浓度,生物利用率为37%,具有极好的组织渗透性,组织水平高于血药浓度50~100倍,而血药浓度只有细胞内水平的1/10,服药24小时后巨噬细胞内阿奇霉素水平是红霉素的26倍,在中性粒细胞内为红霉素的10倍。其剂量为10 mg/(kg·d),1次/天。

文献中有许多关于治疗MPP的疗效观察文章,有学者认为红霉素优于阿奇霉素;有学者认为希舒美(阿奇霉素)可代替红霉素静脉滴注;有学者认为克拉霉素在疗程、依从性、不良反应上均优于阿奇霉素;也有学者认为与红霉素比较,阿奇霉素可作为治疗MPP的首选药物,但目前这些观察都不是随机、双盲、对照研究,疗效标准几乎都是临床症状的消失,无病原清除率的研究。

2.肾上腺糖皮质激素的应用

目前认为在支原体肺炎的发病过程中,有支原体介导的免疫损伤参与,因此,对重症MP肺炎或肺部病变迁延而出现肺不张、支气管扩张、BO或有肺外并发症者,可应用肾上腺皮质激素治疗。根据国外文献及临床总结,糖皮质激素在退热、促进肺部实变吸收、减少后遗症方面有一定作用。可根据病情,应用甲泼尼龙、氢化可的松、地塞米松或泼尼松。

3.支气管镜治疗

根据临床观察,支原体肺炎病程中呼吸道分泌物黏稠,支气管镜下见黏稠分泌物阻塞支气管,常合并肺不张。因此,有条件者,可及时进行支气管镜灌洗。

4.肺外并发症的治疗

目前认为并发症的发生与免疫机制有关。因此,除积极治疗肺炎、控制MP感染外,可根据病情使用激素,针对不同并发症采用不同的对症处理办法。

(池书彦)

第八节 肺 水 肿

肺水肿是一种肺血管外液体增多的病理状态,浆液从肺循环中漏出或渗出,当超过淋巴引流时,多余的液体即进入肺间质或肺泡腔内,形成肺水肿。

一、临床表现

起病或急或缓。胸部不适,或有局部痛感。呼吸困难和咳嗽为主要症状。常见苍白、青紫及惶恐神情,咳嗽时往往吐出泡沫性痰液,并可见少量血液。初起时,胸部物理征主要见于后下胸,如轻度浊音及多数粗大水泡音,逐渐发展到全肺。心音一般微弱,脉搏速而微弱,当病变进展可出现倒气样呼吸,呼吸暂停,周围血管收缩,心搏过缓。

二、病理生理

基本原因是肺毛细血管及间质的静水压力差(跨壁压力差)和胶体渗透压差间的平衡遭到破坏所致。肺水肿常见病因如下。

(1)肺毛细血管静水压升高即血液动力性肺水肿。①血容量过多。②左室功能不全、排血不足,致左心房舒张压增高。③肺毛细管跨壁压力梯度增加。

(2)血浆蛋白渗透压降低。

(3)肺毛细血管通透性增加,亦称中毒性肺水肿或非心源性肺水肿。

(4)淋巴管阻塞,淋巴回流障碍也是肺水肿的原因之一。

(5)肺泡毛细血管膜气液界面表面张力增高。

(6)其他原因形成肺水肿:①神经源性肺水肿。②高原性肺水肿。③革兰阴性菌败血症。④呼吸道梗阻,如毛细支气管炎和哮喘。

间质性肺水肿及肺泡角新月状积液时,多不影响气体交换,但可能引起轻度肺顺应性下降。肺泡大量积液时可出现下列变化:①肺容量包括肺总量、肺活量及残气量减少。②肺顺应性下降,气道阻力及呼吸功能增加。③弥散功能障碍。④气体交换障碍导致动静脉分流,结果动脉血氧分压减低。气道出现泡沫状液体时,上述通气障碍及换气障碍更进一步加重,大量肺内分流出现,低氧血症加剧。当通气严重不足时,动脉血二氧化碳分压升高,血液氢离子浓度增加,出现呼吸性酸中毒。若缺氧严重,心排血量减低,组织血灌注不足,无氧代谢造成乳酸蓄积,可并发代谢性酸中毒。

三、诊断

间质肺水肿多无临床症状及体征。肺泡水肿时,肺顺应性减低,首先出现症状为呼吸增快,动脉血氧降低,PCO_2 由于通气过度可下降,表现为呼吸性碱中毒。肺泡水肿极期时,上述症状及体征进展,缺氧加重,如抢救不及时可因呼吸循环衰竭而死亡。

X 线检查间质肺水肿可见索条阴影,淋巴管扩张和小叶间隔积液各表现为肺门区斜直线条和肺底水平条状的 Kerby A 和 B 线影。肺泡水肿则可见小斑片状阴影。随病程进展,阴影多融合在肺门附近及肺底部,形成典型的蝴蝶状阴影或双侧弥漫片絮状阴影,致心影模糊不清。可伴叶间及胸腔积液。

四、鉴别诊断

肺水肿需与急性肺炎、肺不张及成人呼吸窘迫综合征等相鉴别。

五、治疗

治疗的目的是改善气体交换,迅速减少液体蓄积和去除病因。

(一)改善肺脏通气及换气功能、缓解缺氧

首先抽痰液保持气道通畅,对轻度肺水肿缺氧不严重者可给鼻导管低流量氧。如肺水肿严重,缺氧显著,可相应提高吸氧浓度,甚至开始时用 100％氧吸入。在下列情况用机械通气治疗:①有大量泡沫痰、呼吸窘迫。②动静脉分流增多时,当吸氧浓度虽增至 50％～60％而动脉血氧分压仍低于 6.7～8.0 kPa(50～60 mmHg)时,表示肺内动静脉分流量超过 30％。③动脉血二氧化碳分压升高。应用人工通气前,应尽量将泡沫吸干净。如间歇正压通气用 50％氧吸入而动脉氧分压仍低 8.0 kPa(60 mmHg)时,则应用呼气末正压呼吸。

(二)采取措施,将水肿液驱回血循环

(1)快速作用的利尿剂如呋塞米对肺水肿有良效,在利尿前症状即可有好转,这是由于肾外效应,血重新分布,血从肺循环到体循环去。注射呋塞米 5～15 分钟后,肺毛细血管压可降低,然后较慢出现肾效应,即利尿及排出钠、钾,大量利尿后,肺血量减少。

(2)终末正压通气,提高了平均肺泡压,使肺毛细血管跨壁压力差减少,使水肿液回流入毛细血管。

(3)肢体缚止血带及头高位以减少静脉回心血量,可将增多的肺血量重新分布到周身。

(4)吗啡引起周围血管扩张,减少静脉回心血量,降低前负荷。又可减少焦虑,降低基础代谢。

(三)针对病因治疗

如针对高血容量采取脱水疗法;针对左心衰竭应用强心剂,用 α 受体阻滞剂如酚妥拉明 5 mg 静脉注射,使血管扩张,减少周围循环阻力及肺血容量,效果很好。近年来有用静点硝普钠以减轻心脏前后负荷,加强心肌收缩能力,降低高血压。

(四)降低肺毛细血管通透性

激素对毛细血管通透性增加所致的非心源性肺水肿,如吸入化学气体、呼吸窘迫综合征及感染性休克的肺水肿有效。可用氢化可的松 5～10 mg/(kg・d)静脉滴注。病情好转后及早停用。使用抗生素对因感染中毒引起的肺毛细血管通透性增高所致肺水肿有效。

(五)其他治疗

严重酸中毒若适当给予碳酸氢钠或三羟甲基氨基甲烷(THAM)等碱性药物,酸中毒纠正后收缩的肺血管可舒张,肺毛细血管静水压降低,肺水肿减轻。

当肺损伤可能因有毒性的氧自由基引起时可用抗氧化剂治疗,以清除氧自由基,减轻肺水肿。

(池书彦)

第九节　肺泡蛋白质沉积症

肺泡蛋白质沉积症(pulmonary alveolar proteinosis,PAP)是一种儿科少见病,以肺泡腔内充满大量过碘酸雪夫(periodic acid schiff,PAS)反应阳性的蛋白物质为主要病理特征,多见于20～50岁人群,男女比例为2：1～4：1。患者因肺泡内过量聚集蛋白物质而造成肺通气和换气功能异常,出现呼吸困难。多数病例为获得性(特发性)PAP,少部分可继发于其他疾病或因吸入化学物质而引起。

一、肺泡表面活性物质的功能和代谢

肺泡表面活性物质的功能主要在于降低肺泡气水界面张力,防止肺泡萎陷。而发挥这一作用的主要是脂质成分,它约占表面活性物质成分的90%,其余10%为蛋白质类。这些肺泡表面活性脂质、蛋白由肺泡Ⅱ型上皮细胞产生、储存并分泌入肺泡内,由Ⅱ型细胞和肺泡巨噬细胞吞噬吸收,并经由板层小体来循环。肺泡Ⅱ型细胞、肺泡巨噬细胞均参与了循环的过程。

肺泡表面活性物质的蛋白质类成分中有四种表面活性蛋白(surfactant protein,SP)完成了该类物质的功能,分别是两种水溶性蛋白质 SP-A、SP-D,两种疏水蛋白 SP-B、SP-C。SP-A 和 SP-B 与游离钙连接,构成管状鞘磷脂(表面活性物质形成过程的过度结构)的骨架。疏水蛋白 SP-B 和 SP-C 的主要功能在于催化磷脂进入肺泡气水界面,为磷脂层提供分子构架,并维持管状鞘磷脂的稳定(SP-B 与 SP-A 联合作用)。

粒细胞-巨噬细胞集落刺激因子(granulocyte-macrophage colony-stimulating factor,GM-CSF)可由肺泡上皮细胞产生,是一种 23 kDa 的生长因子,在中性粒细胞、单核-巨噬细胞系统的增殖和分化方面起重要促进作用。它通过与肺泡巨噬细胞表面的特异性受体结合,促进肺泡巨噬细胞的最终分化,刺激其对表面活性物质的降解、病原的识别和吞噬、细菌杀灭等功能,达到对肺泡内脂质和蛋白物质的吞噬和降解作用,维持表面活性物质的代谢稳态。

二、病因和发病机制

自 1958 年 Rosen SH 等人首次对 PAP 进行总结报道以来,国内外学者经过大量实验研究,认识到 PAP 是肺泡表面活性物质代谢异常的一种疾病,与肺泡巨噬细胞清除表面活性物质的功能下降有关。

基于目前对 PAP 发病机制的认识,可大致将该病分为先天性、继发性和获得性(特发性)3种。

(一)先天性 PAP

组织病理学表现与年长儿和成年人病例相似。大部分先天性 PAP 为常染色体隐性遗传致病,常因 SP-B 基因纯合子结构移位突变(121ins2)导致不稳定 SP-B mRNA 出现,引起 SP-B 水平下降,并继发SP-C加工过程的异常,出现 SP-C 增高。SP-B 缺乏造成板层小体和管状鞘磷脂生成的减少及肺泡腔内蛋白物质的沉积,从而引起发病。有资料显示,SP-B 基因突变出现的频率为 1/3 000～1/1 000。SP-C 和 SP-D 的基因变异引起 PAP,也可以引起新生儿呼吸窘迫,但是这两种情况的组织病理学变化与先天性 SP-B 缺乏不同,且 SP-B 缺乏合并的 SP-C 异常加工在 SP-D 缺乏时不出现。

另外,一部分先天性 PAP 患儿并不存在上述缺陷,却发现 GM-CSF 特异性受体 βc 链的缺陷。GM-CSF 的受体包括 2 部分:α 链(绑定单位)和 β 链(信号转导单位,它同时也是 IL-3 和 IL-5 的受体组成部分),该受体存在于肺泡巨噬细胞和肺泡 Ⅱ 型细胞表面,且在一些造血细胞表面也有这些受体存在。编码 GM-CSF/IL-3/IL-5 受体 βc 链的基因突变会导致 PAP 发病,且先天性 PAP 患者单核细胞与中性粒细胞的绑定,以及细胞对 GM-CSF 和白介素 3 的反应在体外试验中有受损表现。大量临床资料证明这一类传导通路的异常与 PAP 发病有关。

2003 年,Mohammed Tredano 等人对 40 例不明原因呼吸窘迫的患儿进行了研究和分析,结果认为先天性 SP-B 缺乏是因 SFTPB 基因突变(常见 1549C 到 GAA 或 121ins2)造成的,具有常染色体隐性遗传特性,这一缺陷引起板层小体和管状鞘磷脂生成减少及肺泡腔内蛋白物质沉积;而先天性 PAP 不一定存在 SP-B 缺乏,且存在 SP-B 缺乏者也不一定存在 SFTPB 基因突变;并主张将先天性 SP-B 缺乏与先天性 PAP 分别定义。

然而不论是 SFTPB 基因还是编码 GM-CSF/IL-3/IL-5 受体 βc 链的基因突变,均有大量资料证明此二者会导致肺泡内沉积大量脂质蛋白物质,且都有明显的常染色体隐性遗传倾向。故先天性 SP-B 缺乏是否为先天性 PAP 的一个亚型或本身就是一种独立的疾病,尚需进一步研究鉴别来建立统一的诊断和分类标准。

(二)继发性 PAP

个体暴露在能够使肺泡巨噬细胞在数目减少或功能受损的条件下,引起表面活性物质清除功能异常即可产生 PAP,称继发性 PAP。长时间以来,人们发现很多可引起 PAP 的疾病,如赖氨酸尿性蛋白耐受不良、急性硅肺病和其他吸入综合征、免疫缺陷病、恶性肿瘤、造血系统疾病(如白血病)等。

赖氨酸尿性蛋白耐受不良作为一种少见的常染色体隐性遗传病,存在"y+L 氨基酸转移因子 1"基因突变,造成质膜转运氨基二羧酸能力缺陷,引起精氨酸、赖氨酸、鸟氨酸转运障碍,并出现多系统表现。BALF 超微结构检查可见多发的板层结构、致密体,这些都是在 PAP 患者中可见的,提示了本病同时存在有磷脂代谢的问题。本病尚可引起造血系统受累,使 βc 链的表达异常,最终导致 PAP。

急性硅肺病,与短期内大量接触高浓度的可吸入游离硅有关,最早是在 19 世纪 30 年代发现的一种少见的硅肺,为强调其在组织学上与 PAP 的相似,后来被称为"急性硅-蛋白沉着症"。其他吸入性物质如水泥尘、纤维素纤维、铝尘、二氧化钛等,均被证实与 PAP 的发生有关。但这些关联是否真的为发病原因尚不完全清楚。

一些潜在的免疫缺陷病,如胸腺淋巴组织发育不良、重症联合免疫缺陷、选择性 IgA 缺乏,或实质脏器移植后的类似医源性免疫抑制状态下,无功能的 T、B 淋巴细胞可能会直接干扰肺泡巨噬细胞和肺泡 Ⅱ 型上皮细胞调节的表面活性物质代谢稳态,从而出现 PAP。

PAP 还与潜在的恶性病有关,特别是造血系统恶性病。PAP 最常见继发于髓系白血病和骨髓增生异常综合征,在这二者中,肺泡巨噬细胞可能衍生自其自身的恶性克隆,或造血系统的异常造成其功能的特异性缺陷,使清除表面活性物质的功能受损。也有证据证明在髓系白血病患者中有 GM-CSF 信号转导的缺陷如 βc 表达的缺失,造成肺泡巨噬细胞对 GM-CSF 无反应,从而影响表面活性物质正常代谢引起 PAP 的发生。上述缺陷在造血功能成功重建后可被纠正,突出了造血系统异常在继发性 PAP 病因中的重要作用。另外研究还发现了另一重要机制：对 GM-CSF 无反应的异常白血病细胞替代或置换了正常的肺泡巨噬细胞，引起 PAP 发病。

（三）获得性（特发性）PAP

获得性 PAP 为最常见类型，约占 PAP 患者总数的 90%。随着多年来人们对肺泡表面活性物质代谢稳态、调节因素等研究的深入，逐渐认识到获得性 PAP 的发病与 GM-CSF 的作用密切相关。

通过培育 GM-CSF-和 βc-的小鼠进行试验，证实了 GM-CSF 的生理学作用，并发现这些小鼠不存在造血功能的异常，却有肺泡巨噬细胞清除表面活性物质功能的障碍，伴有肺部的淋巴细胞浸润。而同时表面活性物质的产生则不受影响，进一步论证了 PAP 并非表面活性物质生成过多，而是因清除障碍引起的过度沉积。

早在 26 年前就发现获得性 PAP 患者的支气管肺泡灌洗液和血清在体外可阻断单核细胞对促细胞分裂剂的反应，但一直未能找到原因。直到 1999 年，Nakata 等在获得性 PAP 患者支气管肺泡灌洗液和血清中发现一种能中和 GM-CSF 的自身抗体，而这种抗体是先天性和继发性 PAP 及其他肺疾病患者所没有的。

这种自身抗体可竞争性地抑制内源性 GM-CSF 与其受体 βc 链结合，从而阻断了 GM-CSF 的信号转导，造成一种活性 GM-CSF 缺乏的状态，引起肺泡巨噬细胞的吞噬功能、趋向能力、微生物杀灭能力的减低。且随后的研究中又证实在获得性 PAP 患者中不存在 GM-CSF 基因和受体 βc 的缺陷，更加明确了这一自身抗体在发病机制中的重要角色。这种抗体在全身循环系统中广泛存在，解释了进行双肺移植后病情复发的原因。GM-CSF 仅在肺泡巨噬细胞的最终分化和功能上是必要的，而在其他组织的巨噬细胞却不是必需的，解释了仅有肺部产生病变的原因。

正常人在生理状态下产生这种自身抗体的概率很小，仅有 0.3%（4/1258）可以检测到。有自身免疫性疾病的患者比正常人更易产生这种自身抗体。

Thomassen 等人还发现 PAP 患者 BALF 中 GM-CSF 减低，同时，抑制性细胞因子 IL-10（一种 B 细胞刺激因子，它刺激 B 细胞的增殖和 GM-CSF 抗体的生成）增高。正常状态下单核细胞和肺泡巨噬细胞在黏多糖刺激下可分泌 GM-CSF，而 IL-10 可抑制这一现象。对 PAP 患者的 BALF 给予 IL-10 抗体来中和 IL-10 后，会使 GM-CSF 的生成得到增加。

三、病理改变

纤维支气管镜下气管支气管一般无特殊异常，部分患者可有慢性感染的黏膜水肿表现。支气管肺泡灌洗液（bronchoalveolar lavage fluid，BALF）外观为米汤样混浊，可呈乳白色或淡黄色，静置后管底可见与灌洗液颜色相同的泥浆样沉淀物。BALF 涂片光镜下可见到大量无定形碎片，其内有巨噬细胞，PAS 染色阳性。

取肺组织活检，肉眼可见肺组织质地变硬，病变区肺组织可呈现小叶中心结节、腺泡结节及大片状改变，病变区与正常肺组织或代偿性肺气肿混合并存，切面可见白色或黄色液体渗出。光镜下，肺泡结构基本正常，其内 PAS 染色阳性的磷脂蛋白样物质充盈（图 5-9，图 5-10），肺泡间隔淋巴细胞浸润、水肿、成纤维细胞增生及胶原沉积形成小叶内间隔和小叶间隔增厚。电镜下可见肺泡腔中有絮状及颗粒状沉着物，肺泡 Ⅱ 型上皮细胞增生，胞质中可见板层小体，肺泡腔内有大量肺泡 Ⅱ 型细胞分泌的嗜锇性和絮状物质，肺间质变宽，可见成纤维细胞增生和大量胶原及弹性纤维，还可见淋巴细胞和肥大细胞浸润。

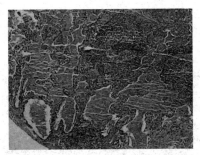

图 5-9　肺泡腔内填充均质粉染物质(HE 染色光镜×40)

2 岁女童,主因"气促干咳 8 个月,加重伴指趾端青紫、肿胀 6 个月"住院,经肺活检确诊 PAP

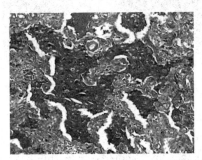

图 5-10　肺泡腔内填充均质粉染物质(PAS 染色光镜×100)

2 岁女童,主因"气促干咳 8 个月,加重伴指趾端青紫、肿胀 6 个月"住院,经肺活检确诊 PAP

四、临床表现

PAP 临床表现多样,多数患者均隐匿起病,临床症状缺乏特异性,主要表现为进行性加重的气促和呼吸困难。早期多在中等量活动后自觉症状明显,随病情进展而出现呼吸困难、发绀、杵状指(趾)等表现;咳嗽也是 PAP 主要表现之一,多为干咳,偶尔可有咯血,合并呼吸道感染时可有脓性痰。干咳和呼吸困难的严重程度与肺泡内沉积物的量有关,但临床症状一般较影像学表现为轻。另外可有乏力、盗汗、体重下降、食欲缺乏等一般症状。

查体可见慢性缺氧体征,如毛细血管扩张、发绀、杵状指(趾)等,肺部听诊呼吸音粗,多无干湿性啰音,部分病例可闻及捻发音或小爆裂音。

五、实验室检查

血常规多正常,部分患者可见由慢性缺氧引起的红细胞和血红蛋白增高,合并感染者可有白细胞增高。大部分患者有乳酸脱氢酶不同程度上升。

血气分析呈现不同程度的低氧血症,可有过度通气。pH 大多正常。

肺功能检查可见多数患者肺总量、残气量降低,以弥散功能降低为主,部分患者可有通气功能障碍。

六、影像学特点

(一)胸部 X 线

X 线表现可为云絮状密度增高影,高密度阴影内可见肺纹理影和增厚的网格状小叶间隔,病灶多对称分布于双侧中、下肺野,呈弥漫性磨玻璃样改变;有些病例高密度影呈自肺门向外发散状(蝶翼征),有支气管充气相,类似急性肺水肿表现。也可为两肺广泛分布的结节状阴影,其密度不均匀,大小不等,边缘模糊,部分融合,伴有小透亮区(图5-11)。

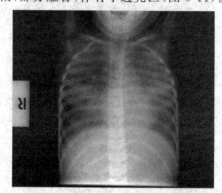

图5-11 肺泡蛋白质沉积症胸片

女,2岁,经肺活检确诊PAP,胸部X线片示双肺弥漫性磨玻璃样改变

(二)HRCT特征(图5-12,图5-13)

(1)"碎石路"征(crazy paving appearance,CPA)由弥漫性磨玻璃影及其内部的网格状小叶间隔增厚组成。病理学上,磨玻璃影系低密度的磷脂蛋白充填肺泡腔所致。网格状阴影的形成多数认为是小叶间隔和小叶内间隔因水肿、细胞浸润或纤维化而增厚。

(2)病变累及的范围和分布与肺段或肺叶的形态无关,其斑片状或补丁状阴影可跨段或跨叶、可累及部分或全部肺叶,病变可随机分布于肺野中央区、周围区或全肺野。病灶与正常肺组织之间分界清楚,且边缘形态各异,如直线状、不规则或成角等,呈典型的地图样分布。

(3)实变区内可见支气管充气征,但表现为充气管腔细小且数量和分支稀少,这可能与充盈肺泡腔的磷脂蛋白密度较低和部分小气道被填充等有关。

(4)病变形态学特征在短时间内不发生明显改变。

(5)不伴有空洞形成、蜂窝改变、淋巴结肿大、胸腔积液和明显的实变区等。

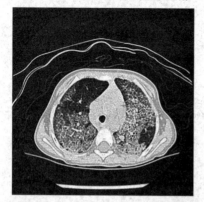

图5-12 肺泡蛋白质沉积症HRCT(一)

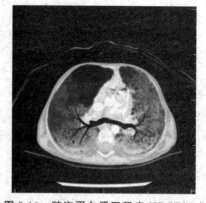

图5-13 肺泡蛋白质沉积症HRCT(二)

目前认为CPA仅为疾病在病程某一阶段内特定的影像改变,而并非PAP特征性表现,凡具有形成磨玻璃影和小叶间隔增厚等病理机制的疾病均可呈现CPA,如多种原因的肺炎(卡氏肺囊虫性肺炎、外源性脂类肺炎、阻塞性肺炎、急性放射性肺炎和药物性肺炎等)、肺结核、肺出血、

特发性间质性肺炎、外源性脂质性肺炎、肺炎型肺泡癌、弥漫性癌性淋巴管炎、成人呼吸窘迫综合征等多种肺弥漫性间质和实质性疾病。尚需结合患者临床表现和 HRCT 其他征象做好鉴别。

七、诊断及鉴别诊断

PAP 的确诊需以纤支镜或肺活检的病理检查结果为依据,结合患儿临床特点、影像学检查,可对大多数患者做出诊断。应注意与闭塞性细支气管炎、肺水肿、特发性肺含铁血黄素细胞沉着症、肺纤维化、结节病、肺泡细胞癌等相鉴别。

血清中表面活性蛋白含量增高可见于多数 PAP 患者,但缺乏特异性。特发性肺纤维化、肺炎、肺结核、泛细支气管炎患者中也可见。

八、治疗

以往曾针对 PAP 脂质蛋白沉积的病理特点使用糖皮质激素治疗、碘化钾溶液和胰蛋白酶雾化等方法,但效果均不肯定。也曾采用肺移植治疗 PAP,但有排异反应、并发症多、难度大、费用高,且临床观察和动物实验均发现移植肺仍会继续发生肺泡内表面活性物质的大量沉积,不但不能解决根本问题,而且在改善患者临床症状方面效果也不理想。

(一)全肺灌洗(whole lung lavage,WLL)

WLL 是目前为止公认行之有效的正规治疗方法。WLL 最早在 1960 年由 Ramirez-Rivera 提出,即在患者口服可待因的基础上,经皮-气管穿刺置入导管,以温生理盐水滴入,并通过改变患者体位来达到灌洗液各个肺段的目的。事实证明这种物理清除沉积物的方法在改善症状和肺功能方面作用显著,可提高 5 年存活率。随着全肺灌洗概念被广泛接受、纤维支气管镜技术的不断成熟、全身麻醉技术的常规应用,这一灌洗疗法逐渐被优化,安全性显著提高,每次灌洗液量逐渐加大,在同样一个治疗过程中完成双肺的连续灌洗,缩短治疗时间,减少患者痛苦。若灌洗过程中有低氧血症,必要时还可辅以部分体外膜式人工氧合法。

另外,局部肺叶肺段的灌洗是近来在灌洗治疗方法上的一个演变,操作简单安全,在大部分医院都可以开展。适用于不能耐受常规麻醉下全肺灌洗的患者,或那些轻症的仅用少量灌洗液就可以清除沉积物者。这一操作不需要气管插管、术后特殊护理和常规麻醉,常见的不良反应是剧烈咳嗽,可能因此中断操作,且灌洗液量限制在 2 L,约为全肺灌洗量的 1/10,因此需要更多的治疗次数,增加了患者痛苦。全肺灌洗可以增加巨噬细胞迁徙能力,并防止机会性致病菌感染,但肺叶灌洗不存在这些特点。

虽然大量文献证实了这种方法的有效性,但关于疗效评估目前尚无统一标准。全肺灌洗并不能做到一劳永逸,它只是物理性地清除沉积在肺泡腔的物质,并没有从根本上解决 PAP 的发病,故在灌洗治疗后虽有暂时性的病情缓解,但会复发,可能需要再次灌洗。病情缓解的平均持续时间约为 15 个月,仅有少于 20% 的患者在 1 次灌洗后的 3 年随访时间内未再次出现 PAP 的症状。

全肺灌洗治疗可能出现的并发症包括低氧血症、血流动力学改变、肺炎、脓毒症、呼吸窘迫综合征和气胸。最常见的是低氧血症,特别是灌洗液的清空阶段,会减低气道压力,增加灌洗肺的灌注。血流动力学的不稳定在治疗过程中也可能出现,这使有创血压监测成为必要的配置并应该伴随灌洗治疗过程。全肺灌洗需要常规麻醉,并需要有经验的麻醉师和手术小组,术后需要相应的护理配置。另外反复的气管插管会造成患者气管内肉芽肿的形成和狭窄。

总之,目前全肺灌洗仍是治疗 PAP 的标准方法之一,且有较好的发展前景。

(二)GM-CSF 的应用

随着特发性 PAP 患者有高滴定度的 GM-CSF 抗体的发现,引出了补充 GM-CSF 的治疗方法。

在既往多项研究中,给予患者 $5\sim9~\mu g/(kg \cdot d)$ 的剂量皮下注射 GM-CSF,累计共 10/21 例患者对这种初始剂量反应好,也有一些患者对高剂量的用药反应好。疗效持续时间平均 39 周。但这一治疗的方法有效率比灌洗治疗低很多,且即使反应好的患者也需要 4～6 周的时间方能提高动脉氧分压,显然对重症 PAP 患者不能作为应急手段来应用。

GM-CSF 疗法一般耐受很好,既往报道的不良反应包括注射部位的皮肤红斑或硬结、粒细胞减少症(停药后可恢复)、发热、寒战、恶心、呕吐、低氧低血压综合征、面红、心动过速、肌肉骨骼痛、呼吸困难、僵直、不随意的腿部痉挛和晕厥等。虽然没有迟发毒性作用的报道,但是长时间监测对于明确其效果和不良反应仍是十分重要的。

GM-CSF 作为一种针对获得性 PAP 发病机制的治疗,有确定效果,但探索最适剂量、最适疗程、与抗体滴度的关系、最适给药途径,需要进一步积累经验。

(三)造血干细胞和骨髓移植

实验证明 βc 链基因突变小鼠应用野生型小鼠的骨髓进行骨髓移植和造血系统重建可逆转肺部的病理改变;而仅仅进行肺移植,大多数小鼠在不久以后复发,提示骨髓移植有可能对部分继发于血液系统疾病的 PAP 患者有效。作为小儿或青少年少见的遗传性疾病,范科尼贫血和 PAP 均与 GM-CSF/IL-3/IL-5 受体 β 链功能缺失有关,目前有报道用同种异体造血干细胞移植来治疗这两种疾病。该方法作为治疗少见的单基因遗传病的一种新的手段,其疗效尚待进一步证实。

(四)基因治疗

针对先天性 PAP 表面活性蛋白 B 缺乏或 GM-CSF/IL-3/IL-5 受体 βc 链基因突变的 PAP 患者,在人上皮细胞的体外试验和小鼠的体内试验中,将带有 SP-B 和 SP-A 的 DNA 转入细胞体内,均有相应的表面活性蛋白的表达。GM-CSF 缺乏的小鼠肺泡Ⅱ型细胞经过基因重组技术后,可选择性表达 GM-CSF,改善 PAP 症状,提示基因治疗有可能成为 PAP 治疗的新途径(图 5-14)。

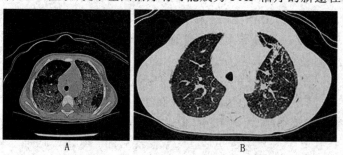

图 5-14 治疗前后 CT 对比

A.治疗前;B.治疗后

两肺广泛间质改变及少许实质浸润,肺内病变大部吸收

(五)支持治疗

Uchida 等人曾报道了 GM-CSF 抗体对中性粒细胞功能的影响。他们的研究表明 PAP 患者中性粒细胞抗微生物功能在基础状态和受 GM-CSF 激活后的状态都存在缺陷。尤其是 PAP 患

者中性粒细胞的吞噬指数和吞噬功能分别低于正常对照组的90%和30%。中性粒细胞的基础黏附功能、全血的超氧化能力、对金葡菌的杀灭能力均减低。而且在体外实验中，中性粒细胞受GM-CSF活化后的功能也受损。因此，PAP患者继发感染很常见，多见奴卡菌。任何感染征象的出现都应该给予强有力的治疗，包括支气管肺泡灌洗。

氧疗、支气管扩张剂、抗生素、呼吸支持等支持治疗是防止感染、支气管痉挛和呼吸衰竭发生的有效措施。

双肺移植对那些肺灌洗无效的先天性PAP或PAP关联肺纤维化如硅沉着症或灌洗时反复气胸者适用。但有文献报道，移植后的肺仍可能再次发生PAP的改变。

九、预后

PAP预后包括病情稳定但症状持续存在，进行性加重，自行缓解。

有文献统计了343例PAP患者自确诊（包括最后尸检确诊的病例）之日起的生存时间，平均为18个月，最长的是26年。2年、5年和10年的实际生存率分别为78.9%±8.2%、74.7%±8.1%和68.3%±8.6%。总体生存率在性别上相差不大（5年，男74%女76%）。5岁以下的患者很少见，且预后差。

共有24/303（7.9%）PAP患者自发缓解。从诊断或出现症状到自发缓解的平均时间分别为20个月和24个月，没有人症状反复或加重，没有死亡。这些患者中PAP处于一种"休眠状态"，是疾病的病理生理过程被逆转，还是仅仅在功能、症状和影像学上的严重程度减轻了，尚不明确。目前还没有一个非侵袭性的简单检查可以鉴别到底是病理生理学上的"治愈"了，还是疾病转入了一个亚临床状态。

如上述北京儿童医院确诊的1例PAP患儿（图5-14A），放弃治疗2年后随访，在当地未予任何医疗干预，呼吸困难症状自行好转，杵状指（趾）和肢端发绀等体征减轻，活动耐量与正常儿童无异。复查肺HRCT如图5-14B，可见肺内病变明显吸收好转，但仍有广泛间质病变；复查肺功能未见显著异常。

（田景群）

第十节 特发性间质性肺炎

特发性间质性肺炎是一组原因不明的间质性疾病，主要病变为弥漫性的肺泡炎，最终可导致肺的纤维化，临床主要表现为进行性的呼吸困难、干咳，肺内可闻及Velcro啰音，常有杵状指（趾），胸部X线示双肺弥漫性的网点状阴影，肺功能为限制性的通气功能障碍。曾称为弥漫性间质性肺炎、弥漫性肺间质纤维化、特发性肺纤维化和隐原性致纤维化性肺泡炎（cryptogenic fibrosing alveolitis，CFA）。在欧洲，称为隐原性致纤维化性肺泡炎，但通常还包括结缔组织疾病导致的肺纤维化，不含结缔组织疾病导致的肺纤维化则称为孤立性CFA（lone CFA）。特发性间质性肺炎过去均称为特发性肺纤维化（IPF），但随着人们认识的提高，发现特发性肺纤维化仅指普通间质性肺炎，不包括其他分型，因此，病理学家建议用特发性间质性肺炎作为称谓更为贴切。

一、病因

病因不明,可能与病毒和细菌感染、吸入的粉尘或气体、药物过敏、自身免疫性疾病有关,但均未得到证实。近年认为是自身免疫性疾病,可能与遗传因素有关,因有些病例有明显的家族史。

二、发病机制

特发性间质性肺炎的病理基础为肺泡壁的慢性炎症。肺损伤起因于肺组织对未知的创伤和刺激因素的一种炎症反应。首先肺泡上皮的损伤,随后大量的血浆蛋白成分的渗出,通过纤维化的方式愈合。最后导致了肺组织的重建,即完全被纤维组织取代。

在肺纤维化的发病过程中,肺泡上皮的损伤为启动因素。损伤发生后,肺脏可出现炎症、组织成型和组织重塑,为正常的修复过程。如果损伤严重且慢性化,则组织炎症和成型的时间延长,导致肺纤维化和肺功能的丧失。单核巨噬细胞在疾病的发生中起重要作用,可分泌中性粒细胞趋化因子,趋化中性粒细胞至肺泡壁,并释放细胞因子破坏细胞壁,引起肺泡炎的形成起重要的作用。目前研究认为肿瘤坏死因子、白细胞介素-1 在启动炎症的反应过程中起重要作用。单核巨噬细胞还能分泌血小板源性生长因子,而后者可刺激成纤维细胞增生和胶原产生。

三、病理及分型

1972 年 Liebow 基于特定的组织病理所见,将间质性肺炎分为 5 种不同的类型:①普通性间质性肺炎(UIP)。②脱屑性间质性肺炎(DIP)。③闭塞性细支气管炎伴间质性肺炎(BIP)。④淋巴细胞样间质性肺炎(LIP)。⑤巨细胞间质性肺炎(GIP)。

随着开胸肺活检和电视胸腔镜手术肺活检的开展,1998 年 Katzenstein 提出病理学的新分类。新的分类方法将间质性肺炎分为 4 类:①普通性间质性肺炎(UIP)。②脱屑性间质性肺炎(DIP)。③急性间质性肺炎(AIP)。④非特异性间质性肺炎(NSIP)。

因为淋巴细胞间质性肺炎多与反应性或肿瘤性的淋巴细胞增殖性疾病有关。因此将其剔除。闭塞性细支气管炎伴间质性肺炎(BIP)或 BOOP 因为原因不明,一部分与感染、结缔组织疾病、移植相关,并且对激素治疗反应好、预后好,因此不包括在内。

2002 年 ATS/ERS 新的病理分型将 IIP 分为七型,包括了 LIP 和 BOOP,并且提出了所有的最后诊断由病理医师和呼吸医师、放射科医师共同完成,即临床-影像-病理诊断(CRP 诊断)(表 5-5)。

表 5-5　2002 年 ATS/ERS 特发性间质性肺炎分型

过去(组织学诊断)	现在(组织学诊断)	CRP 诊断(临床、放射、病理的诊断)
普通间质性肺炎	普通间质性肺炎	特发性肺纤维化,也称为致纤维化性肺泡炎
非特性异性间质性肺炎	非特性异性间质性肺炎	非特性异性间质性肺炎
闭塞性细支气管炎伴机化性肺炎	机化性肺炎	隐原性机化性肺炎
急性间质性肺炎	弥漫性肺损害	急性间质性肺炎
呼吸性细支气管炎伴间质性肺炎	呼吸性细支气管炎	呼吸性细支气管炎伴间质性肺炎

续表

过去(组织学诊断)	现在(组织学诊断)	CRP 诊断(临床、放射、病理的诊断)
脱屑性间质性肺炎	脱屑性间质性肺炎	脱屑性间质性肺炎
淋巴细胞间质性肺炎	淋巴细胞间质性肺炎	淋巴细胞间质性肺炎

四、临床表现

间质性肺炎往往起病不易被发现,自有症状到明确诊断往往需数月到数年。临床表现主要为呼吸困难、呼吸快及咳嗽。呼吸快而常见,尤其是婴儿,可表现为三凹征、喂养困难。而年长儿主要表现为不能耐受运动。咳嗽多为干咳,也是常见的症状,有时可以是小儿间质性肺疾病的唯一表现。其他症状包括咯血、喘息,年长儿可诉胸痛。还有全身的表现如生长发育停止、食欲缺乏、乏力、体重减少。感染者可有发热、咳嗽、咳痰的表现。急性间质性肺炎起病可快,很快出现呼吸衰竭。

深吸气时肺底部和肩胛区部可闻细小清脆的捻发音,又称 Velcro 啰音。很快出现杵状指(趾)。合并肺动脉高压的病例可有右心肥厚的表现如第二心音亢进和分裂。

五、实验室检查

(1)血气分析示低氧血症。

(2)肺功能:呈限制性通气功能障碍,部分患者为混合性通气功能障碍。

(3)KL-6:KL-6 的功能为成纤维细胞的趋化因子,KL-6 的增高反映间质纤维化的存在。KL-6 是具有较高敏感性和特异性的反映成人间质性肺疾病的指标,并能反应疾病的严重性。

(4)支气管肺泡灌洗液:特发性间质性肺炎时,支气管肺泡灌洗液(BALF)的细胞分析可帮助判断预后。淋巴细胞高可能对糖皮质激素反应好,中性粒细胞、嗜酸性粒细胞高可能对细胞毒性药比激素效果好。支气管肺泡灌洗液的肺泡巨噬细胞的数目也与预后有关。如前所述,<63%的患者预示高死亡率。

(5)肺活检多采用开胸或经胸腔镜肺活检,有足够的标本有利于诊断。肺活检不仅可排除其他间质性肺疾病,还可对特发性间质性肺炎进行病理分型。

六、影像学检查

(一)胸片
主要为弥漫性网点状的阴影,或磨玻璃样影。

(二)肺高分辨 CT(HRCT)或薄层 CT
CT 可发现诊断 ILD 的一些特征性的表现,可决定病变的范围。高分辨 CT(HRCT)可显示肺的次小叶水平,主要表现为磨玻璃样影、网状影、实变影,可显示肺间隔的增厚。晚期可出现蜂窝肺,主要见于 UIP。含气腔的实变影主要见于 BOOP 和 AIP,很少见于其他间质性肺炎。结节影主要见于 BOOP,很少见于其他间质性肺炎。不同类型的间质性肺炎其影像学的表现不同。

七、诊断

间质性肺炎的临床无特异的表现,主要靠呼吸困难、呼吸快、运动不耐受引起注视,影像学的检查提供诊断线索。可结合病原学检查排除感染因素,如 HIV、CMV、EBV 的感染。可结合血清学的检查排除结缔组织病、血管炎、免疫缺陷病。确诊主要靠肺活检。

辅助检查(非侵入性)血沉、细菌培养、病毒抗体检查等病原检查、自身抗体、24 小时食管 pH 监测,以排除其他原因引起的弥漫性肺疾病。

侵入性的检查如纤维支气管镜的肺泡灌洗液的获取、肺组织病理检查。侵入性检查可分为非外科性(如 BALF、TBLB、经皮肺活检)和外科性(如 VATS 和开胸肺活检)的肺活检。

肺活检为确诊的依据,肺活检可提供病理分型。根据病变的部位、分布范围,选取活检的方法。最后得到病理诊断。根据 2002 年的 ATS/ERS 的要求,所有的病例诊断由病理医师和呼吸医师、放射科医师共同完成,其临床-影像-病理诊断(CRP 诊断)。

八、鉴别诊断

(一)继发性的间质性肺疾病

病毒感染如 CMV、EBV、腺病毒感染均可导致间质性肺炎,但病毒感染均有感染的症状和体征,如发热、肝脾淋巴结的肿大,以及血清病毒学的证据。结缔组织疾病也可导致间质性肺炎的表现,但多根据其全身表现如多个脏器受累、关节的症状,以及自身抗体和 ANCA 阳性可协助鉴别诊断。

(二)组织细胞增生症

组织细胞增生症可有咳嗽、呼吸困难、肺部湿性啰音的表现,影像学肺内有弥漫的结节影和囊泡影。但同时多有发热、肝脾大及皮疹。多根据皮肤活检见大量的朗汉斯巨细胞确诊。

(三)闭塞性细支气管炎

闭塞性细支气管炎为小儿时期较常见的小气道阻塞性疾病。多有急性肺损伤的病史如严重的肺炎、重症的渗出性多形红斑等,之后持续咳嗽、喘息为主要表现,肺内可闻及喘鸣音。肺高分辨 CT 可见马赛克灌注、过度通气、支气管扩张等表现。肺功能为阻塞性的通气功能障碍。

九、治疗

无特异治疗。

(1)常用肾上腺糖皮质激素,在早期病例疗效较好,晚期病例则疗效较差。①一般应用泼尼松,开始每天用 1～2 mg/kg,症状缓解后可逐渐减量,小量维持,可治疗 1～2 年。如疗效不佳,可加用免疫抑制剂。②也有应用甲泼尼龙,每天 10～30 mg/kg,连用 3 天,每月 1 次,连用 3 次。

(2)其他免疫抑制剂:对激素治疗效果不好的病例,可考虑选用免疫抑制剂如羟氯喹、硫唑嘌呤、环孢素、环磷酰胺等。①羟氯喹 10 mg/(kg·d)口服,硫酸盐羟氯喹不要超过 400 mg/d。②硫唑嘌呤按 2～3 mg/(kg·d)给药,起始量 1 mg/(kg·d),每周增加 0.5 mg,直至 2.5 mg/(kg·d)出现治疗反应,成人最大量 150 mg。③环磷酰胺 5～10 mg/kg 静脉注射,每 2～3 周 1 次;不超过成人用量范围每次 500～1 800 mg。

(3)N-乙酰半胱氨酸(NAC):IPF 的上皮损伤可能是氧自由基介导,因此推测抗氧化剂可能有效。欧洲多中心、大样本、随机的研究发现 NAC 可延缓特发性肺纤维化患者的肺功能下降的速度。

其他还有干扰素、细胞因子抑制剂治疗特发性肺纤维化取得满意的报道。

其他对症及支持疗法,可适当给氧治疗。有呼吸道感染时,可给抗生素。

十、不同类型 IIP 的特点

(一)急性间质性肺炎

急性间质性肺炎是一种不明原因的暴发性的疾病,常发生于既往健康的人,组织学为弥漫性的肺泡损害。AIP 病理改变为急性期(亦称渗出期)和机化期(亦称增殖期)。急性期的病理特点为肺泡上皮乃至上皮基底膜的损伤,炎性细胞进入肺泡腔内,在受损的肺泡壁上可见Ⅱ型上皮细胞再生并替代Ⅰ型上皮细胞,可见灶状分布的由脱落的上皮细胞和纤维蛋白所构成的透明膜充填在肺泡腔内。另可见肺泡隔的水肿和肺泡腔内出血。此期在肺泡腔内逐渐可见成纤维细胞成分,进而导致肺泡腔内纤维化。机化期的病理特点是肺泡腔内及肺泡隔内呈现纤维化并有显著的肺泡壁增厚。其特点为纤维化是活动的,主要由增生的成纤维细胞和肌成纤维细胞组成,伴有轻度胶原沉积。此外还有细支气管鳞状上皮化生(图 5-15)。

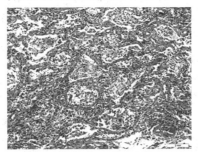

图 5-15 急性间质性肺炎机化期

男性,10 岁,主因咳嗽伴气促乏力入院,入院后患儿呼吸困难,出现Ⅱ型呼吸衰竭。图中可见弥漫性肺泡损伤,肺泡腔内有泡沫细胞渗出

AIP 发病无明显性别差异,平均发病年龄 49 岁,7~77 岁病例均有报道。无明显性别差异。起病急剧,表现为咳嗽、呼吸困难,随之很快进入呼吸衰竭,类似 ARDS。多数病例 AIP 发病前有"感冒"样表现,半数患者有发热。常规实验室检查无特异性。AIP 病死率极高(>60%),多数在 1~2 个月内死亡。

急性间质性肺炎 CT 表现主要为弥漫的磨玻璃影和含气腔的实变影(图 5-16)。Johkoh T等的报道中,36 例患者中均有区域性的磨玻璃样改变,见牵拉性的支气管扩张。33 例(92%)有含气腔的实变,并且区域性的磨玻璃改变和牵拉性的支气管扩张与疾病的病程有关。其他的表现包括支气管血管束的增厚和小叶间隔的增厚,分别占 86% 和 89%。

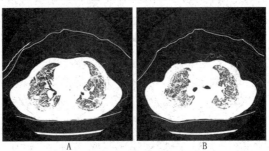

A B

图 5-16 急性间质性肺炎

男性,10 岁,病理诊断为急性间质性肺炎。入院后 4 天,肺 CT 可见两肺弥漫的磨玻璃改变、实变影、牵拉性支气管扩张

AIP 治疗上无特殊方法,死亡率极高,如果除外尸检诊断的 AIP 病例,死亡率可达 50%～88%(平均 62%),平均生存期限短,多在 1～2 个月死亡。近年应用大剂量的糖皮质激素冲击治疗有成功的报道。

(二)特发性肺纤维化

特发性肺纤维化即普通间质性肺炎(usual interstitial pneumonia,UIP),其病理特点为出现片状、不均一、分布多变的间质改变。每个低倍镜下都不一致,包括间质纤维化、间质炎症及蜂窝变与正常肺组织间呈灶状分布、交替出现。可见成纤维细胞灶分布于炎症区、纤维变区和蜂窝变区,为 UIP 诊断所必需的条件,但并不具有特异病理意义。成纤维细胞灶代表纤维化正在进行,并非既往已发生损害的结局。由此可见成纤维细胞灶、伴胶原沉积的瘢痕化和蜂窝变组成的不同时相病变共存构成诊断 UIP 的重要特征。

主要发生在成年人,男女比例约为 2：1。起病过程隐袭,主要表现为干咳气短,活动时更明显。全身症状有发热、倦怠、关节痛及体重下降。50%患者体检发现杵状指(趾),大多数可闻及细小爆裂音(velcro 啰音)。儿科少见。

实验室检查常出现异常,如血沉增快、抗核抗体阳性、冷球蛋白阳性、类风湿因子阳性等。

UIP 的胸片和 CT 可发现肺容积缩小、线状、网状阴影、磨玻璃样改变及不同程度蜂窝状变。上述病变在肺底明显。1999 年 Johkoh T 报道,UIP 患者中,46%有磨玻璃样的改变,33%有网点状的影,20%有蜂窝状的改变,1%有片状实变,并且病变主要累及外周肺野和下肺区域。

肺功能呈中至重度的限制性通气障碍及弥散障碍。BALF 见中性粒细胞比例升高,轻度嗜酸性粒细胞增多。

治疗:尽管只有 10%～20%患者可见到临床效果,应用糖皮质激素仍是主要手段;有证据表明环磷酰胺/硫唑嘌呤也有一定效果,最近有报道秋水仙碱效果与激素相近。对治疗无反应的终末期患者可以考虑肺移植。

UIP 预后不良,死亡率为 59%～70%,平均生存期为 2.8～6.0 年。极少数患者自然缓解或稳定,多需治疗。而在儿童报道的 100 多例的 IPF 中,并无成纤维细胞灶的存在,因此,多数学者认为,小儿并无 UIP/IPF 的报道。并且在小儿诊断为 UIP 的患儿中,多数预后较好,也与成人的 UIP/IPF 不符合。

(三)脱屑性间质性肺炎

组织学特点为肺泡腔内肺泡巨噬细胞均匀分布,见散在的多核巨细胞。同时有轻中度肺泡间隔增厚,主要为胶原沉积而少有细胞浸润。在低倍镜下各视野外观呈单一均匀性分布,而与 UIP 分布的多样性形成鲜明对比。在成人多见于吸烟的人群。在小儿诊断的 DIP,与成人不同,与吸烟无关,并且比成人的 DIP 预后差。

DIP 男性发病是女性的 2 倍。主要症状为干咳和呼吸困难,通常隐匿起病。半数患者出现杵状指(趾)。实验室通常无特殊发现。肺功能表现为限制性通气功能障碍,弥散功能障碍,但不如 UIP 明显。

DIP 的主要影像学的改变在中、下肺区域,有时呈外周分布。主要为磨玻璃样改变,有时可见不规则的线状影和网状结节影。以广泛性磨玻璃状改变和轻度纤维化的改变多提示脱屑性间质性肺炎。与 UIP 不同,DIP 通常不出现蜂窝变,即使高分辨 CT(HRCT)上也不出现。

儿童治疗主要多采用糖皮质激素治疗,成人首先要戒烟和激素治疗。对糖皮质激素治疗反应较好。10 年生存率在 70%以上。在 Carrington 较大样本的研究中,27.5%的患者在平均生存

12年后死亡,更有趣的是22%的患者未经治疗而改善;在接受治疗的患者中60%对糖皮质激素治疗有良好反应。小儿DIP较成人预后差。

(四)呼吸性细支气管相关的间质性肺炎

呼吸性细支气管相关的间质性肺炎与DIP极为相似。病理为呼吸性细支气管炎伴发周围的气腔内大量含色素的巨噬细胞聚积,与DIP的病理不同之处是肺泡巨噬细胞聚集只局限于这些区域而远端气腔不受累,而有明显的呼吸性细支气管炎。间质肥厚与DIP相似,所伴气腔改变只限于细支气管周围肺实质。近年来认为DIP/RBILD可能为同一疾病的不同结果,因为这两种改变并没有明确的组织学上的区别,而且表现和病程相似。

RBILD发病平均年龄36岁,男性略多于女性,所有患者均是吸烟者,主要症状是咳嗽气短。杵状指(趾)相对少见。影像学上2/3出现网状-结节影,未见磨玻璃影;胸部影像学也可以正常。BALF见含色素沉着的肺泡巨噬细胞。成人病例戒烟后病情通常可以改变或稳定;经糖皮质激素治疗的少数病例收到明显效果。可以长期稳定生存。

(五)非特异性的间质性肺炎

非特异性的间质性肺炎是近年提出的新概念,起初包括那些难以分类的间质性肺炎,随后不断加以摒除,逐渐演变为独立的临床病理概念。虽然NSIP的病因不清,但可能与下列情况相关:某些潜在的结缔组织疾病、药物反应、有机粉尘的吸入、急性肺损伤的缓解期等,也可见于BOOP的不典型的活检区域。这种情形类似于BOOP,既可能是很多病因的继发表现,又可以是特发性的。所以十分强调结合临床影像和病理资料来诊断NSIP。NSIP的特点是肺泡壁内出现不同程度的炎症及纤维化,但缺乏诊断UIP、DIP或AIP的特异表现,或表现炎症伴轻度纤维化,或表现为炎症及纤维化的混合。病变可以呈灶状,间隔未受波及的肺组织,但病变在时相上是均一的,这一点与UIP形成强烈的对比。肺泡间隔内由淋巴细胞和浆细胞混合构成的慢性炎性细胞浸润是NSIP的特点。浆细胞通常很多,这种病变在细支气管周围的间质更明显(图5-17)。

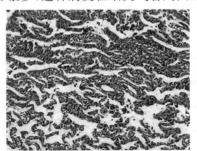

图5-17 非特异性的间质性肺炎
可见肺泡间隔的增厚和淋巴细胞的浸润

在NSIP,近50%病例可见腔内机化病灶,显示BOOP的特征表现,但通常病灶小而显著,仅占整个病变的10%以下;30%病例有片状分布的肺泡腔内炎性细胞聚积,这一点容易与DIP相区别,因为NSIP有其灶性分布和明显的间质纤维化;1/4的NSIP可出现淋巴样聚合体伴发中心(所谓淋巴样增生),这些病变散在分布,为数不多;罕见的还有形成不良灶性分布的非坏死性肉芽肿。

NSIP主要发生于中年人,平均年龄49岁,NSIP也可发生于儿童,男:女=1:1.4。起病隐匿或呈亚急性经过。主要临床表现为咳嗽气短,渐进性呼吸困难。10%有发热。肺功能为限制性通气功能障碍。

NSIP 的影像学的改变主要为广泛的磨玻璃样改变和网状影,少数可见实变影。磨玻璃改变为主要的 CT 改变。其网点改变较 UIP 为细小。NSIP 和 UIP 之间的影像学有相当的重叠。BALF 见淋巴细胞增多。

NSIP 治疗用皮质激素效果好,复发时仍可以继续使用。与 UIP 相比,大部分 NSIP 患者对皮质激素有较好的反应和相对较好的预后,5 年内病死率为 15%～20%。Katzenstein 和 Fiorelli 研究中,11% 死于本病,然而有 45% 完全恢复,42% 保持稳定或改善。预后取决于病变范围。

(六)隐原性机化性肺炎

病理为以闭塞性细支气管炎和机化性肺炎为主要特点的病理改变,两者在肺内均呈弥漫性分布。主要表现为终末细支气管、呼吸性细支气管、肺泡管及肺泡内均可见到疏松的结缔组织渗出物,其中可见到单核细胞、巨噬细胞、淋巴细胞及少量的嗜酸性粒细胞、中性粒细胞、肥大细胞,此外尚可见到成纤维细胞浸润。在细支气管、肺泡管及肺泡内可形成肉芽组织,导致管腔阻塞,可见肺泡间隔的增厚,组织纤维化机化后,并不破坏原来的肺组织结构,因而无肺泡壁的塌陷及蜂窝状的改变。

COP 多见于 50 岁以上的成年人,男女均可发病,大多病史在 3 个月内,近期多有上感的病史。病初有流感样的症状如发热、咳嗽、乏力、周身不适和体重降低等,常可闻及吸气末的爆裂音。肺功能为限制性通气功能障碍。

COP 患者胸片最常见、最特征性的表现为游走性、斑片状肺泡浸润影,呈磨玻璃样,边缘不清。典型患者在斑片状阴影的部位可见支气管充气征,阴影在早期多为孤立性,随着病程而呈多发性,在两肺上、中、下肺野均可见到,但以中、下肺野多见。CT 扫描显示阴影大部分分布在胸膜下或支气管周围,斑片状阴影的大小一般不超过小叶范围。COP 患者的 CT 可见结节影。同时有含气腔的实变、结节影和外周的分布为 COP 患者的 CT 特点。BALF 见淋巴细胞的比例升高。

COP 对激素治疗反应好,预后较好。

(七)淋巴间质性肺炎

病理为肉眼上间质内肺静脉和细支气管周围有大小不等黄棕色的结节,坚实如橡皮。结节有融合趋势。镜下可见肺叶间隔、肺泡壁、支气管、细支气管和血管周围可见块状混合性细胞浸润,以成熟淋巴细胞为主,有时可见生发中心,未见核分裂,此外还有浆细胞、组织细胞和大单核细胞等。浆细胞为多克隆,可有 B 细胞和 T 细胞,但是以一种为优势(图 5-18)。

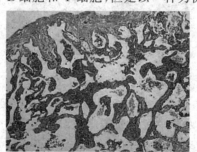

图 5-18　淋巴细胞间质性肺炎

男性,5 岁 8 个月,主因咳嗽、气促 1 年余,加重 3 个月入院,肺组织

示肺泡间隔增厚,有大量的淋巴细胞浸润,纤维组织增生

诊断的平均年龄为 50～60 岁,在婴儿和老人也可见到。儿童多与 HIV、EBV 感染有关。

LIP 的临床表现为非特异性,包括咳嗽和进行性的呼吸困难。肺外表现为体重减轻、乏力。发热、胸痛和咯血少见。从就诊到确诊往往需要 1 年左右的时间。一些症状如咳嗽可在 X 线异常出现发生前出现。

肺部听诊可闻及肺底湿啰音,杵状指(趾),肺外淋巴结肿大、脾大少见。

最常见的实验室异常为异常丙种球蛋白血症,其发生率可达 80%。通常包括多克隆的高丙种球蛋白病。单克隆的高丙种球蛋白病和低丙球血症虽少见但也有描述。肺功能示限制性的肺功能障碍。一氧化碳弥散能力下降,氧分压下降。

淋巴间质性肺炎的影像学为网状结节状的渗出,边缘不整齐的小结。有时可见片状实变,大的多发结节。在小儿,可见双侧间质或网点状的渗出,通常有纵隔增宽,和肺门增大显示淋巴组织的过度发育。蜂窝肺在 1/3 成人病例中出现。胸腔渗出不常见。肺 CT 多示 2～4 mm 结节或磨玻璃样阴影。CT 可用于疾病的随访,长期的随访可显示纤维化的发展、支气管扩张的出现、微小结节、肺大疱、囊性变(图 5-19)。

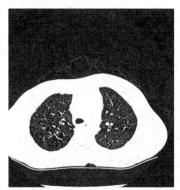

图 5-19　淋巴细胞间质性肺炎
男性,5 岁 8 个月,病理诊断为淋巴细胞间质性肺炎,2 年后肺内可见磨玻璃影和小囊泡影

治疗:目前尚无特效的疗法,主要为糖皮质激素治疗,有时可用细胞毒性药物。激素治疗有的病例症状改善,有的病例示肺部浸润进展,不久后恶化。用环磷酰胺和长春新碱等抗肿瘤治疗,效果不确实。

预后:33%～50%的患者在诊断的 5 年内死亡,大约 5%LIP 转化为淋巴瘤。

(任倩倩)

第十一节　急性肺损伤

急性肺损伤(acute lunginjury,ALI)和急性呼吸窘迫综合征(acute respiratory distress syndrome,ARDS)是儿科常见和潜在危害极大的疾病之一。ALI 是 ARDS 的早期阶段,重度的 ALI 即发展为 ARDS。国内最新调查显示,ARDS 患儿的病死率达 60%以上。只有在疾病早期有效地控制 ALI 的发展进程,才能遏制 ARDS 的产生和发展,提高 ARDS 的存活率。小儿 ALI/ARDS 正成为临床危重医学的研究重点。

自 1988 年 Murray 等拓展了急性呼吸窘迫综合征(ARDS)的定义以来,便针对它的分期(急性/慢性)、基础疾病和急性肺损伤(ALI)的严重程度等三个方面问题,并提出了一个依据胸片上肺浸润的程度、PaO_2/FiO_2 值、维持 PaO_2/FiO_2 所需的 PEEP 水平和肺顺应性等四个方面来评价 Au 程度的评分系统。鉴于 ARDS 的病理特征就是 ALI,所以许多学者提出,为了认识和定义这一连续的病理生理过程,应用 ALI 一词似乎更为合适,因为它在更大范围上涵盖了这一病理过程的全部,同时又感到 ARDS 只是这一过程的最严重的结局,即 ARDS 是 ALI 的一个阶段。故所有 ARDS 患者都有 ALI,但并非所有具有 ALI 的患者都是 ARDS。尽管 ALI 与 ARDS 之间不能完全划等号,但两者都不是特别的病种。基于这一认识,欧美专家经商讨共同为 ALI 下了一个定义:①ALI 是一炎症和通透性增加综合征,其汇集临床、放射和生理的异常,不能用左心房或肺毛细血管高压来解释,但可复合存在;②脓毒综合征(sepsis syndrome)、多发性创伤、误吸、原发性肺炎是最多见的原因,其次还有体外循环、输血过多、脂肪栓塞和胰腺炎等;③ALI 和 ARDS 起病急骤,发病持续,其发病常与一种或多种高危因素有关,并以单纯给氧难以纠正的低氧血症和弥漫性双肺浸润为特征;④间质性肺纤维化、结节病等慢性肺疾病不在此列。ALI 这一概念总是与全身炎症反应综合征(SIRS)和 ARDS 联系在一起,认为 ALI 是 SIRS 的继发性损伤,重症 ALI 就是 ARDS。

一、病因及发病机制

引起 ALI 的病因可分为直接和继发两个方面,一个是吸入胃内容物、毒性气体和毒性液体、严重的肺部感染等,可直接造成弥漫性肺泡毛细血管膜(ACM)损伤;另一个是全身炎症反应继发性损伤 ACM。近年来特别强调炎症反应在 ALI 发病中的地位。这一地位虽已确定,但仍有许多问题尚不明了,如诸多细胞因子具有广泛的生物活性,在炎症反应中相互刺激诱生,形成复杂的调控网络。各种原因引起的炎性肺损伤都有大量细胞因子产生,如 TNF、IL-1、IL-6、IL-8、IL-10、IL-12 等,这些细胞因子引起一系列的炎症级链反应,参与肺损伤过程。

肿瘤坏死因子(TNF)是重要的启动因子,TNF 主要由单核细胞、巨噬细胞产生,它可活化中性粒细胞(PMN),使 PMN 黏附并脱颗粒及呼吸暴发,释放氧自由基,趋化并促进 Fb 分裂,刺激 IL-1、IL-6、IL-8、IL-12 及血小板活化因子(PAF)的产生。静脉或腹腔注射内毒素后可产生大量的 TNF,用 TNF 可复制出急性肺损伤模型。单核细胞、PMN 等细胞可产生 IL-1,IL-1 能趋化 PMN,刺激内皮细胞产生 PAF 并表达细胞间黏附分子-1(ICAM-1),促进 Fb 分裂。健康人外周血单核细胞受 LPS 刺激后 IL-1、IL-2 产生明显上升。TNF 还可影响再构建或脱酰基-再酰基来降低棕榈酸和卵磷酸酯的合成,降低磷脂酰胆碱的合成,从而抑制肺泡Ⅱ型细胞表面活性物质的合成。

炎症过程中黏附分子起重要作用,黏附分子大致可分为 4 类,即免疫球蛋白超家族、选择素家族、整合素家族和血管附着素家族。PMN 黏附血管壁时,首先是在血管内皮上滚动,这是由内皮细胞表面的 E-选择素、P-选择素和 PMN 表面的 L-选择素之间相互介导产生的并不强的作用,使 PMN 在内皮细胞上难以黏附;在滚动的基础上,PMN 表面的 CD11/CD18 与内皮细胞表面的 ICAM-1 相互作用,加强了 PMN 与血管内皮细胞的黏附作用。ICAM-1 又称 CD54,是免疫球蛋白超家族成员,可出现在活化的 T 细胞、巨噬细胞、血管内皮细胞、胸腺上皮细胞及成纤维细胞等细胞表面,它由 5 个同源区的单链糖蛋白构成,相对分子质量为 90～115 kD,其受体是淋巴细胞功能相关抗原-1(LFA-1),LFA-1 主要表达在淋巴细胞及 PMN。已知 ICAM-1 和

LFA-1 参与淋巴细胞间、白细胞与内皮细胞间、嗜酸性粒细胞与内皮细胞间的黏附。人类 PMN 用金黄色葡萄球菌或 TNF 刺激,经细胞荧光分析法证实,ICAM-1 表达上升。

肺部细胞能产生多种环氧化物和脂氧化物的代谢产物,参与肺损伤的病理过程。患者肺泡灌洗液(BALF)中白三烯(LTB_4)、LTC_4、LTD_4 及血中血栓素(TXB_2)和 6-Keto-PGF_{1a} 增加。LTs 类是强力炎症介质,可明显增加小气道的通透性,LTB_4 可致 PMN 聚集并脱颗粒,还可直接导致肺水肿。TXB_2 能促进血小板与 PMN 在微血管床中聚集,并引起血管收缩。PGI_2 可引起血管扩张,抵抗其他缩血管物质的作用。PAF 由 PMN、内皮细胞、血小板、肥大细胞等产生,是很强的趋化因子,能促进炎性细胞聚集,激活 PMN 释放氧自由基等。

内毒素可刺激内皮细胞产生过量的 NO,NO 可导致内皮细胞损伤和死亡。内毒素、TNF、IL-1 等可诱导 NOs 表达,使 NO 生成过量,导致血管过度扩张,并失去对去甲肾上腺素等缩血等物质的反应。有实验证明 NO 参与了肺损伤过程。

氧自由基亦是重要的炎症介质,PMN、单核细胞、巨噬细胞及嗜酸性粒细胞均能产生氧自由基,并参与肺损伤,它可引起脂质过氧化,形成新的氧自由基;脂质产物丙二醛与蛋白酶发生交链反应,并与毗邻的蛋白质交链,使氨基酸遭到破坏;氧自由基增加 PLA_2 的活性,催化花生四烯酸的合成和释放;激活并释放 PMN 溶酶体酶,以损伤血管内皮细胞,使肺毛细血管通透性增加。

机体存在炎症反应的同时又存在着代偿性抗炎症反应,由单核细胞等炎性细胞产生的 PGE_2 便具有抑制炎症反应的作用。PGE_2 可抑制 Th 细胞分化成 Th_1 细胞而促使其分化成 Th_2 细胞,还能抑制 IL-1、IL-2、TNF 和 IFN 的释放,并诱导单核细胞和 Th_2 细胞产生 IL-4、IL-10、IL-11、IL-13 和 GM-CSF 等抗炎介质。

NO 既参与肺损伤,又具有抗炎作用,能阻止血小板、PMN 黏附于内皮细胞,并能抑制 IL-4、IL-6、IL-8 的释放。

糖皮质激素通过受体能抑制 PMN 的黏附,抑制 TNF、IL-1 的释放及淋巴细胞的凋亡。在细胞内与胞浆受体结合成复合物,进入核内抑制 IFN、白细胞介素类和细胞黏附分子的基因转录。去甲肾上腺素对 LPs 诱导的炎症介质的释放也有抑制作用。IL-1 受体阻滞药、可溶性 TNF-α 受体、超氧化物歧化酶、$α_1$ 蛋白酶抑制剂等的存在,可不同程度地阻断或减轻细胞因子等炎性介质的作用,使炎症反应适度,不致造成严重组织损伤。炎症过程自始至终贯穿着致炎与抗炎这一对基本矛盾。

Fehrenbach 于 1998 年报道了包括板层小体(LBs)在内的肺泡Ⅱ型上皮细胞(ATⅡ)的早期变化。2005 年报道了内毒素(LPS)诱导的急性肺损伤(ALI)时新生幼鼠及成年幼鼠 ATⅡ细胞超微结构的对比研究。肺表面活性物质系统的系列变化是 ALL/ARDS 的主要发病机制之一。地塞米松可以抑制由 Fas 抗体和 INF-γ 诱导的肺泡上皮细胞的凋亡。

急性肺损伤时以 LBs、细胞核、核仁等连续变化为主要特征的 ATⅡ细胞超微结构的改变是时间依赖性的。ATⅡ细胞在 48 小时和 72 小时破坏严重,这可能导致肺表面活性物质合成不足和肺动态平衡的不稳定造成 ALI。地塞米松可能促进 ATⅡ型上皮细胞的胞吐作用,增加 LBs 数量,使 LBs 重新绕核排列以便增强防御能力,保持肺的动态平衡。

合成和分泌肺表面活性物质的肺泡Ⅱ型上皮细胞是肺泡上皮最重要的组成部分。肺泡Ⅱ型上皮细胞的正常结构和肺表面活性物质合成与代谢的动态平衡是肺正常生理活动所必需的。

Tesfaigzi 和其同事报道在 ALI 早期由 LPS 诱导的肺泡Ⅱ型上皮细胞的凋亡明显增强。由 LPS 所致的肺泡Ⅱ型上皮细胞凋亡的诱导不需要 TNF-α。在 ALI 时,由 LPS 所致的肺泡Ⅰ型上皮细胞的损伤不能靠肺泡Ⅰ型上皮细胞自身再生,肺泡Ⅰ型上皮细胞的恢复依赖于肺泡Ⅱ型上皮细胞的转化。LPS产生的对肺泡Ⅱ型上皮细胞的损伤是Au发展和恢复的关键环节。

二、诊断条件的评价

AU 的诊断条件:①急性起病;②$PaO_2/FiO_2 \leq 40.0$ kPa(300 mmHg);③正位 X 线胸片显示双肺有弥漫浸润影;④肺动脉楔压≤ 2.4 kPa(18 mmHg)或无左心房压力增高的临床证据。该标准主要特点是 ALI 包括过去 ARDS 早期至终末期全部动态连续过程,并未将机械通气和 PEEP 水平纳入诊断标准,这样有利于早期诊断。参考上述标准,诊断肺炎合并 ALI 应有以下条件:①急性肺炎;②病情迅速恶化,或一度好转后又明显加重;③正位 X 线胸片显示,在肺炎的基础上,双肺出现弥漫浸润阴影;④$PaO_2/FiO_2 \leq 40.0$ kPa(300 mmHg);⑤排除左心衰竭。若将上述标准中的PaO_2/FiO_2测值改为 26.7 kPa(200 mmHg),就成为 ARDS 的诊断条件。

诊断条件十分明确,但在实际运用过程中却有许多困惑,如急性起病是指几小时还是指几天;反映肺气体交换功能的PaO_2/FiO_2不具有特异性;严重肺炎可因肺微血管通透性增加而造成双肺浸润影,但未必都是 ALI;ARDS 病例中有一部分患者可伴有心功能异常,并使肺动脉楔压>2.4 kPa(18 mmHg),因而使 ALI 或 ARDS 被排除而出现假阴性。上述情况提示,符合上述标准未必一定是 ALI,可见"标准"带有一定局限性或机械性,应用"标准"最重要的还是要结合临床进行综合分析。肺组织病理检查有助于确诊,因系创伤性检查而不常用于临床。各种反映血管内皮损伤的标志物,包括内皮素、循环内皮细胞、Ⅷ因子相关抗原和血管紧张素转化酶等,在 ALI 时血中水平明显增高,可预测 ALI 或 ARDS 的发生,但又不具有特异性。测定肺血管外水分含量的各种方法,对 ALI 早期诊断无意义。放射性核素标记流动体外检测技术,测量 ACM 通透性超过正常值 4~5 倍,虽有助于 ALI 的早期诊断,但尚不能普及。

三、治疗

地塞米松治疗:实验发现地塞米松能够抑制由 Fas 抗体和 IFN-γ 诱导的肺上皮的凋亡。地塞米松除能够抑制炎症介质和细胞因子相互作用外,还能够抑制抗原和抗体的结合,干扰 LPS 引发的杀菌素的激活。地塞米松同时也能够稳定细胞膜和溶酶体膜,致使上皮组织被保护。一份研究提示,肺泡Ⅱ型上皮细胞的"胞吐"现象证明在应用地塞米松 24 小时肺表面活性物质的合成和分泌被激活并被加速。线粒体为肺表面活性物质的合成与分泌,以及板层小体的排列提供了大量能量,以至于线粒体在 48 小时受到严重损害。线粒体的过度代偿导致线粒体的肿胀和嵴断裂。由线粒体提供能量使板层小体像指环一样围绕核排列。这些表明地塞米松的作用减少了肺损伤程度,并促进肺泡上皮从损伤向恢复方向发展和肺功能的恢复。肺泡Ⅱ型上皮细胞是肺上皮的干细胞,其为肺上皮从损伤向恢复和重建提供了可能性。在地塞米松治疗组临床表现与肺泡Ⅱ型上皮细胞的改善相一致。

按 ARDS 的原则治疗:器官系统的功能障碍是 SIRS 的常见并发症,其中包括 ALI、休克、肾衰竭和多系统器官功能衰竭(MSOF)等。据认为,约有 25% 的 SIRS 患者发生 ARDS。近年来提出,应从 SIRS→器官功能障碍→多器官功能衰竭,这一动态过程去考虑 ALI 和 ARDS,认为肺是这一连串病理过程中最容易受损害的首位靶器官,MSOF 则是这一过程的严重结局。因此,维护和支持肺及肺外器官功能至关重要。治疗 ALI 与处理 ARDS 的原则基本相同,强调积极处理原发病、机械通气、纠正缺氧,包括液体通气、注意液体管理、防治感染等综合性措施。值得提出的是,近年来有一些新的见解,如机械通气主张应用较小潮气量(5～9 mL/kg)、气道压力限制在 2.9 kPa(30 cmH$_2$O)以下,以避免大潮气量、高气道压 2.9～3.9 kPa(30～40 cmH$_2$O)引起的肺泡过度膨胀,进而加重 ALI。亦不主张吸入高浓度氧,因为氧中毒时肺脏首先受累。更不主张作血液透析,因为当白细胞通过透析膜时被激活,并扣押于肺毛细血管内,释放炎性介质,损伤 ACM。近年来主张应用持续静脉-静脉血液过滤法,可清除血液中的炎性介质,减轻炎症反应,改善预后。

（彭　峰）

第十二节　呼吸衰竭

由于直接或间接原因导致的呼吸功能异常,使肺脏不能满足机体代谢的气体交换需要,造成动脉血氧下降和/或二氧化碳潴留称为呼吸衰竭。呼吸衰竭有着明确的病理生理含义,单靠临床难以确诊,要根据血气分析做诊断。正常人动脉氧分压（PaO$_2$）为 11.3～14.0 kPa(85～105 mmHg),二氧化碳分压(PaCO$_2$)为 4.7～6.0 kPa(35～45 mmHg),pH 为 7.35～7.45。若 PaO$_2$<10.6 kPa(80 mmHg),PaCO$_2$>6.0 kPa(45 mmHg),可认为呼吸功能不全。如 PaO$_2$低于 8.0 kPa(60 mmHg),PaCO$_2$高于 6.7 kPa(50 mmHg),即可诊断呼吸衰竭。应指出这是成人和儿童的标准,婴幼儿 PaO$_2$ 及 PaCO$_2$ 均较年长儿低,诊断标准也应有所不同。在婴幼儿大致可以 PaO$_2$<6.7 kPa(50 mmHg),PaCO$_2$>6.0 kPa(45 mmHg)作为诊断呼吸衰竭的标准。在不同类型呼吸衰竭和不同具体情况也不能一概套用上述标准。如低氧血症型呼吸衰竭 PaCO$_2$可不增高,呼吸衰竭患儿吸氧后 PaO$_2$可不减低。

小儿呼吸衰竭主要发生在婴幼儿,尤其是新生儿时期。它是新生儿和婴幼儿第一位死亡原因。由于对小儿呼吸生理的深入了解和医疗技术的进步,小儿呼吸衰竭的治疗效果已较过去明显提高,本节重点介绍新生儿和婴幼儿呼吸衰竭有关问题。

一、病因

呼吸衰竭的病因可分三大类,即呼吸道梗阻、肺实质性病变和呼吸泵异常。

(一)呼吸道梗阻
上呼吸道梗阻在婴幼儿多见。喉是上呼吸道的狭部,是发生梗阻的主要部位,可因感染、神经体液因素(喉痉挛)、异物、先天因素(喉软骨软化)引起。下呼吸道梗阻包括哮喘、毛细支气管炎等引起的梗阻。重症肺部感染时的分泌物、病毒性肺炎的坏死物,均可阻塞细支气管,造成下呼吸道梗阻。

(二)肺实质疾患
1.一般肺实质疾患
一般肺实质疾患包括各种肺部感染如肺炎、毛细支气管炎、间质性肺疾患、肺水肿等。
2.新生儿呼吸窘迫综合征(RDS)
RDS 主要由于早产儿肺发育不成熟,肺表面活性物质缺乏引起广泛肺不张所致。

3.急性呼吸窘迫综合征（ARDS）

ARDS常在严重感染、外伤、大手术或其他严重疾患时出现，以严重肺损伤为特征。两肺间质和肺泡弥散的浸润和水肿为其病理特点。

（三）呼吸泵异常

呼吸泵异常包括从呼吸中枢、脊髓到呼吸肌和胸廓各部位的病变。共同特点是引起通气不足。各种原因引起的脑水肿和颅内高压均可影响呼吸中枢。神经系统的病变可以是软性麻痹，如急性感染性多发性神经根炎，也可以是强直性痉挛，如破伤风。呼吸泵异常还可导致排痰无力，造成呼吸道梗阻、肺不张和感染，使原有的呼吸衰竭加重。胸部手术后引起的呼吸衰竭也常属此类。

二、类型

（一）低氧血症型呼吸衰竭

低氧血症型呼吸衰竭又称Ⅰ型呼吸衰竭或换气障碍型呼吸衰竭，主要因肺实质病变引起。血气主要改变是动脉氧分压下降，这类患儿在疾病早期常伴有过度通气，故动脉$PaCO_2$常降低或正常。若合并呼吸道梗阻因素或疾病后期，$PaCO_2$也可增高。由于肺部病变，肺顺应性都下降，换气功能障碍是主要的病理生理改变，通气/血流比例失调是引起血氧下降的主要原因，也大多有不同程度的肺内分流增加。

（二）通气功能衰竭

通气功能衰竭又称Ⅱ型呼吸衰竭。动脉血气改变特点是$PaCO_2$增高，同时PaO_2下降，可由肺内原因（呼吸道梗阻，生理无效腔增大）或肺外原因（呼吸中枢、呼吸肌或胸廓异常）引起。基本病理生理改变是肺泡通气量不足。这类病儿若无肺内病变，则主要问题是CO_2潴留及呼吸性酸中毒。单纯通气不足所致的低氧血症不会很重，而且治疗较易。因通气不足致动脉氧分压低到危险程度以前，$PaCO_2$的增高已足以致命。

三、临床表现

（一）呼吸的表现

因肺部疾患所致呼吸衰竭，常有不同程度呼吸困难、三凹征、鼻翼煽动等。呼吸次数多增快，到晚期可减慢。中枢性呼吸衰竭主要为呼吸节律的改变，严重者可有呼吸暂停。应特别指出，呼吸衰竭患儿呼吸方面表现可不明显，而类似呼吸困难的表现也可由非呼吸方面的原因引起，如严重代谢性酸中毒。单从临床表现难以对呼吸衰竭做出准确诊断。

（二）缺氧与二氧化碳潴留的影响

早期缺氧的重要表现是心率增快，缺氧开始时血压可升高，继则下降。此外，尚可有面色发青或苍白。急性严重缺氧开始时烦躁不安，进一步发展可出现神志不清、惊厥。当$PaCO_2$在5.3 kPa(40 mmHg)以下时，脑、心、肾等重要器官供氧不足，严重威胁生命。

二氧化碳潴留的常见症状有出汗、烦躁不安、意识障碍等。由于体表毛细血管扩张，可有皮肤潮红、嘴唇暗红，眼结膜充血。早期或轻症心率快，血压升高，严重时血压下降，年长儿可伴有肌肉震颤等，但小婴儿并不多见。二氧化碳潴留的确切诊断要靠血液气体检查。以上临床表现仅供参考，并不经常可见。一般认为$PaCO_2$升高到10.6 kPa(80 mmHg)左右，临床可有嗜睡或谵妄，重者出现昏迷，其影响意识的程度与$PaCO_2$升高的速度有关。若$PaCO_2$在数日内逐渐增加,则机体有一定的代偿和适应,血 pH 可只稍低或在正常范围,对病儿影响较小。若通气量锐减,$PaCO_2$ 突然增高,则血 pH 可明显下降,当降至 7.20 以下时,严重影响循环功能及细胞代谢,危险性极大。二氧化碳潴留的严重后果与动脉 pH 的下降有重要关系。缺氧和二氧化碳潴留往往同时存在,临床所见常是二者综合的影响。

(三)呼吸衰竭时其他系统的变化

1.神经系统

烦躁不安是缺氧的早期表现,年长儿可有头痛。动脉 pH 下降,CO_2 潴留和低氧血症严重者均可影响意识,甚至昏迷、抽搐,症状轻重与呼吸衰竭发生速度有关。因肺部疾患引起的呼吸衰竭可导致脑水肿,发生中枢性呼吸衰竭。

2.循环系统

早期缺氧心率加快,血压也可升高,严重者血压下降,也可有心律不齐。北医大报告婴幼儿肺炎极期肺动脉压增高,可能与缺氧所致血浆内皮素增加有关。唇和甲床明显发绀是低氧血症的体征,但贫血时可不明显。

3.消化系统

严重呼吸衰竭可出现肠麻痹,个别病例可有消化道溃疡、出血,甚至因肝功能受损,谷丙转氨酶增高。

4.水和电解质平衡

呼吸衰竭时血钾多偏高,血钠改变不大,部分病例可有低钠血症。呼吸衰竭时有些病例有水潴留倾向,有时发生水肿,呼吸衰竭持续数日者,为代偿呼吸性酸中毒,血浆氯多降低。长时间重度缺氧可影响肾功能,严重者少尿或无尿,甚至造成急性肾衰竭。

四、诊断

虽然血气分析是诊断呼吸衰竭的主要手段,但对患儿病情的全面诊断和评价,不能只靠血气,还要根据病史、临床表现和其他检查手段做出全面的诊断分析。

(一)病史

在有众多仪器检查手段的当前,仍应详细了解病史,对呼吸衰竭诊断的重要性在于它仍是其他诊断手段所不能代替的,不但有助于我们了解病情发生的基础,还便于有针对性地治疗。以下是需要注意询问了解的内容。

(1)目前患何种疾病,有无感染或大手术,这都是容易发生 ARDS 的高危因素;有无肺、心、神经系统疾患,这些疾患有可能导致呼吸衰竭;有无代谢疾患,尿毒症或糖尿病酸中毒的呼吸表现可酷似呼吸衰竭,要注意鉴别。

(2)有无突然导致呼吸困难的意外情况,如呕吐误吸或异物吸入,这在婴幼儿尤易发生,是否误服了可抑制呼吸的药物。

(3)有无外伤史,颅脑外伤、胸部外伤均可影响呼吸,有无溺水或呼吸道烧伤。

(4)患儿曾接受何种治疗处理,是否用过抑制呼吸的药物,是否进行了气管插管或气管切开,有无因此导致气胸。

(5)有无发生呼吸困难的既往史,有无哮喘或呼吸道过敏史。

(6)新生儿要注意围产期病史,如母亲用药情况,分娩是否顺利,有无早产,是否有宫内窒息,是否引起呼吸窘迫的先天畸形(如横膈疝、食管闭锁)。

(二)可疑呼吸衰竭的临床表现

呼吸困难和气短的感觉、鼻翼煽动,呼吸费力和吸气时胸骨上、下与肋间凹陷都反映呼吸阻力增大,患儿在竭力维持通气量,但并不都表明已发生呼吸衰竭,而呼吸衰竭患儿也不一定都有上述表现。呼吸衰竭时呼吸频率改变不一,严重者减慢,但在肺炎和 ARDS 早期,可以呼吸增快。胸部起伏情况对判断通气量有参考价值,呼吸衰竭时呼吸多较浅,呼吸音减弱,有经验者从呼吸音大致能粗略估计进气量的多少。

(三)血气分析

婴幼儿时期 PaO_2、$PaCO_2$ 和剩余碱(BE)的数值均较儿童低,不同年龄患儿呼吸衰竭的诊断应根据该年龄组血气正常值判断;忽略婴幼儿与儿童的不同,应用同一标准诊断呼吸衰竭是不妥当的。

通常 $PaCO_2$ 反映通气功能,PaO_2 反映换气功能,若 PaO_2 下降而 $PaCO_2$ 不增高表示为单纯换气障碍;$PaCO_2$ 增高表示通气不足,同时可伴有一定程度 PaO_2 下降,但是否合并有换气障碍,应计算肺泡动脉氧分压差。比较简便的方法是计算 PaO_2 与 $PaCO_2$ 之和,此值小于 14.6 kPa (110 mmHg)(包括吸氧患儿),提示换气功能障碍。

对于通气不足引起的呼吸衰竭,要根据病史和临床区别为中枢性还是外周性。中枢性通气不足常表现为呼吸节律改变或呼吸减弱;外周通气不足,常有呼吸道阻塞,气体分布不均匀或呼吸幅度受限制等因素,大多有呼吸困难。对于换气障碍引起的呼吸衰竭,可根据吸入不同浓度氧后血氧分压的改变,判断换气障碍的性质和程度。吸入低浓度(30%)氧时,因弥散功能障碍引起的 PaO_2 下降可明显改善;因通气/血流比例失调引起者可有一定程度改善;因病理的肺内分流增加引起者,吸氧后 PaO_2 升高不明显。根据吸入高浓度(60%以上)氧后动脉 PaO_2 的改变,可从有关的图中查知肺内分流量的大小。

(四)对呼吸衰竭患儿病情的全面评价

除肺功能外,要结合循环情况和血红蛋白数值对氧运输做出评价。患儿是否缺氧,不能只看 PaO_2,而要看组织氧供应能否满足代谢需要。组织缺氧时乳酸堆积。根据北京儿童医院对肺炎患儿乳酸测定结果,Ⅱ型呼吸衰竭乳酸增高者在婴幼儿占 54.2%,新生儿占 64.2%。临床诊断可参考剩余碱(BE)的改变判断有无组织缺氧。

要在病情演变过程中根据动态观察做出诊断。对呼吸性酸中毒患儿要注意代偿情况,未代偿者血液 pH 下降,对患儿影响大。代偿能力受肾功能、循环情况和液体平衡各方面影响。急性呼吸衰竭的代偿需 5～7 天。因此,若患儿发病已数日,要注意患儿既往呼吸和血气改变,才能对目前病情做出准确判断。如发病 2 天未代偿的急性呼吸衰竭与发病 8 天已代偿的呼吸衰竭合并代谢性酸中毒可有同样的血气改变($PaCO_2$ 增高,BE 正常)。

五、呼吸衰竭病程及预后

急性呼吸衰竭的病程视原发病而定,严重者可于数小时内导致死亡,亦可持续数天到数周,演变成慢性呼吸衰竭。原发病能治愈或自行恢复,现代呼吸衰竭抢救技术能使大多数患儿获救,关键在于防止抢救过程中的一系列并发症和医源性损伤,尤其是呼吸道感染。患儿年龄可影响病程,婴儿呼吸衰竭常在短时间内即可恢复或导致死亡,年长儿通常不致发展到呼吸衰竭地步,一旦发生,则治疗较难,且所需时间常比婴儿长。开始抢救的时间对病程长短也有重要影响,并直接影响预后。错过时机的过晚抢救,会造成被动局面,大大延长治疗时间,甚至造成脑、肾、心等重要生命器官的不可逆损害。

呼吸衰竭的预后与血气和酸碱平衡的改变有密切关系。有研究曾对 28 例血氧分压 <4.7 kPa(36 mmHg)和 202 例 pH<7.2 的危重患儿进行分析。结果表明：危重低氧血症多见于新生儿(52.6%)和婴儿(44.9%)，1 岁以上小儿仅占 2.5%。危重低氧血症的病死率高达 41%，危重低氧血症发生后 24 小时内死亡的病例占死亡总人数的 53%，可见其严重威胁患儿生命。

危重酸中毒的总病死率为 51%，其中单纯呼吸性酸中毒为 32%，危重呼吸衰竭患儿常有混合性酸中毒，其病死率高达 84%，危重酸中毒的严重性还表现在从发病到死亡的时间上，血液 pH 越低，病死率越高，存活时间也越短。如以死亡患儿测定 pH 后平均存活时间计，pH 7.100~7.199患儿平均为 31.7 小时，pH 7.000~7.099 者 21.4 小时，pH 6.900~6.999 者 18.5 小时，pH 在 6.900 以下仅 11.2 小时。虽然危重酸中毒有很高的病死率，但 pH 在 7.1 以下的 71 例患儿中仍有 21 例存活，其关键在于能否得到及时合理治疗。

六、治疗

呼吸衰竭治疗的目的在于改善呼吸功能，维持血液气体正常或近于正常，争取时间渡过危机，更好地对原发病进行治疗。近代呼吸衰竭的治疗是建立在对病理生理规律深刻了解的基础上，并利用一系列精密的监测和治疗器械，需要的专业知识涉及呼吸生理、麻醉科、耳鼻喉科、胸内科各方面，其发展日趋专业化，治疗效果也较过去有明显提高。处理急性呼吸衰竭，首先要对病情做出准确判断，根据原发病的病史及体检分析引起呼吸衰竭的原因及程度，对病情做出初步估计，看其主要是通气还是换气障碍(二者处理原则不同)，然后决定治疗步骤和方法。要对早期呼吸衰竭进行积极处理，这样常可预防发生严重呼衰，减少并发症。严重濒危者则需进行紧急抢救，不要因等待检查结果而耽误时间。呼吸衰竭的治疗只是原发病综合治疗中的一部分，因此要强调同时进行针对原发病的治疗，有时原发病虽无特效疗法，但可自行恢复，则呼吸衰竭的治疗对患儿预后起决定性作用。

改善血气的对症治疗有重要作用，呼吸功能障碍不同，侧重点亦不同。呼吸道梗阻患者重点在改善通气，帮助 CO_2 排出；ARDS 患者重点在换气功能，须提高血氧水平；而对肺炎患儿则要兼顾两方面，根据不同病例特点区别对待。本节重点讨论呼吸衰竭的一般内科治疗，呼吸急救技术和呼吸衰竭治疗的新方法。

要重视一般内科治疗，包括呼吸管理，应用得当，可使多数早期呼吸功能不全患儿，不致发展到呼吸衰竭。一旦发生呼吸衰竭，须应用呼吸急救技术时，要尽量从各方面减少对患儿的损伤，尽可能选用无创方法，充分发挥患儿自身恢复的能力。通过气管插管应用呼吸机是现代呼吸急救的重要手段，但可带来一系列不良影响。应用呼吸机时为减少肺损伤，近年特别强调"肺保护通气"，值得重视。不同病情患儿，选用不同治疗呼吸衰竭的新方法，可解决一些过去不能解决的问题，减少或避免对患儿应用损伤更大的治疗，但临床上多数严重呼吸衰竭患儿，还是主要靠常规呼吸机治疗。

七、一般内科治疗

(一)呼吸管理

1.保持呼吸道通畅

呼吸道通畅对改善通气功能有重要作用。由积痰引起的呼吸道梗阻常是造成或加重呼吸衰竭的重要原因,因此在采用其他治疗方法前首先要清除呼吸道分泌物及其他可能引起呼吸道梗阻的因素,以保持呼吸道通畅。口、鼻、咽部的黏痰可用吸痰管吸出,气管深部黏痰常需配合湿化吸入,翻身拍背,甚至气管插管吸痰。昏迷患儿头部应尽量后仰,以免舌根后倒,阻碍呼吸。容易呕吐的患儿应侧卧,以免发生误吸和窒息。昏迷患儿为使舌根向前,唇齿张开,可用口咽通气道保持呼吸道通畅。要选择合适大小的通气道,以防管道太长堵塞会厌部,还要防止因管道刺激引起呕吐误吸。

2.给氧

(1)给氧对新生儿的作用:给氧可提高动脉氧分压,减少缺氧对机体的不良影响。此外,给氧对新生儿尚有下列作用:①吸入高浓度氧可使动脉导管关闭。②低氧血症时肺血管收缩导致肺动脉高压,给氧后肺动脉压下降,可减轻右心负担。③早产儿周期性呼吸和呼吸暂停可因给氧而减少或消失。④有利于肺表面活性物质的合成。⑤防止核黄疸。⑥防止体温不升。新生儿在32～34 ℃环境下氧消耗量最小,低于此温度,为了维持体温,氧消耗量增加,若同时氧供应不足,则氧消耗量难以增加,不能产生足够热量维持体温,因而体温下降,给氧后可避免发生此种改变。

(2)给氧的指征与方法:严重呼吸窘迫患儿决定给氧多无困难,中等严重程度患儿是否需要给氧最好进行血氧分压测定。发绀和呼吸困难都是给氧的临床指征。心率快和烦躁不安是早期缺氧的重要表现,在排除缺氧以外的其他原因后,可作为给氧的指征。由于医用氧含水分很少,不论任何方法给氧,都需对吸入氧进行充分湿化。常用给氧方法:①鼻导管给氧。氧流量儿童1～2 L/min,婴幼儿0.5～1 L/min,新生儿0.3～0.5 L/min,吸入氧浓度30%～40%。②开式口罩给氧。氧流量在儿童3.5 L/min,婴幼儿2～4 L/min,新生儿1～2 L/min,氧浓度45%～60%左右。③氧气头罩。氧浓度可根据需要调节,通常3～6 L/min,氧浓度40%～50%。

(3)持续气道正压给氧:经鼻持续气道正压(CPAP)是20世纪70年代初开始用于新生儿的一种给氧方法,其特点是设备简单,操作容易,通常对患儿无损伤,效果明显优于普通给氧方法。最初CPAP通过气管插管进行,由于新生儿安静时用鼻呼吸,这是在新生儿可用经鼻CPAP的基础。经验表明,婴幼儿用经鼻CPAP也可取得良好效果。近十年来国外在CPAP仪器的改进和临床应用方面都有不少新进展。国内许多单位正规应用CPAP都取得满意效果,但还不够普遍,远未发挥CPAP应有的作用。①基本原理和作用。CAPA的主要作用:当肺实变、肺不张、肺泡内液体聚集时,肺泡不能进行气体交换,形成肺内分流。进行CPAP时,由于持续气流产生的气道正压,可使病变肺泡保持开放,使减少的功能残气增加,其增加量可达正常值的1/3～2/3,并减少肺泡内液体渗出,从而使肺内分流得到改善,血氧上升。CPAP对血气的影响。CPAP的作用与单纯提高吸入氧浓度的普通给氧方法有本质的不同,它是通过改善换气功能而提高血氧的,而不必使用过高的吸入氧浓度。CPAP时PaO_2的增高与CPAP的压力值并非直线关系,而是与肺泡开放压有关,当CPAP压力增加到一定程度,大量肺泡开放时,PaO_2可有明显升高。应用CPAP对$PaCO_2$影响与肺部病变性质和压力大小有关,有些气道梗阻患儿由于应用CPAP后气道扩张,$PaCO_2$可下降;若气道梗阻严重或CPAP压力过高,可影响呼气,使$PaCO_2$增高。CPAP对肺功能影响。应用CPAP时由于肺泡扩张,可使肺顺应性增加,呼吸省力,减少呼吸功,由于鼻塞增加气道阻力,也可使呼吸功增加。在正常新生儿0.1～0.5 kPa(1～5 cmH$_2$O)的CPAP可使声门上吸气和呼气阻力均减低,这是CPAP用于治疗上呼吸道梗阻所致呼吸暂停的基础。近年研究还表明,CPAP有稳定胸壁活动、减少早产儿常见的胸腹呼吸活动不协调的作用,这有利于小婴儿呼吸衰竭的恢复。早期应用CPAP的作用:CPAP早期应用,可及时稳定病情,避免气管插管带来不良影响,还可减少高浓度氧吸入的肺损伤,并减少呼吸机的应用,使感染、气胸等并发症减少。CPAP还可作为撤离呼吸机时向自主呼吸过度的手段,使患儿较早脱离呼吸机。②应用CPAP的适应证。新生儿及婴幼儿肺部疾患、肺炎、肺不张、胎粪吸入综合征、肺水肿等所致低氧血症用普通给氧效果不好者,是应用CPAP最主要的适应证。新生儿呼吸窘迫综合征(RDS)是应用CPAP最合适的适应证。在20世纪70年代,由于CPAP的应用,使RDS病死率有较明显下降,但在危重RDS患儿,效果仍不理想,而需应用呼吸机。20世纪80年代后期以来肺表面活性物质气管内滴入是治疗RDS的一大进步,肺表面活性物质与经鼻CPAP联合早期应用,为在基层医院治疗中等病情的RDS提供了有效的新疗法。③仪器装置和用法。用简单的自制装置进行CPAP氧疗,虽然也可起一定作用,但效果较差。为取得良好效果,要应用专业的CPAP装置。CPAP氧疗器包括适用于新生儿到儿童的不同型号鼻塞、呼气阀、连接管道、水柱压差计、加温湿化器和支架等部分,应用时需要电源和瓶装氧气,该装置的主要不足是目前缺乏氧浓度控制。鼻塞由硅胶制成,外形乳头样,应用时选择适合鼻孔大小鼻塞,保证鼻孔密封不漏气。加温湿化器可向患儿提供温暖潮湿的吸入气,水柱压差计有利于监测气道压力,同时在压力过高时使气体逸出,起到安全阀作用。应用方法:CPAP的应用方法简易,但要在理解基本原理和仪器性能基础上再应用,以免发生误差。应用前将管道连接妥当,清除患儿鼻孔分泌物,开启氧气3～4 L/min,将鼻塞置于鼻孔内。开始时压力可保持在0.3～0.4 kPa(3～4 cmH₂O),最大可达0.8 kPa(8 cmH₂O)。原则上用能保持血氧分压至8.0 kPa(60 mmHg)以上的最低压力。压力大小由氧流量(最大可达8～10 L/min)和呼气阀开口控制,也与患儿口腔和鼻塞密闭程度有关。④不良影响与并发症。正确应用CPAP对患儿大都没有不良影响,发生不良影响主要与持续气道正压有关,压力过大可导致气压伤、气胸,但在经鼻CPAP时,由于口腔经常开放,压力不至过高,故很少造成气压伤。由于大量气体进入胃内,在胃肠动力功能不良的小婴儿,易有腹胀(可通过胃管排气),在先天性胃壁肌层不全患儿,曾有胃穿孔的个例报告。由于长期应用鼻塞,可造成鼻前庭溃疡。国外报告在病情危重的早产儿可损伤鼻翼和鼻小柱,严重者坏死,形成狭窄,日后需整形手术。鼻损伤发生率不高,其发生与鼻塞应用时间长短和护理有密切关系。CPAP可增加气道阻力,从而增加呼吸功,使患儿呼吸费力,可成为导致治疗失败的原因。

(4)氧中毒:长期应用氧气治疗,要注意氧中毒。新生儿尤其是早产儿对高浓度氧特别敏感,吸入氧浓度大于60%,超过24小时肺内即有渗出、充血、水肿等改变,更长时间吸入高浓度氧,用呼吸机进行正压呼吸的患儿,肺部含气量逐渐减少,可出现增生性改变,严重者表现为广泛的间质性纤维化和肺组织破坏,即所谓"支气管肺结构不良",肺氧中毒直接受吸入氧浓度影响,而与动脉氧分压无直接关系。新生儿,特别是早产儿长时间吸入高浓度氧,导致高于正常的动脉氧分压,主要影响视网膜血管,开始为血管收缩,继则血管内皮损害,引起堵塞,日后发生增生性变化,血管进入玻璃体,引起出血、纤维化,即晶体后纤维增生症,约30%可致盲。早产儿视网膜病与用氧时间长短和出生体重密切相关,吸入氧浓度也是一个重要因素。在小婴儿应用CPAP时氧浓度不应超过60%,过高的吸入氧浓度不宜超过24小时。

3.雾化与湿化吸入

呼吸道干燥时,气管黏膜纤毛清除功能减弱。通过向呼吸道输送适当水分,保持呼吸道正常生理功能,已成为呼吸衰竭综合治疗中必不可少的内容。湿化的方式有加温和雾化两种。加温湿化是利用电热棒将水加热到60 ℃左右,使吸入气接近体温并含有将近饱和水蒸气的温热、潮湿气体。此法比较适合于生理要求,对患儿不良反应少。应用时要注意水温不可过高,以防呼吸道烧伤。雾化的方法是将水变为直径 $1\sim10~\mu\mathrm{m}$ 大小的雾粒,以利进入呼吸道深部。通常应用的是以高压气体为动力的喷射式雾化器,可在给氧同时应用。雾化器内还可加入药物,最常用的是支气管扩张剂,进行呼吸道局部治疗。但同时可能增加将感染带入呼吸道深部的机会,故必须注意雾化液的无菌和雾化器的消毒。对呼吸道局部进行以药物治疗为目的的雾化吸入只需短时间间断应用,以湿化呼吸道为目的时持续应用加湿器较好。超声波雾化器雾量大,有较好的促进排痰作用,由于治疗时水雾的刺激,发生咳喘机会较多,不宜长时间应用,每次应用 0.5 小时,每天数次即可。为了有效地引流黏痰,湿化吸入必须与翻身、拍背、鼓励咳嗽或吸痰密切配合,才能充分发挥作用。

胸部物理治疗包括体位引流、勤翻身、拍击胸背、吸痰等内容。翻身、拍背对防止肺不张,促进肺循环,改善肺功能有重要作用,方法简单而有效,但常被忽视。重症患儿活动少,尤应注意进行,通常 $3\sim4$ 小时即应进行一次。湿化呼吸道只有与胸部物理治疗密切配合,才能确实起到保证呼吸道通畅的作用。

(二)控制感染

呼吸道感染常是引起呼吸衰竭的原发病或诱因,也是呼吸衰竭治疗过程中的重要并发症,其治疗成败是决定患儿预后的重要因素。应用呼吸机的患儿,呼吸道感染的病原以革兰阴性杆菌多见。抗生素治疗目前仍是控制呼吸道感染的主要手段。除抗生素治疗外,要采用各种方法增加机体免疫力。近年静脉输注丙种球蛋白取得较好效果。营养支持对机体战胜感染和组织修复都有极重要的作用。此外,还要尽量减少患儿重复受感染的机会,吸痰时工作人员的无菌操作和呼吸机管道的消毒(最好每天进行)必须认真做好,并在条件许可时尽早拔除气管插管。

(三)营养支持

营养支持对呼吸衰竭患儿的预后起重要作用。合理的营养支持有利于肺组织的修复,可增强机体免疫能力,减少呼吸肌疲劳。合理的营养成分还可减少排出 CO_2 的呼吸负担。首先要争取经口进食保证充足的营养,这对保持消化道正常功能有重要作用。呼吸衰竭患儿可因呼吸困难、腹胀、呕吐、消化功能减弱等原因,减少或不能经口进食,对此需通过静脉补充部分或全部营养。可通过外周静脉输入,必要时可经锁骨下静脉向中央静脉输入。

(四)药物治疗

1.呼吸兴奋剂

呼吸兴奋剂的主要作用是兴奋呼吸中枢,增加通气量,对呼吸中枢抑制引起的呼吸衰竭有一定效果,对呼吸道阻塞,肺实质病变或神经、肌肉病变引起的呼吸衰竭效果不大。在重症或晚期呼吸衰竭,呼吸兴奋剂是在没有进行机械呼吸条件时起辅助作用,因其疗效不确实,在急性呼吸衰竭的现代治疗中已不占重要地位。常用的呼吸兴奋剂有尼可刹米(可拉明)和山梗菜碱(洛贝林),二甲弗林也有较好兴奋呼吸中枢的效果,可以皮下、肌肉或静脉注射,应用时若无效则应停止,不可无限制地加大剂量。多沙普仑为较新的呼吸兴奋剂,大剂量时直接兴奋延髓呼吸中枢与血管运动中枢,安全范围宽,不良反应少,可取代尼可刹米。用于镇静、催眠药中毒,$0.5\sim1.5~\mathrm{mg/kg}$,静脉滴注,不宜用于新生儿。

2.纠正酸中毒药物的应用

呼吸性酸中毒的纠正,主要应从改善通气功能入手,但当合并代谢性酸中毒,血液 pH 值低于 7.20 时,应适当应用碱性液纠正酸中毒,常用 5% 碳酸氢钠溶液,用量为每次 $2\sim5~\mathrm{mL/kg}$,必要时可重复 1 次,通常稀释为 1.4％等渗溶液静脉滴注,只在少数情况下才直接应用。需注意碳酸氢钠只在有相当的通气功能时才能发挥其纠正酸中毒的作用,否则输入碳酸氢钠将使 $PaCO_2$ 更高。使用碱性液纠正代谢性酸中毒时计算药物剂量的公式如下:

$$所需碱性液(mmol)＝0.3\times BE(mmol)\times 体重(kg)$$

5％碳酸氢钠溶液 1.68 mL＝1 mmol,要密切结合临床病情掌握用量,而不能完全照公式计算。最好在开始只用计划总量的 1/2 左右,在治疗过程中再根据血液酸碱平衡检查结果随时调整,以免治疗过度。

(五)呼吸肌疲劳的防治

目前儿科临床确诊呼吸肌疲劳还不易做到,难以进行针对性的特异治疗,但要在呼吸衰竭治疗的全程中把减少呼吸肌疲劳的发生和增强呼吸肌的能力作为一项重要工作,为此需注意以下几点。

(1)补充足够营养,以利呼吸肌组织的恢复和能源供应。

(2)注意呼吸肌的休息,也要适当锻炼。应用呼吸机也要尽可能发挥自主呼吸的作用。

(3)改善肺的力学特性(减少气道阻力,增加肺顺应性),减少呼吸功,减轻呼吸肌的负担。

(4)改善循环,让呼吸肌能有充足血液供应能源和养料。

(5)增加呼吸肌收缩能力,目前尚无理想药物能有效治疗呼吸肌疲劳,现有药物效果都不确切。氨茶碱和咖啡因类药物作用于骨骼肌细胞,抑制磷酸二酯酶,从而改变 cAMP 代谢,可使膈肌收缩力加强,预防和治疗膈肌疲劳。

八、建立人工呼吸道

当呼吸衰竭时,若一般内科处理难以维持呼吸道通畅时,就要建立人工呼吸道,这是保证正常气体交换的基本措施。根据病情和需要时间的长短,可有不同选择。共同的适应证:①解除上呼吸道梗阻;②引流下呼吸道分泌物;③咽麻痹或深昏迷时防止误吸;④应用呼吸机。常用的人工呼吸道是气管插管或气管切开;应用人工呼吸道时气管直接与外界交通,对患儿不良影响包括吸入气失去上呼吸道的生理保护作用,易于造成下呼吸道感染,不能有效咳嗽,不能讲话。

(一)气管插管

气管插管操作简单,便于急救时应用,对患儿创伤较气管切开小。但因对咽喉刺激强,清醒患儿不易接受,且吸痰和管理不如气管切开方便。插管后要尽量避免触碰导管,减少对咽喉的刺激。导管管腔易被分泌物堵塞,须注意定时吸痰,保护管腔和呼吸道的通畅。要将气管插管和牙垫固定好,保持插管的正确位置,防止其滑入一侧总支气管(插管常滑入右侧总支气管,使左侧呼吸音减弱或消失)或自气管脱出。气管插管可经口或经鼻进行。经口插管操作较简单,但插管较易活动,进食不便。经鼻插管容易固定,脱管机会少,便于口腔护理,但是插管操作和吸痰不如经口插管方便,插管可压迫鼻腔造成损伤,并将鼻部感染带入下呼吸道。决定插管留置时间主要应考虑的是喉损伤,影响因素包括患者一般状况,插管操作是否轻柔,插管的活动及插管质量。应用刺激性小的聚氯乙烯插管可留置 1 周左右或更长时间。婴儿喉部软骨细胞成分多而间质少,较柔软,而年长儿则纤维性间质多,喉软骨较硬,故婴儿耐受气管插管时间较长。近年我们对新生儿和婴幼儿呼吸衰竭抢救都是进行气管插管,不做气管切开。年长儿呼吸衰竭的抢救,也可用气管插管代替气管切开,但长时间插管发生永久性喉损伤的严重性不容忽视。对于插管时间,由于病情不同,以及呼吸管理技术水平的差异,很难做出统一的、可允许的插管时限,在年长儿以不超过1~2周为宜。

凡呼吸衰竭病情危重、内科保守治疗无效需进行呼吸机治疗者,气管插管是建立人工呼吸道的首选方法。气管插管材料常用聚氯乙烯(一次性制品),硅橡胶管则可重复应用,过去的橡胶制品因刺激性大已不再用。各年龄选用气管插管大小见表5-6。实际上每个患儿用的号码可略有差别,总的原则是不要管径过大,以免压迫声门,但又不要太细,以防漏气太多。带气囊的气管插管多用于成人,小儿很少应用。经鼻气管插管比经口者略长,其长度大致可按耳屏到鼻孔的2倍计算。为保证气管插管发挥作用和治疗成功,根据多年经验,必须认真、细致地做好日常护理工作,包括呼吸道湿化,吸痰操作轻柔,注意无菌,防止脱管、堵管、插管滑入右侧和喉损伤。

表 5-6　不同年龄患儿气管插管的内径及长度

年龄	气管插管内经(mm)	最短长度(mm)
新生儿	3.0	110
6 月	3.5	120
1 岁半	4.0	130
3 岁	4.5	140
5 岁	5.0	150
6 岁	5.5	160
8 岁	6.0	180
12 岁	6.5	200
16 岁	7.0	210

注:法制号=3.14(Ⅱ)×气管内径。

(二)气管切开

由于成功应用气管插管,气管切开在呼吸急救中的应用较过去减少。与气管插管比较,切开可减少呼吸道解剖无效腔,便于吸痰,可长时间应用,不妨碍经口进食,但是手术创伤较大,肺部感染和气管损伤等并发症机会增多,更不能多次使用。气管切开适应证随年龄和病种不同而异。小婴儿气管切开并发症较多,且易使病程拖延,目前已很少应用。在儿童可望1~2周内病情有明显好转者,也大多用气管插管。若病情虽有好转,仍需继续用呼吸机治疗时,则应考虑气管切开。病情难以在短时间恢复的神经肌肉系统疾患病儿由于气管切开对保持呼吸道通畅和患儿安全有重要作用,切开不宜过迟,以免贻误治疗时机。严重呼吸衰竭患儿最好在气管插管和加压给氧下进行手术,气管切开后即应用呼吸机辅助呼吸,以确保安全。

目前国内大医院较多应用塑料气管切开套管,进口的塑料套管与套囊合而为一,没有内管,质地较柔软,对患儿较舒适,但要防止痰痂堵管。婴儿应用也有不带套囊的塑料套管,包括内、外管的银制套管已很少用。在年长儿机械通气应用时要外加套囊充气,以防漏气。气管切开的并发症较气管插管明显为多,包括感染、出血、气胸等,气管黏膜可因套管长期压迫而水肿、缺血、坏死。

九、呼吸衰竭治疗新进展

(一)肺表面活性物质(PS)治疗

1.成分、作用、制剂

PS是一个极为复杂的系统,它是肺脏本身维持其正常功能而产生的代谢物,主要成分是饱和卵磷脂,还有少量蛋白,其主要作用是降低肺泡气液界面表面张力,但其作用远不止于此,其他方面的作用还包括防止肺水肿、保持气道通畅和防御感染等。

PS的应用可以从力学结构改善肺功能,使因PS缺乏而萎陷的肺容易扩张,这比现有的方法用呼吸机使肺在正压下吹张,更接近生理要求,从而减少或缩短呼吸机应用时间及并发症。肺表面活性物质治疗还可阻断因其缺乏引起的恶性循环,提供体内合成的原料,为PS缺乏引起的呼吸衰竭提供了全新的治疗途径。

2.临床应用

RDS早期气管内滴入已成为西方先进国家治疗常规,它能改善氧合,缩短应用呼吸机时间,减少并发症,降低病死率。注入的PS能被肺组织吸收再利用,通常只需给药1~2次,最多3次。给药后由于肺泡扩张,换气功能改善,血氧分压迅速升高,肺的静态顺应性也有所改善,$PaCO_2$下降,胸片肺充气改善是普遍现象;应用呼吸机所需通气压力和吸入氧浓度也因肺部情况好转而下降,使肺损伤机会减少。

由于气道持续正压(CPAP)对RDS肯定的治疗作用,且所需设备简单,已有多篇报告肯定了PS和CPAP联合应用的治疗效果,它可成为减少或不用呼吸机治疗RDS的新方法,这对体重较大,中等病情早期患儿更适用。有对照的研究表明,PS+CPAP与PS+IMV的治疗方法比较,气胸和颅内出血在前者均较少,需治疗时间也较短。

PS在其他疾病所致呼吸衰竭患儿的应用效果不如RDS。肺表面活性物质减少在ARDS或其他肺损伤时的改变是继发的,肺Ⅱ型细胞受损害影响PS的合成与分泌,肺内渗出成分(血浆蛋白、纤维蛋白原等)和炎性产物对PS的抑制也是一个重要原因。

(二)吸入NO

1.临床应用

通常与呼吸机联合应用,目前的趋势是应用偏低的浓度,为10~20 ppm,甚至1~5 ppm也有效果。治疗反应与吸入浓度是否平行,文献报告结果不一,重要的是根据具体患者的反应调整浓度。

在呼吸衰竭患儿吸入NO改善氧合的效果与患儿肺部情况和呼吸机的应用方法有关。通常在早期应用或致病因素较单一者中,效果较好。ARDS致病因素复杂,低氧血症不是影响预后的唯一因素,其应用效果较差。但吸入NO是否有良好反应可作为判断患儿预后的参考指标。肺的通气情况影响治疗效果。在有病变的肺,用高频通气或肺表面活性剂使肺泡扩张,有利于NO的进入,能达到较好治疗效果。在有肺病变时,吸入NO可有改善通气作用。因NO使肺血管扩张,可改善有通气、无血流肺泡的呼吸功能,使无效腔减少。

2.吸入NO的不良影响

吸入NO的浓度必须严格控制,因为浓度过高会对患儿造成危害。

(1)高铁血红蛋白增加:NO吸入后,进入体循环与血红蛋白结合而失活,不再有扩张血管作用,同时形成没有携氧能力的高铁血红蛋白。因此,在NO吸入时要注意监测高铁血红蛋白的变化。临床应用的NO浓度20~40 ppm或更低,高铁血红蛋白的生成通常不会超过1%~2%。

(2)对肺的毒性:NO与O_2结合生成NO_2红色气体,对肺有明显刺激,可产生肺水肿。NO_2生成速度与吸入NO浓度、氧浓度及氧与NO接触时间有关,也受呼吸机类型的影响。根据美国职业安全和卫生管理局规定,工作环境中NO的安全浓度应小于6 ppm。

(3)其他毒副作用:进入体循环的NO与血红蛋白结合产生高铁血红蛋白,或NO与氧结合

产生 NO_2，对肺有损伤作用，由于应用技术的改进，目前已大都不成问题，但吸入 NO 可延长出血时间。新生儿肺动脉高压（PPHN）吸入 40 ppm，NO15 分钟，出血时间延长 1 倍（血小板计数与血小板聚集正常），停用 NO 后可于短时间内恢复。长时间吸入 NO 产生脂类过氧化反应及 NO 浓度过高对肺表面活性物质失活的影响值得重视。

十、并发症及其防治

呼吸衰竭的并发症包括呼吸衰竭时对机体各系统正常功能的影响及各种治疗措施（主要是呼吸机治疗）带来的危害，以下列举常见并发症。

（1）呼吸道感染。

（2）肺不张。

（3）呼吸肌与肺损伤。

（4）气管插管及气管切开的并发症。

（5）肺水肿与水潴留。

（6）循环系统并发症。

（7）肾脏和酸碱平衡。

十一、婴幼儿呼吸衰竭

本部分介绍发病最多，有代表性的是重症婴幼儿肺炎呼吸衰竭。肺炎是婴幼儿时期重要的常见病，也是住院患儿最重要的死因；主要死于感染不能控制而导致的呼吸衰竭及其并发症。对婴幼儿肺炎呼吸衰竭病理生理的深入认识和以此为基础的合理治疗，是儿科日常急救中的一项重要工作。

（一）通气功能障碍

肺炎病儿呼吸改变的特点首先是潮气量小，呼吸增快、表浅（与肺顺应性下降有关）。病情发展较重时，潮气量进一步减小。因用力加快呼吸，每分通气量虽高于正常，由于生理无效腔增大，实际肺泡通气量却无增加，仅保持在正常水平或略低；动脉血氧饱和度下降，二氧化碳分压稍有增高。病情危重时，病儿极度衰竭，无力呼吸，呼吸次数反减少，潮气量尚不及正常的 1/2，生理无效腔更加增大，通气效果更加低下，结果肺泡通气量大幅度下降（仅为正常的 1/4），以致严重缺氧，二氧化碳的排出也严重受阻，动脉血二氧化碳分压明显增高，呈非代偿性呼吸性酸中毒，pH 降到危及生命的水平，平均在 7.20 以下。缺氧与呼吸性酸中毒是重症肺炎的主要死因。在危重肺炎的抢救中，关键是改善通气功能，纠正缺氧和呼吸性酸中毒。

（二）动脉血气检查

婴幼儿肺炎急性期动脉血氧下降程度依肺炎种类而不同，以毛细支气管炎最轻，有广泛实变的肺炎最重，4 个月以下小婴儿肺炎由于代偿能力弱、气道狭窄等因素，PaO_2 下降较明显。换气功能障碍是引起 PaO_2 下降最重要的原因，肺内分流引起的缺氧最严重，合并先天性心脏病则 PaO_2 下降更低。肺炎患儿动脉 $PaCO_2$ 改变与 PaO_2 并不都一致，$PaCO_2$ 增加可有肺和中枢两方面原因。

（三）顺应性与肺表面活性物质

肺炎时肺顺应性大多有不同程度下降，病情越重，下降越明显，其原因是多方面的，炎症渗出、水肿、组织破坏均可使弹性阻力增加。另外，炎症破坏肺 II 型细胞，使肺表面活性物质减少和其功能在炎性渗出物中的失活,均可使肺泡气液界面的表面张力增加,降低肺顺应性。我们观察到肺病变的轻重与顺应性及气管吸出物磷脂的改变是一致的,肺病变越重,饱和卵磷脂(肺表面活性物质主要成分)越低,顺应性也越差。顺应性下降是产生肺不张,引起换气障碍和血氧下降,以及肺扩张困难,通气量不足的一个基本原因。肺顺应性明显下降的肺炎患儿提示肺病变严重预后不良。上述改变为这类患儿用肺表面活性物质治疗提供了依据。

(四)两种不同类型的呼吸衰竭

1.呼吸道梗阻为主

这类患儿肺部病变并不一定严重,由于分泌物堵塞和炎症水肿造成细支气管广泛阻塞,呼吸费力导致呼吸肌疲劳,通气量不能满足机体需要。缺氧的同时都合并有较重的呼吸性酸中毒,引起脑水肿,较早就出现中枢性呼吸衰竭,主要表现为呼吸节律的改变或暂停,这种类型多见于小婴儿。

2.肺部广泛病变为主

此类患儿虽然也可能合并严重的呼吸道梗阻,但缺氧比二氧化碳潴留更为突出。因这类病儿肺内病变广泛、严重,一旦应用呼吸机,常需要较长时间维持。

以上是较典型的情况,临床常见的是混合型,难以确切区分,但不论何种类型,若得不到及时治疗,不能维持足够通气量将是最终导致死亡的共同原因。

(五)几个有关治疗的问题

1.针对病情特点的治疗原则

近年来重症肺炎患儿的呼吸衰竭,因广泛严重病变引起者已较少见,而主要是呼吸道梗阻、呼吸肌疲劳引起的通气功能障碍,如果及时恰当处理,大多能经一般内科保守治疗解决,少数需做气管插管进行机械呼吸。对后者应掌握"早插快拔"的原则,即气管插管时机的选择不要过于保守(要根据临床全面情况综合判断,而不能只靠血气分析),这样可及时纠正呼吸功能障碍,保存患儿体力,避免严重病情对患儿的进一步危害。由于通气和氧合有了保证,病情会很快好转,而病情改善后又要尽早拔管,这样可最大限度地减少并发症。

2.应用呼吸机特点

由于重症肺炎患儿肺顺应性差,气道阻力大,应用呼吸机的通气压力偏高,通常在 $2.0\sim2.5$ kPa($20\sim25$ cmH$_2$O),不宜超过 3.0 kPa(30 cmH$_2$O)。为避免肺损伤,潮气量不应过大,为避免气体分布不均匀,机械呼吸频率不宜太快,一般在 $25\sim30$ 次/分。为发挥自主呼吸能力,开始即可应用间歇强制通气(IMV 或 SIMV),并加用适当的 PEEP,吸入氧的浓度要根据血氧分压调节,宜在 $30\%\sim60\%$。由于呼吸机的应用保证了必要的通气量,不需再用呼吸兴奋剂,如患儿烦躁,自主呼吸与机械呼吸不协调,可适当应用镇静剂(安定、水合氯醛),很少需用肌肉松弛剂。

3.肺水肿

肺炎患儿多数有肺水肿,轻者仅见于间质,难以临床诊断,重者液体渗出至肺泡。肺水肿与炎症和缺氧引起的肺毛细血管渗透性改变有关。肺水肿还可发生于输液过多、气胸复张后或支气管梗阻解除后;胸腔积液短时间大量引流也可发生严重肺水肿。应用快速利尿剂(呋塞米 1 mg/kg,肌内注射或静脉注射),可明显减轻症状。严重肺水肿应及时应用呼吸机进行间歇正压呼吸,并加用 PEEP,以利肺泡内水分回吸收。为防止肺水肿,液体摄入量应偏少,尤其静脉入量不宜多,婴幼儿通常以每天总入量在 $60\sim80$ mL/kg 为好。

4.难治的肺炎

目前难治的肺炎主要是那些有严重并发症的肺炎,其治疗重点应针对病情有所不同。合并先天性心脏病的患儿由于肺血多,伴肺动脉高压,心功能差,感染反复不愈,应积极改善心功能,对肺动脉高压可应用酚妥拉明,必要时试用吸入一氧化氮,其根本问题的解决在于手术矫正畸形。合并营养不良的患儿,由于呼吸肌力弱,呼吸肌疲劳更易发生,同时免疫能力低下,影响机体战胜感染,应特别注意营养支持和增强免疫力。严重感染合并脓气胸者在成功的胸腔引流情况下,必要时仍可应用呼吸机,但压力宜偏低或应用高频通气,以利气胸愈合。强有力的抗生素和一般支持疗法必不可少。病变广泛严重,低氧血症难以纠正的可试用肺表面活性物质,也可试用吸入 NO,但这方面尚缺乏足够经验。

(张西娟)

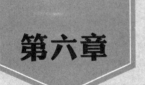

第六章 循环系统疾病

第一节 高 血 压

小儿血压超过该年龄组平均血压的 2 个标准差以上,即在安静情况下,若动脉血压高于以下限值并确定无人为因素所致,应视为高血压(表 6-1)。

表 6-1　各年龄组血压正常值

年龄组	正常值 kPa(mmHg)	限值 kPa(mmHg)
新生儿	10.7/6.7(80/50)	13.3/8.0(100/60)
婴儿	12.0/8.0(90/60)	14.7/9.3(110/70)
≤8 岁	(12.0~13.3)/(8~9.4)[(90~100)/(60~70)]	16.0/9.3(120/70)
>8 岁	(13.3~14.7)/(9.3~10.3)[(100~110)/(70~80)]	17.3/12.0(130/90)

小儿高血压主要为继发性,肾脏实质病变最常见。其中尤以各种类型的急慢性肾小球肾炎多见,其次为慢性肾盂肾炎、肾脏血管疾病。此外,皮质醇增多症、嗜铬细胞瘤、神经母细胞瘤及肾动脉狭窄等亦是小儿高血压常见的病因。高血压急症是指血压(特别是舒张压)急速升高引起的心、脑、肾等器官严重功能障碍甚至衰竭,又称高血压危象。高血压危象发生的决定因素与血压增高的程度、血压上升的速度以及是否存在并发症有关,而与高血压的病因无关。危象多发生于急进性高血压和血压控制不好的慢性高血压患儿。如既往血压正常者出现高血压危象往往提示有急性肾小球肾炎,而且血压无须上升太高水平即可发生。如高血压合并急性左心衰竭,颅内出血时即使血压只有中度升高,也会严重威胁患儿生命。

一、病因

根据高血压的病因,分为原发性高血压和继发性高血压。小儿高血压 80% 以上为继发性高血压。

(一)继发性高血压

小儿高血压继发于其他病因者为继发性高血压。继发性高血压中 80% 可能与肾脏疾病有关,如急性和慢性肾功能不全、肾小球肾炎、肾病综合征、肾盂肾炎。其他涉及心血管疾病,如主动脉缩窄、大动脉炎;内分泌疾病,如原发性醛固酮增多症、库欣综合征、嗜铬细胞瘤、神经母细胞瘤等;中枢神经系统疾病及铅、汞中毒等。

(二)原发性高血压

病因不明者为原发性高血压,与下列因素有关。

1.遗传

根据国内外有关资料统计,高血压的遗传度在 $60\%\sim80\%$,随着年龄增长,遗传效果更明显。检测双亲均患原发性高血压的正常血压子女的去甲肾上腺素、多巴胺浓度明显高于无高血压家族史的相应对照组,表明原发性高血压可能存在有遗传性交感功能亢进。

2.性格

具有 A 型性格(A 型性格行为的主要表现是具有极端竞争性、时间紧迫性、易被激怒或易对他人怀有进攻倾向)行为类型的青少年心血管系统疾病的发生率高于其他类型者。

3.饮食

钠离子具有一定的升压作用,而食鱼多者较少患高血压病。因此,对高危人群应限制高钠盐饮食,鼓励多食鱼。

4.肥胖

肥胖者由于脂肪组织的堆积,使毛细血管床增加,引起循环血量和心排血量增加,心脏负担加重,日久易引起高血压和心脏肥大。另外高血压的肥胖儿童,通过减少体重可使血压下降,亦证明肥胖对血压升高有明显影响。

5.运动

对少儿运动员的研究表明,体育锻炼使心排血量增加、心率减慢、消耗多余的热量,从而有效地控制肥胖、高血脂、心血管适应能力低下等与心脑血管疾病有关的危险因素的形成与发展,为成人期心脑血管疾病的早期预防提供良好的基础。

二、临床表现

轻度高血压患儿常无明显症状,仅于体格检查时发现。血压明显增高时可有头晕、头痛、恶心、呕吐等,随着病情发展可出现脑、心脏、肾脏、眼底血管改变的症状。脑部表现以头痛、头晕常见,血压急剧升高常发生脑血管痉挛而导致脑缺血,出现头痛、失语、肢体瘫痪;严重时引起脑水肿、颅内压增高,此时头痛剧烈,并有呕吐、抽搐或昏迷,这种情况称为高血压脑病。心脏表现有左心室增大,心尖部可闻及收缩期杂音,出现心力衰竭时可听到舒张期奔马律。肾脏表现有夜尿增多、蛋白尿、管型尿,晚期可出现氮质血症及尿毒症。眼底变化,早期见视网膜动脉痉挛、变细,以后发展为狭窄,甚至眼底出血和视盘水肿。某些疾病有特殊症状:主动脉缩窄,发病较早,婴儿期即可出现充血性心力衰竭,股动脉搏动明显减弱或消失,下肢血压低于上肢血压;大动脉炎多见于年长儿,有发热、乏力、消瘦等全身表现,体检时腹部可闻及血管性杂音;嗜铬细胞瘤有多汗、心悸、血糖升高、体重减轻、发作性严重高血压等症状。

三、实验室检查

(1)尿常规、尿培养、尿儿茶酚胺定性。

(2)血常规和心电图、胸部正侧位照片。

(3)血清电解质测定,特别是钾、钠、钙、磷。

(4)血脂测定:总胆固醇、甘油三酯、高密度脂蛋白胆固醇、低密度脂蛋白胆固醇、载脂蛋白 A、载脂蛋白 B。

(5)血浆肌酐、尿素氮、尿酸、空腹血糖测定。

(6)肾脏超声波检查。

如血压治疗未能控制,或有继发性高血压的相应特殊症状、体征,经综合分析,可选择性进行下列特殊检查。

(一)静脉肾盂造影

快速序列法:可见一侧肾排泄造影剂迟于对侧,肾轮廓不规则或显著小于对侧(直径相差1.5 cm 以上),造影剂密度大于对侧,或输尿管上段和肾盂有压迹(扩张的输尿管动脉压迫所致)。由于仅能半定量估测肾脏大小和位置,且有假阳性和假阴性,目前已多不用。

(二)放射性核素肾图

^{131}I-Hippuran(^{131}I-马尿酸钠)肾图,测 ^{131}I-Hippuran 从尿中排泄率,反映有效肾血流量。^{99m}Tc-DTPA(^{99m}锝-二乙烯三胺戊乙酸)肾扫描,反映肾小球滤过率。肾动脉狭窄时双肾血流量不对称,一侧大于对侧 40%～60%;一侧同位素延迟出现;双肾同位素浓度一致,排泄一致。

(三)卡托普利-放射性核素肾图

卡托普利为血管紧张素转换酶(ACEI)抑制剂,由于阻止血管紧张素 Ⅱ 介导的肾小球后出球小动脉的收缩,因此服用卡托普利后行放射性核素肾图检查,可发现患侧肾小球滤过率急剧降低,而血浆流量无明显改变。

(四)肾动脉造影

可明确狭窄是双侧或单侧,狭窄部位在肾动脉或分支,并可同时行球囊扩张肾动脉成形术。如患儿肌酐超过 119 mmol/L,则造影剂总量应限制,并予适当水化和扩充容量。

(五)肾静脉血浆肾素活性比测定

手术前准备:口服呋塞米,成人每次 40 mg,1 天,2 次,小儿每次 1 mg/kg,1 天,2 次,共1～2 天,并给予低钠饮食,停用 β 受体阻滞剂,30 分钟前给予单剂卡托普利,口服。结果患侧肾静脉肾素活性大于对侧 1.5 倍。

(六)血浆肾素活性测定

口服单剂卡托普利 60 分钟后测定血浆肾素活性,如大于 12 mg/(mL·h),可诊断肾血管性高血压,注意不能服用利尿剂等降压药物。

(七)内分泌检查

血浆去甲肾上腺素、肾上腺素和甲状腺功能测定。

四、诊断

目前我国小儿血压尚缺乏统一的标准,判断儿童高血压的标准常有三种。

(1)国内沿用的标准:学龄前期高于 14.7/9.3 kPa(110/70 mmHg),学龄期高于16.0/10.7 kPa(120/80 mmHg),13 岁及以上则 18.7/12.0 kPa(140/90 mmHg)。

(2)WHO 标准:小于 13 岁者为高于 18.7/12.0 kPa(140/90 mmHg),13 岁及以上者为18.7/12.0 kPa(140/90 mmHg)。

(3)按 Londe 建议,收缩压和舒张压超过各年龄性别组的第 95 百分位数。目前倾向于应用百分位数。百分位是 1996 年美国小儿血压监控工作组推荐的,根据平均身高、年龄、性别组的标准,凡超过第 95 百分位为高血压。具体标准见表 6-2。

表6-2 小儿高血压的诊断标准 kPa(mmHg)

年龄(岁)	男	女
3	14.5/8.7(109/65)	14.2/9.1(107/68)
5	14.9/9.5(112/71)	14.7/9.5(110/71)
7	15.3/10.1(115/76)	15.1/9.9(113/74)
9	15.3/10.5(115/79)	15.6/10.3(117/77)
11	16.1/10.7(121/80)	16.2/10.5(121/79)
15	17.4/11.1(131/83)	17.1/11.1(128/83)
17	18.1/11.6(136/87)	17.2/11.2(129/84)

诊断高血压后进一步寻找病因,小儿高血压多数为继发性。通过详细询问病史,仔细体格检查,结合常规检查和特殊检查,常能做出明确诊断。经过各种检查均正常,找不出原因者可诊断为原发性高血压。

五、高血压急症处理原则

(1)处理高血压急症时,治疗措施应该先于复杂的诊断检查。

(2)对高血压脑病、高血压合并急性左心衰竭等高血压危象应快速降压,旨在立即解除过高血压对靶器官的进行性损害。恶性高血压等长期严重高血压者需比正常略高的血压方可保证靶器官最低限度的血流灌注,过快过度地降低血压可导致心、脑、肾及视网膜的血流急剧减少而发生失明、昏迷、抽搐、心绞痛或肾小管坏死等严重持久的并发症。故对这类疾病患儿降压幅度及速度均应适度。

(3)高血压危象是因全身细小动脉发生暂时性强烈痉挛引起的血压急骤升高所致。因此,血管扩张剂如钙通道阻滞剂、血管紧张素转换酶抑制剂及α受体、β受体阻滞剂的临床应用,是治疗的重点。这些药物不仅给药方便(含化或口服),起效迅速,而且在降压同时,还可改善心、肾的血流灌注。尤其是降压作用的强度随血压下降而减弱,无过度降低血压之虑。

(4)高血压危象常用药物及高血压危象药物的选择参考,见表6-3和表6-4。

表6-3 高血压危象常用药物

药物	剂量及用法	起效时间	持续时间	不良反应	相对禁忌
硝苯地平	0.3~0.5 mg/kg	含化5分钟;口服30分钟	6~8小时	心动过速,颜面潮红	
卡托普利	1~2 mg/(kg·d)	口服30分钟	4~6小时	皮疹、高钾血症,发热	肾动脉狭窄
柳胺苄心定(LB)	20~80 mg加入糖水中,2 mg/min静脉滴注(成人剂量)	5~10分钟		充血性心力衰竭、哮喘心动过速、AVB二度以上	
硝普钠(NP)	1 μg/(kg·min)开始静脉滴注,无效可渐增至8 μg/(kg·min)	即时	停后2分钟	恶心,精神症状,肌肉痉挛	高血压脑病

续表

药物	剂量及用法	起效时间	持续时间	不良反应	相对禁忌
二氮嗪	每次 5 mg/kg 静脉注射，无效30分钟可重复	1～2分钟	4～24 小时	高血糖呕吐	
肼屈嗪（HD）	每次 0.1～0.2 mg/kg 静脉注射或肌内注射	10分钟	2～6 小时	心动过速，恶心、呕吐	充血性心力衰竭，夹层主动脉瘤

表 6-4　高血压急症药物选择

高血压危象	药物选择	高血压危象	药物选择
高血压脑病	NF、CP、LB、diazoxide、NP	急性左心衰竭	NP、CP、NF
脑出血	LB、CP、NF	急进性高血压	CP、NF、HD
蛛网膜下腔出血	NF、LB、CP、diazoxide	嗜铬细胞瘤	酚妥拉明（PM）、LB

六、高血压急症的表现

在儿童期高血压急症的主要表现：①高血压脑病。②急性左心衰竭。③颅内出血。④嗜铬细胞瘤危象等。现分析如下。

（一）高血压脑病

高血压脑病为一种综合征，其特征为血压突然升高伴有急性神经系统症状。虽任何原因引起的高血压均发生本病，但最常见为急性肾炎。

1.临床表现

头痛并伴有恶心、呕吐，出现精神错乱，定向障碍、谵妄、痴呆；亦可出现烦躁不安，肌肉阵挛性颤动，反复惊厥甚而呈癫痫持续状态。也可发生一过性偏瘫，意识障碍如嗜睡、昏迷；严重者可因颅内压明显增高发生脑疝。眼底检查可见视网膜动脉痉挛或视网膜出血。脑脊液压力可正常亦可增高，蛋白含量增加。

本症应与蛛网膜下腔出血、脑肿瘤、癫痫大发作等疾病鉴别。蛛网膜下腔出血常有脑膜刺激症状，脑脊液为血性而无严重高血压。脑肿瘤、癫痫大发作亦无显著的血压升高及眼底出血。临床确诊高血压脑病最简捷的办法是给予降压药治疗后病情迅速好转。

2.急症处理

一旦确诊高血压脑病，应迅速将血压降至安全范围之内为宜[17.3/12.1 kPa（130/91 mmHg）左右]，降压治疗应在严密的观察下进行。

（1）降压治疗：①常用的静脉注射药物：柳胺苄心定，是目前唯一能同时阻滞 α、β 肾上腺素受体的药物，不影响心排血量和脑血流量。因此，即使合并心脑肾严重病变亦可取得满意疗效。本品因独具 α 和 β 受体阻滞作用，故可有效地治疗中毒性甲亢和嗜铬细胞瘤所致的高血压危象。二氮嗪：因该药物可引起水钠潴留，可与呋塞米并用增强降压作用。又因本品溶液呈碱性，注射时勿溢到血管外。硝普钠：也颇为有效，但对高血压脑病不做首选。该药降压作用迅速，维持时间短，应根据血压水平调节滴注速度。使用时应避光并新鲜配制，溶解后使用时间不宜超过 6 小时，连续使用不要超过 3 天，当心硫氰酸盐中毒。②常用口服或含化药物为硝苯地平。通过阻塞细胞膜钙离子通道,减少钙内流,从而松弛血管平滑肌使血压下降。神志清醒,合作患儿可舌下含服,意识障碍或不合作者可将药片碾碎加水 0.5～1 mL 制成混悬剂抽入注射器中缓慢注入舌下。硫甲丙脯酸为血管紧张素转换酶抑制剂,对于高肾素恶性高血压和肾血管性高血压降压作用特别明显,对非高肾素性高血压亦有降压作用。

(2)保持呼吸道通畅,镇静,制止抽搐。可用苯巴比妥钠(8～10 mg/kg,肌内注射,必要时 6 小时后可重复)、地西泮(0.3～0.5 mg/kg 肌内或静脉缓注,注射速度在 3 mg/min 以下,必要时 30 分钟后可重复)等止惊药物,但须注意呼吸。

(3)降低颅内压:可选用 20%甘露醇(每次 1 g/kg,每 4 小时或 6 小时,1 次)、呋塞米(每次 1 mg/kg)以及 25%血清蛋白(20 mL,每天 1～2 次)等,减轻脑水肿。

(二)颅内出血(蛛网膜下腔出血或脑实质出血)

1.临床表现及诊断

蛛网膜下腔出血起病突然,伴有严重头疼、恶心呕吐及不同程度意识障碍。若出血量不大,意识可在几分钟到几小时内恢复,但最后仍可逐渐昏睡或谵妄。若出血严重,可以很快出现颅内压增高的表现,有时可出现全身抽搐,颈项强直是很常见的体征,甚至是唯一的体征,伴有脑膜刺激征。眼底检查可发现新鲜出血灶。腰椎穿刺脑脊液呈均匀的血性,但发病后立即腰穿不会发现红细胞,要等数小时以后红细胞才到达腰部的蛛网膜下腔。1～3 天后可由于无菌性脑膜炎而发热,白细胞增高似与蛛网膜下腔出血的严重程度呈平行关系,因此,不要将诊断引向感染性疾病。CT 脑扫描检查无改变。

脑实质出血起病时常伴头痛呕吐,昏迷较为常见,腰椎穿刺脑脊液压力增高,血性者占 80%以上。除此而外,可因出血部位不同伴有如下不同的神经系统症状。

(1)壳核-内囊出血:典型者出现"三偏症",出血对侧肢体瘫痪和中枢性面瘫;出血对侧偏身感觉障碍;出血对侧的偏盲。

(2)脑桥出血:初期表现为交叉性瘫痪,即出血侧面瘫和对侧上、下肢瘫痪,头眼转向出血侧。后迅速波及两侧,出现双侧面瘫痪和四肢瘫痪,头眼位置恢复正中,双侧瞳孔呈针尖大小,双侧锥体束征。早期出现呼吸困难且不规则,常迅速进入深昏迷,多于 24～48 小时内死亡。

(3)脑室出血:表现为剧烈头痛呕吐,迅速进入深昏迷,瞳孔缩小,体温升高,可呈去大脑强直,双侧锥体束征。四肢软瘫,腱反射常引不出。

(4)小脑出血:临床变化多样,但是走路不稳是常见的症状。常出现眼震颤和肢体共济失调症状。

颅内出血可因颅内压增高发生心动过缓,呼吸不规则,严重者可发生脑疝。多数颅内出血的患儿心电图可出现巨大倒置 T 波,QT 期间延长。血常规可见白细胞升高,尿常规可见蛋白、红细胞和管型,血中尿素氮亦可见升高。在诊断中尚需注意,颅内出血本身可引起急性高血压,即使患儿以前并无高血压史。此外,尚需与癫痫发作、高血压脑病以及代谢障碍所致昏迷相区别。

2.急症处理

(1)一般治疗:绝对卧床,头部降温,保持气道通畅,必要时做气管内插管。

(2)控制高血压:对于高血压性颅内出血的患儿,应及时控制高血压。但由于颅内出血常伴颅内压增高,因此,投予降压药物应避免短时间内血压下降速度过快和幅度过大,否则脑灌注压将受到明显影响。一般低压不宜低于出血前水平。舒张压较低,脉压过大者不宜用降压药物。降压药物的选择以硝苯地平、卡托普利和柳胺苄心定较为合适。

(3)减轻脑水肿:脑出血后多伴脑水肿并逐渐加重,严重者可引起脑疝。故降低颅内压,控制脑水肿是颅内出血急性期处理的重要环节。疑有继续出血者可先采用人工控制性过度通气、静脉注射呋塞米等措施降低颅内压,也可给予渗透性脱水剂如20％甘露醇(1 g/kg,每4～6小时,1次)以及25％的血清蛋白(20 mL,每天1～2次)。短程大剂量激素有助于减轻脑水肿,但对高血压不利,故必须要慎用,更不宜长期使用。治疗中注意水电解质平衡。

(4)止血药和凝血药:止血药对脑出血治疗尚有争议,但对蛛网膜下腔出血,对羧基苄胺及6-氨基己酸能控制纤维蛋白原的形成,有一定疗效,在急性期可短时间使用。

(5)其他:经检查颅内有占位性病灶者,条件允许时可手术清除血肿,尤其对小脑出血、大脑半球出血疗效较好。

(三)高血压合并急性左心衰竭

1.临床表现及诊断

儿童期血压急剧升高时,造成心脏后负荷急剧升高。当血压升高到超过左心房所能代偿的限度时就出现左心衰竭及急性水肿。急性左心衰竭时,动脉血压,尤其是舒张压显著升高,左室舒张末期压力、肺静脉压力、肺毛细血管压和肺小动脉楔压均升高,并与肺淤血的严重程度呈正相关。当肺小动脉楔压超过4.0 kPa(30 mmHg)时,血浆自肺毛细血管大量渗入肺泡,引起急性肺水肿。急性肺水肿是左心衰竭最重要的表现形式。患儿往往面色苍白、口唇青紫、皮肤湿冷多汗、烦躁、极度呼吸困难,咯大量白色或粉红色泡沫痰,大多被迫采取前倾坐位,双肺听诊可闻大量水泡音或哮鸣音,心尖区特别在左侧卧位和心率较快时常可闻及心室舒张期奔马律等。在诊断中应注意的是,即使无高血压危象的患儿,急性肺水肿本身可伴有收缩压及舒张压升高,但升高幅度不会太大,且肺水肿一旦控制,血压则自行下降。而急性左心衰竭肺水肿患儿眼底检查如有出血或渗出时,考虑合并高血压危象。

2.急症处理

(1)体位:患儿取前倾坐位,双腿下垂(休克时除外),四肢结扎止血带。止血带压力以低于动脉压又能阻碍静脉回流为度,相当于收缩压及舒张压之间,每15分钟轮流将一肢体的止血带放松。该体位亦可使痰较易咳出。

(2)吗啡:吗啡可减轻左心衰竭时交感系统兴奋引起的小静脉和小动脉收缩,降低前、后负荷。对烦躁不安、高度气急的急性肺水肿患儿,吗啡是首选药物,可皮下注射盐酸吗啡0.1～0.2 mg/kg,但休克、昏迷及呼吸衰竭者忌用。

(3)给氧:单纯缺氧而无二氧化碳潴留时,应给予较高浓度氧气吸入,活瓣型面罩的供氧效果比鼻导管法好,提供的 FiO_2 可达 0.3～0.6。肺水肿时肺部空气与水分混合,形成泡沫,妨碍换气。可使氧通过含有乙醇的雾化器,口罩给氧者乙醇浓度为30％～40％,鼻导管给氧者乙醇浓度为70％,1次不宜超过20分钟。但乙醇的去泡沫作用较弱且有刺激性。近年有报道用二甲硅油消泡气雾剂治疗,效果良好。应用时将瓶倒转,在距离患儿口腔8～10 cm 处,于吸气时对准咽喉或鼻孔喷雾20～40次。一般5分钟内生效,最大作用在15～30分钟。必要时可重复使用。如低氧血症明显,又伴有二氧化碳潴留,应使用间歇正压呼吸配合氧疗。间歇正压呼吸改善急性肺水肿的原理,可能由于它增加肺泡压与肺组织间隙压,降低右心房充盈压与胸腔内血容量;增加肺泡通气量,有利于清除支气管分泌物,减轻呼吸肌工作,减少组织氧耗量。

(4)利尿剂:宜选用速效强效利尿剂,可静脉注射呋塞米(每次 1～2 mg/kg)或依他尼酸钠(1 mg/kg,20 mL 液体稀释后静脉注射),必要时 2 小时后重复。对肺水肿的治疗首先由于呋塞米等药物有直接扩张静脉作用,增加静脉容量,使静脉血自肺部向周围分布,从而降低肺静脉压力,这一重要特点在给药5分钟内即出现,其后才发挥利尿作用,减少静脉容量,缓解肺淤血。

(5)洋地黄及其他正性肌力药物:对急性左心衰竭患儿几乎都有指征应用洋地黄。应采用作用迅速的强心剂如毛花苷C静脉注射,1次注入洋地黄化量的1/2,余1/2分为2次,每隔4~6小时,1次。如需维持疗效,可于24小时后口服地高辛维持量。如仍需继续静脉给药,每6小时注射1次1/4洋地黄化量。毒毛花苷K,1次静脉注射0.007~0.01 mg/kg,如需静脉维持给药,可8~12小时重复1次。使用中注意监护,以防洋地黄中毒。

多巴酚丁胺为较新、作用较强、不良反应较小的正性肌力药物。用法:静脉滴注5~10 mg/(kg·min)。

(6)降压治疗:应采用快速降压药物使血压速降至正常水平以减轻左室负荷。硝普钠为一种强力短效血管扩张剂,直接使动脉和静脉平滑肌松弛,降低周围血管阻力和静脉贮血。因此,硝普钠不仅降压迅速,还能减低左室前、后负荷,改善心脏功能,为高血压危象并急性左心衰竭较理想的首选药物。一般从1 μg/(kg·min)开始静脉滴注,在监测血压的条件下,无效时每3~5分钟调整速度渐增至8 μg/(kg·min)。此外,也可选用硝苯地平或卡托普利,但忌用柳胺苄心定和肼屈嗪,因柳胺苄心定对心肌有负性肌力作用,而后者可反射性增快心率和心排血量,加重心肌损害。

(代立静)

第二节 肺动脉高压

肺动脉高压(PAH)是一组以肺动脉压和肺血管阻力升高伴进行性右心衰竭为主要特征的综合征。正常肺动脉压力为2.0~4.0 kPa/0.7~1.3 kPa(15~30 mmHg/5~10 mmHg),平均肺动脉压(MAP)为1.3~2.7 kPa(10~20 mmHg)。静息时MAP>3.3 kPa(25 mmHg),或运动时MAP>4.0 kPa(30 mmHg)即可诊断PAH。10余年前,一旦诊断为原发性肺动脉高压,仍认定为不治之症。近几年来,对PAH的基础理论和临床研究进展很快,医学治疗手段取得重大突破,使PAH患者的生存率和生活质量有了明显的改观。

一、病因和发病机制

按照世界卫生组织(WHO)2003年新的病因分类方法可将PAH分为五大类(表6-5)。小儿PAH以特(原)发性PAH,左向右分流先天性心脏病(以下简称先心病)继发PAH及新生儿持续性肺动脉高压较多见。

表 6-5 世界卫生组织(WHO)肺动脉高压分类

1.肺动脉高压(PAH)	3.与肺疾病和/或低氧血症有关的肺动脉高压
1.1 特发性肺动脉高压(IPAH)	3.1 慢性阻塞性肺疾病(COPD)
1.2 家族性肺动脉高压(FPAH)	3.2 肺间质病
1.3 相关性肺动脉高压(APAH)	3.3 睡眠呼吸暂停综合征

a.结缔组织性血管疾病	3.4 肺泡低通气量疾病
b.左向右分流先心病	3.5 慢性高原性疾病
c.门静脉高压	3.6 新生儿肺疾病
d.人类免疫缺陷病毒(HIV)感染	3.7 肺泡-毛细血管发育不良
e.药物和毒物:食欲抑制剂及其他	3.8 其他
f.其他:甲状腺疾病,糖原累积病,脑苷脂沉积病,遗传性出血性毛细血管扩张病,血红蛋白病,骨髓增生性疾病,脾切除	4.慢性血栓/栓塞性疾病导致的肺动脉高压
1.4 新生儿持续性肺动脉高压(NPPH)	4.1 近端肺动脉血栓性阻塞
1.5 肺静脉闭塞性疾病	4.2 远端肺动脉血栓性阻塞
2.伴左心疾病的肺动脉高压	a.肺栓塞(栓子、肿瘤、寄生物)
2.1 左心房或左室疾病	b.原位血栓形成
2.2 左心瓣膜病	5.其他(如结节病)

PAH 的发病机制迄今尚未完全阐明,血管收缩、血管重构和原位血栓形成是 PAH 发生发展的重要病理生理基础。目前认为多种因素参与了 PAH 的发病机制。

(一)低氧

急、慢性低氧均可引起 PAH,但其确切机制尚不明了。急性低氧可使体循环血管扩张而使肺血管收缩。急性低氧后,血管收缩物质上调,肺动脉低氧敏感性钾通道活性增加,导致平滑肌细胞膜去极化,胞质内钙离子水平增加,从而导致肺血管收缩。慢性低氧可直接干预细胞的生长,可导致血管平滑肌细胞迁移和增殖,抑制内皮细胞生长,从而发生血管重构。

(二)内皮功能障碍

血管内皮在维持正常肺血管张力及肺循环病理状态(如先心病 PAH)的发生中起关键作用。由内皮细胞释放的前列腺素类和一氧化氮(NO)是血管扩张的重要介质。这种扩血管作用被几种缩血管物质如内皮素-1(ET-1)、血栓素以及细胞色素 P450 途径的产物所对抗(图 6-1)。当内皮受损时,可导致血管反应性及平滑肌增殖的改变,从而引起 PAH 病理状态的发生。

(三)血管活性物质及离子通道的改变

参与 PAH 形成的血管活性物质主要包括两大类:一类是收缩血管/促进血管平滑肌细胞增殖的因子,如内皮素(ET)、5-羟色胺(5-HT)、前列腺素 $F_{2\alpha}$、血管内皮生长因子(VEGF)、血小板衍生性生长因子(PDGF)等;另一类是舒张血管/抑制血管平滑肌细胞增殖的因子,如前列环素(PGI_2)、心钠素、肾上腺髓质素(ADM)及气体信号分子 NO、CO 等。这些活性物质的产生、分泌平衡失调是 PAH 发生的重要机制,也是当前多种药物的作用靶点。

1.PGI_2

PGI_2 通过 cAMP 依赖途径,发挥扩张血管、抑制平滑肌细胞增殖和血小板聚集的作用。PAH 患者花生四烯酸代谢失衡,中小肺动脉 PGI_2 合成酶表达减少,从而促使 PAH 的形成。

2.ET

内皮素家族由三种密切相关的肽类,即 ET-1、ET-2 和 ET-3 组成。ET-1 是在心血管系统中产生的主要异构体,ET-2 主要在肾和肠内生成,而 ET-3 主要发现于中枢神经系统内。目前对 ET-1 的了解最多,而 ET-2 和 ET-3 的作用,除在胚胎发育中的作用外,尚不清楚。ET 的作用主

要由 ET_A 和 ET_B 两种受体介导,可引起血管收缩和平滑肌细胞增殖。研究发现,PAH 患者血浆ET-1水平明显升高。

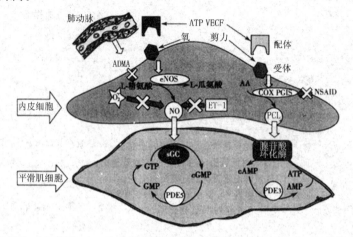

图 6-1 肺动脉内皮细胞依赖性扩血管的机制

内皮性 NO 合酶(eNOS)和环氧合酶(COX)受生理性激动剂 ATP 和血管内皮生长因子(VEGF)的刺激,并受氧和剪力应激的直接刺激。NO 和前列腺素(PGI_2)弥散到平滑肌,在该处分别激活可溶性鸟苷酸环化酶(sGC)和腺苷酸环化酶,使 cGMP 和 cAMP 浓度增加,这些环核苷酸使平滑肌松弛。特异性磷酸二酯酶(PDE)使环核苷酸降解。精氨酸类似物,不对称性二甲基精氨酸(ADMA),超氧阴离子自由基(O_2^-)和内皮素(ET-1)减少 NO 的释放并使血管收缩。AA:花生四烯酸;NSAID:非甾体抗炎药物;PGIS:前列环素合成酶

3.气体信号分子

内源性 NO 和 CO 在 PAH 的形成中有重要的调节作用。在内皮细胞中,*L*-精氨酸在 NO 合酶(NOS)的作用下生成 NO,NO 从肺血管内皮细胞释放后,迅速弥散进入血管平滑肌细胞,激活可溶性鸟苷酸环化酶(sGC),该酶催化三磷酸鸟苷(GTP),产生环磷鸟苷(cGMP)。cGMP 增多可激活 cGMP 依赖性蛋白激酶,抑制钙离子从肌浆网释放和细胞外钙离子内流,细胞内游离钙离子浓度降低,肌球蛋白轻链膜磷酸化,从而使肺血管平滑肌松弛。此外,大量研究证实,NO 及其供体对肺血管的重构有明显抑制作用。在病理情况下,内源性 NO 生成减少,将促使 PAH 的形成。

CO 是继 NO 之后发现的又一种气体信号分子,具有与 NO 类似的生物学效应,能够调节机体多种生理和病理状态。近年来研究还提示,内源性 CO 通过自分泌和旁分泌作用在肺循环局部抑制肺血管平滑肌细胞增殖,从而抑制肺血管的重构,但对其是否参与高肺血流所致的 PAH 和肺血管重构的形成,尚有争论。

硫化氢(H_2S)是体内含硫氨基酸代谢产物,过去一直被认为是一种有毒的气体,但近年来发现它具有重要的生物学功能,推测可能是 NO 和 CO 之外机体的第三种气体信号分子。H_2S 具有与 NO 和 CO 相似但不同的生物学效应。新近的研究发现,在大鼠低氧性 PAH 时,机体内源性 H_2S 体系下调,补充 H_2S 对低氧诱导的 PAH 和肺血管重构有明显的缓解作用,提示内源性 H_2S 体系的下调是 PAH 及肺血管重构的重要机制之一。

4.5-HT

在临床 PAH 患者中,血小板和血浆中的 5-HT 均明显升高。研究发现,5-HT 可引起人类肺动脉平滑肌细胞的增殖和肥厚,也有加强促有丝分裂的作用。5-HT 还可与 PDGF、EGF 和

FGF(成纤维细胞生长因子)等生长因子协同刺激细胞的增殖,比单独一种因素刺激的效果要强许多。在 5-HT 诱导的细胞增殖中,似乎是5-HT转运体(5-HTT)而不是细胞表面的受体起了关键作用。使用基因敲除技术去掉5-HTT后的小鼠,在缺氧合肺血管的中层肥厚程度、血管重构的速度均明显弱于对照组,也进一步证实了5-HTT的作用。

5.ADM

ADM 具有扩张血管、降低血压和利尿排钠、抑制血管平滑肌细胞迁移增殖等多种生物学作用。低氧 PAH 大鼠肺组织 ADM 及其受体表达上调,血浆 ADM 含量增高。持续给予低氧大鼠 ADM 能缓解肺血管重构和 PAH 的形成,提示 ADM 有望成为治疗 PAH 的新型药物。

6.钾通道

通过电压门控的钾离子通道进入细胞的钾离子电流可抑制这些钾离子通道引起的细胞膜去极化,调节肺动脉平滑肌细胞的静息电位,并增加细胞内钙离子浓度。现已证实,细胞内钙离子浓度的水平不仅能影响细胞的收缩,而且可直接干预细胞的增殖状态。原发性 PAH 患者细胞内基本的钙离子水平以及静息电位要显著高于正常细胞对照组和继发性 PAH 细胞对照组,因为这些细胞的钾离子通道表达降低以及功能损害导致钾离子流减少,且细胞内钙离子对钾通道阻断所反应的水平也相应下降。此外,钾通道对缺氧也很敏感,缺氧后钾通道的表达和活性均明显下降,随后的去极化导致电压依赖性钙通道的开放,细胞内钙水平增加,细胞内信号传导途径被启动,促进血管收缩和增殖,并抑制细胞的凋亡。

(四)遗传学基础

大多数家族性 PAH 病例以及高达 20% 的散发性 IPAH 的儿童患者与骨形成蛋白受体-2(*BMPR-2*)基因突变有关。当前已知道超过 50 个功能丧失性突变发生在 *BMPR-2* 基因。*BMPR-2* 是与调节细胞生长和分化的有关蛋白质和受体转移生长因子(TGF-β)超家族中的一员。骨形成蛋白(BMP)是许多细胞包括血管内皮细胞和平滑肌细胞释放的配体。这些配体与 *BMPR-1* 和 *BMPR-2* 结合导致称之为 Smad 的下游信号分子的激活。BMP-Smad 信号使血管平滑肌的增殖增加和凋亡减少。相反,BMP-Smad 信号使内皮细胞的凋亡增加以维持内皮对蛋白质屏障和脂质屏障的完整性,这有助于保存具有薄壁低阻力的肺动脉。信号瀑布中 *BMPR-2* 的丧失有可能导致内皮损伤,使蛋白质逸漏到基质并引起血管平滑肌细胞的肥大(图 6-2)。

除 *BMPR-2* 突变外,在 IPAH 中已确定另外几种与维持血管张力有关的信号分子基因表达有突变,这些包括 5-*HTT*、类激活素激酶-1(*ALK-1*)和内皮糖蛋白、血管电压门控的钾通道和 eNOS,从而进一步支持 TGF-B 信号转导在 IPAH 发病中可能起重要作用。

由于临床 PAH 仅出现于有潜在 *BMPR-2* 突变可能的一小部分疾病基因携带者家庭内(10%~20%),因此,*BMPR-2* 突变是致病所必需的,但还不是独立的发病因素。因而有人提出"第二次打击"学说,即 *BMPR-2* 突变的存在是前提(患者对该症易感的遗传素质),在有其他基因和基因产物等各种内在刺激和/或病毒感染、细菌感染、慢性低氧以及服用食欲抑制剂(如右旋芬氟拉明)等外在刺激的再次打击下,诱致 PAH 的发生。

二、病理生理

PAH 的病因多种多样,但肺血管的重构是其基本特征。所谓肺血管重构是指肺动脉在受到各种损伤或缺氧等刺激之后,血管壁组织结构及其功能发生病理改变过程,包括内皮损伤、增殖,平滑肌细胞增殖,从而导致血管中层增厚、胶原蛋白过度沉积、小血管闭塞等。此过程一般起始于外周阻力血管,随着整个肺循环阻力持续上升到一定阶段,近端的大血管-主肺动脉壁等也开始发生重构。肺血管的重构包括:①正常无平滑肌的小肺动脉肌化;②肌型肺动脉进一步肌化;③新生内膜的形成;④丛样病变的形成。所谓丛样病变是严重 PAH 血管的一种重要表现形式,是肺动脉内皮细胞的无序增生,最后在小肺动脉管腔内形成一些实际没有血流通过的很多微小的无效血管。从血管的切面病理来看,即呈"丛样病变"。这种丛样病变最常发生于直径为200～400 μm 的小血管内。不同原因的 PAH 丛样病变有些细微的差别,如 IPAH 患者丛样病变所发生的血管内径要比分流性先心病患者的更小。此外,有研究发现 IPAH 患者丛样病变的内皮细胞增殖是单克隆增生,而先心病患者 PAH 丛样病变的内皮细胞增殖呈多克隆样,这也是两种PAH 最重要的差别之一。

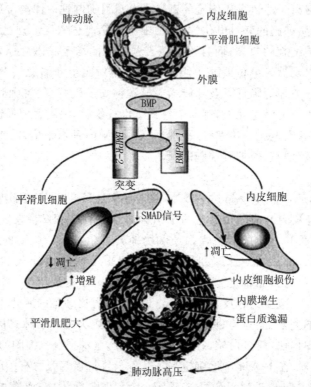

图 6-2　基因突变使骨形成蛋白受体-2(BMPR-2)信号丧失引起的肺动脉高压的机制
骨形成蛋白(BMP)与膜受体 BMPR-1 和 BMPR-2 结合可激活 Smad 信号。正常时,该信号抑制平滑肌细胞的生长并保持内皮完整。该信号的丧失导致不能控制的平滑肌细胞增殖和内皮细胞损伤,从而使蛋白质漏入基质并进一步刺激平滑肌细胞的生长。BMPR-2 突变等位基因的外显率低,并需要信号系统或环境因素中另一种突变才能启动损伤和肺动脉高压

PAH 的病理生理过程可从图 6-3 略以证明。

三、临床表现

(一)症状

儿童 PAH 的症状与成人不同。婴儿常表现为低心排血量、食欲缺乏、发育不良、出汗、呼吸急促、心动过速和易激惹。此外,婴儿和年长儿由于卵圆孔未闭导致右向左分流,出现劳累后发绀。无明显卵圆孔未闭分流的患儿常表现为用力后晕厥。儿童期之后,其症状与成人相同,最常

见的为劳累后呼吸困难,有时有胸痛。右心衰竭常见于 10 岁以上有长期严重 PAH 的患儿,年幼儿罕见。所有年龄段的儿童均可有恶心、呕吐,这反映了心排血量的下降。胸痛可能是由于右心室缺血所致。

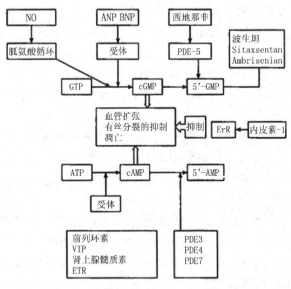

图 6-3 PAH 病理生理及与治疗的关系

ANP:心房利钠肽;cAMP:环磷腺苷;ATP:三磷酸腺苷;BNP:脑利钠肽;GTP:三磷酸鸟苷;cGMP:环磷鸟苷;NO:一氧化氮;PDE:磷酸二酯酶;ETR:内皮素受体;VIP:血管活性肠多肽

(二)体征

除原发病的征象外,可出现与 PAH 和右心衰竭有关的体征(表 6-6)。

表 6-6 PAH 的主要体征

与 PAH 有关的体征	右心衰竭体征
P2 亢进并分裂	外周静脉淤血
右心室肥大	右心房压力高
"a"波增强	右心室第三、第四心音
"v"波增强	三尖瓣反流
舒张期杂音(肺动脉瓣反流)	肺动脉瓣区喷射性收缩期杂音
全收缩期杂音(三尖瓣反流)	

四、诊断

(一)胸部 X 线片

胸片可见右心室增大,肺动脉段突出,外周肺野的情况取决于肺血流量。肺血管阻力增加导致肺血流量减少,外周肺野纹理进行性减少。末端肺血管的稀疏"截断"现象在成人常见,而儿童则罕见。

(二)心电图

心电图提示右心室、右心房肥厚,电轴右偏,心肌劳损,R_{V1} 明显增高,P 波高尖,PR 间期正常或稍延长。

(三)多普勒超声心动图

多普勒超声心动图是最常用、最有意义的无创性影像诊断方法。超声心动图在寻找儿童先天性或获得性心脏病中的作用极其重要。典型的儿童 PAH 超声心动图表现与成人相似：右心室、右心房扩大，左心室大小正常或缩小。多普勒可估计肺动脉压力，常用的方法有三种。

1.测量三尖瓣反流血流速度

PAH 者常伴三尖瓣反流。在心尖部位应用连续多普勒超声可测到三尖瓣反流的最高流速，根据公式计算肺动脉收缩压(PAP)：$PAP=4V^2×1.23$(V 为三尖瓣反流的最高流速)。

2.测量肺动脉瓣反流速度

大部分先天性心脏病及几乎所有合并 PAH 的患儿伴肺动脉瓣反流。测量舒张末期的反流速度可估计肺动脉舒张末期压力。根据舒张末期血流速度(V)可算得肺动脉与右心室的舒张期压差，然后按回归方程 $4V^2=0.61 PADP-2.0$ 直接计算肺动脉舒张压(PADP)。

3.右室收缩时间间期估测肺动脉压力

用超声多普勒血流频谱测量右室射血前期(RPEP)、右室射血时间(RVET)和加速时间(AT)，计算出 RPER/RVET、RPEP/AT 的比值，进行估算肺动脉平均压(PAMP)及肺动脉收缩压(PASP)。估测公式为 $PASP=5.5×RPEP/AT-0.8$，$PAMP=43.2×RPEP/AT-4.6$，当 RPER/RVET>0.3 时提示 PAH。

(四)放射性核素显像

经心血池显像，通过测定右心室射血分数(RVET)等估测肺动脉压力，此指标与肺动脉压力呈负相关。若 RVET≤40%，则认为有 PAH 的存在。此外，还可通过心肌灌注显像、肺显像方法估测肺动脉压力。

(五)磁共振显像(MRI)

MRI 能清晰地显示心脏和大血管的结构并可进行功能和代谢分析。通过主肺动脉内径及右心室壁厚度以及大血管内信号强度的时相变化可估测肺动脉压力。

(六)右心导管术

右心导管术是测定肺动脉压力最可靠的方法，可直接测定肺动脉的压力，同时还可进行药物急性扩血管试验以评价肺血管的反应性并指导药物治疗。

采用血管扩张剂进行急性扩血管试验常用药物有：①静脉用依前列醇(PGI_2)，剂量为 $2\sim12$ ng/(kg·min)，半衰期 $2\sim3$ 分钟；②吸入 NO，剂量为 $(10\sim80)×10^{-6}$，半衰期 $15\sim30$ 秒；③静脉用腺苷，剂量为 $50\sim200$ ng/(kg·min)，半衰期 $5\sim10$ 秒。急性药物试验的阳性标准尚无统一意见，可接受的最低反应为 PAMP 至少降低 20% 或较前下降 1.3 kPa(10 mmHg)，心排血量不变或略有增加。试验阳性者往往能通过长期口服钙通道阻滞剂取得满意疗效，而试验阴性者则治疗无效且有害。

(七)肺活检

通过上述检查诊断困难者，对先天性心脏病患者术中行肺活检有助于对其预后的判断。重度 PAH 患者不仅使手术治疗的并发症和死亡率增高，而且也是决定手术远期疗效的主要因素。然而常规肺活检并不能完全代表肺小血管病理改变的真实情况，这是由于肺血管病变在各个肺野分布不均匀，且所获得的组织范围有限。

诊断 PAH 后可按 WHO 的建议对 PAH 进行功能性分级(表 6-7)。

表 6-7 WHO 肺动脉高压功能性分级

分类	症状
Ⅰ级	患者有 PAH,日常活动不受限。日常活动不会引起呼吸困难或疲劳、胸痛或晕厥
Ⅱ级	患者有 PAH,日常活动轻微受限,休息后可缓解。日常活动可能会引起呼吸困难或疲劳、胸痛或晕厥
Ⅲ级	患者有 PAH,日常活动明显受限,休息后可缓解。轻微日常活动就会引起呼吸困难或疲劳、胸痛或晕厥
Ⅳ级	患者有 PAH,日常活动完全受限,并有右心功能不全,甚至休息时也会引起呼吸困难或疲劳。任何日常活动均引起不适

五、治疗

(一)病因治疗

许多小儿 PAH 属继发性,积极去除病因可从根本上解决 PAH,如早期关闭大的左向右分流、去除左心病变等。有些单纯畸形如室间隔缺损、动脉导管未闭者在早期即可发生严重的 PAH,推测这些患儿在遗传学上有易于发生 PAH 的倾向,但其确切机制尚不清楚。建议在 1 岁以内行修补术以防止不可逆肺血管病变(即艾森门格综合征)的发生。1 岁以内手术通常可使肺血管阻力降至正常。2 岁以后手术肺血管阻力也会下降,但不能降到正常水平。

(二)一般治疗

1. 吸氧

对慢性肺实质性疾病引起的 PAH,低流量供氧可改善动脉低氧血症,减轻 PAH。而大多数艾森门格综合征或原发性 PAH 患儿并无肺泡缺氧,因此氧疗的益处不大,但对某些睡眠中动脉血氧过低的 PAH 患儿,夜间吸氧可能有益,且可减慢艾森门格综合征患儿红细胞增多症的进展。有严重右心衰竭及静息低氧血症的 PAH 患儿,应给予持续吸氧治疗。

2. 强心药和利尿剂

联合使用强心苷和利尿剂可减轻心脏前后负荷,增加心排血量。但目前认为强心药用于治疗 PAH 是否确有疗效,尚不清楚,且与钙通道阻滞剂联用时有可能抵消后者的扩血管作用。利尿剂用于右心衰竭时,虽能减少已增加的血容量和肝淤血,但严重 PAH 时,右室功能主要依赖前负荷,因此需注意避免过多的利尿,因为这可导致血容量降低,心排血量减少,另外还干扰其他药物(如血管扩张剂)的治疗效果。

3. 抗凝

抗凝剂主要用于 IPAH 患儿,因其有微血栓形成的机制,亦可用于右心功能不全或长期静脉药物治疗者。常用药物为华法林,其最佳剂量尚未明确,一般可给予华法林至 INR 为 1.2～2.0 国际标准化比值。对特别好动的患儿,如初学走路的儿童,INR 应控制在 1.5 国际标准化单位以下。

(三)钙通道阻滞剂(CCB)

使用 CCB 前应做急性药物扩血管试验,该试验阳性的轻中度 PAH 患者可长期口服钙通道阻滞剂以改善症状和血流动力学,提高生存率。相反,如该试验为阴性,若使用 CCB 是危险的,可出现显著的体循环血管扩张和低血压而不是肺血管的扩张。常用 CCB 为硝苯地平[心率较慢者,可舌下含服 2.5～10.0 mg/(kg·d),吸收迅速]。心率较快者可用地尔硫草。

(四)前列腺素类药物前列环素(PGI_2)和前列腺素 E_1(PGE_1)

两者是血管内皮细胞花生四烯酸的代谢产物,与前列腺素受体结合后,激活腺苷酸环化酶,增加细胞内 cAMP 浓度,从而发挥扩血管作用。

1.PGE_1

静脉剂量 20 ng/(kg·min),最大剂量可用到 100 ng/(kg·min),每天滴注 5~6 小时,7~10 天为 1 个疗程。雾化剂量为每次 15~35 μg/kg。

2.依前列醇

依前列醇为人工合成的 PGI_2,是最早应用于临床的 PGI_2 静脉制剂。早在 20 世纪 80 年代就开始用于治疗 PAH,长期应用对急性药物试验阴性者也有效果。该药半衰期短(2~5 分钟),且 pH 较高(10.2~10.8),故需建立一个中心静脉通路持续静脉泵入。初始剂量为 2~4 ng/(kg·min),在此基础上以 1~2 ng/(kg·min)逐渐加量直到临床症状明显改善或出现明显不良反应。突然停药可致部分患儿 PAH 反弹,使症状恶化甚至死亡。主要不良反应包括面部潮红、恶心、厌食、头痛、下颌痛、腹泻、腿痛、静脉注射部位的相关感染和血栓形成等。

由于依前列醇用药的特殊要求且价格昂贵,故限制了其临床应用。因此近年来已研制出一系列前列环素衍生物,代表性的药物包括以下几种。

(1)莫罗尼尔对血流动力学的影响与依前列醇相似,半衰期可达 3~4 小时,主要给药途径是皮下注射,也可静脉给药,其参考剂量为 1.25 ng/(kg·min)。皮下注射可在局部出现疼痛和红斑,儿童应用尤其受到限制。

(2)伊洛前列素是一种化学性质稳定的 PGI_2 类似物,半衰期为 20~30 分钟,可作为依前列醇的替代品。给药途径包括静脉、雾化吸入及口服。静脉剂量为 0.5~5.5 ng/(kg·min);雾化剂量为每次 20 ng/mL,每次吸入 5~7 分钟。缺点是作用时间短,每天必须吸入 6~12 次。不良反应有咳嗽、皮肤潮红、下颌痛等。

(3)贝前列素是一种化学性质稳定的口服 PGI_2 类似物,半衰期为 30~40 分钟,初始参考剂量为 1 μg/(kg·d),每天 3~4 次,逐渐增至 2 μg/(kg·d)或最大耐受量。一般用于病情较轻的 PAH 患儿。主要不良反应包括面部潮红、头痛、颌骨疼痛、腹泻和心悸等。

(五)一氧化氮及其前体和供体

吸入 NO 通过鸟苷酸环化酶(cGMP)途径使肺血管扩张,还可扩张通气较好部位的肺血管,促使血液氧合,改善通气/灌注比值。NO 是一种自由基,在体内半衰期极短仅 3~6 秒,在血管内很快失活,产生局部的肺血管效应。因此可选择性扩张肺血管,降低肺动脉压,而对体循环无明显影响,其效果与 PGI_2 相仿。常用吸入剂量为 20~40 ppm(1 ppm=10^{-6})。

由于吸入 NO 在氧合过程中具有高反应性和不稳定性,操作较复杂需气管插管和借助呼吸机,专用监控设备昂贵,且有一定不良反应等,使其临床广泛应用受到限制。故近几年来已研究出一些 NO 的供体或前体来代替 NO 治疗 PAH。目前较常用的有如下药物。

(1)硝酸甘油:将该药稀释浓度为 1 mg/mL,每次 10 分钟雾化吸入,每天 1 次,共 3 周。

(2)硝普钠:将该药 5~25 mg 溶于 2 mL 0.9%氯化钠溶液中,吸入到呼吸机环路的吸气支,流速 2 L/min,每次 20 分钟,也可不经呼吸机直接雾化吸入。

(3)左旋精氨酸是 NO 合成的前体,可以口服或静脉注射,但其治疗 PAH 的作用还需进一步大规模、双盲对照的临床研究。

(六)内皮素受体阻滞药(ERA)

波生坦是一种能口服的非选择性 ERA,具有 ET_A 和 ET_B 双重拮抗作用。已证实该药能有效降低肺动脉压力和肺血管阻力,增加运动耐受性。在 2001 年已核准用于治疗心功能 NYHA Ⅲ级和早期Ⅳ级的 PAH 患者。成人用量为每次 62.5 mg,每天 2 次,4 周后改为每次 125 mg,每天 2 次。小儿剂量尚未确定,Rosenzweig 等用波生坦长期口服治疗小儿 PAH,体重 10~20 kg 者,剂量为 31.25 mg;体重 24~40 kg 者,剂量为 62.5 mg;体重>40 kg 者,剂量为 125 mg,每天 2 次,结果发现波生坦可降低肺动脉压力和肺血管阻力,使 PAH 患者 1~2 年的生存率达 98%,且对心功能Ⅰ/Ⅲ(WHO)者较心功能Ⅲ/Ⅳ级者更显著降低 PAH 恶化的发生率。波生坦的不良反应主要是肝功能损害,用药期间需每月复查肝功能一次。

(七)磷酸二酯酶(PDE)抑制剂

西地那非是特异性 PDE_5 抑制剂,通过抑制 cGMP 降解使细胞内 cGMP 水平增高,引起血管平滑肌松弛,肺血管扩张。此外还可增强和延长 NO 和 PGI_2 及其类似物的扩血管作用。2002 年以来,大量非随机对照研究已证实西地那非对各种原因所致的 PAH 均有效,儿童中也有不少应用该药治疗 PAH 的报道。西地那非剂量为 0.25~2 mg/kg,口服,每 6 小时 1 次,最高血药浓度可维持 60~120 分钟,主要经肝内细胞色素 $P_{450}3A4$ 异构酶代谢并转化为有活性的代谢产物,半衰期 4 小时。不良反应有头痛、脸红、消化不良、视觉障碍等。

米力农是 PDE_3 抑制剂,通过抑制 cAMP 的降解使细胞内 cAMP 水平增高,使血管扩张。该药常用于左向右分流先心病并 PAH 的围术期处理,剂量为 0.5~0.75 $\mu g/(kg \cdot min)$,静脉泵入,共 5~7 天。不良反应可有头痛、失眠、肌无力、室性心律失常加重等。

(八)血管紧张素转换酶抑制剂(ACEI)

ACEI 类药物通过抑制血管紧张素Ⅰ转换为血管紧张素Ⅱ,使血管扩张,同时可抑制缓激肽的降解,进一步促使血管松弛,并可抑制交感神经末梢释放去甲肾上腺素,故可用于治疗 PAH。常用药物为卡托普利,剂量为 0.5~2.0 mg/(kg·d),口服。但该类药物治疗左向右分流先心病并 PAH 时应谨慎使用。对肺血管阻力无明显增高而又伴心力衰竭时,应用 ACEI 最合适。对仅有 PAH 而无心力衰竭者不宜使用,因此时肺循环阻力高,但体循环阻力不高,ACEI 不仅不能减少左向右分流和改善血流动力学,而且可能会使病情恶化。当左向右分流先心病发展到梗阻性 PAH 阶段(艾森门格综合征),则更不宜使用 ACEI,此时 ACEI 会导致右向左分流,血氧饱和度降低而加重缺氧。

(九)药物的联合应用

当上述单独一种药物治疗无效时,可考虑 2 种或 2 种以上药物联合应用。迄今只少数前瞻性试验探讨了不同作用类型的药物联合应用治疗 PAH。现有可联用的方法有 4 种,即 ERA 和前列腺素类,ERA 和 PDE_5 抑制剂,PDE_5 抑制剂和前列腺素类,或以上 3 种药物同时使用。

(十)新的治疗药物及展望

除上述药物的联合应用外,目前还有一些动物试验及初步临床研究结果提示未来的治疗方法。

1.抗氧化剂

越来越多的研究证明反应性氧族在 PAH 的形成中参与了肺血管收缩和重构。超氧阴离子自由基(O_2^-)是肺血管压力负荷增加时,肺动脉产生的一种氧自由基,它在超氧化物歧化酶(SOD)作用下转变为过氧化氢,或在 NO 作用下转变成氧化亚硝酸盐。这两种物质在血管内弥散,引起平滑肌细胞增生肥大和血管重构,最终导致 PAH。重组人超氧化物歧化酶(rhSOD)可减轻试验性胎粪吸入性肺损伤的程度。新生儿持续性 PAH 的动物试验也已证明气管中应用 rhSOD(2.5～10.0 mg/kg)后能显著降低肺动脉压力和改善氧合。

2.弹性蛋白酶抑制剂

Rabinovitch 等研究提示,弹性蛋白酶抑制剂活性增强可能在肺血管疾病的病理生理机制中起重要作用,野百合碱诱发的小鼠重度肺血管病变可被逆转。这一研究支持了弹性蛋白酶和肺血管疾病间的因果联系。弹性蛋白酶的抑制引起基质金属蛋白酶活性下降,黏蛋白 C 的下调,β_3-整合素和 EGF 受体的解离。这些研究结果提示即使在重度肺血管疾病阶段,给予弹性蛋白酶抑制剂治疗,肺血管病变仍有可能完全逆转。

3.辛伐他汀

辛伐他汀为一种有效的降脂药物,有研究表明该药可阻断 Rho 激酶介导的一系列细胞内信号通路,最终抑制平滑肌细胞的增殖、迁移,而发挥对 PAH 的治疗作用。目前有关辛伐他丁治疗 PAH 的大样本、随机对照研究正在进行中。

4.内皮祖细胞(endothelia progenitor cell,EPC)

内皮祖细胞是一种起源于骨髓原始细胞,类似于胚胎期的成血管细胞,在一定条件下可定向分化为成熟的内皮细胞。研究表明 EPC 在体内可募集、归巢到血管损伤区,促进血管损伤后内皮的修复,减少内皮的增生。

5.血管活性肠肽(VIP)

VIP 能抑制血小板活性和血管平滑肌细胞的增殖,可作为肺血管扩张剂。研究证明吸入 VIP 可改善原发性 PAH 患者的血流动力学。

6.选择性 5-HT 重吸收抑制剂

如氟西汀对 PAH 有保护作用,目前正在进行 PAH 治疗的临床试验。

7.基因疗法

在鼠韵 PAH 模型中,静脉滴注载有血管内皮生长因子或 eNOS 基因的同源平滑肌细胞的基因疗法可逆转 PAH,且已证明,使用新的信号分子——免死蛋白以选择性减少平滑肌细胞凋亡的基因疗法可逆转小鼠已建立的 PAH。

以上这些研究结果,目前尚不能用于人类 PAH 的治疗,但提示将来进一步的策略有可能纠正血管重构并降低肺动脉压力,为治疗 PAH 开辟了新的思路。

(十一)心房间隔造口术(atrial septostomy,AS)

PAH 患者的生存主要受右心室功能的影响,复发性晕厥或严重右心衰竭的患儿预后很差。一些试验和临床观察提示,房间隔缺损在严重 PAH 中可能是有益的,有卵圆孔未闭的 PAH 患者比无心内分流者活的更长。采取刀片球囊心房间隔造口术(BBAS)或最近报道的逐级球囊扩张心房间隔造口术(BDAS),人为地在房间隔处造口,允许血液右向左分流,虽以体循环动脉氧饱和度降低为代价,但可增加体循环输出量,提高体循环的氧转运。尽管手术本身存在风险,但对于选择后的严重 PAH 病例,AS 仍可能是一种有用的替代疗法。AS 的指征:①尽管给予最大限度的药物治疗,包括口服钙通道阻滞剂或持续静脉注射依前列醇,仍然反复发生晕厥或右心室衰竭;②作为保持患者到移植的干预措施;③没有其他选择时。

(十二)肺或心肺移植

对长期扩血管疗法无效以及继续有症状或右心衰竭的患者可做肺或心肺移植术,以改善

PAH 患者的生活质量和生存率。心肺联合移植可用于原发性 PAH、心脏瓣膜病所致的 PAH、复杂性心脏畸形导致的艾森门格综合征和复杂性肺动脉闭锁的患者。单纯肺移植可应用于肺部疾病导致的 PAH 而心脏正常的患者。国际心肺移植登记协会公布,肺移植的生存率 1 年为 70%,5 年为 50%。

(代立静)

第三节　原发性心肌病

原发性心肌病分为扩张(充血)型心肌病、肥厚型心肌病和限制型心肌病。扩张型以心肌细胞肥大、纤维化为主,心脏和心腔扩大,心肌收缩无力。肥厚型以心肌肥厚为主,心室腔变小,舒张期容量减少。若以心室壁肥厚为主,为非梗阻性肥厚型心肌病;以室间隔肥厚为主,左心室流出道梗阻,为梗阻性肥厚型心肌病。限制型以心内膜及心内膜下心肌增厚、纤维化,心室以舒张障碍为主,此型小儿少见。

一、诊断要点

(一)扩张(充血)型心肌病

1.临床表现

多见于学龄前及学龄儿童,部分病例可能是病毒性心肌炎发展而来。缓慢起病,早期活动时感乏力、头晕,进而出现呼吸困难、咳嗽、心慌、胸闷、水肿、肝大等心力衰竭症状。心动过速,心律失常,心尖部第一心音减弱,有奔马律,脉压低。易出现脑、肺及肾栓塞。

2.X 线

心影增大如球形,心搏减弱,肺淤血。

3.心电图

左心室肥大最多,ST 段、T 波改变,可有室性期前收缩、房室传导阻滞等。

4.超声心动图

心腔普遍扩大,左心室为著。左心室壁运动幅度减低。

(二)肥厚型心肌病

1.临床表现

可有家族史,缓慢起病,非梗阻型症状较少,以活动后气喘为主。梗阻型则有气促、乏力、头晕、心绞痛或昏厥,可致猝死。心脏向左扩大,胸骨左缘 2～4 肋间有收缩期杂音。

2.X 线

心影稍大,以左心室增大为主。

3.心电图

左心室肥厚及 ST 段、T 波改变,Ⅰ、aVL 及 V_5、V_6 导联可出现 Q 波(室间隔肥厚所致),室性期前收缩等心律失常。

4.超声心动图

心肌非对称性肥厚,向心腔突出;室间隔厚度与左心室后壁厚度的比值大于 1.3：1;左心室流出道狭窄,左心室内径变小;收缩期二尖瓣前叶贴近增厚的室间隔。

(三)限制型心肌病

1.临床表现

缓慢起病,活动后气促。以右心室病变为主者,出现类似缩窄性心包炎表现,如肝大、腹水、颈静脉怒张及水肿;以左心室病变为主者,有咳嗽、咳血、端坐呼吸等。

2.X 线

心影扩大,肺淤血。

3.心电图

P 波高尖,心房肥大,房性期前收缩,心房颤动,ST-T 改变,PR 间期延长及低电压。

4.超声心动图

示左、右心房扩大;心室腔正常或略变小;室间隔与左心室后壁有向心性增厚;心内膜回声增粗;左心室舒张功能异常。

二、鉴别诊断

(1)扩张(充血)型心肌病应与风湿性心脏病、先天性心脏病、心包积液相鉴别。风心病有风湿热及瓣膜性杂音;先心病常较早出现症状,心脏杂音大多较响;心包积液在超声心动图检查时可见积液。

(2)肥厚型心肌病应与主动脉瓣狭窄相鉴别。主动脉瓣狭窄有主动脉瓣区收缩期喷射性杂音,第二心音减弱,X 线升主动脉可见主动脉瓣狭窄后扩张,超声心动图检查示主动脉瓣开口小。

(3)限制型心肌病应与缩窄性心包炎相鉴别。缩窄性心包炎有急性心包炎病史,X 线心包膜钙化,超声心动图示心包膜增厚。

三、治疗

(1)有感染时应积极控制感染。

(2)有心律失常时,治疗心律失常。

(3)促进心肌能量代谢药,如三磷酸腺苷、辅酶 A、细胞色素 C、辅酶 Q_{10}、维生素 C、极化液(10%葡萄糖注射液 250 mL、胰岛素 6 U、10%氯化钾 5 mL),有辅助治疗作用。

(4)心力衰竭时按心力衰竭处理,但洋地黄类药剂量宜偏小(用一般量的 1/2～2/3),并宜长期服用维持量。

(5)对发病时间较短的早期患儿,或并发心源性休克、严重心律失常或严重心力衰竭者,可用泼尼松开始量 2 mg/(kg·d),分 3 次口服,维持 1～2 周逐渐减量,至 8 周左右减量至0.3 mg/(kg·d),并维持此量至 16～20 周,然后逐渐减量至停药,疗程半年以上。

(6)梗阻性肥厚型心肌病,可用 β-受体阻滞药降低心肌收缩力,以减轻流出道梗阻,并有抗心律失常作用,可选用普萘洛尔 3～4 mg/(kg·d),分 3 次口服,根据症状及心律调节剂量,可增加到每天 120 mg,分 3 次服。一旦确诊,调节适当剂量后,应长期服用。因洋地黄类药及异丙肾上腺素等可加重流出道梗阻,应避免使用,利尿药和血管扩张药物均不宜用。流出道梗阻严重的可行手术治疗或心脏移植。

(代立静)

第四节　病毒性心肌炎

病毒性心肌炎是病毒侵犯心脏所致的以心肌炎性病变为主要表现的疾病,可伴有心包或心内膜炎症改变。近年来国内发病有增多趋势,是小儿常见的心脏疾病。本病临床表现轻重不一,预后大多良好,少数可发生心力衰竭、心源性休克,甚至猝死。

一、病因

近年来动物试验及临床观察表明,可引起心肌炎的病毒有 20 余种,其中以柯萨奇 B 组病毒(1～6 型)最常见。另外,柯萨奇 A 组病毒、埃可病毒、脊髓灰质炎病毒、腺病毒、传染性肝炎病毒、流感和副流感病毒、麻疹病毒、单纯疱疹病毒及流行性腮腺炎病毒等也可引起本病。

二、发病机制

本病的发病机制尚不完全清楚。一般认为与病毒直接侵犯心脏和免疫反应有关:①疾病早期,病毒及其毒素可经血液循环直接侵犯心肌细胞,产生变性、坏死。临床上可从心肌炎患者的鼻咽分泌物或粪便中分离出病毒,并在恢复期血清中检出相应的病毒中和抗体有 4 倍以上升高;从心肌炎死亡病例的心肌组织中可直接分离出病毒,用荧光抗体染色技术可在心肌组织中找到特异性病毒抗原,电镜检查可发现心肌细胞有病毒颗粒。这些均强有力地支持病毒直接侵犯心脏的学说。②病毒感染后可通过免疫反应造成心肌损伤。临床观察,往往在病毒感染后经过一定潜伏期才出现心脏受累征象,符合变态反应规律;患者血清中可测到抗心肌抗体增加;部分患者表现为慢性心肌炎,部分可转成扩张性心肌病,符合自身免疫反应;尸体解剖病例免疫荧光检查在心肌组织中有免疫球蛋白(IgG)及补体沉积。以上现象说明本病的发病机制中还有变态反应或自身免疫参与。

三、临床表现

发病前 1～3 周常有呼吸道或消化道病毒感染史,患者多有轻重不等的前驱症状,如发热、咽痛、肌痛等。

临床表现轻重不一,轻型患儿一般无明显自觉症状,仅表现心电图异常,可见期前收缩或ST-T 改变。心肌受累明显时,可有心前区不适、胸闷、气短、心悸、头晕及乏力等症状,心脏有轻度扩大,伴心动过速、心音低钝或奔马律,心电图可出现频发期前收缩、阵发性心动过速或二度以上房室传导阻滞,可导致心力衰竭及昏厥等。反复心力衰竭者,心脏明显扩大,可并发严重心律失常。重症患儿可突然发生心源性休克,表现为烦躁不安、面色苍白、皮肤发花、四肢湿冷、末梢发绀、脉搏细弱、血压下降、闻及奔马律等,可在数小时或数天内死亡。

体征主要为心尖区第一音低钝,心动过速,部分有奔马律,一般无明显器质性杂音,伴心包炎者可听到心包摩擦音,心界扩大。危重病例可有脉搏微弱、血压下降、两肺出现啰音及肝脏肿大,提示循环衰竭。

四、辅助检查

(一)心电图检查

常有以下几种改变:①ST段偏移,T波低平、双向或倒置。②QRS低电压。③房室传导阻滞或窦房传导阻滞、束支传导阻滞。④各种期前收缩,以室性期前收缩最常见,也可见阵发性心动过速、房性扑动等。

(二)X线检查

轻者心脏大小正常,重者心脏向两侧扩大,以左侧为主,搏动减弱,可有肺淤血或肺水肿。

(三)心肌酶测定

血清肌酸磷酸激酶(CK)早期多有增高,其中以来自心肌的同工酶(CK-MB)特异性强,且较敏感。血清谷草转氨酶(AST)、d-羟丁酸脱氢酶(d-HBDH)、乳酸脱氢酶(LDH)在急性期也可升高,但恢复较快,其中乳酸脱氢酶特异性较差。

(四)病原学诊断

疾病早期可从咽拭子、咽冲洗液、粪便、血液、心包液中分离出病毒,但需结合血清抗体测定才有意义。恢复期血清抗体滴度比急性期增高4倍以上或病程早期血中特异性IgM抗体滴度在1∶128以上均有诊断意义。应用聚合酶链反应(PCR)或病毒核酸探针原位杂交法自血液中查到病毒核酸可作为某一型病毒存在的依据。

五、诊断

全国小儿心肌炎心肌病学术会议对病毒性心肌炎诊断标准进行了重新修订。

(一)临床诊断依据

(1)心功能不全、心源性休克或心脑综合征。

(2)心脏扩大(X线、超声心动图检查具有表现之一)。

(3)心电图改变:以R波为主的2个或2个以上主要导联(Ⅰ、Ⅱ、aVF,V₅)ST-T改变持续4周以上伴动态变化,出现窦房、房室传导阻滞,完全性右束支或左束支传导阻滞,成联律、多形、多源、成对或并行期前收缩,非房室结及房室折返引起的异位心动过速,低电压(新生儿除外)及异常Q波。

(4)血清CK-MB升高或心肌肌钙蛋白(cTnI或cTnT)阳性。

(二)病原学诊断依据

1.确诊指标

自患儿心内膜、心肌、心包(活检、病理)或心包穿刺液中发现以下之一者可确诊为病毒性心肌炎:①分离到病毒。②用病毒核酸探针查到病毒核酸。③特异性病毒抗体阳性。

2.参考指标

有以下之一者结合临床可考虑心肌炎系病毒引起:①自患儿粪便、咽拭子或血液中分离到病毒,且恢复期血清同型抗体滴度较第1份血清升高或降低4倍以上。②病程早期患儿血清型特异性IgM抗体阳性。③用病毒核酸探针自患儿血中查到病毒核酸。

如具备临床诊断依据2项,可临床诊断。发病同时或发病前2~3周有病毒感染的证据支持诊断:①同时具备病原学确诊依据之一者,可确诊为病毒性心肌炎。②具备病原学参考依据之一者,可临床诊断为病毒性心肌炎。③凡不具备确诊依据,应给予必要的治疗或随诊,根据病情变化,确诊或除外心肌炎;④应除外风湿性心肌炎、中毒性心肌炎、先天性心脏病、结缔组织病,以及代谢性疾病的心肌损害、甲状腺功能亢进症、原发性心肌病、原发性心内膜弹力纤维增生症、先天性房室传导阻滞、心脏自主神经功能异常、β受体功能亢进及药物引起的心电图改变。

六、治疗

本病目前尚无特效疗法,可结合病情选择下列处理措施。

(一)休息

急性期至少应休息到热退后 3~4 周,有心功能不全及心脏扩大者应绝对卧床休息,以减轻心脏负担。

(二)营养心肌及改善心肌代谢药物

1.大剂量维生素 C 和能量合剂

维生素 C 能清除氧自由基,增加冠状动脉血流量,增加心肌对葡萄糖的利用及糖原合成,改善心肌代谢,有利于心肌炎恢复,一般每次 100~150 mg/kg 加入 10% 葡萄糖液静脉滴注,1 次/天,连用 15 天。能量合剂有加强心肌营养、改善心肌功能的作用,常用三磷酸腺苷(ATP)、辅酶 A、维生素 B_6 与维生素 C 加入 10% 葡萄糖液中一同静脉滴注。因 ATP 能抑制窦房结的自律性,抑制房室传导,故心动过缓、房室传导阻滞时禁用。

2.泛癸利酮(辅酶 Q_{10})

有保护心肌作用,每次 10 mg,3 岁以下 1 次/天,3 岁以上 2 次/天,肥胖年长儿 3 次/天,疗程 3 个月。部分患者长期服用可致皮疹,停药后可消失。

3.1,6-二磷酸果糖(FDP)

FDP 是一种有效的心肌代谢酶活性剂,有明显保护心肌代谢作用。150~250 mg/(kg·d)静脉滴注,1 次/天,10~15 天为 1 个疗程。

(三)维生素 E

维生素 E 为抗氧化剂,小剂量短疗程应用,每次 5 mg,3 岁以下 1 次/天,3 岁以上 2 次/天,疗程 1 个月。

(四)抗生素

急性期应用青霉素清除体内潜在细菌感染病灶,20×10⁴ U/(kg·d)静脉滴注,疗程 7~10 天。

(五)肾上腺皮质激素

在病程早期(2 周内),一般病例及轻型病例不主张应用,因其可抑制体内干扰素的合成,促进病毒增殖及病变加剧。对合并心源性休克、心功能不全、心脏明显扩大、严重心律失常(高度房室传导阻滞、室性心动过速)等重症病例仍需应用,有抗炎、抗休克作用,可用地塞米松 0.2~1.0 mg/kg 或氢化可的松 15~20 mg/kg 静脉滴注,症状减轻后改用泼尼松口服,1.0~1.5 mg/(kg·d),逐渐减量停药,疗程 3~4 周。对常规治疗后心肌酶持续不降的病例可试用小剂量泼尼松治疗,0.5~1.0 mg/(kg·d),每 2 周减量 1 次,共 6 周。

(六)积极控制心力衰竭

由于心肌炎患者对洋地黄制剂极为敏感,易出现中毒现象,故多选用快速或中速制剂,如毛花苷 C 或地高辛等,剂量应偏小,饱和量一般用常规量的 1/2~2/3,洋地黄化量时间不能短于 24 小时,并需注意补充氯化钾,因低钾时易发生洋地黄中毒和心律失常。

(七)抢救心源性休克

静脉推注大剂量地塞米松 0.5～1.0 mg/kg 或大剂量维生素 C 200～300 mg/kg 常可获得较好效果。及时应用血管活性药物,如多巴胺[(1 mg/kg 加入葡萄糖液中用微泵 3～4 小时输完,相当于 5～8 μg/(kg·min)]、间羟胺等可加强心肌收缩力、维持血压及改善微循环。持续氧气吸入,烦躁者给予苯巴比妥、地西泮或水合氯醛等镇静剂。适当输液,维持血液循环。

(八)纠正心律失常

对严重心律失常除上述治疗外,应针对不同情况及时处理。①房性或室性期前收缩:可口服普罗帕酮每次 5～7 mg/kg,每隔 6～8 小时服用 1 次,足量用 2～4 周。无效者可选用胺碘酮,5～10 mg/(kg·d),分 3 次口服。②室上性心动过速:普罗帕酮每次 1.0～1.5 mg/kg 加入葡萄糖液中缓慢静脉推注,无效者 10～15 分钟后可重复应用,总量不超过 5 mg/kg。③室性心动过速:多采用利多卡因静脉滴注或推注,每次 0.5～1.0 mg/kg,10～30 分钟后可重复使用,总量不超过 5 mg/kg。对病情危重,药物治疗无效者,可采用同步直流电击复律。④房室传导阻滞:可应用肾上腺皮质激素消除局部水肿,改善传导功能,地塞米松 0.2～0.5 mg/kg,静脉注射或静脉滴注。心率慢者口服山莨菪碱(654-2)、阿托品或静脉注射异丙肾上腺素。

(鲍国斌)

第五节　感染性心内膜炎

一、病因及发病机制

(一)病因

1.心脏的原发病变

感染性心内膜炎患儿中绝大多数均有原发性心脏病,其中以先天性心脏病最为多见。室间隔缺损最易罹患心内膜炎,其他依次为法洛四联症、主动脉瓣狭窄、主动脉瓣二叶畸形,动脉导管未闭、肺动脉瓣狭窄等。后天性心脏病中,风湿性瓣膜病占 14%,通常为主动脉瓣及二尖瓣关闭不全。二尖瓣脱垂综合征也可并发感染性心内膜炎。发生心内膜炎的心脏病变常因心室或血管内有较大的压力阶差,产生高速的血液激流,而经常冲击心膜面使之遭受损伤所致。心内膜下胶原组织暴露,血小板及纤维蛋白在此凝聚、沉积,形成无菌性赘生物。当菌血症时,细菌在上述部位黏附、定居并繁殖,形成有菌赘物,受累部位多在压力低的一侧,如室间隔缺损感染性赘生物在缺损的右缘,三尖瓣的隔叶与肺动脉瓣、动脉导管未闭在肺动脉侧,主动脉关闭不全在左室等。约 8% 患儿无原发性心脏病变,通常由于毒力较强的细菌或真菌感染引起,如金黄色葡萄状球菌、念珠菌等,见于 2 岁以下婴儿及长期应用免疫抑制剂者。

2.病原体

过去以草绿色(即溶血性)链球菌最多见,占半数以上。近年来,葡萄球菌有增多趋势;其次为肠球菌、肺炎链球菌、β 溶血性链球菌,还有大肠埃希菌、绿脓杆菌及嗜血杆菌。真菌性心内膜炎的病原体以念珠菌属、曲霉菌属及荚膜组织胞浆菌属较多见。人工瓣膜及静脉注射麻醉剂的药瘾者,以金黄色葡萄球菌、绿脓杆菌及念珠菌属感染多见。

3.致病因素

在约1/3患儿的病史中可追查到致病因素,主要为纠治牙病及扁桃体摘除术。口腔及上呼吸道手术后发生的心内膜炎多为草绿色链球菌感染;脓皮病、甲癣炎、导管检查及心脏手术之后的心内膜炎,常为金黄色或白色葡萄球菌感染;而肠道手术后的心内膜炎,则多为肠球菌或大肠埃希菌感染。

(二)发病机制

1.喷射和文丘里效应

机械和流体力学原理在发病机制中似乎很重要。试验证明,将细菌气溶胶通地文丘里管喷至气流中,可见高压源将感染性液体推向低压槽中,形成具有特征性的菌落分布。在喷出高压源小孔后的低压槽中总是出现最大的沉淀环。这一模型有助于解释发生在不同心瓣膜和室间隔病损分布,亦可解释二尖瓣关闭不全发生感染性心内膜炎时瓣膜心房面邻近部位的特征性改变。当血流从左心室通过关闭不全的二尖瓣膜时,可发生文丘里效应,即血流通过狭窄的瓣膜孔后,压强降低,射流两侧产生涡流,悬浮物沉积两侧,使心房壁受到损害。主动脉瓣关闭不全时赘生物易发生在主动脉小叶心室面或腱索处。小型室内隔缺损,损害常发生右室面缺损处周围或与缺损相对的心室壁,后者为高速血流喷射冲击引起的损伤。其他如三尖瓣关闭不全、动静脉瘘、动脉导管未闭亦可根据文丘里效应预测其心内膜受损的部位。心脏先天性缺损血液分流量小或充血性心力衰竭时,因缺损两侧压力阶差不大,故不易发生心内膜炎,这可能就是为什么单纯性房间隔缺损罕见心内膜炎,而小型室间隔缺损较易发生的原因。

2.血小板-纤维素栓

喷射文丘里效应损伤心脏心内膜面。在此基础上发生血小板-纤维素栓,而形成无菌性赘生物。

3.菌血症和凝集抗体

正常人可发生一过性菌血症,多无临床意义。但当侵入细菌的侵袭力强,如有循环抗体凝集素可有大量细菌黏附于已有的血小板-纤维素血栓上定居、繁殖,即可发病。

4.免疫学因素

感染性心内膜炎的发病与免疫学因素有关。许多感染性心内膜患者血液中 IgG、IgM、巨球蛋白、冷球蛋白升高,类风湿因子阳性。肾脏损害,动脉内膜炎均支持免疫发病机制。有人对该症的淤血、条纹状出血、皮下小结做镜检,发现血管用围有细胞浸润及其他血管炎的表现,认为可能为过敏性血管炎。

二、临床表现及辅助检查

(一)临床表现

1.病史

大多数患者有器质性心脏病,部分患者发病前有龋齿、扁桃体炎、静脉插管或心内手术史。

2.临床症状

临床症状可归纳为三方面:①全身感染症状;②心脏症状;③栓塞及血管症状。

(1)一般起病缓慢,开始时仅有不规则发热,患者逐渐感觉疲乏、食欲减退,体重减轻,关节痛及肤色苍白。病情进展较慢,数天或数周后出现栓塞征象,瘀点见于皮肤与黏膜,指甲下偶尔见线状出血,或偶尔在指、趾的腹面皮下组织发生小动脉血栓,可摸到隆起的紫红色小结节,略有触痛,称欧氏小结。病程较长者则见杆状指、趾,故非青紫型先天性心脏病患儿出现杵状指、趾时,应考虑本病。

(2)心脏方面若原有杂音的,其性质可因心瓣膜的赘生物而有所改变,变为较响较粗;原无杂音者此时可出现杂音,杂音特征为乐音性且易多变。约一半患者由于心瓣膜病变、中毒性心肌炎、心肌脓肿等而导致充血性心力衰竭。

(3)其他症状:视栓塞累及的器官而异,一般为脾大、腹痛、便血、血尿等,脾大有时很显著,但肝的增大则不明显。并发于先天性心脏病时,容易发生肺栓塞,则有胸部剧痛、频咳与咯血,叩诊有实音或浊音,听诊时呼吸音减弱,须与肺炎鉴别。往往出现胸腔积液,可呈血色,并在短期内屡次发作上述肺部症状,约30%患者发生脑动脉栓塞,出现头痛、呕吐,甚至偏瘫、失语、抽搐及昏迷等。由脑栓塞引起的脑膜炎,脑脊液细菌培养往往阴性,糖及氯化物也可正常,与结核性或病毒性脑膜炎要仔细鉴别。神经症状的出现一般表示患者垂危。

(4)毒力较强的病原体如金黄色葡萄球菌感染,起病多急骤,有寒战、高热、盗汗及虚弱等全身症状,以脓毒败血症为主:肝、肾、脾、脑及深部组织可发生脓疡,或并发肺炎、心包炎、脑膜炎、腹膜炎及骨髓炎等,累及心瓣膜时可出现新杂音、心脏扩大及充血性心力衰竭,栓塞现象较多见。病情进展急剧时,可在数天或数周危及生命。如早期抢救,可在数周内恢复健康。心瓣膜损伤严重者,恢复后可遗留慢性心脏瓣膜病。

(二)辅助检查

1.一般血液检查

常见的血常规为进行性贫血与白细胞增多,中性粒细胞升高。血沉增快,C反应蛋白阳性。血清球蛋白常常增多,甚至清蛋白、球蛋白比例倒置,免疫球蛋白升高,循环免疫复合物及类风湿因子阳性。

2.血培养

血液培养是确诊的关键,对疑诊者不应急于用药,宜于早期重复地做血培养,并保留标本至2周之久,从而提高培养的阳性率,并做药敏试验。有人认为,在体温上升前1~2小时,10~15分钟采血1次,连续6次,1~2天内多次血培养的阳性率较分散于数天做血培养为高。血培养阳性率可达90%,如已用抗生素治疗,宜停用抗生素3天后采取血标本做培养。

3.超声心动图

能检出赘生物的额外回波,大于2 mm的赘生物可被检出。应用M型超声心动图仪或心脏超声切面实时显像可探查赘生物的大小及有关瓣膜的功能状态,后者显示更佳。超声检查为无害性方法,可重复检查,观察赘生物大小及瓣膜功能的动态变化,了解瓣膜损害程度,对决定是否做换瓣手术有参考价值。诊断依据以上临床表现,实验室检查栓塞现象和血培养阳性者即可确诊。

三、治疗

(一)抗生素

应争取及早应用大剂量抗生素治疗,不可因等待血培养结果而延期治疗,但在治疗之前必先做几次血培养,因培养出的病原菌及其药物敏感试验的结果,对选用抗生素及剂量有指导意义;抗生素选用杀菌力强,应两种抗生素联合使用,一般疗程为4~6周。对不同的病原菌感染应选用不同的抗生素,参考如下。

1.草绿色链球菌

首选青霉素 G 20 万～30 万单位（千克·天），最大量 2 000 万单位/天，分 4 次静脉滴注，1 次/6 小时，疗程 4～6 周。并加用庆大霉素 4～6 mg/(kg·d)，静脉滴注，1 次/8 小时，疗程 2 周。疗效不佳，可于 5～7 天后加大青霉素用量。对青霉素过敏者，可换用头孢菌素类或万古霉素。

2.金黄色葡萄球菌

对青霉素敏感者选用青霉素 2 000 万单位/天，加庆大霉素，用法同草绿色链球菌治疗，青霉素疗程 6～8 周。耐药者用新青霉素 B 或新青霉素Ⅲ 200～300 mg/(kg·d)，分 4 次静脉滴注，1 次/6 小时，疗程 6～8 周，加用庆大霉素静脉滴注 2 周。或再加利福平口服 15～30 mg/(kg·d)，分 2 次，疗程 6 周。治疗不满意或对青霉素过敏者可用头孢菌素类，选用头孢菌素 Ⅰ（头孢噻吩）、头孢菌素 Ⅴ（头孢唑啉）或头孢菌素 Ⅳ（头孢拉定）200 mg/(kg·d)，分 4 次，每 6 小时静脉滴注，疗程 6～9 周，或用万古霉素 40～60 mg/(kg·d)，每天总量不超过 2 g，1 次/(8～12 小时)，分 2,3 次静脉滴注，疗程 6～8 周。表皮葡萄球菌感染治疗同金黄色葡萄球菌。

3.革兰阴性杆菌或大肠埃希菌

用氨苄西林 300 mg/(kg·d)。分 4 次静脉滴注，1 次/6 小时，疗程 4～6 周；或用第 2 代头孢菌素类，选用头孢哌酮或头孢曲松 200 mg/(kg·d)，分 4 次静脉滴注，1 次/6 小时；头孢曲松可分 2 次注射，疗程 4～6 周；并加用庆大霉素 2 周，绿脓杆菌感染也可加用羟苄西林 200～400 mg/(kg·d)，分 4 次静脉滴注。

4.肠球菌

用青霉素 2 000 万单位/天，或氨苄西林 300 mg/(kg·d)，分 4 次，1 次/6 小时静脉滴注，疗程 6～8 周，并加用庆大霉素。对青霉素过敏者，可换用万古霉素或头孢菌素类。

5.真菌

用两性霉素 B，开始用量 0.1～0.25 mg/(kg·d)，以后每天逐渐增加 1 mg/(kg·d)，静脉滴注 1 次。可合用 5-氟胞嘧啶 50～150 mg/(kg·d)，分 3～4 次服用。

6.病菌不明或术后者

用新青霉素Ⅲ加氨苄西林及庆大霉素；或头孢菌素类头孢曲松或头孢哌酮；用万古霉素。

(二)其他治疗

其他治疗包括休息、营养丰富的饮食、铁剂等，必要时可输血。并发心力衰竭时，应用洋地黄、利尿剂等。并发于动脉导管未闭的感染性动脉内膜炎病例，经抗生素治疗仍难以控制者，手术矫正畸形后，继续抗生素治疗常可迅速控制并发动脉内膜炎。

在治疗过程中，发热先退，自觉症状好转，瘀斑消退，尿中红细胞消失较慢，约需 1 个月或更久；白细胞恢复也较慢，血沉恢复需 1.5 个月左右，终止治疗的依据为体温、脉搏正常，自觉情况良好，体重增加，栓塞现象消失，血常规及血沉恢复正常等，如血培养屡得阴性，则更可靠。停止治疗后，应随访 2 年。以便对复发者及时治疗。

(代立静)

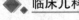
第六节 风湿性心脏病

一、概述

风湿性心脏病是风湿热反复发作造成的心脏损害,是后天获得性心脏病的主要疾病之一。急性期表现为风湿性心肌炎,如累及心脏瓣膜而引起瓣膜的炎症反应,经过渗出期、增生期和瘢痕期,可造成瓣膜永久性的病变,导致瓣膜口狭窄和关闭不全,继而引起心脏扩大、心力衰竭和心律失常,二尖瓣最常受累,其次为主动脉瓣,为慢性风湿性心瓣膜病。

二、病因

风湿性心脏病是由 A 族溶血性链球菌感染后所发生的自身免疫性疾病。不断的链球菌感染、风湿热反复发作或持续时间长,风湿性心脏病的发生率明显增加。一般认为本病的发生与三个因素的相互作用有关。

(一)A 族 β 溶血性链球菌致病的抗原性

链球菌 M 蛋白与人体组织特别是心肌组织的抗原有交叉的免疫反应。

(二)易感组织器官的特性及免疫机制

通过急性风湿热患者瓣膜表面的内皮细胞研究发现,除了抗体和补体触发炎症之外,还发现 T 淋巴细胞通过活化瓣膜表面的内皮细胞浸润,在组织内参与了炎症反应。

(三)宿主易感性

以往的研究发现,即使是较严重的 A 族链球菌感染流行,也仅有 1‰～3‰ 未治疗的 A 族链球菌感染咽炎患者患病,提示存在宿主易感性。

三、诊断

根据病史、临床表现及辅助检查即可做出诊断。在诊断过程中,要注意评判是否伴发风湿活动。注意发现并发症,如心力衰竭、感染性心内膜炎、心律失常、栓塞等。

(一)病史

风湿性心脏病多有风湿热病史,部分呈隐匿经过。

(二)临床表现

1.二尖瓣关闭不全

二尖瓣关闭不全是儿童期风湿性心脏病最常见的瓣膜病,轻度关闭不全可无症状,中重度关闭不全可出现疲倦、乏力等症状,疾病进展可出现心力衰竭症状。查体心前区隆起,心尖冲动弥散,可触及收缩期震颤,心界向左下扩大,第一心音降低,第二心音亢进且明显分裂,可闻及第三心音。心尖区闻及Ⅲ/Ⅵ级全收缩期粗糙的吹风样杂音,向左腋部及背部、肩脚下传导,左室扩大者产生二尖瓣相对狭窄,心尖部可闻及舒张中期杂音。

2.二尖瓣狭窄

由于瓣膜口狭窄的程度、病情进展速度及代偿的差异,临床表现可有不同,主要症状包括呼吸困难、咳嗽、反复呼吸道感染、生长发育迟缓、心力衰竭等。查体第一心音亢进,心尖部及胸骨左缘第4肋间处可闻及开瓣音,心尖部舒张期隆隆样杂音,随着二尖瓣口狭窄加重,肺动脉瓣区第二心音亢进。

3.主动脉瓣关闭不全

主动脉瓣关闭不全往往伴有二尖瓣病变,很少单独存在。轻度患者可无症状,重度患者在病变多年后出现症状。心悸为早期症状,严重者可出现心绞痛症状,多在左心衰竭后出现。体征包括周围血管征及主动脉瓣听诊区或胸骨左缘3、4肋间闻及叹气样高频舒张期杂音,呈递减型;严重关闭不全时心尖部可闻及低频、舒张早期隆隆样杂音,即Austin-Flint杂音。

4.主动脉瓣狭窄

轻症可无症状,中重度可出现发育迟缓、易疲劳、活动后气促、胸痛、晕厥等。查体主动脉瓣区可触及收缩期震颤,闻及喷射性收缩期杂音,伴有收缩期喀喇音。

(三)辅助检查

1.心电图

心电图检查可明确患者的心律,有无心肌缺血改变,是否合并有心房颤动等。

2.胸部X线

胸部X线可以了解心脏大小和肺部的改变。

3.超声心动图

超声心动图作为一种无创方法,已经是评价各瓣膜病变的主要手段之一,不仅可以测定心腔大小、心室功能,也可以测定跨瓣膜压差、瓣膜开口面积、肺动脉压力等指标。

4.心导管造影

目前超声心动图技术已能比较全面地观察瓣膜的厚度、活动度及狭窄等情况,如合并重度肺动脉高压,或者心脏复杂畸形,可行心导管检查了解肺动脉高压的性质以及协助明确诊断。

四、鉴别诊断

风湿性心脏病应与以下几种疾病鉴别。

(1)左心房黏液瘤:本病可出现与风湿性心脏病相似体征,但杂音往往呈间歇性出现,随体位而改变,无风湿热史,有昏厥史,易出现反复动脉栓塞现象。超声心动图可见左心房内有云雾状光团往返于左心房和二尖瓣口。

(2)尚需与左向右分流型先天性心脏病、贫血性心脏病、扩张型心脏病等所致的相对性二尖瓣狭窄相鉴别。根据病史、体格检查以及超声心动图检查,不难做出鉴别。

五、治疗

(一)一般治疗

慢性心脏瓣膜病轻者可不必严格限制活动,中重度者需严格限制活动,避免剧烈活动诱发的心力衰竭、心绞痛以及晕厥。

饮食方面,除高热量膳食外,应给予足够的蛋白质及维生素A和维生素C。

(二)抗生素治疗

(1)风湿热诊断明确后尽早开始治疗,应立即给予1个疗程的青霉素治疗(对青霉素无变态反应者)以清除链球菌。

（2）长期足疗程的抗生素治疗,预防风湿热复发,抗生素疗程不少于5年,最好到成人期。

（三）抗风湿治疗

对于风湿活动者,抗风湿治疗是必要的。常用药物为水杨酸制剂及肾上腺皮质激素。

（四）充血性心力衰竭的治疗

除给予吸氧、镇静外,可给予利尿剂、血管扩张剂和强心剂的治疗,洋地黄制剂的剂量应偏小（1/3～1/2量）。

（五）心律失常的药物治疗

根据病情选用胺碘酮、洋地黄、β受体阻滞剂等。合并慢性心房颤动者,宜长期口服阿司匹林以抗血小板聚集。

（六）外科治疗

风湿性心瓣膜病变内科治疗无效者应行外科手术或介入手术,包括瓣膜修复成形术、瓣膜置换术或球囊扩张术等。手术一般在心力衰竭症状有所改善、病情稳定后进行,风湿活动或感染性心内膜炎者在治愈后3～6个月才能手术。

（代立静）

第七节　心　律　失　常

一、窦性心动过速

（一）临床要点

窦性心动过速指窦房结发出激动的频率超过正常心率范围的上限。其原因有生理性,如哭闹、运动、情绪紧张等;病理性主要有发热、贫血、甲状腺功能亢进、心肌炎、风湿热、心力衰竭等。一般无临床症状,年长儿有时可诉心悸。

（二）心电图特征

窦性心律,心率超过该年龄正常心率范围。婴儿心率每分钟大于140次,1～6岁心率每分钟大于120次,6岁以上心率每分钟大于100次。

（三）治疗

心律失常主要针对病因。有症状者可用β受体阻滞剂或镇静剂。

二、窦性心动过缓

（一）临床要点

窦性心动过缓指窦房结发出激动的频率低于正常心率。多由于迷走神经张力过高、颅内压增高、甲状腺功能减退、β受体阻滞剂作用所致,少数为窦房结本身的病变。一般无症状,心率显著缓慢时可有头晕、胸闷,甚至晕厥。

（二）心电图特征

窦性心律,心率低于该年龄正常心率范围;1岁以内（婴儿）心率每分钟小于100次,1～4岁每分钟小于80次,3～8岁每分钟小于70次,8岁以上每分钟小于60次。

(三)治疗

治疗主要针对病因。心率明显缓慢或有症状者,可口服阿托品,剂量每次 0.01～0.02 mg/kg,每天 3～4 次。

三、期前收缩

按其期前收缩起源部位的不同分为房性、房室交界区性及室性期前收缩。期前收缩既可见于明确病因,如各种感染、器质性心脏病、缺氧、药物作用及自主神经功能不稳定等,也可见于健康小儿。

(一)临床特点

多数小儿无症状,少数有心悸、胸闷、心前区不适。心脏听诊可听到心跳提早搏动之后有较长的间歇,脉搏短绌。期前收缩于运动后增多,提示同时有器质性心脏病。

(二)心电图特征

1.房性期前收缩

(1)提前出现的房性 P 波(P'波),P'波形态与窦性 P 波略有不同。P'R>0.10 秒。

(2)P'波后有 QRS 波,一般形态正常,P'引起 QRS 波有时增宽变形,似右束支传导阻滞图形称房性期前收缩伴室内差异性传导。

(3)P'波后无 QRS 波时称房性期前收缩未下传,P'波可出现在前一个窦性 T 波中,T 波形态轻度异常。

(4)期前收缩后代偿间歇多为不完全性。

2.房室交界区性期前收缩

(1)提前出现的 QRS 波,形态正常。

(2)在 QRS 波之前、中或后有逆行 P'波,但 P'R<0.10 秒,QRS 波之后则 RP'<0.20 秒。

(3)代偿间期往往为不完全性。

3.室性期前收缩

(1)提前出现的宽大畸形 QRS-T 波群,期前收缩前无 P'波;T 波与 QRS 主波方向相反。

(2)代偿间歇常为完全性。

(3)同一导联出现两种或两种以上形态的期前收缩,而配对间期固定者称多形性期前收缩。

(4)若同一导联出现两种或两种以上形态的期前收缩,且配对间期也不相等者称多源性期前收缩。

室性期前收缩有以下情况应视为器质性期前收缩:①先天性或后天性心脏病基础上出现期前收缩或心功能不全出现期前收缩。②室性期前收缩、房性期前收缩或房室交界性期前收缩同时存在。③心电图同时有 QT 间期延长或 RONT 现象(提前的 QRS 波落在 T 波上)。④有症状的多源、频发期前收缩,特别是心肌炎、心肌病等患者。对判断器质性室性期前收缩有困难时,应进行 24 小时动态心电图检测。

(三)治疗

包括病因治疗和应用抗心律失常药。

1.房性期前收缩

大多数偶发、无症状者属良性,不需药物治疗。如频发者可给予普罗帕酮或β受体阻滞剂。1 岁以内的婴儿频发房性期前收缩,易发生心房扑动和室上性心动过速,可用地高辛,无效时可加用普萘洛尔。

2.房室交界区性期前收缩

不需特殊治疗。

3.室性期前收缩

未发现器质性心脏病又无症状者不需用抗心律失常药。有器质性期前收缩应予治疗。可选用美西律口服,每天 2~5 mg/kg,每 8 小时一次。普罗帕酮每次 5~7 mg/kg,每 6~8 小时一次口服。胺碘酮每天 5~10 mg/kg,分 3 次,口服 1~2 周后逐渐减量至原来的 1/3,每天 1 次,服5 天,停 2 天。普萘洛尔每天 1~3 mg/kg,分 3 次。洋地黄中毒和心脏手术后发生的室性期前收缩,选用苯妥英钠每次 2~4 mg/kg,缓慢静脉注射,可于 15~20 分钟后重复一次,总量为15 mg/kg。肥厚型心肌病的室性期前收缩,用钙通道阻滞剂维拉帕米,每天 1~3 mg/kg,分3 次口服。

四、阵发性室上性心动过速

阵发性室上性心动过速的发生机制多数为折返激动,其次为心房或房室结自律性增高。室上性心动过速多见于无器质性心脏病者,可因呼吸道感染、疲劳、情绪激动等诱发。室上性心动过速也可发生于某些器质性心脏病、心肌炎、洋地黄中毒、电解质紊乱、心导管检查及心脏手术后。预激综合征的患儿 50%~90% 可发生阵发性室上性心动过速。

(一)临床要点

1.症状

阵发性室上性心动过速突然发生突然停止,婴儿常烦躁不安、拒食、呕吐、面色灰白、呼吸急速,肺部有啰音,心率每分钟 200~300 次,一次发作数秒钟或数小时,如发作时间长达 24 小时以上可导致心力衰竭或休克,易误诊为重症肺炎。儿童常诉心悸、头晕、疲乏、烦躁,伴有恶心、呕吐、腹痛,少数可有短暂昏厥,但较少发生心力衰竭和休克。

2.心电图特征

(1)心室率快而匀齐,婴儿常为每分钟 230~300 次,儿童常为每分钟 160~200 次,R-R 间期绝对匀齐。

(2)P′波可与 QRS 波重叠,若见到 P′波形态异常,为逆行 P′波。

(3)QRS 波群绝大多数形态正常,少数合并室内差异传导或逆向型房室折返心动过速时QRS 波增宽。

(4)可有继发 ST-T 改变。

(二)治疗

1.终止发作

(1)用兴奋迷走神经的方法:小婴儿用冰水毛巾敷面部,每次 10~15 秒。儿童可深吸气屏住呼吸;刺激咽后壁,使作呕;或压迫一侧颈动脉窦。

(2)抗心律失常药:①普罗帕酮对折返性心动过速和自律性增高均有效,剂量为 1~2 mg/kg加入 10% 葡萄糖溶液 10 mL 中缓慢静脉注射。首剂未转复者,隔 10 分钟可重复,不可超过3 次。有心力衰竭或传导阻滞者忌用。②维拉帕米为钙通道阻滞剂,通过延长房室结不应期而阻断折返。若年龄>1 岁,未并发心力衰竭者可选用。剂量为 0.1~0.2 mg/kg,一次量不超过5 mg,加入葡萄糖溶液中缓慢静脉注射。未转复者隔 15~20 分钟可重复一次,有心力衰竭、低血压、房室传导阻滞者忌用。③三磷酸腺苷（ATP）婴儿每次 3～5 mg，儿童每次 7～15 mg，加入 10%葡萄糖 1～5 mL 中于 2 秒内快速静脉推注。有时此药伴严重不良反应，如心脏停搏。④地高辛有心力衰竭者宜选用，用量与治疗急性心力衰竭相同。⑤普萘洛尔剂量为 0.1 mg/kg 加 10%葡萄糖溶液稀释，缓慢静脉注射。

（3）同步直流电击复律。

（4）射频消融术：对上述药物治疗难奏效或频繁复发者可用射频消融术治疗。

2.预防复发

在终止发作后继续口服药物，常用药物有地高辛、普萘洛尔、普罗帕酮、胺碘酮等，口服维持量6～12个月。

五、阵发性室性心动过速

阵发性室性心动过速（ventricular tachycardia，VT）是一种严重的快速心律失常，可导致血流动力学障碍。根据波形特征，分单形和多形性室性心动过速。每次发作时间 30 秒内自行终止为非持续性室性心动过速；大于 30 秒或患者发生晕厥者为持续性室性心动过速。

(一)临床意义

室性心动过速急性多见于缺氧、酸中毒、感染、药物、高(低)血钾，慢性多见于有器质性心脏病者，如心肌炎、心肌病、二尖瓣脱垂、原发心脏肿瘤、Q-T 间期延长、心导管检查及心脏手术后、冠状动脉起源异常、右心室发育不全。少数小儿原因不明。特发性室性心动过速无器质性心脏病的临床证据，用射频消融治疗有效。

(二)诊断

1.临床表现

临床表现有突发、突止的特点，症状常有发作性头晕、心悸、疲乏、心前区疼痛，严重者可晕厥、抽搐或猝死。婴儿易出现心力衰竭或休克。

2.心电图特征

（1）连续 3 次或 3 次以上的期前 QRS 波群，时限增宽，形态畸形，心室率每分钟 150～250 次，R-R 间期可略有不齐。

（2）房室分离，可见窦性 P′波与 QRS 波各自独立，无固定时间关系，呈干扰性房室脱节，心室率快于心房率。

（3）常出现心室夺获及室性融合波。

3.治疗

治疗包括终止室性心动过速发作，预防室性心动过速复发。

（1）消除病因：如药物不良反应、电解质紊乱等。

（2）危重患儿首选同步直流电击复律，用量为 2～5 ws/kg，婴儿每次＜50 ws，儿童每次＜100 ws，无效者隔 20～30 分钟重复一次。洋地黄中毒者忌电击治疗。

（3）抗心律失常药物。①利多卡因：首选，剂量 1 mg/kg，稀释后缓慢静脉注射。无效者隔 5～10 分钟可重复一次，总量 3～5 mg/kg。室性心动过速纠正后每分钟 20～30 μg/kg 静脉滴注维持。②普罗帕酮：1～2 mg/kg，稀释后缓慢静脉注射。无效可重复 1～3 次。③苯妥英钠：2～4 mg/kg 加生理盐水稀释后缓慢静脉注射，无效可重复 1～3 次，总量为 15 mg/kg。其对洋地黄中毒及心脏手术者效果较好。④胺碘酮：对上述药物无效的顽固性室性心动过速可采用胺碘酮,每次 1 mg/kg,静脉注射 10 分钟,无效隔 5~10 分钟重复同样剂量,总量 24 小时<10 mg/kg。或用负荷量 2.5~5.0 mg/mg,静脉注射 30~60 分钟,可重复 1 次,总量 24 小时≤10 mg/kg。

(4)射频消融术:对顽固病例并被证实为折返激动所致,尤其是特发性室性心动过速可用射频消融治疗。

(5)预防复发:对有复发倾向者可口服普罗帕酮、普萘洛尔、胺碘酮等有效药物。

六、房室传导阻滞

房室传导阻滞(atrial-ventricular block,AVB)是小儿较常见的缓慢性心律失常,按房室传导阻滞的程度可分为一度、二度、三度房室传导阻滞。病因有急性感染、心肌炎、心肌病、电解质紊乱、洋地黄或其他药物中毒及心脏手术等。少数为先天性房室结发育畸形或胎儿期房室结病变所致,称先天性完全性房室传导阻滞。一度和二度Ⅰ型可为迷走神经张力增高所致。

(一)一度房室传导阻滞

1.临床要点

一度房室传导阻滞临床一般无症状,听诊第一心音低钝。有时健康小儿亦可出现一度房室传导阻滞。

2.心电图特征

PR 间期超过正常最高值,即 1 岁内 PR>0.14 秒,学龄前 PR>0.16 秒,学龄期 PR>0.18 秒,青春期 PR>0.20 秒。其正常值与心率有关。

3.治疗

针对病因治疗,不需用抗心律失常药。随着病因的消除,一度房室传导阻滞可消失。

(二)二度房室传导阻滞

1.临床要点

二度房室传导阻滞的临床症状视传导阻滞的严重程度及心室率的快慢而定,可无症状或有心悸、头晕等。

2.心电图特征

二度房室传导阻滞分为Ⅰ型(莫氏Ⅰ型)和Ⅱ型(莫氏Ⅱ型)。

(1)二度Ⅰ型:①PR 间期随每次心搏逐次延长,直至 P′波后脱落一个 QRS 波群(心室漏搏)。周而复始,呈规律性改变。②PR 间期逐次延长的同时,R-R 间期逐次缩短,继以一个较长的 R-R 间期。③伴有心室漏搏的长 R-R 间期小于任何 2 个 R-R 间期之和。

(2)二度Ⅱ型:①PR 间期正常或稍延长,但固定不变。②P′波按规律出现,QRS 波呈周期性脱落,伴有心室漏搏的长 R-R 为短 R-R 间隔的倍数。③房室间传导比例多为 2∶1 或 3∶1 下传。

3.治疗

主要针对病因治疗,二度Ⅰ型是暂时的,多可恢复,而二度Ⅱ型可逐渐演变为Ⅲ度房室传导阻滞。

(三)三度(完全性)房室传导阻滞

1.临床特征

三度(完全性)房室传导阻滞除有原发病、病毒性心肌炎、先天性心脏病等的表现外,婴儿心率每分钟<80 次,儿童每分钟<60 次。当心室率每分钟<40 次时有疲乏、无力、眩晕,严重者可

发生阿-斯综合征或心力衰竭。

2.心电图特征

(1)P波与QRS波无固定关系,心室率慢于心房率。

(2)QRS波群形态与阻滞部位有关。若起搏点在房室束分支以上,QRS波群不宽。若起搏点在希氏束以下,QRS波群增宽。

3.治疗

(1)无症状先天性者不需治疗。

(2)病因治疗:如心肌炎或手术暂时损伤者,用肾上腺皮质激素治疗。

(3)提高心率:阿托品每次0.01～0.03 mg/kg,每天3～4次,口服或皮下注射。异丙基肾上腺素加入5%葡萄糖溶液按每分钟0.10～0.25 μg/kg,静脉滴注,或用5～10 mg舌下含服。

(4)放置人工起搏器的适应证:①阿-斯综合征或伴心力衰竭。②心室率持续显著缓慢,新生儿每分钟<55次,婴儿每分钟<50次,儿童每分钟<45次。③室性心动过速心律失常,阻滞部位在希氏束以下。④对运动耐受量低的患儿。

(代立静)

第八节　心　肌　梗　死

小儿心肌梗死(myocardial infarction,MI)由Stryker于1946年首先描述。近年来,小儿MI实际发病率及检出率均较前显著增加,已成为小儿猝死的重要病种之一。从出生后第一天至青少年期,健康儿或有基础疾病者,均可发生MI。有资料表明,未经手术的先天性心脏病患儿尸解证实近75%有MI的证据,无先天性心脏病小儿尸解发现冠状动脉病变为主要死因者占总数的2%以上。

一、病因

病因与年龄相关。

(一)新生儿期

先天性心脏病,特别是冠状动脉起源异常是此期致MI最重要的因素。冠状动脉起源异常发生率1%～2%,多数患儿无临床表现。有学者分析7 857例重要冠状动脉异常(ACAS)死亡小儿后指出,最常见的ACAS为冠状动脉异位起源于主动脉(43%)与冠状动脉左前降支发自肺主动脉(ALCAPA,Bland-White-Garland综合征)(40%),ALCAPA小儿常在出生后第1年内发生充血性心力衰竭,多于出生后14年内死亡。ACAS死亡病例中45%为猝死,部分存活至青少年期者遗留陈旧性MI,全部病例均有前外侧壁近端的^{201}铊(^{201}Tl)灌注异常。右冠状动脉异常以先天性瘘管多见。

次常见原因有肺动脉闭锁而室间隔完整者、永存动脉干、大动脉转位及修复后等;少见原因如心内膜弹力纤维增生症、冠状动脉中层钙质沉着。日本1970—1995年全国105 755例川崎病患儿中1%～2%猝死,猝死主要原因为MI,尸检证明为冠状动脉血栓性脉管炎和动脉瘤破裂,年龄≤30天龄者6例,最小发病日龄为20天。

（二）一岁至青春期前

川崎病很可能是此期 MI 的最重要病因,亚裔小儿更易罹患。发病的第 7 天起即可检出冠状动脉异常扩张,其中的 15％～25％的患儿发展为冠状动脉瘤,近 70％小儿的动脉瘤在 1～2 年消退。MI 发生率为 1.9％,通常发生于患病后第一年(72.8％),其中 39.5％发生在患病后 3 个月内。63％于休息或睡眠时发病,14％于玩耍、活动、走路时发病。22％的患者在第一次 MI 期间死亡。发病 10 天内大剂量免疫球蛋白联合阿司匹林治疗较单用阿司匹林使冠状动脉病变发生率由 20％降至 4％,10％的个体对该方案无效应。日本全国范围的调查发现,本病复发率约 3％,12.2％的复发者伴心脏并发症,以男性、首次发病有心脏并发症者为主,但复发者无一例为 MI。

其他非外科病因常见有心肌病、心肌炎(含风湿性心肌炎)、胶原血管性疾病(特别是系统性红斑狼疮、高安病、结节性动脉炎);次常见者包括肾病综合征、隐伏的恶性肿瘤(尤其是淋巴瘤纵隔放疗后)、败血症、William 综合征(主动脉瓣上狭窄)、感染性心内膜炎、同型半胱氨酸血症,以及甲型血友病以凝血酶原复合物浓缩剂或Ⅷ因子抑制物旁路活性(FEIBA)治疗者、特发性心内膜下 MI。某些非常罕见的病因有遗传性疾病如早老症、弹性纤维假黄瘤、黏多糖病、Fabry 病、尿黑尿酸症、Hurler 综合征、糖原累积病Ⅱ型及冠状动脉肌纤维发育不良、主动脉瓣乳头肌弹性纤维瘤继发 MI、衣原体肺炎、幽门螺杆菌感染,有报道一名 11 岁西班牙裔男童因痉挛性喉炎(croup)吸入消旋肾上腺素后 20 分钟发生 MI。

部分手术或创伤后导致 MI 的原因包括在体外循环时冠状动脉灌注不良、心脏移植并发症如排异、钝性胸部创伤。曾报告一接受骨髓移植的 7 岁小儿发生曲菌性全心炎,其冠状动脉见曲菌栓塞而继发急性大面积 MI。

（三）青少年

MI 的病因除下列三点外与儿童类似:①川崎病在该年龄组发病较少;②应考虑有无吸食可卡因或嗅吸胶水的可能;③冠状动脉粥样硬化是否致小儿 MI 仍有争议,但已知纯合子型家族性高胆固醇血症(发病率为 1/100 万)、家族性混合性高脂血症、低仅脂蛋白血症、高载脂 B 脂蛋白血症者,其冠状动脉病变早发,并在 20 岁前即可发生 MI。对青少年(平均 16 岁)杂合子型高胆固醇血症(发病率 1/500)患者以 TL-201 扫描提示 22％的病例伴 MI。某些烟雾病患儿也可发生 MI。

二、临床表现

常见症状:哭闹、难以哺喂、呼吸困难、呕吐、绞痛、易激惹、休克等。4 岁以下患儿 17％、而 4 岁以上 83％主诉有胸痛、胸部压榨感。研究发现小儿胸痛部位及放射较疼痛性质对心绞痛诊断有帮助,因为小儿往往将疼痛描述为锐痛,且对此复述时有出入。疼痛放射至左肩者则更可能是心源性。摩擦音、颈静脉扩张被认为是有高度特异性的体征,而发绀、大汗、灌注不良、心动过速、啰音、焦虑等提示 MI 的敏感程度尚难确定。MI 小儿常伴发心律失常,可有上腹痛、腹部压痛、晕厥及易疲劳等不同的表现形式。由于移植后的心脏已失去神经支配,故缺血不表现为胸痛,而是咳嗽、充血性心力衰竭、心律失常或猝死。

三、辅助检查

(一)心电图(ECG)检查

小儿 MI 的 ECG 表现与成人并无大异,但正常变异时的 T 波改变、先天性心脏病者的 ECG 可类似于 MI。小儿 MI 的 ECG 诊断指标:①除 aVR 外任一导联,尤其是 I、aVL、V_5、V_6 导联,ST 段改变>2 mV,ST 在任一导联抬高,其对应导联 ST 段压低;②异常 Q 波;③异常 T 波倒置;④室性心律失常,特别是室性心动过速;⑤QTc>0.48 秒;⑥心肌肥厚可能提示先天性心脏病,且是 MI 的一个危险因子。

川崎病小儿 MI 的 Q 波振幅和持续时间(≥0.04 秒)对诊断特异性为 97%～100%,Q 波振幅单项指标有 86%的特异性,Q 波间期因 MI 发生部位不同其灵敏度及特异性有差异,如下壁者较低,前壁则可高达 88%。但要与非缺血的病理状态时的 Q 波改变相鉴别,如"容量负荷过重"所致左心室肥厚者的 V_5～V_6 导联、所致右心室肥厚者的 V_1～V_2 导联均可有宽大 Q 波。婴幼儿 I、aVL 或 V_5～V_7 任一导联出现宽大 Q 波均提示左冠状动脉的起源异常,其他 Q 波>0.12 秒者尚须考虑心肌炎、心肌纤维化、肥厚型心肌病、Duchenne 肌营养不良性心肌病、心内膜弹力纤维增生症,尤其是特发性主动脉下闭锁等。

ST 段除 avR 导联抬高>2 mV 应考虑急性 MI,小儿急性 MI,ST 段与 T 波前肢形成弓背向上抬高 ST 段压低通常特异性较低,但出现与对应导联呈近乎 180°相反方向"镜像"关系时对确定梗死部位有重要意义,强烈提示 MI。后壁心梗可无 ST 段抬高,而仅有 V_{4R}～V_2 导联的 ST 段压低。

II、III、aVF 倒置对下壁心梗诊断有很高的特异性和敏感性,如在同时见深的 Q 波,伴或不伴 T 波倒置,亦能提示 MI。

小儿 MI 室性心律失常较之成人并发症的发生更为常见,以室性心动过速、心室颤动为主,死亡率为 80%。

应用信号平均心电图后电位技术评价小儿心肌缺血及 MI,应用 VCM-3000 系统,用一频带为 40～300 Hz 的滤波器,将 200 次电位叠加、平均与记录,检查经 TI-201 心脏扫描证实的有无心肌缺血及 MI 的滤波后 QRS 间期(f-QRSd,ms)、滤波后均方根电压(RMS,μV)和 QRS 终末 40 μV 以下低振幅的间期(LAS,ms),按体表面积(BSA,m^2)分成 4 组。发现当 BSA<0.3 m^2 时如 f-QRSd>95 ms,RMS<30 μV,LAS>25 ms;当 BSA0.3～0.5 m^2 时 f-QRSd>110 ms,RMS<251 μV,LAS>30 ms;当 BSA0.5～1.2 m^2 时 f-QRSd>115 ms,RMS<20 μV,LAS>30 ms;当 BSA≥1.2 m^2 时 f-QRSd>125 ms,RMS<20 μV,LAs>30 ms 时,均可认为是阳性后电位。其阳性率在无冠脉损害组为 0,缺血组 56.3%,陈旧性 MI 组 69.2%,特异性及灵敏度远高于以成人标准用于小儿者,且重复性为 100%。对难以行心血管造影检查的婴幼儿患者不失为替代方法之一。

(二)实验室检查

1.心肌酶谱(CK-MB、SGOT、LDH)

CK-MB 在评估 MI 有一定参考价值。有报道 CK-MM3/MM1 异构体在 MI 胸痛发作时即升高,2～6 小时达峰值,且易于检测。

2.心肌肌钙蛋白 I 及肌钙蛋白 T

均有显著升高,尤以前者更特异、更灵敏(两者均近乎 100%)、窗口期更长。

（三）器械检查

（1）TL-201 闪烁照相或 TL-201 单光子发射体层成像（SPECT）即使在小婴儿亦能提示心脏某部位的灌注或摄取缺欠、心肌坏死，且可鉴别充血性心肌病的病因。若由 AL-CAPA 所致者，则有灌注异常；若为其他因素所致，则灌注正常或造影剂不规则广泛分布。宫川等提出双嘧达莫-TI-201SPECT 对川崎病心脏并发症（含 MI）的诊断与长期随访安全、有效。

（2）电影磁共振（cinenm）通过快速连续放映，可了解心脏及瓣膜的活动情况。MRI 亦可作出 MI 诊断。

（3）二维/三维心脏超声：借以了解心室壁的运动情况及是否存在室壁瘤、二尖瓣反流。仔细观察也可发现冠状动脉的异常和乳头肌梗死。

（4）心血管造影能提示冠状动脉有无栓塞、闭锁、扩张及冠状动脉瘤和心脏的情况，儿科尤其是婴幼儿应用有一定局限性。

四、诊断与鉴别诊断

目前尚无小儿 MI 统一的诊断标准，根据文献，宜从以下诸方面考虑本病的诊断。①病史：有无提示 MI 的基础疾病，如既往有心力衰竭样表现，既往如有胸部创伤及创伤后 ECG 表现，免疫紊乱及是否服用肾上腺皮质激素或免疫抑制剂，是否接受过雄激素治疗，有无相关手术史（如房室分流术后引流管闭塞致颅内压增高），有无毒蜘蛛（如黑寡妇蜘蛛或棕色寡妇蜘蛛）叮咬史；②家族史：有无心血管病危险因素（脂蛋白异常、高血压、肥胖、Ⅰ级亲属心绞痛、MI 病史等）；③症状、体征；④相关检查：ECG、心肌酶谱、心肌钙蛋白、心脏超声、TL-201 及心血管造影。

符合 1～3 者可拟诊，结合 4 中至少 2 项以上阳性可确诊，注意排除假性 MI。

屡有报告病毒性心肌炎临床、ECG、甚至 TL-201 结果与 MI 近似而误诊为 MI。但前者胸痛较轻，心血管造影无异常。其他假性 MI 有肥厚性心肌病、Duchenne 型肌营养不良等。

五、治疗

对小儿治疗的研究不多，故治疗多模仿成人，包括静脉补液及多巴酚丁胺、保证心排血量、给氧、纠正电解质紊乱、缓解疼痛、溶栓（华法林、链激酶）。及时处理呼吸衰竭、心律失常、心源性休克、充血性心力衰竭等并发症。有人对 15 例川崎病并发巨大冠状动脉血管瘤患儿，以尿激酶 8 000～10 000 U/kg 行冠脉内插管溶栓治疗，10 分钟给药完毕，结果 3 例完全、5 例部分溶栓，最快者给药完毕即部分溶栓。15 例中 4 例再栓，随访 2～8 年（平均 3.3 年）无一例再发 MI 及死亡。禁食以保护缺血肠管。治疗中，尚应探寻小儿的病因以便针对性治疗。

六、预后

小儿 MI 后康复的概率大于成人，预后与心肌损伤及治疗措施、治疗效果有关。小儿 MI 尚难确定与基础心脏疾病类型的关系。Johnsrude 对 96 例心脏病伴发 MI 的存活者，平均随访 4.9 年，无一例表现严重的复发性室性心律失常及猝死。

再梗死的死亡率很高，加藤对 152 例 MI 存活者观察，24 例再发 MI，再发死亡 15 例（死亡率 62.5%），再发后存活的 9 例中又有 6 例第三次发 MI，仅 1 例幸存（死亡率 83.3%）。提示预防再梗死是 MI 后长期存活的关键。治疗与小儿 MI 相关的基础疾病可能更有效地预防 MI。

（陈　赢）

第九节 心 力 衰 竭

心力衰竭是由于多种病因所致的综合征。正常心脏不断收缩和舒张以维持血液循环的动态平衡,由于某些因素破坏了这种平衡,同时心脏负荷过重,超越了心脏代偿功能时,出现体循环、肺循环淤血,心排血量降低,则产生一系列临床症状和体征,称之为心力衰竭。是儿科的急症之一,如不及时诊断和处理,可危及患儿的生命。

一、病因

引起心力衰竭的原因很多,分类如下。

(一)心源性

各种先天性心脏病及后天的风湿性心脏病、心肌炎、心肌病、心包炎及各种心律失常等。

(二)肺源性

重症肺炎、毛细支气管炎、喘息性支气管炎、哮喘、支气管扩张等。

(三)肾源性

急性肾炎、慢性肾炎与肾血管畸形等所致的高血压。

(四)其他

大量输血、大量输液、电解质紊乱、维生素 B_1 缺乏症、严重贫血、甲状腺功能亢进、缺氧等皆可引起心力衰竭。

二、病理生理

(一)心肌收缩力减低

在心肌有病变、缺血、肥厚、炎症等时,使心肌收缩力减低,则心室排血量减少。

(二)心前负荷过重

心前负荷过重又称容量负荷,是指心肌收缩前所承受的负荷,与心室开始收缩前的血容量有关。如房间隔缺损、动脉导管未闭等。

(三)心后负荷过重

心后负荷过重亦称压力负荷或阻力负荷,是指心室收缩时所遇到的阻力。如肺动脉瓣狭窄、主动脉缩窄、梗阻型心肌病、高血压、肺动脉高压等。

(四)心律失常

如心率加快如甲状腺功能亢进;过慢、节律不齐等。

三、临床表现

由于发生心力衰竭的部位不同,临床表现亦有差别,为便于叙述,常分为左心衰竭、右心衰竭。临床上婴幼儿全心衰竭多见,年长儿可左心、右心单独发生,但左心衰竭终将导致右心衰竭。

(一)左心衰竭

左心衰竭是以肺循环淤血为主而产生肺水肿。

1.咳嗽

先干咳后有泡沫样痰,年长儿可有血痰。

2.呼吸困难

患者表现为呼吸急促、短而快,每分钟可达 60 次以上,平卧时加重,直抱或俯肩上则好转。年长儿可有端坐呼吸及心源性喘息。

3.青紫

青紫为肺水肿、氧交换量降低所致,有些先天性心脏病为右向左分流,属于中心性青紫。

4.体征

听诊有哮鸣音,晚期可有各种湿啰音,以肺底明显。

5.其他

面色苍白、四肢发凉、血压下降等。

(二)右心衰竭

右心衰竭有以体循环淤血为主的表现。

1.肝大

短期内较前增大 1.5 cm 以上,边缘钝,常有触痛。

2.颈静脉怒张

婴幼儿颈短,皮下脂肪丰满,多不易见到,年长儿较易发现。

3.水肿

婴幼儿血管床容量大而分布均匀,皮下脂肪丰满,皮肤弹性好,常不易见到指凹性水肿。有时可见到面部、手背、足背部水肿。婴幼儿以体重迅速增加、尿量减少作为水肿的指标。年长儿可有下肢及骶尾部水肿,重症可有胸腔积液、腹水及心包积液。

4.青紫

因血流淤滞于末梢,组织摄氧量增加,还原血红蛋白增加所致,属周围性青紫。唇、指、趾、鼻尖等处明显。

(三)心脏体征

心界大、心率快、有奔马律、心音低钝及其他原发病的相应杂音或脉搏细弱、血压下降等。

(四)新生儿及小婴儿心力衰竭特点

起病急、病情重、进展快,左、右心同时衰竭。有烦躁不安、面色苍白、面色发灰或青紫、呻吟、拒乳、多汗、呼吸急促、喘息、心率快、奔马律及肝大等。

四、辅助检查

(一)胸部 X 线

心影扩大,搏动弱,肺纹理增多及肺淤血。

(二)心电图

心电图可提示心房、心室有肥大劳损、心律的变化及洋地黄作用等。

(三)超声心动图

超声心动图可见心室及心房的扩大,心室收缩时间延长,射血分数降低,另外对心力衰竭的病因也有帮助。

五、诊断标准

(一)具备以下 4 项可考虑心力衰竭

(1)呼吸急促:婴儿>60 次/分,幼儿>50 次/分,儿童>40 次/分。

(2)心动过速:婴儿>180 次/分,幼儿>160 次/分,儿童>120 次/分。

(3)心扩大(体检,X 线或超声心动图)。

(4)烦躁、喂哺困难、体重增加、尿少、水肿、青紫、呛咳、阵发性呼吸困难(2 项以上)。

(二)确诊心力衰竭

具备以上 4 项加以下 1 项或具备以上 2 项加以下 2 项,即可确诊心力衰竭。

(1)肝大:婴幼儿肋下≥3 cm,儿童>1 cm;进行性肝大或伴有触痛者更有意义。

(2)肺水肿。

(3)奔马律。

六、治疗

(一)一般治疗

1.休息

卧床休息可减轻心脏负担和减少心肌耗氧量,年长儿可取半卧位,小婴儿可抱起,使下肢下垂,减少静脉回流。

2.镇静

对烦躁和哭闹的患儿,可适当应用巴比妥类、氯丙嗪、地西泮等镇静剂。

3.吸氧

有气急和青紫者应给予吸氧,采用 40%~50%氧气湿化后经鼻导管或面罩吸入。

4.饮食

应限制盐量,一般每天饮食中的钠量应减至 0.5~1 g。给予容易消化及富于营养的食物,宜少量多餐。

5.限制液体入量

每天总液量不应超过 60 mL/kg,以 10%葡萄糖溶液为主,电解质入量应根据生理需要及血液电解质浓度而定。有酸中毒者,碱性药一般用常规计算量的一半。

(二)洋地黄类药物

洋地黄通过抑制心力衰竭心肌细胞膜 Na^+-K^+-ATP 酶的活性,使心肌细胞内钠水平增高,促进 Na^+/Ca^{2+} 交换,使细胞内 Ca^{2+} 水平增高,发挥正性肌力作用。使心排血量增加,心室舒张末期压力下降,尿量增加,从而改善心排血量不足和静脉淤血,同时副交感传入神经、Na^+-K^+-ATP 酶受抑制,使中枢神经下达的兴奋性减弱,使心率减慢。

1.剂型选择及用法

小儿时期以急性心力衰竭常见,应选用快速洋地黄制剂,使迅速洋地黄化。首选地高辛,急救用毛花苷 C 静脉注射,但毒毛花苷 K 更方便,适用于基层,用法简单,一次静脉注射即可达全效量。小儿常用剂量及用法(表 6-8)。

表 6-8　洋地黄药物的临床应用

洋地黄 类制剂	给药 方法	洋地黄化 总量(mg/kg)	每天维 持剂量	显效时间 (分)	效力最 大时间	中毒作用 消失时间	药力完全 消失时间
地高辛	口服	<2岁 0.05～0.06；>2岁 0.03～0.05 (总量不超过 1.5 mg)	1/5 化量	120	4～8 小时	1～2 天	4～7 天
	静脉	口服量 1/2～2/3		10	1～2 小时		
毛花苷 C	静脉	<2岁 0.03～0.04；>2岁 0.02～0.03	1/4 化量	10～30	1～2 小时	1 天	2～4 天
毒毛花苷 K	静脉	0.007～0.01					

用药的基本原则是首先达到洋地黄化量,然后根据病情需要继续用维持量。小儿心力衰竭大多急而重,故一般采用快速饱和量法,即首次给洋地黄化量的 1/2,余量分成两次,每隔 4～6 小时一次,多数患儿可于 8～12 小时内达到洋地黄化。通常从首次给药 24 小时后(或洋地黄化后 12 小时)给维持量,维持量为饱和量的 1/5～1/4。对轻度或慢性心力衰竭患儿,也可开始就采用地高辛每天维持量法,经 5～7 天以后缓慢洋地黄化。

2.心力衰竭获得基本控制的临床表现

(1)心率、呼吸减慢。

(2)肝脏缩小,边缘变锐。

(3)尿量增加,水肿消退或体重减轻。

(4)食欲、精神好转。

3.使用洋地黄的注意事项

(1)了解患儿在 2～3 周内洋地黄使用情况,所有剂型、用量及用法等,以防药物过量中毒。

(2)各种病因引起的心肌炎患儿对洋地黄耐受性差,一般按常规剂量减去 1/3,且饱和时间不宜过快。

(3)未成熟儿及<2周的新生儿,因肝肾功能发育尚未完全,洋地黄剂量应减小,可按婴儿量的1/3～1/2计算。

(4)钙对洋地黄有协同作用,故在用药过程中不应与钙剂同时应用。

(5)低血钾可促使洋地黄中毒,应予注意。

4.洋地黄的毒性反应如下

(1)心律失常:心率过缓、节律不齐、传导阻滞、二联律等。

(2)胃肠道反应:恶心、呕吐及腹泻。

(3)神经系统症状:嗜睡、头晕、色视等。发现洋地黄中毒时应立即停用洋地黄及利尿剂,同时补充钾盐,小剂量的钾盐能控制洋地黄引起的多种快速型心律失常。但肾功能不全及传导阻滞禁用静脉补钾。

(三)利尿剂

水钠潴留为心力衰竭的一个重要病理生理改变,故合理应用利尿剂为治疗心力衰竭的一项重要措施。在应用一般治疗及洋地黄类药后心力衰竭仍未控制时,或对严重水肿、急性肺水肿的病例,应在使用洋地黄类药物的同时兼用快速利尿剂如呋塞米或依他尼酸,其作用快而强,可排除较多的 Na^+,而 K^+ 的损失相对较少。

(四)血管扩张剂

其机制是扩张小动脉,使外周阻力下降,以减轻心脏后负荷,增加心排血量;同时扩张小静脉使回心血量减少,以减轻心脏的前负荷,从而达到改善心功能,治疗心力衰竭的目的。目前较常用的有酚妥拉明、哌唑嗪、硝普钠、卡托普利等,均有一定疗效。与正性心肌收缩力作用药物配伍如多巴胺、间羟胺等能提高疗效。目前认为血管扩张药物无正性心肌收缩力作用,所以单用血管扩张药物不能代替洋地黄类药物对心力衰竭的治疗。

(五)β 受体激动剂

此类药物通过作用于 β 交感神经受体而产生强烈正性肌力作用,使心肌收缩力加强,心排血量增加。多用于紧急情况,尤其是心力衰竭伴有低血压时。常用药物有多巴胺,每分钟 $5\sim10\ \mu g/kg$。必要时剂量可适量增加,一般不超过每分钟 $30\ \mu g/kg$。

(六)其他

能量合剂及极化液、激素、大剂量维生素 C 等,可改善心肌代谢,可作为辅助治疗。近年应用辅酶 Q_{10} 治疗充血性心力衰竭有一定效果。

(七)病因治疗

心力衰竭为急症,首先是治疗,同时要查出心力衰竭的原因和诱因,如治疗肺炎、风湿热、心肌炎等。有些先天性心脏病心力衰竭好转后应做外科手术解除病因,否则难以避免心力衰竭再发。

(郝修伟)

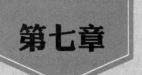

第七章　消化系统疾病

第一节　口　炎

口炎是指口腔黏膜的炎症,如病变仅限于舌、齿龈或口角亦可称为舌炎、齿龈炎或口角炎。本病在小儿时期较多见,尤其是婴幼儿,可单独发生,亦可继发于全身性疾病,如急性感染、腹泻和营养不良。多由病毒、细菌、真菌或螺旋体等引起。

一、鹅口疮

鹅口疮为白色念珠菌引起的慢性炎症,多见于新生儿、营养不良、腹泻、长期使用广谱抗生素或激素的患儿,使用污染的喂乳器具以及新生儿在出生时经产道亦可污染。

(一)临床表现

本病特征是在口腔黏膜上出现白色或灰白色乳凝块样物,此物略高于黏膜表面,粗糙无光,最常见于颊黏膜,亦可蔓延至口腔其他部位。干燥、不红、不流涎是本病不同于其他口腔炎的特点,有时灰白色物融合成片,很像乳块。若有怀疑,可用棉签蘸水轻轻拭揩,鹅口疮不易揩去。本病一般无全身症状,若累及食管、肠道、气管、肺等,出现呕吐、吞咽困难、声音嘶哑或呼吸困难。

(二)治疗

局部涂1‰甲紫溶液,每天1～2次。病变广泛者,可用制霉菌素每次100 000 U加水1～2 mL涂患处,每天3～4次,或口服制霉菌素50 000～100 000 U,每天3次。

(三)预防

预防以口腔卫生为主,注意乳瓶、乳头、玩具等的清洁消毒。不要经常为小儿揩洗口腔,因为易揩伤口腔黏膜,并将致病菌带入。

二、疱疹性口炎

疱疹性口炎为单纯疱疹病毒所致,多见于1～3岁小儿,全年均可发生,无季节性,传染性较强,在集体托幼机构可引起小流行。

(一)临床表现

有低热或高热达40 ℃,齿龈红肿,舌、腭等处散布黄白色小溃疡,周围黏膜充血。口唇可红肿裂开,近唇黏膜的皮肤可有疱疹,颈淋巴结肿大。病程较长,发热常在3天以上,可持续

5～7天;溃疡需10～14天才完全愈合,淋巴结经2～3周才消肿。本病须和疱疹性咽峡炎鉴别,后者由柯萨奇病毒引起,多发生于夏秋季,疱疹主要是在咽部和软腭,有时见于舌,但不累及齿龈和颊黏膜,颌下淋巴结不肿大,病程较短。

(二)治疗

保持口腔清洁,勤喂水,局部可撒冰硼散或锡类散等中药,为预防感染可涂2.5%～5%金霉素甘油。疼痛重者,在食前用2%利多卡因涂局部,食物以微温或凉的流质为宜。对发热者可给退热剂,对体弱者需补充营养和复合维生素B及维生素C,后期疑有继发细菌感染者,选用抗菌药物。

三、溃疡性口炎

溃疡性口炎主要致病菌有链球菌、金黄色葡萄球菌、肺炎双球菌、绿脓杆菌、大肠埃希菌等,多见于婴幼儿,常发生于急性感染,长期腹泻等机体抵抗力降低时,口腔不洁更利于细菌繁殖而致病。

(一)临床表现

口腔各部位均可发生,常见于舌、唇内侧及颊黏膜等处,可蔓延到咽喉部。开始时口腔黏膜充血水肿,随后发生大小不等的糜烂或溃疡,可融合成片,表面有较厚的纤维素性炎症渗出物形成的假膜,呈灰白色,边界清楚,易拭去,涂片染色可见大量细菌。局部疼痛、流涎、拒食、烦躁,常有发热,高达39～40℃,局部淋巴结肿大,白细胞增高,饮食少者可出现失水和酸中毒。

(二)治疗

及时控制感染,加强口腔护理。用3%过氧化氢清洗溃疡面后涂1%甲紫或2.5%～5%金霉素甘油,局部止痛用2%利多卡因涂抹。较大儿童可用含漱剂如0.1%雷凡奴尔溶液。一般需用抗菌药物。高热者给药物或物理降温,注意热量和液体的补充;宜用微温或凉的流质饮食,出现失水和酸中毒者应及时纠正。

(郝修伟)

第二节 胃食管反流

胃食管反流(GER)是指胃内容物反流入食管,分生理性和病理性两种。生理情况下,由于小婴儿食管下端括约肌(LES)发育不成熟或神经肌肉协调功能差,可出现反流,往往出现于日间餐时或餐后,又称"溢乳"。病理性反流是由于LES的功能障碍和/或与其功能有关的组织结构异常,以致LES压力低下而出现的反流,常常发生于睡眠、仰卧及空腹时,引起一系列临床症状和并发症,即胃食管反流病(GERD)。

一、病因和发病机制

(一)食管下端括约肌(LES)

(1)LES压力降低是引起GER的主要原因,LES是食管下端平滑肌形成的功能高压区,是最主要的抗反流屏障。正常吞咽时LES反射性松弛,静息状态保持一定的压力使食管下端关闭,如因某种因素使上述正常功能发生紊乱时,LES 短暂性松弛即可导致胃内容物反流入食管。

(2)LES 周围组织作用减弱,例如,缺少腹腔段食管,致使腹内压增高时不能将其传导至 LES 使之收缩达到抗反流的作用;小婴儿食管角(由食管和胃贲门形成的夹角,即 His 角)较大 (正常为 30°~50°);膈肌食管裂孔钳夹作用减弱;膈食管韧带和食管下端黏膜瓣解剖结构存在器 质性或功能性病变时以及胃内压、腹内压增高等,均可破坏正常的抗反流功能。

(二)食管与胃的夹角(His 角)

His 角由胃肌层悬带形成,正常是锐角,胃底扩张时悬带紧张使角度变锐起瓣膜作用,可防 止反流。新生儿 His 角较钝,易反流。

(三)食管廓清能力降低

正常情况下,食管廓清能力是依靠食管的推动性蠕动、唾液的冲洗、对酸的中和作用、食丸的 重力和食管黏膜细胞分泌的碳酸氢盐等多种因素发挥作用。当食管蠕动减弱、消失或出现病理 性蠕动时,食管清除反流物的能力下降,这样就延长了有害的反流物质在食管内停留时间,增加 了对黏膜的损伤。

(四)食管黏膜的屏障功能破坏

屏障作用是由黏液层、细胞内的缓冲液、细胞代谢及血液供应共同构成的。反流物中的某些 物质,如胃酸、胃蛋白酶以及十二指肠反流入胃的胆盐和胰酶使食管黏膜的屏障功能受损,引起 食管黏膜炎症(图 7-1)。

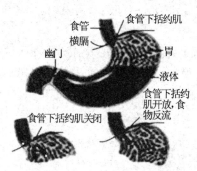

图 7-1　胃食管反流模式图

(五)胃、十二指肠功能失常

胃排空能力低下,使胃内容物及其压力增加,当胃内压增高超过 LES 压力时可使 LES 开 放。胃容量增加又导致胃扩张,致使贲门食管段缩短,使其抗反流屏障功能降低。十二指肠病变 时,幽门括约肌关闭不全则导致十二指肠胃反流。

二、临床表现

(一)呕吐

新生儿和婴幼儿以呕吐为主要表现。多数发生在进食后,呕吐物为胃内容物,有时含少量胆 汁,也有表现为漾奶、反刍或吐泡沫。年长儿以反胃、反酸、嗳气等症状多见。

(二)反流性食管炎常见症状

1.烧心

烧心见于有表达能力的年长儿,位于胸骨下端,饮用酸性饮料可使症状加重,服用抗酸剂症状减轻。

2.咽下疼痛

婴幼儿表现为喂奶困难、烦躁、拒食,年长儿诉咽下疼痛,如并发食管狭窄则出现严重呕吐和持续性咽下困难。

3.呕血和便血

食管炎严重者可发生糜烂或溃疡,出现呕血或黑便症状。严重的反流性食管炎可发生缺铁性贫血。

(三)Barrette 食管

由于慢性 GER,食管下端的鳞状上皮被增生的柱状上皮所替代,抗酸能力增强,但更易发生食管溃疡、狭窄和腺癌。症状为咽下困难、胸痛、营养不良和贫血。

(四)其他全身症状

1.呼吸系统疾病

流物直接或间接可引发反复呼吸道感染、吸入性肺炎,难治性哮喘,早产儿窒息或呼吸暂停及婴儿猝死综合征等。

2.营养不良

患者主要表现为体重不增和生长发育迟缓、贫血。

3.其他

如声音嘶哑、中耳炎、鼻窦炎、反复口腔溃疡、龋齿等。部分患儿可出现精神神经症状。

(1)Sandifer 综合征:是指病理性 GER 患儿呈现类似斜颈样的一种特殊"公鸡头样"的姿势。此为一种保护性机制,以期保持气道通畅或减轻酸反流所致的疼痛,同时伴有杵状指、蛋白丢失性肠病及贫血。

(2)婴儿哭吵综合征:表现为易激惹、夜惊、进食时哭闹等。

三、诊断

GER 临床表现复杂且缺乏特异性,单一检查方法都有局限性,故诊断需采用综合技术。凡临床发现不明原因反复呕吐、咽下困难、反复发作的慢性呼吸道感染、难治性哮喘、生长发育迟缓、营养不良、贫血、反复出现窒息、呼吸暂停等症状时都应考虑到 GER 的可能以及严重病例的食管黏膜炎症改变。

四、辅助检查

(一)食管钡餐造影

食管钡餐造影适用于任何年龄,但对胃滞留的早产儿应慎重。可对食管的形态、运动状况、钡剂的反流和食管与胃连接部的组织结构做出判断,并能观察到食管裂孔疝等先天性疾病,检查前禁食 3～4 小时,分次给予相当于正常摄食量的钡剂(表 7-1)。

表 7-1 GRE X 射线分级

分级	表现
0 级	无胃内容物反流入食管下端
1 级	少量胃内容物反流入食管下端

分级	表现
2 级	反流至食管,相当于主动脉弓部位
3 级	反流至咽部
4 级	频繁反流至咽部,且伴有食管运动障碍
5 级	反流至咽部,且有钡剂吸入

(二)食管 pH 动态监测

将微电极放置在食管括约肌的上方,24 小时连续监测食管下端 pH,如有酸性 ER 发生则 pH 下降。通过计算机分析可反映 GER 的发生频率、时间,反流物在食管内停留的状况以及反流与起居活动、临床症状之间的关系,借助一些评分标准,可区分生理性和病理性反流,是目前最可靠的诊断方法。

(三)食管动力功能检查

应用低顺应性灌注导管系统和腔内微型传感器导管系统等测压设备,了解食管运动情况及 LES 功能。对于 LES 压力正常患儿应连续测压,动态观察食管运动功能。

(四)食管内镜检查及黏膜活检

食管内镜检查及黏膜活检可确定是否存在食管炎病变及 Barrette 食管。内镜下食管炎可分为 3 度:Ⅰ 度为充血;Ⅱ 度为糜烂和/或浅溃疡;Ⅲ 度为溃疡和域狭窄。

(五)胃-食管同位素闪烁扫描

口服或胃管内注入含有 ^{99m}Tc 标记的液体,应用 R 照相机测定食管反流量,可了解食管运动功能,明确呼吸道症状与 GER 的关系。

(六)超声学检查

B 型超声可检测食管腹段的长度、黏膜纹理状况、食管黏膜的抗反流作用,同时可探查有无食管裂孔疝。

五、鉴别诊断

(1)以呕吐为主要表现的新生儿、小婴儿应排除消化道器质性病变,如肠旋转不良、肠梗阻、先天性幽门肥厚性狭窄、胃扭转等。

(2)对反流性食管炎伴并发症的患儿,必须排除由于物理性、化学性、生物性等致病因素引起组织损伤而出现的类似症状。

六、治疗

治疗的目的是缓解症状,改善生活质量,防治并发症。

(一)一般治疗

1.体位治疗

将床头抬高 15°～30°,婴儿采用仰卧位,年长儿左侧卧位。

2.饮食治疗

适当增加饮食的稠厚度,少量多餐,睡前避免进食。低脂、低糖饮食,避免过饱。肥胖患儿应控制体重。避免食用辛辣食品、巧克力、酸性饮料、高脂饮食。

(二)药物治疗

药物治疗包括促胃肠动力药、抑酸药、黏膜保护剂3类。

1.促胃肠动力药

促胃肠动力药能提高LES张力,增加食管和胃蠕动,促进胃排空,从而减少反流。

(1)多巴胺受体拮抗剂:多潘立酮为选择性、周围性多巴胺受体拮抗剂,促进胃排空,但对食管动力改善不明显。常用剂量为每次0.2~0.3 mg/kg,每天3次,饭前半小时及睡前口服。

(2)通过乙酰胆碱起作用的药物:西沙必利,为新型全胃肠动力剂,是一种非胆碱能非多巴胺拮抗剂。主要作用于消化道壁肌间神经丛运动神经元的5-羟色胺受体,增加乙酰胆碱释放,从而诱导和加强胃肠道生理运动。常用剂量为每次0.1~0.2 mg/kg,3次/日口服。

2.抗酸和抑酸药

抗酸和抑酸药主要作用为抑制酸分泌以减少反流物对食管黏膜的损伤,提高LES张力。

(1)抑酸药:H₂受体拮抗剂,常用西咪替丁、雷尼替丁;质子泵抑制剂,奥美拉唑。

(2)中和胃酸药:如氢氧化铝凝胶,多用于年长儿。

3.黏膜保护剂

如硫酸铝、硅酸铝盐、磷酸铝等。

4.外科治疗

采用上述治疗后,大多数患儿症状能明显改善和痊愈。具有下列指征可考虑外科手术。

(1)内科治疗6~8周无效,有严重并发症(消化道出血、营养不良、生长发育迟缓)。

(2)严重食管炎伴溃疡、狭窄或发现有食管裂孔疝者。

(3)有严重的呼吸道并发症,如呼吸道梗阻、反复发作吸入性肺炎或窒息、伴支气管肺发育不良者。

(4)合并严重神经系统疾病。

(郝修伟)

第三节　胃　炎

胃炎是指由各种物理性、化学性或生物性有害因子引起的胃黏膜或胃壁炎症性改变的一种疾病。在我国小儿人群中胃炎的确切患病率不清。根据病程分为急性和慢性两种,后者发病率高。

一、诊断依据

(一)病史

1.发病诱因

对于急性胃炎应首先了解患儿近期有无急性严重感染、中毒、创伤及精神过度紧张等,有无误服强酸、强碱及其他腐蚀剂或毒性物质等。对于慢性胃炎而言不良的饮食习惯是主要原因,应了解患儿饮食有无规律、有无偏食、挑食;了解患儿有无过冷、过热饮食,有无食用辣椒、咖啡、浓茶等刺激性调味品,有无食用粗糙的难以消化的食物;了解患儿有无服用非甾体抗炎药或肾上腺皮质激素类药物等;还要了解患儿有无对牛奶或其他奶制品过敏等。

2.既往史

有无慢性疾病史,如慢性肾炎、尿毒症、重症糖尿病、肝胆系统疾病、儿童结缔组织疾病等;有无家族性消化系统疾病史;有无十二指肠-胃反流病史等。

(二)临床表现

1.急性胃炎

多急性起病,表现为上腹饱胀、疼痛、嗳气、恶心及呕吐,呕吐物可带血呈咖啡色,也可发生较多出血,表现为呕血及黑便。呕吐严重者可引起脱水、电解质及酸碱平衡紊乱。失血量多者可出现休克表现。有细菌感染者常伴有发热等全身中毒症状。

2.慢性胃炎

常见症状有腹痛、腹胀、呃逆、反酸、恶心、呕吐、食欲缺乏、腹泻、无力、消瘦等。反复腹痛是小儿就诊的常见原因,年长儿多可指出上腹痛,幼儿及学龄前儿童多指脐周不适。

(三)体格检查

1.急性胃炎

急性胃炎可表现为上腹部或脐周压痛。呕吐严重者可出现脱水、酸中毒体征,如呼吸深快、口渴、口唇黏膜干燥且呈樱红色、皮肤弹性差、尿少等。并发较大量消化道出血时可有贫血或休克表现。

2.慢性胃炎

一般无明显特殊体征,部分患儿可表现为消瘦、面色苍黄、舌苔厚腻、腹胀、上腹部或脐周轻度压痛等。

(四)并发症

长期慢性呕吐、食欲缺乏可引起消瘦或营养不良,严重呕吐可引起脱水、酸中毒和电解质紊乱,长期慢性小量失血可引起贫血,大量失血可引起休克。

(五)辅助检查

1.胃镜检查

胃镜检查可见黏膜广泛充血、水肿、糜烂、出血,有时可见黏膜表面的黏液斑或反流的胆汁。幽门螺杆菌(Hp)感染性胃炎时,可见到胃黏膜微小结节形成(又称胃窦小结节或淋巴细胞样小结节增生)。同时可取病变部位组织进行 Hp 或病理学检查。

2.X线上消化道钡餐造影

胃窦部有浅表炎症者有时可呈胃窦部激惹征,黏膜纹理增粗、迂曲、锯齿状,幽门前区呈半收缩状态,可见不规则痉挛收缩。气、钡双重造影效果较好。

3.实验室检查

(1)幽门螺杆菌检测方法有胃黏膜组织切片染色与培养、尿素酶试验、血清学检测、核素标记尿素呼吸试验。

(2)胃酸测定:多数浅表性胃炎患儿胃酸水平与胃黏膜正常小儿相近,少数慢性浅表性胃炎患儿胃酸降低。

(3)胃蛋白酶原测定:一般萎缩性胃炎中影响其分泌的程度不如盐酸明显。

(4)内因子测定:检测内因子水平有助于萎缩性胃炎和恶性贫血的诊断。

二、诊断中的临床思维

典型的胃炎根据病史、临床表现、体检、X线钡餐造影、纤维胃镜及病理学检查基本可确诊。但由于引起小儿腹痛的病因很多，急性发作的腹痛必须与外科急腹症、肝、胆、胰、肠等腹内脏器的器质性疾病以及腹型过敏性紫癜等鉴别。慢性反复发作的腹痛应与肠道寄生虫、肠痉挛等鉴别。

(一)急性阑尾炎

该病疼痛开始可在上腹部，常伴有发热，部分患儿呕吐，典型疼痛部位以右下腹为主，呈持续性，有固定压痛点、反跳痛及腹肌紧张、腰大肌试验阳性等体征，白细胞总数及中性粒细胞增高。

(二)过敏性紫癜

腹型过敏性紫癜由于肠壁水肿、出血、坏死等可引起阵发性剧烈腹痛，常位于脐周或下腹部，可伴有呕吐或吐咖啡色物，部分患儿可有黑便或血便。但该病患儿可出现典型的皮肤紫癜、关节肿痛、血尿及蛋白尿等。

(三)肠蛔虫症

患者常有不固定腹痛、偏食、异食癖、恶心、呕吐等消化道功能紊乱症状，有时出现全身过敏症状。往往有吐、排虫史，粪便查找虫卵，驱虫治疗有效等可协助诊断。

(四)肠痉挛

婴儿多见，可出现反复发作的阵发性腹痛，腹部无特异性体征，排气、排便后可缓解。

(五)心理因素所致非特异性腹痛

心理因素所致非特异性腹痛是一种常见的儿童期身心疾病。病因不明，与情绪改变、生活事件、精神紧张、过度焦虑等有关。表现为弥漫性、发作性腹痛，持续数十分钟或数小时而自行缓解，可伴有恶心、呕吐等症状。临床及辅助检查往往无阳性发现。

三、治疗

(一)急性胃炎

1.一般治疗

患儿应注意休息，进食清淡流质或半流质饮食，必要时停食1～2餐。药物所致急性胃炎首先停用相关药物，避免服用一切刺激性食物。及时纠正水、电解质紊乱。有上消化道出血者应卧床休息，保持安静，检测生命体征及呕吐与黑便情况。

2.药物治疗

药物治疗分4类。

(1)H₂受体拮抗药：常用西咪替丁，每天 $10～15$ mg/kg，分1～2次静脉滴注或分3～4次每餐前或睡前口服；雷尼替丁，每天 $3～5$ mg/kg，分2次或睡前1次口服。

(2)质子泵抑制剂：常用奥美拉唑，每天 $0.6～0.8$ mg/kg，清晨顿服。

(3)胃黏膜保护药：可选用硫糖铝、蒙脱石散、麦滋林-S颗粒剂等。

(4)抗生素：合并细菌感染者应用有效抗生素。

3.对症治疗

主要针对腹痛、呕吐和消化道出血的情况。

(1)腹痛：腹痛严重且除外外科急腹症者可酌情给予抗胆碱能药，如10％颠茄合剂、甘颠散、溴丙胺太林、山莨菪碱、阿托品等。

(2)呕吐:呕吐严重者可给予爱茂尔、甲氧氯普胺、多潘立酮等药物止吐。注意纠正脱水、酸中毒和电解质紊乱。

(3)消化道出血:可给予卡巴克洛或凝血酶等口服或灌胃局部止血,必要时内镜止血。注意补充血容量,纠正电解质紊乱等。有休克表现者,按失血性休克处理。

(二)慢性胃炎

1.一般治疗

慢性胃炎又称特发性胃炎,缺乏特殊治疗方法,以对症治疗为主。养成良好的饮食习惯及生活规律,少吃生冷及刺激性食物。停用能损伤胃黏膜的药物。

2.病因治疗

对感染性胃炎应使用敏感的抗生素。确诊为 Hp 感染者可给予阿莫西林、庆大霉素等口服治疗。

3.药物治疗

药物治疗分 4 类。

(1)对症治疗:有餐后腹痛、腹胀、恶心、呕吐症状者,用胃肠动力药。如多潘立酮,每次 0.1 mg/kg,3～4 次/d,餐前 15～30 分钟服用。腹痛明显者给予抗胆碱能药,以缓解胃肠平滑肌痉挛。可用硫酸阿托品,每次 0.01 mg/kg,皮下注射。或溴丙胺太林,每次 0.5 mg/kg,口服。

(2)黏膜保护药:胶体次枸橼酸铋,6～8 mg/(kg·d),分 2 次服用。大剂量铋剂对肝、肾和中枢神经系统有损伤,故连续使用本剂一般限制在 4～6 周之内为妥。硫糖铝,10～25 mg/(kg·d),分 3 次餐前 2 小时服用,疗程 4～8 周,肾功能不全者慎用。L-谷氨酰胺呱仑酸钠,每次 30～40 mg/kg,口服 3 次/d,餐前服用。

(3)抗酸药:一般慢性胃炎伴有反酸者可给予中和胃酸药,如氢氧化铝凝胶、复方氢氧化铝片,于餐后 1 小时服用。

(4)抑酸药:仅用于慢性胃炎伴有溃疡病、严重反酸或出血时,疗程不超过 2 周。H_2 受体拮抗药,西咪替丁 10～15 mg/(kg·d),分 2 次口服,或睡前一次服用。雷尼替丁 4～6 mg/(kg·d),分 2 次服或睡前一次服用。质子泵抑制药,如奥美拉唑 0.6～0.8 mg/kg,清晨顿服。

四、治疗中的临床思维

(1)绝大多数急性胃炎患儿经治疗在 1 周左右症状消失。

(2)急性胃炎治愈后若不注意规律饮食和卫生习惯,或在服用能损伤胃黏膜的药物时仍可急性发作。在有严重感染等应急状态下更易复发,此时可短期给予 H_2 受体拮抗药预防应急性胃炎的发生。

(3)慢性胃炎患儿因缺乏特异性治疗,消化系统症状可反复出现,造成患儿贫血、消瘦、营养不良、免疫力低下等。可酌情给予免疫调节药治疗。

(4)小儿慢性胃炎胃酸分泌过多者不多见,因此要慎用抗酸药。主要选用饮食治疗。避免医源性因素,如频繁使用糖皮质激素或非甾体抗炎药等。

(郝修伟)

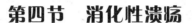

第四节 消化性溃疡

消化性溃疡是指胃和十二指肠的慢性溃疡。各年龄均可发病,学龄儿童多见,婴幼儿多为继发性溃疡,胃溃疡和十二指肠溃疡发病率相近;年长儿多为原发性十二指肠溃疡,男孩多于女孩。

一、病因和发病机制

原发性消化性溃疡的病因复杂,与诸多因素有关,确切发病机制至今尚未完全阐明,目前认为溃疡的形成是由于对胃和十二指肠黏膜有损害作用的侵袭因子(酸、胃蛋白酶、胆盐、药物、微生物及其他有害物质)与黏膜自身的防御因素(黏膜屏障、黏液重碳酸盐屏障、黏膜血流量、细胞更新、前列腺素、表皮生长因子等)之间失去平衡的结果。

(一)胃酸和胃蛋白酶

胃酸和胃蛋白酶是胃液的主要成分,也是对胃和十二指肠黏膜有侵袭作用的主要因素。十二指肠溃疡患者基础胃酸、壁细胞数量及壁细胞对刺激物质的敏感性均高于正常人,且胃酸分泌的正常反馈抑制亦发生缺陷,故酸度增高是形成溃疡的重要原因。因胃酸分泌随年龄而增加,因此年长儿消化性溃疡发病率较婴幼儿为高。胃蛋白酶不仅能水解食物蛋白质的肽链,也能裂解胃液中的糖蛋白、脂蛋白及结缔组织、破坏黏膜屏障。消化性溃疡患者胃液中蛋白酶及血清胃蛋白酶原水平均高于正常人。

(二)胃和十二指肠黏膜屏障

胃和十二指肠黏膜在正常情况下,被其上皮所分泌的黏液覆盖,黏液与完整的上皮细胞膜及细胞间连接形成一道防线,称黏液-黏膜屏障,能防止食物的机械摩擦,阻抑和中和腔内 H^+ 反渗至黏膜,上皮细胞分泌黏液和 HCO_3^-,可中和弥散来的 H^+。在各种攻击因子的作用下,这一屏障功能受损,即可影响黏膜血液循环及上皮细胞的更新,使黏膜缺血、坏死而形成溃疡。

(三)幽门螺杆菌(Hp)感染

小儿十二指肠溃疡幽门螺杆菌检出率为 $52.6\%\sim62.9\%$,被根除后复发率即下降,说明幽门螺杆菌在溃疡病发病机制中起重要作用。

(四)遗传因素

消化性溃疡属常染色体显性遗传病,$20\%\sim60\%$ 患儿有家族史,O 型血的人十二指肠溃疡或胃溃疡发病率较其他型的人高,2/3 的十二指肠溃疡患者家族血清胃蛋白酶原升高。

(五)其他

外伤、手术后、精神刺激或创伤;暴饮暴食,过冷、油炸食品;对胃黏膜有刺激性的药物如阿司匹林、非甾体抗炎药、肾上腺皮质激素等。继发性溃疡是由于全身疾病引起的胃、十二指肠黏膜局部损害,见于各种危重疾病所致的应激反应。

二、病理

新生儿和婴儿多为急性溃疡,溃疡为多发性,易穿孔,亦易愈合。年长儿多为慢性,单发。十二指肠溃疡好发于球部,胃溃疡多发生在胃窦、胃体交界的弯侧。溃疡大小不等,胃镜下观察呈圆形或不规则圆形,也有呈椭圆形或线形,底部有灰白苔,周围黏膜充血、水肿。球部因黏膜充血、水肿,或因多次复发后,纤维组织增生和收缩而导致球部变形,有时出现假憩室。胃和十二指肠同时有溃疡存在时称复合溃疡。

三、临床表现

年龄不同,临床表现多样,年龄越小,越不典型。

(一)年长儿

以原发性十二指肠溃疡多见,主要表现为反复发作脐周及上腹部胀痛、烧灼感,饥饿时或夜间多发;严重者可出现呕血、便血、贫血;部分病例可有穿孔,穿孔时疼痛剧烈并放射至背部。也有仅表现为贫血、粪便潜血试验阳性者。

(二)学龄前期

患者多数为十二指肠溃疡。上腹部疼痛不如年长儿典型,常为不典型的脐周围疼痛,多为间歇性。进食后疼痛加重,呕吐后减轻。消化道出血亦常见。

(三)婴幼儿期

十二指肠溃疡略多于胃溃疡。发病急,首发症状可为消化道出血或穿孔。主要表现为食欲差,进食后呕吐。腹痛较为明显,不很剧烈。多在夜间发作,吐后减轻,腹痛与进食关系不密切。可发生呕血、便血。

(四)新生儿期

应激性溃疡多见,常见原发病有早产儿窒息缺氧、败血症、低血糖、呼吸窘迫综合征和中枢神经系统疾病等。多数为急性起病,呕血、黑便。生后 24～48 小时亦可发生原发性溃疡,突然出现消化道出血、穿孔或两者兼有。

四、并发症

并发症主要为出血、穿孔和幽门梗阻。常可伴发缺铁性贫血。重症可出现失血性休克。如溃疡穿孔至腹腔或邻近器官,可出现腹膜炎、胰腺炎等。

五、实验室及辅助检查

(一)粪便隐血试验

素食 3 天后检查,阳性者提示溃疡有活动性。

(二)胃液分析

用五肽胃泌素法观察基础酸排量和酸的最大分泌量,十二指肠溃疡患儿明显增高。但有的胃溃疡患者胃酸正常或偏低。

(三)幽门螺杆菌检测方法

可通过胃黏膜组织切片染色与培养,尿素酶试验,核素标记尿素呼吸试验检测 Hp。或通过血清学检测抗 Hp 的 IgG～IgA 抗体,PCR 法检测 Hp 的 DNA。

(四)胃肠 X 线钡餐造影

发现胃和十二指肠壁龛影可确诊;溃疡对侧切迹,十二指肠球部痉挛、畸形对本病有诊断参考价值。

（五）纤维胃镜检查

纤维胃镜检查是当前公认诊断溃疡病准确率最高的方法。内镜观察可估计溃疡灶大小、溃疡周围炎症的轻重、溃疡表面有无血管暴露和评估药物治疗的效果，同时又可采取黏膜活检做病理组织学和细菌学检查。

六、诊断和鉴别诊断

诊断主要依靠症状、体征、X线检查及纤维胃镜检查。由于小儿消化性溃疡的症状和体征不如成人典型，常易误诊和漏诊，对有临床症状的患儿应及时进行胃镜检查，尽早明确诊断。有腹痛者应与肠痉挛、蛔虫症、结石等鉴别；有呕血者在新生儿和小婴儿与新生儿出血症、食管裂孔疝、败血症鉴别；年长儿与食管静脉曲张破裂及全身出血性疾病鉴别。便血者与肠套叠、憩室、息肉、过敏性紫癜鉴别。

七、治疗

原则是消除症状，促进溃疡愈合，防止并发症的发生。

（一）一般治疗

饮食定时定量，避免过饥、过饱、过冷，避免过度疲劳及精神紧张。注意饮食，禁忌吃刺激性强的食物。

（二）药物治疗

1.抗酸和抑酸剂

目的是减低胃、十二指肠液的酸度，缓解疼痛，促进溃疡愈合。

（1）H_2受体拮抗剂：可直接抑制组织胺、阻滞乙酰胆碱和胃泌素分泌，达到抑酸和加速溃疡愈合的目的。常用西咪替丁，10～15 mg/(kg·d)，分4次于饭前10分钟至30分钟口服；雷尼替丁，3～5 mg/(kg·d)，每12小时一次，或每晚一次口服；或将上述剂量分2～3次，用5%～10%葡萄糖液稀释后静脉滴注，肾功能不全者剂量减半。疗程均为4～8周。

（2）质子泵抑制剂：作用于胃黏膜壁细胞，降低壁细胞中的H^+、K^+-ATP酶活性，阻抑H^+从细胞质内转移到胃腔而抑制胃酸分泌。常用奥美拉唑，剂量为0.7 mg/(kg·d)，清晨顿服，疗程2～4周。

2.胃黏膜保护剂

（1）硫糖铝：常用剂量为10～25 mg/(kg·d)，分4次口服，疗程4～8周。肾功能不全者禁用。

（2）枸橼酸铋钾：剂量6～8 mg/(kg·d)，分3次口服，疗程4～6周。本药有导致神经系统不可逆损害和急性肾衰竭等不良反应，长期大剂量应用时应谨慎，最好有血铋监测。

（3）呋喃唑酮：剂量5～10 mg/(kg·d)，分3次口服，连用2周。

（4）蒙脱石粉：具有保护胃黏膜、促进溃疡愈合的作用。

3.抗幽门螺杆菌治疗

幽门螺杆菌与小儿消化性溃疡的发病密切相关，根除幽门螺杆菌可显著地降低消化性溃疡的复发率和并发症的发生率。临床上常用的药物有枸橼酸铋钾6～8 mg/(kg·d)；阿莫西林50 mg/(kg·d)；克拉霉素15～30 mg/(kg·d)；甲硝唑25～30 mg/(kg·d)。

由于幽门螺杆菌栖居部位环境的特殊性，不易被根除，目前多主张联合用药（二联或三联）。

以铋剂为中心药物的治疗方案为：枸橼酸铋钾6周＋阿莫西林4周,或＋甲硝唑2～4周,或＋呋喃唑酮2周。亦有主张使用短程低剂量二联或三联疗法者,即奥美拉唑＋阿莫西林或克拉霉素2周,或奥美拉唑＋克拉霉素＋甲硝唑2周,根除率可达95％以上。

(三)外科治疗

外科治疗的指征:①急性大出血。②急性穿孔。③器质性幽门梗阻。

(郝修伟)

第五节　上消化道出血

上消化道出血指屈氏韧带以上的消化道,包括食管、胃、十二指肠、上段空肠及肝、胆、胰腺等病变引起的出血,包括胃空肠吻合术后的空肠病变出血,排除口腔、鼻咽、喉部出血和咯血。上消化道出血是儿科临床常见的急症。其常见原因为消化性溃疡、急慢性胃炎、肝硬化合并食管或胃底静脉曲张破裂、胃痛、应激性溃疡等。消化道出血可发生在任何年龄。临床表现为呕血、便血,大量的消化道出血可导致急性贫血及出血性休克。

一、诊断步骤

(一)病史采集要点

上消化道出血可以是显性出血,也可以是隐性出血。其主要症状是呕血。呕血是指上消化道疾病(屈氏韧带以上的消化器官,包括食管、胃、十二指肠、肝、胆、胰疾病)或全身性疾病所致的急性上消化道出血,血液经口腔呕出。呕血或呕红色血液提示上消化道出血常为急性出血,通常来源于动脉血管或曲张静脉。呕咖啡样血系因出血缓慢或停止,红色的血红蛋白受胃酸作用变成褐色的正铁血红素所致。便血常提示下消化道出血,也可因活动性上消化道出血迅速经肠道排出所致。黑便通常提示上消化道出血,但小肠或右半结肠的出血也可有黑便。通常上消化道出血量达100～200 mL时才会出现黑便,在一次严重的出血后黑便可持续数天之久,不一定表示持续性出血。隐血试验阴性的黑色粪便可能因摄入铁剂、铋剂或各种食物所致,不应误认为出血所致的黑便。长期隐性出血可发生于消化道的任何部位。

小儿各年龄组消化道出血的常见病因有所不同。新生儿期出血多为出生时咽下母血或新生儿出血症、新生儿败血症、新生儿坏死性小肠结肠炎、新生儿血小板减少性紫癜、胃坏死出血以及严重的酸中毒等。1个月至2岁多为消化性溃疡、反流性食管炎等。2岁以上多为消化道溃疡、胆管出血。此外,还见于血小板减少性紫癜、过敏性紫癜、血友病以及白血病、胃肠道畸形等,可发生于任何年龄。

有进食或服用制酸剂可缓解的上腹部疼痛史的患者,提示消化性溃疡病。然而许多溃疡病出血的患者并无疼痛史。出血前有呕吐或干呕提示食管的Mallory-Weiss撕裂(胃贲门黏膜撕裂综合征),然而有50％的撕裂症患者并无这种病史。出血史(如紫癜、瘀斑、血尿)可能表明是一种出血素质(如血友病)。服药史可揭示曾使用过破坏胃屏障和损害胃黏膜的药物(如阿司匹林,非甾体抗炎药),服用这些药物的数量和持续时间是重要的。

(二)体格检查

在对患者的生命体征做出评估后,体格检查应包括检查鼻咽部以排除来自鼻和咽部的出血。应寻找外伤的证据,特别是头、胸及腹部。蜘蛛痣、肝脾大和腹水是慢性肝病的表现。动静脉畸形尤其是胃肠黏膜的动静脉畸形可能与遗传性出血性毛细血管扩张症(Rendu-Osler-Weber 综合征)有关,其中消化道多发性血管瘤是反复发作性血管瘤的原因。皮肤指甲床和消化道的毛细血管扩张可能与硬皮病或混合性结缔组织病有关。

(三)门诊资料分析

急性消化道出血时,门诊化验应包括血常规、血型、出凝血时间、大便或呕吐物的隐血试验、肝功能及血肌酐、尿素氮等。

对疑有上消化道出血的患者应作鼻胃吸引和灌洗,血性鼻胃吸引物提示上消化道出血,但约10%的患者鼻胃吸引物阴性;咖啡样吸引物表明出血缓慢或停止;持续的鲜红色吸引物提示活动性大量出血。鼻胃吸引还有助于监测出血状况。

(四)进一步检查项目

1.内镜检查

在急性上消化道出血时,胃镜检查安全可靠,是当前首选的诊断方法,其诊断价值比 X 线钡剂检查为高,阳性率一般达80%甚至90%以上。对一些 X 线钡剂检查不易发现的贲门黏膜撕裂症、糜烂性胃炎、浅溃疡,内镜可迅速做出诊断。X 线检查所发现的病灶(尤其存在两个病灶时),难以辨别该病灶是否为出血原因。而胃镜直接观察,即能确定,并可根据病灶情况作相应的止血治疗。

做纤维胃镜检查时应注意以下问题。

(1)胃镜检查的最好时机是在出血后 24～48 小时内进行。如若延误时间,一些浅表性黏膜损害部分或全部修复,会使诊断的阳性率大大下降。

(2)处于失血性休克的患者,应首先补充血容量,待血压有所平稳后做胃镜较为安全。

(3)事先一般不必洗胃准备,但若出血过多,估计血块会影响观察时,可用冰水洗胃后进行检查。

2.X 线钡剂造影

尽管内镜检查的诊断价值比 X 线钡剂造影优越,但并不能取而代之。对已确定有上消化道出血而全视式内镜检查阴性或不明确的患者,也可考虑进行上消化道钡餐检查,因为一些肠道的解剖部位不能被一般的内镜窥见,而且由于某些内镜医师经验不足,有时会遗漏病变,这些都可通过 X 线钡剂检查得以补救。但在活动性出血后不宜过早进行钡剂造影,否则会引起再出血或加重出血。一般主张在出血停止、病情稳定 3 天后谨慎操作。注意残留钡剂可干扰选择性动脉造影及内镜的检查。

3.放射性核素扫描

经内镜及 X 线检查阴性的病例,可做放射性核素扫描。其方法是采用核素(例如^{99m}Tc)标记患者的红细胞后,再从静脉注入患者体内。当有活动性出血,而出血速度能达到 0.1 mL/min,核素便可以显示出血部位。注射一次^{99m}Tc 标记的红细胞,可以监视患者消化道出血达 24 小时。经验证明,若该项检查阴性,则选择性动脉造影检查亦往往阴性。

4.选择性动脉造影

当消化道出血经内镜和 X 线检查未能发现病变时,应做选择性动脉造影。若造影剂外渗,能显示出血部位,则出血速度至少在 0.5~1.0 mL/min(750~1 500 mL/d)。故最适宜于活动性出血时做检查,阳性率可达 50%~77%。而且,尚可通过导管滴注血管收缩剂或注入人工栓子止血。禁忌证是碘过敏或肾衰竭等。

二、诊断对策

(一)诊断要点

1.首先鉴别是否消化道出血

临床上常须鉴别呕血与咯血(表 7-2)。

表 7-2　呕血与咯血的鉴别

	咯血	呕血
病因	TB、支扩、肺炎、肺脓肿、肺癌、心脏病	消化性溃疡、肝硬化、胃癌
出血前症状	喉部痒感、胸闷、咳嗽	上腹不适、恶心、呕吐等
颜色	鲜红	棕黑、暗红、有时鲜红
出血方式	咯出	呕出
血中混合物	痰,泡沫	食物残渣、胃液
反应	碱性	酸性
黑便	除非咽下,否则没有	有,可为柏油便、呕血停止后仍持续数天
出血后痰性状	常有血痰数天	无痰

2.失血量的估计

对进一步处理极为重要。一般每天出血量在 5 mL 以上,大便色不变,但隐血试验就可以为阳性,100 mL 以上出现黑便。以呕血、便血的数量作为估计失血量的资料,往往不太精确。因为呕血与便血常分别混有胃内容与粪便,另一方面部分血液尚贮留在胃肠道内,仍未排出体外。因此可以根据血容量减少导致周围循环的改变,做出判断。

(1)一般状况:失血量少,血容量轻度减少,可由组织液及脾贮血所补偿,循环血量在 1 小时内即得改善,故可无自觉症状。当出现头晕、心慌、冷汗、乏力、口干等症状时,表示急性失血量较大;如果有晕厥、四肢冰凉、尿少、烦躁不安时,表示出血量大,若出血仍然继续,除晕厥外,尚有气短、无尿。

(2)脉搏:脉搏的改变是失血程度的重要指标。急性消化道出血时血容量锐减、最初的机体代偿功能是心率加快。小血管反射性痉挛,使肝、脾、皮肤血窦内的储血进入循环,增加回心血量,调整体内有效循环量,以保证心、肾、脑等重要器官的供血。一旦由于失血量过大,机体代偿功能不足以维持有效血容量时,就可能进入休克状态。所以,当大量出血时,脉搏快而弱(或脉细弱),脉搏每分钟增至 120 次以上,再继续失血则脉搏细微,甚至扪不清。有些患者出血后,在平卧时脉搏、血压都可接近正常,但让患者坐或半卧位时,脉搏会马上增快,出现头晕、冷汗,表示失血量大。如果经改变体位无上述变化,测中心静脉压又正常,则可以排除有过大出血。

(3)血压:血压的变化同脉搏一样,是估计失血量的可靠指标。当急性失血占总血量的 20% 以上时,收缩压可正常或稍升高,脉压缩小。尽管此时血压尚正常,但已进入休克早期,应密切观察血压的动态改变。急性失血占总血量的 20%~40% 时,收缩压可降至 9.3~10.7 kPa(70~80 mmHg),脉压小。急性失血占总血量的 40% 时,收缩压可降至 6.7~9.3 kPa

(50～70 mmHg),更严重的出血,血压可降至零。

(4)血常规:血红蛋白测定、红细胞计数、血细胞压积可以帮助估计失血的程度。但在急性失血的初期,由于血浓缩及血液重新分布等代偿机制,上述数值可以暂时无变化。一般需组织液渗入血管内补充血容量,即 3～4 小时后才会出现血红蛋白下降,平均在出血后 32 小时,血红蛋白可被稀释到最大限度。如果患者出血前无贫血,血红蛋白在短时间内下降至 7 g 以下,表示出血量大。大出血后 2～5 小时,白细胞计数可增高,但通常不超过 15×10^9/L。然而在肝硬化、脾功能亢进时,白细胞计数可以不增加。

(5)尿素氮:上消化道大出血后数小时,血尿素氮增高,1～2 天达高峰,3～4 天内降至正常。如再次出血,尿素氮可再次增高。尿素氮增高是由于大量血液进入小肠,含氮产物被吸收。而血容量减少导致肾血流量及肾小球滤过率下降,则不仅尿素氮增高,肌酐亦可同时增高。如果肌酐在 133 μmol/L(1.5 mg%)以下,而尿素氮＞14.28 mmol/L(40 mg%),则提示上消化道出血量大。

3.失血恢复的评价

绝大多数消化道出血患者可自动停止(如约 80% 无门脉高压的上消化道出血患者可自行停止)。大量出血常表现为脉率＞110 次/分,收缩压＜13.3 kPa(100 mmHg),直立位血压下降≥2.1 kPa(16 mmHg),少尿、四肢湿冷和由于脑血流灌注减少所致的精神状态的改变(精神错乱、定向力障碍、嗜睡、意识丧失、昏迷)。血细胞比容是失血的有价值指标,但若出血在几小时前发生,则不一定准确,因为通过血液稀释完全恢复血容量需要数小时。若有进一步出血的危险、血管并发症、合并其他病态或严重疾病者,通常需要输血使血细胞比容维持在 30 左右。在血容量适量恢复后,还需严密观察继续出血的征象(如脉搏加快、血压下降、呕新鲜血液、再次出现稀便或柏油样便等)。

(二)临床类型

消化道出血病因大致可归纳为四类。

1.出血性疾病

新生儿自然出血、过敏性出血(特别是过敏性紫癜)、血友病、白血病等。

2.感染性疾病

新生儿败血症、出血性肠炎、肠伤寒出血、胆管感染出血等。

3.胃肠道局部病变出血

常见病因有食管静脉曲张(门静脉压增高症)、婴幼儿溃疡病出血、异位或迷生胰、胃肠道血管瘤等。

(三)鉴别诊断要点

1.有严重消化道出血的患者

胃肠道内的血液尚未排出体外,仅表现为休克,此时应注意排除心源性休克(急性心肌梗死)、感染性或过敏性休克,以及非消化道的内出血(宫外孕或主动脉瘤破裂)。若发现肠鸣音活跃,肛检有血便,则提示为消化道出血。

2.出血的病因诊断

对消化道大出血的患者,应首先治疗休克,然后努力查找出血的部位和病因,以决定进一步的治疗方针和判断预后。上消化道出血的原因很多,大多数是上消化道本身病变所致,少数是全身疾病的局部表现。常见的病因包括溃疡病、肝硬化所致的食管、胃底静脉曲张破裂和急性胃黏膜损害。其他少见的病因有食管裂孔疝、食管炎、贲门黏膜撕裂症、十二指肠球炎、胃平滑肌瘤、胃黏膜脱垂、胆管出血等。

(1)消化性溃疡病：出血是溃疡病的常见并发症。溃疡病出血约占上消化道出血病例的50%，其中尤以十二指肠球部溃疡居多。致命性出血多属十二指肠球部后壁或胃小弯穿透溃疡腐蚀黏膜下小动脉或静脉所致。部分病例可有典型的周期性、节律性上腹疼痛，出血前数天疼痛加剧，出血后疼痛减轻或缓解。这些症状，对溃疡病的诊断很有帮助。但有30%溃疡病合并出血的病例并无上述临床症状。溃疡病除上腹压痛外，无其他特异体征，尽管如此，该体征仍有助于鉴别诊断。

(2)食管、胃底静脉曲张破裂：绝大部分病例是由于肝硬化、门脉高压所致。临床上往往出血量大，呕出鲜血伴血块，病情凶险，病死率高。如若体检发现有黄疸、肝掌、蜘蛛痣、脾大、腹壁静脉怒张、腹水等体征，诊断肝硬化不难。但确定出血原因并非容易。一方面大出血后，原先肿大的脾脏可以缩小，甚至扪不到，造成诊断困难；另一方面肝硬化并发出血并不完全是由于食管、胃底静脉曲张破裂，有1/3病例合并溃疡病或糜烂性胃炎出血。肝硬化合并溃疡病的发生率颇高。肝硬化合并急性糜烂性胃炎，可能与慢性门静脉淤血造成缺氧有关。因此，当临床不能肯定出血病因时，应尽快做胃镜检查，以便及时做出判断。

(3)急性胃黏膜损害：急性胃黏膜损害包括急性应激性溃疡病和急性糜烂性胃炎两种疾病。而两者主要区别在于病理学，前者病变可穿透黏膜层，以致胃壁穿孔；后者病变表浅，不穿透黏膜肌层。以前的上消化道出血病例中，诊断急性胃黏膜损害仅有5%。自从开展纤维胃镜检查，使急性胃黏膜损害的发现占上消化道出血病例的15%~30%。①急性糜烂性胃炎：应激反应、酗酒或服用某些药物(如阿司匹林、吲哚美辛、利舍平、肾上腺皮质激素等)可引起糜烂性胃炎。病灶表浅，呈多发点、片状糜烂和渗血。②急性应激性溃疡：这是指在应激状态下，胃和十二指肠以及偶尔在食管下端发生的急性溃疡。应激因素常见有烧伤、外伤或大手术、休克、败血症、中枢神经系统疾病以及心、肺、肝、肾衰竭等严重疾病。

严重烧伤所致的应激性溃疡称柯林(Curling)溃疡，颅脑外伤、脑肿瘤及颅内神经外科手术所引起的溃疡称库兴(Cushing)溃疡，应激性溃疡的发生机制是复杂的。严重而持久的应激会引起交感神经强烈兴奋，血中儿茶酚胺水平增高，导致胃、十二指肠黏膜缺血。在许多严重应激反应的疾病中，尤其是中枢神经系统损伤时，可观察到胃酸和胃蛋白酶分泌增高(可能是通过丘脑下部-垂体-肾上腺皮质系统兴奋或因颅内压增高直接刺激迷走神经核所致)从而使胃黏膜自身消化。至于应激反应时出现的胃黏膜屏障受损和胃酸的 H^+ 回渗，亦在应激性溃疡的发病中起一定作用。归结起来是由于应激反应造成神经-内分泌失调，造成胃、十二指肠黏膜局部微循环障碍，胃酸、胃蛋白酶、黏液分泌紊乱，结果形成黏膜糜烂和溃疡。溃疡面常较浅，多发，边缘不规则，基底干净。临床主要表现是难以控制的出血，多数发生在疾病的第2~15天。因患者已有严重的原发疾病，故预后多不良。

(4)食管-贲门黏膜撕裂症：本症是引起上消化道出血的重要病因，约占8%。有食管裂孔疝的患者更易并发本症。多数发生在剧烈干呕或呕吐后，造成贲门或食管下端黏膜下层的纵行性裂伤，有时可深达肌层。常为单发，亦可多发，裂伤长度一般0.3~2.0 cm。出血量有时较大甚至发生休克。

(5)食管裂孔疝：多属食管裂孔滑动疝，食管胃连接处经横膈上的食管裂孔进入胸腔。由于食管下段、贲门部抗反流的保护机制丧失，易并发食管黏膜水肿、充血、糜烂甚至形成溃疡。食管炎以及疝囊的胃出现炎症可出血。以慢性渗血多见,有时大量出血。

(6)胆管出血:肝化脓性感染、肝外伤、胆管结石及出血性胆囊炎等可引起胆管出血。临床表现特点是出血前有右上腹绞痛,若同时出现发热、黄疸,则常可明确为胆管出血。出血后血凝块可阻塞胆管,使出血暂停。待胆汁自溶作用,逐渐增加胆管内压,遂把血凝块排出胆管,结果再度出血。因此,胆管出血有间歇发作倾向。此时有可能触及因积血而肿大的胆囊,积血排出后,疼痛缓解,肿大的胆囊包块亦随之消失。

三、治疗对策

(一)治疗原则

呕血、黑便或便血在被否定前应被视为急症。在进行诊断性检查之前或同时,应采用输血和其他治疗方法以稳定病情。所有患者需要有完整的病史和体格检查、血液学检查包括凝血功能检查(血小板计数、凝血酶原时间及部分凝血酶原时间),肝功能试验(胆红素、碱性磷酸酶、清蛋白、谷丙转氨酶、谷草转氨酶)以及血红蛋白和血细胞比容的反复监测。

1.一般治疗

加强护理,密切观察,安静休息,大出血者禁食。

2.补充有效循环血量

(1)补充晶体液及胶体液。

(2)中度以上出血,根据病情需要适量输血。

3.根据出血原因和性质选用止血药物

(1)炎症性疾病引起的出血:可用 H_2 受体拮抗剂,质子泵抑制剂。

(2)亦可用冰水加去甲肾上腺素洗胃。

(3)食管静脉曲张破裂出血:用三腔管压迫止血;同时以垂体后叶素静脉注射,再静脉滴注维持直至止血。

(4)凝血酶原时间延长者:可以静脉注射维生素 K_1,每天 1 次,连续使用 3～6 天;长巴克洛,肌内注射或经胃管注入胃腔内,每 2～4 小时用 1 次。以适量的生理盐水溶解凝血酶,使成每毫升含50～500单位的溶液,口服或经胃镜局部喷洒,每 1～6 小时用 1 次。

4.内镜下止血

(1)食管静脉曲张硬化剂注射。

(2)喷洒止血剂。

(3)高频电凝止血。

(4)激光止血。

(5)微波组织凝固止血。

(6)热凝止血。

5.外科治疗

经保守治疗,活动性出血未能控制,宜及早考虑手术治疗。

(二)治疗计划

上消化道大出血的治疗原则是在积极抢救休克的同时进一步查明出血原因,随时按可能存在的病因做必要的检查和化验。一般是尽可能以非手术方法控制出血,纠正休克,争取条件确定病因诊断及出血部位,为必要的手术做好准备。在活动性消化道出血,特别是有咽反射功能不全和反应迟钝或意识丧失的患者中,由吸入血液所致的呼吸道并发症常可成为该病发病率和病死率的主要原因。为了防止意识改变患者的这种并发症,应考虑作气管内插管以保证呼吸道畅通。

除按照一般原则抢救休克外,大出血的抢救尚须从下列四方面考虑。

1.镇静疗法

巴比妥类为最常用的镇静剂。吗啡类药物对出血效果较好,但须注意对小儿抑制呼吸中枢的危险性。应用冬眠合剂(降温或不降温方法),对严重出血患儿有保护性作用。但应特别注意对休克或休克前期患儿的特殊抑制作用,一般镇静剂均可使休克患儿中枢衰竭而致死亡,因此应先输液、输血、纠正血容量后,再给镇静剂。使用冬眠快速降温常可停止出血,延长生命,有利于抢救。

2.输液、输血疗法

等量快速输液、输血为抢救大出血的根本措施。一般靠估计失血量,以半小时内 30～50 mL/kg速度加压输入。输完第一步血后测量血压如不升,可再重复半量为第二步,以后可再重复半量(20～30 mL/kg),直至血压稳定为止。一般早期无休克之出血,可以输浓缩红细胞,有利于预防继续出血;晚期有休克时,应先输碱性等渗液及低分子右旋糖酐后再输浓缩红细胞,以免增加血管内凝血的机会。血红蛋白低于60 g/L则需输浓缩红细胞。一般输血输液后即可纠正休克,稳定血压;如仍不能升压,则应考虑出血不止而进行必要的止血手术。大量出血有时较难衡量继续出血的速度、肠腔内存血情况及休克引起心脏变化等。血容量是否已恢复,是否仍需输血输液,可借助于中心静脉压的测定。静脉压低,就可大量快速加压输血(液)每次20～30 mL/kg,以后再测静脉压,如仍低则再输血或输液,直至动脉压上升,中心静脉压正常为止。如果动脉压上升而中心静脉压仍低,则需再输一份,以防血压再降,休克复发。如静脉压过高,则立刻停止静脉输血,此时如估计血容量仍未补足,动脉压不升,则应改行动脉输血或输液,一份血(液)量仍为20～30 mL/kg。同时根据周围循环情况使用多巴胺、山莨菪碱等血管舒张药,根据心脏功能迅速使用速效强心剂,如毛花苷 C 或毒毛旋花子苷等,使心脏迅速洋地黄化。这样可以比较合理地控制输血量、心脏与动静脉活动情况。

3.止血药的应用

一般是从促进凝血方面用药。大出血,特别是曾使用大量代血浆或枸橼酸血者,同时给予6-氨基己酸为宜(小儿一次剂量为1～2 g,静脉滴注时浓度为6-氨基己酸 2 g 溶于 50 mL 葡萄糖或生理盐水中);也可用对羧基苄胺,其止血作用与前药相同,但作用较强,每次 100 mg 可与生理盐水或葡萄糖液混合滴入。新生儿出血宜使用维生素 K_1 肌内注射。出血患儿准备进行可能导致一些损伤的检查或手术以前,注射酚磺乙胺可减少出血。疑有其他凝血病或出血病者,按情况使用相应药物如凝血酶原。疑为门脉压高而出血者,可注射垂体后叶素,以葡萄糖水稀释滴入。疑为幽门溃疡出血者,可静脉注射阿托品 0.05 mg/kg,或山莨菪碱等类似药物。局部用药如凝血酶及凝血质,中药云南白药等均可口服或随洗胃注入胃内;引起呕吐者,则应避免口服。

4.止血术

对有局限出血病灶者,首先考虑内镜检查同时止血,一般食管、胃、十二指肠及胆管出血均可鉴别,并能进行必要的处理。如无内镜条件,或患儿不能耐受内镜,最可靠的止血术是外科手术止血。但外科手术需要一定的条件,最起码的条件是出血部位的大致确定,从而决定手术途径及切口的选择。至少要区别食管出血或胃肠出血,以决定进行开胸或开腹探查。使用气囊导尿管或三腔气囊管,成人用管也可用于小儿,但需根据食管的长度,适当减短食管气囊上方的长度,以防压迫气管。在止血的同时还可对出血部位进行鉴别。经鼻(婴儿可经口)插入胃中,吹起气囊,拉紧后将管粘在鼻翼上或加牵引,使压住贲门,而把胃与食管分隔成两室。然后以另一鼻孔将另一导尿管插入食管,用盐水冲洗(注意小量冲洗,以免水呛入气管)。如果食管内无出血,则可很快洗清。如果冲洗时仍有不同程度的出血,则可判断为食管(静脉曲张)出血。查完食管后,还可再经过该管的胃管冲洗,如能很快冲洗成清水,则可说明胃内无出血。如始终有鲜血洗出,则不能排除胃、十二指肠段出血,则需开腹探查胃、十二指肠(切开探查)、胆管、胰腺。屈氏韧带下用肠钳闭合空肠后冲洗。如果洗胃证明出血不在胃、十二指肠,则可直接探查小肠。小肠出血一般透过肠壁可以看到,但大量出血时,常不易看出原出血灶,则需采取分段夹住肠管后穿刺冲洗肠腔的办法。

一般消化道大出血,绝大多数可经非手术治疗而止血,当呕血、便血停止,排出正常黄色大便,或留置胃管的吸出物已无血时,应立即检查大便及胃液有无潜血。出血停止后,一般情况恢复,条件许可时,应再做如下检查:①钡餐 X 线检查若怀疑为上消化道出血,如食管静脉曲张、胃及十二指肠溃疡,可行上消化道钡餐 X 线检查。②纤维内镜检查胃、十二指肠镜可诊断与治疗胃、十二指肠病变及逆行胆管造影诊断肝胆病变。不少大出血患儿一次出血后,查不出任何原因,并且也不再发生出血。即使有过一两次大出血发作,而无明确的局部出血灶病变者,均不宜采取手术探查。但宜努力检查,争取明确诊断。只有出血不止,威胁生命,或屡次出血,严重影响健康(贫血不能控制)时,才考虑诊断性探查手术。

(三)治疗方案的选择

1.迅速补充血容量

大出血后,患者血容量不足,可处于休克状态,此时应首先补充血容量。在着手准备输血时,立即静脉输液。强调不要一开始单独输血而不输液,因为患者急性失血后血液浓缩,血较黏稠,此时输血并不能更有效地改善微循环的缺血、缺氧状态。因此主张先输液,或者紧急时输液、输血同时进行。当收缩压在 6.7 kPa(50 mmHg)以下时,输液、输血速度要适当加快,甚至需加压输血,以尽快把收缩压升高至 10.7～12.0 kPa(80～90 mmHg)水平,血压能稳住则减慢输液速度。输入库存血较多时,每 600 mL 血应静脉补充葡萄糖酸钙 10 mL。对肝硬化或急性胃黏膜损害的患者,尽可能采用新鲜血。对于有心、肺、肾疾病者,要防止因输液、输血量过多、过快引起的急性肺水肿。因此,必须密切观察患者的一般状况及生命体征变化,尤其要注意颈静脉的充盈情况,最好通过测定中心静脉压来监测输入量。血容量已补足的指征有下列几点:四肢末端由湿冷、青紫转为温暖、红润;脉搏由快、弱转为正常、有力;收缩压接近正常,脉压差＞4.0 kPa(30 mmHg);肛温与皮温差从＞3 ℃转为＜1 ℃;尿量＞30 mL/h;中心静脉压恢复正常(5～13 cmH$_2$O)。

2.止血

应针对不同的病因,采取相应的止血措施。

(1)非食管静脉曲张出血的治疗:①组胺 H$_2$ 受体拮抗剂和抗酸剂,胃酸在上消化道出血发病中起重要作用,因此抑制胃酸分泌及中和胃酸可达到止血的效果。消化性溃疡、急性胃黏膜损害、食管裂孔疝、食管炎等引起的出血,用该法止血效果较好。组胺 H$_2$ 受体拮抗剂有西咪替丁及雷尼替丁等,已在临床广泛应用。西咪替丁口服后小肠吸收快,1～2 小时血浓度达高峰,抑酸分泌 6 小时。一般用口服,禁食者用静脉制剂。雷尼替丁抑酸作用比西咪替丁强 6 倍。抑酸作用最强的药是质子泵阻滞剂奥美拉唑。②灌注去甲肾上腺素:去甲肾上腺素可以刺激 α-肾上腺素能受体,使血管收缩而止血。胃出血时可用去甲肾上腺素 8 mg,加入冷生理盐水 100~200 mL,经胃管灌注或口服,每 0.5~1.0 小时灌注 1 次,必要时可重复 3~4 次。应激性溃疡或出血性胃炎避免使用。③内镜下止血法:内镜下直接对出血灶喷洒止血药物;高频电凝止血:电凝止血必须确定出血的血管方能进行,决不能盲目操作。因此,要求病灶周围干净。如若胃出血,电凝止血前先用冰水洗胃。对出血凶猛的食管静脉曲张出血,电凝并不适宜。操作方法是用凝固电流在出血灶周围电凝,使黏膜下层或肌层的血管凝缩,最后电凝出血血管。单极电凝比双极电凝效果好,首次止血率为 88%,第二次应用止血率为 94%。激光止血:近年可供作止血的激光有氩激光及石榴石激光(Nd:YAG)两种。止血原理是由于光凝作用,使照射局部组织蛋白质凝固,小血管内血栓形成。止血成功率在 80%~90%,对治疗食管静脉曲张出血的疗效意见尚有争议。激光治疗出血的并发症不多,有报道个别发生穿孔、气腹以及照射后形成溃疡,导致迟发性大出血等。局部注射血管收缩药或硬化剂经内镜用稀浓度即 1/10 000 肾上腺素做出血灶周围黏膜下注射,使局部血管收缩,周围组织肿胀压迫血管,起暂时止血作用。继之局部注射硬化剂如 1% 十四烃基硫酸钠,使血管闭塞。有人用纯酒精作局部注射止血。该法可用于不能耐受手术的患者。放置缝合夹子内镜直视下放置缝合夹子,把出血的血管缝夹止血,伤口愈合后金属夹子会自行脱落,随粪便排出体外。该法安全、简便、有效,可用于消化性溃疡或应激性溃疡出血,特别对小动脉出血效果更满意。动脉内灌注血管收缩药或人工栓子经选择性血管造影导管,向动脉内灌注垂体加压素,0.1~0.2 U/min 连续 20 分钟,仍出血不止时,浓度加大至 0.4 U/min。止血后 8~24 小时减量。注入人工栓子一般用明胶海绵,使出血的血管被堵塞而止血。

(2)食管静脉曲张出血的治疗:①气囊填塞,一般用三腔二囊管或四腔二囊管填塞胃底及食管中、下段止血。其中四腔二囊管专有一管腔用于吸取食管囊以上的分泌物,以减少吸入性肺炎的发生。食管囊和胃囊注气后的压力要求在 4.7~5.3 kPa(35~40 mmHg),使之足以克服门脉压。初压可维持 12~24 小时,以后每 4~6 小时放气一次,视出血活动程度,每次放气 5~30 分钟,然后再注气,以防止黏膜受压过久发生缺血性坏死。另外要注意每 1~2 小时用水冲洗胃腔管,以免血凝块堵塞孔洞,影响胃腔管的使用。止血 24 小时后,放气观察 1~2 天才拔管。拔管前先喝些花生油,以便减少气囊与食管壁的摩擦。气囊填塞对中、小量食管静脉曲张出血效果较佳,对大出血可作为临时应急措施。止血有效率在 40%~90% 不等。②垂体加压素:该药使内脏小血管收缩,从而降低门静脉压力以达到止血的目的。对中、小量出血有效,大出血时需配合气囊填塞。近年采用周围静脉持续性低流量滴注法,剂量 0.2~0.3 U/min,止血后减为0.1~0.2 U/min 维持 8~12 小时后停药,当有腹痛出现时可减慢速度。③内镜硬化治疗:近年不少报道用硬化治疗食管静脉曲张出血,止血率在 86%~95%。有主张在急性出血时做,但多数意见主张先用其他止血措施,待止血 12 小时或 1~5 天后进行。硬化剂有 1% 十四烃基硫酸钠、5% 鱼肝油酸钠及 5% 油酸乙醇胺等多种。每周注射 1 次,4~6 周为 1 个疗程。并发症主要有食管穿孔、狭窄、出血、发热、胸骨后疼痛等。一般适于对手术不能耐受的患者。胃底静脉曲张出血治疗较难,有使用血管黏合剂止血成功。④抑制胃酸及其他止血药虽然控制胃酸不能直接对食管静脉曲张出血起止血作用,但严重肝病时常合并应激性溃疡或糜烂性胃炎,故肝硬化发生上消化道出血时可给予控制胃酸的药物。雷尼替丁对肝功能无明显影响,较西咪替丁为好。

3.手术治疗

在消化道大出血时做急症手术往往并发症及病死率比择期手术高,所以尽可能先采取内科止血治疗。只有当内科止血治疗无效,而出血部位明确时,才考虑手术治疗止血。手术疗法在上消化道出血的治疗中仍占重要的地位,尤其是胃十二指肠溃疡引起的出血,如经上述非手术疗法不能控制止血,患者的病情稳定,手术治疗的效果是令人满意的。凡对出血部位及其病因已基本弄清的上消化道出血病例,经非手术治疗未能奏效者,可改用手术治疗。手术的目的是首先控制出血,然后根据病情许可对病变部位做彻底的手术治疗。如经各种检查仍未能明确诊断而出血仍不停止者,可考虑剖腹探查,找出病因,针对处理。

(郝修伟)

第六节　先天性肥厚性幽门狭窄

先天性肥厚性幽门狭窄是新生儿期常见的消化道畸形,由于新生儿幽门环肌肥厚、增生使幽门管腔狭窄而引起的上消化道不完全梗阻性疾病。发病率为 10/10 万～33/10 万,占消化道畸形的第 3 位。第一胎多见,男孩多于女孩,男女发病率之比约为 5:1,多为足月儿,未成熟儿较少见。

一、诊断

(一)临床表现

呕吐是本症主要的症状,一般在出生后 2～4 周,少数于生后 1 周发病,也有迟至生后 2～3 个月发病者。开始为溢乳,逐渐加重呈喷射性呕吐,几乎每次奶后均吐,多于喂奶后半小时内即吐,自口鼻中涌出;吐出物为带凝块的奶汁,不含胆汁,少数患儿因呕吐频繁使胃黏膜毛细血管破裂出血,吐出物含咖啡样物或带血。患儿食欲旺盛,呕吐后即饥饿欲食。呕吐严重时,大部分食物被吐出,致使大便次数减少,尿少。

(二)体格检查

1.胃蠕动波

胃蠕动波常见,但非本症特有体征。蠕动波从左季肋下向右上腹部移动,到幽门即消失。在喂奶时或呕吐前较易看到,轻拍上腹部常可引出。

2.右上腹肿块

右上腹肿块为本症特有体征,具有诊断意义。检查方法是用指端在右季肋下腹直肌外缘处轻轻向深部按摸,可触及橄榄大小、质地较硬的肿块,可以移动。

3.黄疸

少数患儿可以伴有黄疸。可能与饥饿和肝功能不成熟,胆红素肝肠循环增加等有关。

(三)并发症

1.消瘦

反复呕吐、营养物质及水分摄入不足,致使患儿体重不增,以后下降,逐渐出现营养不良、消瘦。

2.脱水和电解质紊乱

由于呕吐使 H^+ 和 Cl^- 大量丢失,造成脱水、酸碱平衡失调及电解质紊乱等。

3.继发感染

由于呕吐营养物质摄入不足使患儿免疫功能下降,同时呕吐易造成患儿胃内容物误吸,易出现反复感染,特别是下呼吸道感染等。

(四)辅助检查

1.腹部超声

腹部 B 超可发现幽门肥厚肌层为一环形低回声区,相应的黏膜层为高密度回声,并可测量肥厚肌层的厚度、幽门直径和幽门管长度,如果幽门肌层厚度≥4 mm、幽门前后径≥13 mm、幽门管长≥17 mm,即可诊断为本症。

2.腹部 X 线检查及钡餐造影

透视下可见胃扩张,钡剂通过幽门排出时间延长,胃排空时间延长。仔细观察可见幽门管延长,向头侧弯曲,幽门胃窦呈典型的鸟嘴状改变,管腔狭窄如线状,为诊断本病特有的 X 线征象。

3.内镜检查

内镜检查可见幽门管呈菜花样狭窄,镜头不能通过幽门管,有胃潴留等。

二、鉴别诊断

(一)幽门痉挛

患儿多在出生后即出现间歇性不规则呕吐,非喷射性,量不多,无进行性加重,偶见幽门蠕动波,但右上腹摸不到肿块。一般情况较好,无明显脱水、营养不良,B 超检查幽门层不肥厚,用阿托品、氯丙嗪等解痉镇静药治疗有效。

(二)胃扭转

出生后数周内出现呕吐,移动体位时呕吐加剧。X 线钡餐检查可见:食管与胃黏膜有交叉现象;胃大弯位于小弯之上;幽门窦位置高于十二指肠球部;双胃泡、双液平面;食管腹段延长,且开口于胃下方。胃镜检查可达到诊断和治疗目的(胃镜下整复)。

(三)胃食管反流

呕吐为非喷射性,上腹无蠕动波,无可触及的右上腹橄榄样肿块。采用体位疗法和稠厚食物喂养可减轻症状。X 线钡餐检查、食管 24 小时 pH 监测和食管动力功能检查可协助确诊。

(四)贲门松弛和食管裂孔疝

出生后几天即出现呕吐,非喷射性、呕吐量不大,呕吐与体位有关,竖立位不吐。腹部无阳性体征,钡餐造影有助于诊断。

(五)喂养不当

由于喂奶过多、过急;人工喂养时将奶瓶倾斜将奶瓶内气体吸入胃内;喂奶后小儿放置不当等,均为新生儿呕吐的常见原因。

三、治疗

(一)外科治疗

诊断明确,早期行幽门环肌切开术。手术前应先纠正水、电解质紊乱,治疗贫血,改善全身状况。腹腔镜治疗创伤小、疗效好。

(二)内科治疗

对诊断未明确,或发病晚,有其他并发症暂时不能手术者,可试用内科治疗:①抗痉挛治疗:

用1:1 000新配制的阿托品溶液,奶前30分钟口服,每次自1滴增加到2~6滴,至皮肤发红为止,应注意其不良反应。②适当减少奶量,使用稠厚奶汁。③纠正水、电解质紊乱。④预防感染。⑤内镜气囊扩张术治疗。

四、预后

(1)能及早诊断,未合并其他器官畸形,经手术治疗后预后良好。

(2)诊断治疗不及时,可合并营养不良及肺部感染,严重者可导致死亡。

(郝修伟)

第七节　肝　脓　肿

肝脓肿是溶组织阿米巴原虫或细菌感染所引起的肝组织内单个或多发的化脓性病变。本病是一种继发性病变,由细菌感染者称为细菌性肝脓肿,常见病原菌为大肠埃希菌和葡萄球菌,链球菌和产酸杆菌等少见。多继发于胆管系统、门静脉系统、肝动脉、腹内邻近器官的感染以及肝外伤后继发感染;由阿米巴原虫引起者称为阿米巴肝脓肿,多继发于阿米巴肠病。

一、诊断

(一)阿米巴肝脓肿

1.病史

常伴有阿米巴痢疾或慢性腹泻史。

2.临床表现

不规则的长期发热,伴有恶寒、大汗、右上腹或右下胸疼痛,局部可有饱满及压痛,肝大而有压痛。

3.辅助检查

(1)实验室检查:白细胞数增加,嗜酸粒细胞增加较明显,粪便检查半数以上患儿可发现阿米巴滋养体或包裹。

(2)X线检查:病侧膈肌升高,运动度受限,膈肌局部隆起者尤具诊断意义。

(3)超声波检查:肝大,脓肿区出现液平段。

(4)肝脏放射性核素扫描:可见局限性放射性缺损或密度减低。

(5)肝脓肿穿刺液呈红棕色(有继发感染时脓液呈黄白色)。

(二)细菌性肝脓肿

1.病史

患儿可曾有疖肿或外伤感染致菌血症或败血症,或胆系感染,急性阑尾炎、肠炎所致门脉系统感染,以及膈下脓肿等邻近器官炎症直接蔓延到肝脏。

2.临床表现

(1)寒战、高热,呈弛张热型,右上腹痛,伴食欲缺乏、乏力。

(2)肝大,有明显触痛、叩击痛,有时可见右下胸肋间隙水肿。

3.辅助检查

(1)白细胞总数及中性粒细胞计数均增多。

(2)超声波检查显肝内液平段。

(3)X线检查右叶脓肿可见右膈升高,活动度受限,肝影增大,有时伴有反应性胸腔积液,左叶脓肿则常有胃小弯受压征象。

(4)肝穿刺有脓液,多为黄灰色或黄色,有臭味,做细菌学检查可确定致病菌。

二、治疗

(一)一般治疗

卧床休息,加强营养,补充热量、蛋白质及维生素等,必要时可少量输血。

(二)病因治疗

1.抗生素治疗

对细菌性肝脓肿,选用敏感抗生素治疗,对病原未明者,可选用两种抗生素联合应用,再根据药敏结果进行调整。往往需要多种有效药物交替长时间使用,一般用到8周,或热退后2～3周。

2.抗阿米巴原虫治疗

阿米巴肝脓肿应使用抗阿米巴原虫药物,如甲硝唑,剂量35～50 mg/(kg·d),分3次口服,10天为1个疗程。也可选用磷酸氯喹,剂量为20 mg/(kg·d),分2次口服,连服2天,以后减为10 mg/(kg·d),1次服,连服2周以上。在排脓之前也应全身应用抗阿米巴原虫药治疗。

(三)外科治疗

1.穿刺引流

脓肿较大者应穿刺引流,尤其适用于单个脓肿。穿刺点应选择肋间隙饱满、压痛最明显的部位,或根据超声波定位。如脓液黏稠,可注入生理盐水冲洗,以利排脓。如引流不畅或无效,可切开引流。

2.切开引流

对于巨大脓肿、反复积脓的脓肿、局部胀痛明显或全身中毒症状严重的脓肿,脓肿已破或有穿破可能者,应进行切开引流。

(郝修伟)

第八节　急性阑尾炎

小儿急性阑尾炎发病率虽较成人低,但仍是小儿外科急腹症中最常见的疾病。新生儿罕见,5岁以后随年龄增长为发病高峰。小儿急性阑尾炎病情发展快,症状不典型,容易误诊和发生穿孔,文献报告达40%,因而早期诊断和治疗极为重要。

一、病因

(一)解剖因素

小儿阑尾的生长比系膜快,容易扭曲,呈盲管状,容易因引流不畅而发生炎症。当肠内容物、异物、小的肠石等进入阑尾腔后易发生梗阻。阑尾动脉是终末血管,腔内压力高血运易受阻碍,坏死穿孔率较高。小儿大网膜发育差,穿孔后不易包裹局限,易形成弥漫性腹膜炎。

(二)细菌侵袭

阑尾黏膜损伤、破溃时,肠道细菌可直接侵犯而产生炎症,也可因上呼吸道感染等其他部位的多血流进入阑尾。阑尾黏膜下淋巴组织丰富,血液中的细菌未被滤过而停留在阑尾壁内淋巴组织导致炎症。儿童的急性阑尾炎多由金黄色葡萄球菌、大肠埃希菌以及链球菌感染引起。近年来晚期穿孔者病例报告感染较多,最常见的是脆弱杆菌。

(三)免疫因素

临床发现化脓性阑尾炎发作前有病毒感染的病史,有人认为这是病毒感染抑制机体免疫功能,内细菌过度繁殖而发生炎症。

(四)神经反射

因精神紧张、生活环境的改变等因素,使受神经支配的阑尾肌肉和血管发生反射性痉挛,导致环障碍并加重阑尾腔梗阻,引起阑尾急性炎症。

二、病理

根据阑尾炎症病理发展过程,可分为4种类型。

(一)卡他性阑尾炎

病变主要在黏膜。阑尾表面充血、水肿,可有少量纤维素渗出物。黏膜充血、水肿,黏膜下层有多核细胞及嗜酸性粒细胞浸润,且有淋巴滤泡增生。

(二)化脓性阑尾炎

病变累及浆肌层,阑尾红肿明显。黏膜及浆肌层均有炎性浸润、破坏,黏膜面溃疡明显,阑尾腔内可积液或积脓,张力增高后可并发穿孔。婴幼儿的阑尾化脓性病变不重,而阑尾周围可出现较多脓性分泌。

(三)坏疽性阑尾炎

阑尾壁全层广泛坏死呈暗紫或黑色。阑尾硬肿,浸润广泛。由于炎性渗出及脓性物刺激,阑尾粘连。阑尾系膜明显水肿,可有血管栓塞,常可穿孔而导致腹膜炎。

(四)梗阻性阑尾炎

阑尾仅有轻度充血,但腔内有蛔虫、蛲虫、肠石、异物而形成梗阻。组织切片仅见嗜酸性粒细浸润及淋巴滤泡增生。小儿阑尾炎的浆膜外反应较成人早,渗出液较多。年龄越小,反应越早。因而,婴幼儿阑尾炎虽未穿孔,腹腔内也可见有一定量的渗出液。

三、临床表现

(一)全身反应

1.精神异常

病变初期多表现为烦躁和哭闹,继而由于炎症和疼痛的刺激引起大脑皮层的抑制可出现精神不振、无力、活动减少、嗜睡等。

2.发热

婴幼儿一般均有发热,体温可高达40%,少数营养差并发阑尾穿孔腹膜炎的患儿可能出现体温下降,提示病情危重。

(二)腹部及消化道症状

1.腹痛

较大儿童的典型病例,可与成人一样诉说有转移性右下腹痛的病史。初期上腹部有轻度疼痛,逐渐阵发性加重,数小时后炎症累及阑尾壁浆膜时,疼痛由上腹、脐周、转入右下腹阑尾部位。年龄越小,症状愈不典型。婴幼儿仅表现为阵发性哭闹、呻吟、拒食或静卧不动,触摸腹部时哭闹明显,易被误诊。

2.恶心、呕吐

早期呕吐多是胃肠反射性反应,呕吐物多为食物。较晚期患儿出现呕吐系腹膜炎所致,呕吐物可含胆汁、胃肠液,呕吐量多。婴幼儿阑尾炎时,呕吐往往出现于腹痛前。

3.腹泻、便秘

小儿阑尾炎常发生稀便或腹泻,这可能与盆腔阑尾炎或盆腔内积脓刺激肠道及直肠,或合并肠炎等因素有关。个别患儿可因发热、呕吐及体液丢失而出现便秘。

(三)体征

1.固定的体位

由于盲肠转动或下垂可加剧疼痛,因此患儿选择某一疼痛最轻的体位很少改变,如侧屈髋位。

2.腹部体征

(1)腹部压痛:小儿由于盲肠移动性较大,阑尾位置不固定,有时压痛可在右中腹、脐部附近、下腹中部,穿孔腹膜炎时全腹压痛。

(2)反跳痛:炎症刺激腹膜后可出现反跳痛。

(3)腹肌紧张:阑尾炎症弥漫形成周围炎及腹膜炎时,腹肌反射性收缩引起肌紧张。婴幼儿腹肌发育不完善肌紧张不如年长儿明显。阑尾穿孔腹膜炎可出现全腹性肌紧张。小儿不合作,哭闹可干扰腹肌紧张的检查,因此需分散小儿注意力,反复检查,必要时可使用适量镇静剂待小儿安静后进行检查,以确定腹肌紧张程度。

(4)皮肤过敏:有些阑尾炎早期患儿合并阑尾腔梗阻,右下腹皮肤可出现感觉过敏,蛲虫性阑尾炎患儿更明显,这是内脏、躯干神经相互反射的表现。

(5)多数患儿可有腹胀,听诊肠鸣音减弱,年龄越小越明显。

(6)阑尾周围出现脓肿时右下腹可扪及包块,较大包块可触及波动感。

3.其他体征

(1)直肠指诊:可有右前方触痛,甚至可触及肿胀的条索状阑尾。

(2)腰大肌试验:患儿左侧卧位,右髋过伸,腰大肌受到刺激疼痛,盲肠后位阑尾更明显。

(3)闭孔肌试验:患儿仰卧,屈血并内旋右髋关节后出现右下腹疼痛,是由于较长阑尾尖端刺激闭孔内肌所引起的疼痛。

(4)Rovsing征:对小儿诊断上帮助不大。

(四)实验室及其他检查

1.血常规

白细胞数往往大于$10\times10^9/L$,中性粒细胞可高达80%以上。

2.尿常规

一般无特殊,但有时阑尾炎刺激输尿管或膀胱后尿常规可见少量红细胞和白细胞。

3.X线检查

X线检查有利于排除肠穿孔、肠梗阻。

4.B超

B超可发现肿大变形的阑尾及阑尾脓肿。

5.血清C反应蛋白(CRP)

CRP有助于坏疽及穿孔性阑尾炎的诊断。

四、诊断

根据典型的转移性右下腹痛史及压痛、反跳痛、腹肌紧张体征,结合实验室检查白细胞升高等情况,一般可以作出诊断。婴幼儿或临床表现体征不典型者需反复、耐心、多次检查,有时需根据动态观察结果才能诊断。

在检查时需注意以下方面:能说话的患儿要在家属的配合下尽量争取合作,正面回答医师的询问,了解发病的时间,疼痛的性质。检查时注意手和听诊器都不要太凉。观察患儿的精神状态,如精神愉快,嬉笑自然,活动多而灵巧,触诊腹部时压痛位置不固定或不能肯定有肌紧张时不急于手术。

采用对比检查腹部方法:检查者两手分别按压左、右下腹,并交替加重用力,观察患儿哭闹反应,如下重压哭闹明显加剧,则以同样方法按压右上或右下腹进行对比;患儿母亲握住患儿一手(一般握右手),允许另一手自由活动,同上述方法交替按左、右下腹,如患儿用自由手抵抗检查右侧按压说明右侧有压痛;检查者一手重压右下腹痛点,患儿全力抵抗右侧按压之手,检查者另一手乘机按压全腹其他各处,如患儿均置之不理,则可知除右下腹外它处无压痛。为了明确压痛紧张的固定性,检查至少反复三次,第一次常选择在就诊时,第二次在血常规检查后,第三次在初步处理后(处方或收入院)。三次检查中最好有一次检查是在安静或安睡时,必要时可在使用镇静剂后进行检查。睡眠后皮肤痛觉过敏消失,对深压痛与肿块检查较重要。小儿骨盆小,直肠触诊与检查下腹比成人便利,可了解阑尾肿胀浸润的程度与范围。

诊断仍困难时,可考虑腹腔穿刺检查X线检查。右下腹抽出液为血性、臭脓性或涂片有大量的细菌者为坏疽性阑尾炎。脓稀无臭,有脓球而无细菌者无须急诊手术。穿刺未得渗液时,可注入50 mL生理盐水再吸出检查。X线检查对鉴别诊断肠梗阻、坏死性肠炎、胃肠穿孔有帮助。

五、鉴别诊断

(一)肠痉挛症性腹痛

病因不明,好发于学龄儿,常突然发生腹痛,呈剧烈绞痛,持续时间不长,多为10~20分钟,很少超过2小时。体检腹软,偶有压痛但不固定,也无发热或白细胞数升高。此症发生率比阑尾炎高,不需手术,无须特殊治疗,一般均可自愈,但可反复发作。

(二)肠系膜淋巴结炎

肠系膜淋巴结炎多与上呼吸道感染同时存在,腹痛较阑尾炎轻,多无阵发性加重,病程发展较慢,压痛不固定,主要在脐周,无明显腹肌紧张,反复腹部检查可确诊。本症不需手术,因此对鉴别困难体征较轻的患者,可暂用抗生素观察治疗数小时。

(三)急性胃肠炎

常有不洁生凉饮食史,腹痛呈阵发性、痉挛性,多位于脐周、上腹或下腹,无固定压痛点及腹肌紧张,有腹泻。

(四)美克耳憩室炎

症状体征与阑尾炎相似,如病情允许,可作放射性核素扫描,如显示有异位黏膜的美克耳憩室影可确诊。鉴别确有困难需手术时应作探查切口,术中如发现阑尾正常,应常规探查末端回肠100 cm范围,找到憩室后予以切除。

六、治疗

(一)治疗原则

(1)阑尾炎诊断明确,尽可能早期手术。但就诊3天以上症状无恶化以及家属拒绝手术或其他特殊原因时,可用药物治疗。

(2)阑尾脓肿以药物治疗为主。在药物治疗中需密切观察发热、疼痛、压痛范围等是否趋向好转。病情加重应手术引流,并发肠梗阻者引流脓肿后可得到缓解。

(3)患儿观察3天以上症状稳定好转,显示腹膜炎已局限,双合诊又能摸到浸润块,应避免手术,以免感染扩散。待自然吸收或脓肿形成后再酌情引流或延期进行阑尾切除术。

(二)抗生素治疗

常选针对球菌和革兰阳性杆菌及厌氧菌的药物。临床上目前小儿多用青霉素及氨苄西林、头孢类和甲硝唑静脉注射。如有药敏试验结果则根据药敏情况选用抗生素。

(三)手术方法

1.尽量选麦氏切口

切除阑尾后应清除腹腔脓液,阑尾病变不明显者需探查回肠末端100 cm(防止梅克尔憩室炎被遗漏)及盆腔器官。

2.放置腹腔引流

适应证:①阑尾穿孔,腹腔积脓、坏疽性阑尾炎;②阑尾残端处理不满意而影响愈合者;③切除阑尾或分离阑尾粘连后渗血不止可放置香烟引流或纱布填压引流;④已局限的阑尾脓肿。

(四)腹腔镜阑尾切除

小儿腹腔镜阑尾切除术在国内、国外均有大宗病例报告,目前大多医院腹腔镜阑尾已成常规手术。腹腔镜阑尾切除具有创伤小、患儿痛苦少、术后肠功能恢复快、住院时间短、腹部创口瘢痕小等优点。小儿腹腔镜多选用穿刺Trocar,直径5~10 mm,手术操作时气腹内压保持在1.1~1.3 kPa(8~10 mmHg),手术时间在30分钟左右。

(郝修伟)

第九节　重症急性胰腺炎

重症急性胰腺炎是急性胰腺炎伴有脏器功能障碍,或出现坏死(占胰腺的30%以上)、脓肿或假性囊肿等局部并发症,或两者兼有。在儿童并不常见,大部分预后良好。重症急性胰腺炎(server acute pancreatitis,SAP)占急性胰腺炎的1%~5%,其病死率可高达50%,小儿SAP极为少见,但病情危重。

一、病因与发病机制

（一）急性胰腺炎

儿童急性胰腺炎的致病因素与成人不同，主要包括以下几种。

1.特发性

特发性指原因不明的急性胰腺炎，占到 30％左右。

2.腹部外伤

如车祸、虐待等，在美国，腹部外伤占到了 17％～34％。

3.胰胆管系统畸形

如先天性胰胆管发育异常、先天性 Oddi 括约肌发育异常、胰腺分裂、胆总管囊肿、胆总管结石病等。

4.并发于多系统疾病

如系统性红斑狼疮、克罗恩病等。

5.药物和中毒

如硫唑嘌呤、四环素、左旋门冬酰胺、丙戊酸钠、激素和免疫抑制剂等。

6.病毒感染

如腮腺炎病毒、风疹病毒、柯萨奇 B 病毒和人类免疫缺陷病毒等。

7.遗传因素和代谢异常

高钙血症、高脂血症等。感染引起的胰腺炎一般为轻型胰腺炎。

（二）重症胰腺炎

重症急性胰腺炎的发病机制并未完全阐明，目前的共识是胰酶消化自身胰腺和消化周围组织所引起的化学性炎性反应而引发胰腺炎。胰蛋白酶和抗胰蛋白酶系统、磷脂酶 A_2 和血栓素 A_2、胰腺血液循环障碍、氧自由基、细胞膜的稳定性以及内毒素等，在急性胰腺炎的发病机制中起了重要作用。近年来认为炎症介质、肠道屏障的破坏和微循环障碍在 SAP 的进程中起着很重要的作用。

1.炎症介质

SAP 时机体产生大量炎性细胞因子，同时对其失去正常控制，从而形成自身放大的连锁反应，产生更多的内源性有害物质，组织细胞功能广泛破坏，引起全身反应综合征（SIRS），并最终导致多器官功能障碍综合征（MODS）。参与全身炎症反应的炎症介质主要有细胞因子、血小板活化因子（PAF）、磷脂酶 A_2、花生四烯酸代谢产物等。

2.肠道屏障的破坏

SAP 时，细胞因子和炎症介质使肠道黏膜通透性升高，肠道黏膜屏障破坏引起细菌移位。此外 SAP 时，广谱抗生素的使用破坏肠道菌群平衡，引起致病菌的生长，长期禁食和全胃肠外营养使肠道黏膜萎缩，细菌生长、移位。

3.微循环障碍

SAP 时，应激反应、血流动力学改变和炎症介质的作用使胰腺的血流灌注减少，引起微循环障碍，而微循环障碍导致的缺血缺氧和缺血再灌注损伤在 SAP 及胰外器官损伤中起重要作用。

二、病理及分型

急性胰腺炎可以分为轻型急性胰腺炎（即传统的急性水肿型胰腺炎，占绝大部分）和重型胰腺炎(即传统的急性出血坏死型胰腺炎)两种,重型胰腺炎多累及心血管、呼吸、肾脏等系统。轻型胰腺炎胰腺局限或弥漫性水肿、充血肿大、炎性细胞浸润、包膜紧张。重型胰腺炎组织结构破坏显著,呈现高度充血水肿,大片出血坏死,炎性细胞大量浸润,胰周脂肪组织坏死而形成皂化斑,腹腔内渗出可有混浊恶臭液体,后期可继发感染、胰腺脓肿。

三、临床表现

儿童急性胰腺炎的症状和体征多种多样,大部分多表现为腹痛伴有呕吐,腹部压痛和腹胀,腹痛可在 24～48 小时内急剧加重。部分患儿可出现发热、心率加快、黄疸、低血压、腹肌紧张、反跳痛和肠鸣音减弱。在重症急性胰腺炎患儿有时可看到脐部或腰部皮肤出现青紫块,前者称为Cullen 征,后者称为 GreyTurner 征,为外溢的胰液穿透腹部、腰部肌肉,分解皮下脂肪,引起毛细血管出血所致。轻型胰腺炎临床过程平稳,死亡率低;重型者病情凶险,死亡率高,由于易并发全身炎症反应综合征、急性呼吸窘迫综合征、弥散性血管内凝血、消化道大量出血、全身或腹腔感染和多脏器功能障碍,因此病死率很高。

四、实验室及特殊检查

(一)淀粉酶

血清淀粉酶的测定对诊断急性胰腺炎有临床意义,但其高低与病情无明显相关性,血清淀粉酶水平较正常升高 3 倍以上就可考虑为胰腺炎。血清淀粉酶在起病 2～12 小时即升高,48 小时达到高峰,3～5 天逐渐恢复正常;尿淀粉酶在发病 12～24 小时升高,持续时间在 5 天以上。

(二)血脂肪酶

在发病 4～8 小时升高,24 小时到高峰,8～14 天降至正常,较淀粉酶升高的持续时间长,这对诊断有重要的临床意义,尤其对血清淀粉酶恢复正常的患儿具有较高的诊断价值。

(三)腹部 B 超

在发病初期 24～48 小时行 B 超检查,可以初步判断胰腺的形态学变化,同时有助于判断有无胆道疾病。但是由于受到胰腺炎时胃肠道积气的影响,有时超声检查不能对胰腺炎做出准确判断。

(四)CT 检查

CT 扫描及增强 CT 扫描是目前急性胰腺炎诊断、分期、严重度分级及并发症诊断最准确的影像学方法。CT 影像上胰腺炎性反应的严重程度分为 A～E 级。A 级,影像学为正常胰腺(0 分);B 级,胰腺实质改变,包括胰腺局部或弥散性增大,胰腺内小范围的积液(侧支胰管或直径<3 cm 的胰腺坏死所致);C 级,胰腺实质及周围的炎性反应改变,除 B 级所述胰腺实质的变化外,胰腺周围软组织也有炎性反应改变;D 级,胰腺外的炎性反应改变,以胰腺周围改变为突出表现而不是单纯的液体积聚;E 级,广泛的胰腺外积液或脓肿,包括胰腺内显著的积液、坏死,胰腺周围的积液和脂肪坏死,胰腺脓肿。将 CT 检查严重程度的得分称为 CT 严重指数,其与预后密切相关。

五、并发症

(一)急性液体积聚

常发生于疾病早期,为胰腺内或胰周无囊壁包裹的液体积聚,多能自行吸收,少数发展为假性囊肿或胰腺脓肿。

（二）胰腺及胰周组织坏死

该病指胰腺的局灶性或弥漫性坏死，伴胰周组织脂肪坏死。目前增强 CT 是判断胰腺坏死的最佳方法。

（三）胰腺假性囊肿

该病为胰腺炎后形成的有纤维组织或肉芽囊壁包裹的液体积聚，多数经影像学检查确定。

（四）胰腺脓肿

多数情况下由局灶性坏死液化继发感染而形成，常发生于重症急性胰腺炎的后期。有脓液存在，细菌或真菌培养阳性是区别于感染性坏死的特点。

六、诊断与鉴别诊断

诊断急性胰腺炎一般需符合以下 3 条中的 2 条：①具有急性胰腺炎特征性腹痛；②血淀粉酶和/或脂肪酶升高至正常值上限的 3 倍以上；③具有急性胰腺炎特征性的 CT 表现。重症急性胰腺炎指胰腺炎伴有器官衰竭和/或局部并发症，器官衰竭指休克、肺功能不全、肾衰竭或胃肠道出血。

七、治疗

目前小儿 SAP 的治疗也强调以非手术为主的综合治疗原则，主要包括支持治疗，加强监护，镇痛解痉，胰腺休息，防治感染，营养支持，中药治疗。近年来持续血液净化也被应用于重症急性胰腺炎的治疗中。

（一）支持治疗

支持治疗尤其是防止低氧血症和保证充分补液，是治疗的关键。推荐于第一个 24～48 小时给予氧疗，尤其是应用麻醉剂镇痛者。低血容量可累及胰腺微循环，是重症（坏死性）胰腺炎发生的主要原因，且可引起肠缺血，导致肠道通透性增加，是继发胰腺感染的重要原因。有大量实验证据显示早期的积极补液和改善氧供可提高生存率。临床上液体补充是否充分可通过监测生命体征、尿量和中心静脉压来判断，并根据血气结果，调整和补充钾、钙离子以及纠正酸碱失衡，应注意输注胶体物质和补充微量元素、维生素。同时，对急性胰腺炎患儿应加强监护，出现器官功能不全特别是持续性低氧血症、静脉输液无效的低血容量和肾功能不全（如 Cr＞2 mg/dL）者应立即转诊 ICU。在发病早期，观察的重点应放在循环系统，防止和纠正休克；同时注意监测血氧饱和度，保持呼吸道的通畅；监测肾功能，每天复查肌酐和尿素氮，观察尿量和尿比重变化；密切观察腹部体征的变化，对大量血性腹水可考虑腹腔穿刺灌洗。病情稳定后，若腹部及其他体征和症状再次加重，应考虑感染的可能，复查血常规和腹部 CT 或 B 超，必要时做腹腔穿刺、抽液培养。

（二）胰腺休息

禁食、胃肠减压可缓解腹胀、呕吐，更重要的是减少胃液、胃酸对胰酶分泌的刺激，从而减少胰酶和胰液的分泌，使胰腺得到休息。此外可使用药物来抑制胰腺的分泌，常用的药物如下。

1.抗胆碱能药物

阿托品、山莨菪碱。

2.抑制胃酶药物

雷尼替丁、法莫替丁、奥美拉唑等可减低胃酸的分泌,并有抑制胰酶的作用。

3.抑制胰蛋白酶活性药物

抑肽酶、加贝酯等。近年来,生长抑素(奥曲肽、施他宁)已较广泛应用于 SAP 的治疗。乌司他丁作为一种广谱的胰酶抑制剂和膜稳定剂,也已广泛用于临床治疗该病,10 万～20 万单位/天。

疼痛剧烈时考虑镇痛治疗,包括每 2～4 小时予哌替啶 1 mg/kg 和吗啡 0.1 mg/kg,吗啡的止痛持续时间较长。

(三)抗生素的使用

临床研究显示:40％～70％的重症急性胰腺炎有继发感染,且死亡病例中 80％与感染有关。此外,重症急性胰腺炎还可并发腹腔脓肿、呼吸道和泌尿道感染及败血症。因此,重症急性胰腺炎患者及时、合理抗感染对改善预后极为重要。抗生素的应用应遵循:抗菌谱为革兰阴性菌和厌氧菌为主、脂溶性强、有效通过血胰屏障等三大原则。三代头孢菌素、哌拉西林、亚胺培南、喹诺酮类抗生素(环丙沙星、氧氟沙星)对重症急性胰腺炎的抗感染均有较好疗效;碳青霉烯类抗生素在治疗重症急性胰腺炎方面优于喹诺酮类;而甲硝唑类对厌氧菌有效,且脂溶性大,可与上述两种抗生素合用,是目前公认的辅助性抗炎药。CT 或 B 超引导下行胰腺细针抽吸作细菌培养,可为抗生素的选择提供新的依据。

(四)血液净化

血液透析/滤过治疗可直接清除血浆中的胰酶等,通过一定孔径的滤膜选择性地清除血浆中小于滤膜孔径的抗炎和致炎炎症介质和细胞因子,从而降低全身炎症反应强度和胰腺损害,使病情得到控制和好转,是目前早期清除重症急性胰腺炎患者血浆中胰酶、炎症介质和细胞因子的最有效方法。而且它能排出体内过多的水分,减轻组织间质水肿,改善组织的氧利用,清除代谢产物,纠正水、电解质、酸碱失衡,维持内环境稳定,为营养与支持创造条件,改善心、肺、肾、肝脏等器官的功能。姜坤等分析了自 1990－2006 年有关重症急性胰腺炎治疗的文献,结果显示早期血液滤过治疗重症急性胰腺炎有明显疗效,不仅降低了总体病死率,提高了总体治愈率,而且有效地缩短了患者住院时间,降低了治疗后中转手术治疗率。血液滤过能更快地改善重症急性胰腺炎发病后腹痛、腹胀的局部症状而缓解病情。此外,重症急性胰腺炎早期死亡的主要原因为并发多器官功能衰竭,而晚期死亡的主要原因为并发感染,早期血液滤过治疗明显降低了多器官功能衰竭和感染的发生率。但目前在血液净化治疗重症急性胰腺炎领域尚有不少问题有待解决,如治疗机制、治疗指征、时机和剂量的合理选择等。

(五)营养支持

急性胰腺炎患者处于高度应激状态,分解代谢亢进,多呈负氮平衡,从而对并发症的易感性增强。营养治疗的目的是要在不刺激胰腺分泌和不加剧胰腺自身消化的基础上,满足新陈代谢的需要,提高机体对多因素刺激的耐受性。对于轻、中型的急性胰腺炎,一般在病程的 4 天内即能进食,不需要空肠营养或静脉营养。对于重症急性胰腺炎,根据病情发展和转归,分阶段选择营养途径及方式。在疾病早期,肠外营养是重症急性胰腺炎早期较为理想的营养支持方式,目前认为,急性胰腺炎患者应用含脂肪乳剂的肠外营养是安全、有效的,但在静脉营养使用过程中需监测甘油三酯水平。长期肠外营养及禁食状态会导致肠道黏膜萎缩,肠道通透性增加,肠道细菌和内毒素移位,触发 MODS 的发生,并导致胰腺二次感染,甚至胰腺坏死。因此在经过动态 CT 扫描等检查明确胰腺坏死灶局限、炎症减轻、渗出消退、无继发感染、胃肠功能恢复、全身状况稳定的条件下应尽早开始肠内营养。肠内营养的给予有 3 种主要途径：①经鼻空肠置管；②经皮内镜空肠造瘘；③术中空肠造瘘。经鼻空肠置管因其无创性应用较广泛，但在小年龄儿童，经鼻空肠置管较困难。肠内营养的实施宜从小剂量开始，循序渐进，根据患者的代谢情况，调整肠内营养的剂量，最好应用输液泵控制连续滴注，病情稳定后可过渡到口服饮食。

(六)中药治疗

中医药可通过清洁肠道、促进肠道动力恢复、维护肠道黏膜屏障和保护胰腺、抑制胰酶活性、减少炎性细胞因子的释放、抗氧化和清除自由基及改善微循环障碍来延缓病情恶化并促进疾病的恢复。对不需胃肠减压的患者实行"禁食不禁中药"的原则外，对必须进行胃肠减压的患者，可以定时从胃管鼻饲中药，将胃肠减压与鼻饲中药结合起来。常用中成药复方清胰汤加减，酌情每天 3～6 次，注入后夹管 2 小时；单用生大黄 15 g 沸水化开、滤渣，胃管内灌注，每天 2 次；芒硝腹部外敷，每次 500 g，1 周左右更换。

(七)手术治疗

急性胰腺炎患者仅少数需要手术，要严格掌握手术的指征和时机。在疾病早期，若存在以下情况可考虑手术治疗：①有顽固性呼吸和心血管功能障碍，非手术治疗不能缓解者；②不能控制的胰腺出血；③积极非手术治疗，症状体征不缓解并加重，且 B 超或 CT 显示胰外浸润扩大；④合并胃肠穿孔者；⑤诊断不明，不能排除其他外科急腹症者。胆总管嵌顿结石宜在病情稳定后施行内镜逆行胰腺(导管)插管术(ERCP)切开乳头取石。在疾病后期，胰腺和胰周坏死组织感染或脓肿形成是手术治疗的绝对指征；其他如假性囊肿巨大有压迫症状或引起消化道梗阻、进行性胀大有破裂倾向等也是手术指征。

(郝修伟)

第十节 肠 套 叠

肠套叠是肠管的一部分连同相应的肠系膜套入邻近肠腔内的一种特殊类型的肠梗阻，本病是婴儿时期的一种特有疾病，是最常见的婴幼儿急腹症，居婴幼儿肠梗阻原因的首位。根据病因不同，分为原发性肠套叠与继发性肠套叠；根据年龄的不同，分为婴儿肠套叠与儿童肠套叠。

急性肠套叠随着年龄的增长发病率逐渐降低。常见于 2 岁以下婴幼儿，4～10 个月为发病年龄高峰。男孩发病比女孩多 2～3 倍，健康肥胖儿多见。发病季节与胃肠道病毒感染流行相一致，以春末夏初最为集中。

一、病因

肠套叠分为原发性与继发性两类。肠套叠的病因尚未完全明确，其发病机制公认为肠套叠起点的存在和肠蠕动的紊乱。

(一)原发性肠套叠

原发性肠套叠是指非肠管器质性病变引起的肠套叠。约 95% 的小儿肠套叠属于原发性。

1.套叠起点

关于原发性肠套叠起点的产生，尚无统一学说，可能与下列因素有关。

(1)回盲部解剖因素学说:婴幼儿肠套叠主要发生在回盲部,婴幼儿期回盲部较游动,回盲瓣呈唇样凸入肠腔,加上该区淋巴组织丰富,受炎症或食物刺激后易引起回盲瓣充血、水肿、肥厚,肠蠕动易将肿大回盲瓣向前推移,牵拉肠管形成套叠。

(2)病毒感染学说:小儿受到腺病毒和轮状病毒感染后,可引起末段回肠的集合淋巴结增生,局部肠壁增厚,甚至形成肿物向肠腔凸起,构成套叠起点,加之肠道受病毒感染,蠕动增强,导致发病。春末夏初是腺病毒感染的高发季节,因此肠套叠在此时期发病较多,目前已分离出腺病毒非流行性Ⅰ、Ⅱ和Ⅴ血清型。

2.肠蠕动紊乱

(1)饮食改变因素:婴幼儿期为肠蠕动节律处于较大变化时期,当增添辅食或食物的性质、温度发生变化时,婴幼儿肠道不能立即适应食物改变的刺激,易引起肠功能紊乱而诱发肠套叠,婴儿生后4~10个月,正是添加辅食时期,故此年龄段是发病高峰期。

(2)肠痉挛因素:由于食物、肠炎、腹泻、细菌等因素刺激肠道产生痉挛,使肠蠕动功能节律紊乱或逆蠕动而引起肠套叠,若小儿属于痉挛体质,则更易发生肠套叠。

(3)免疫反应不平衡因素:原发性肠套叠多发生于1岁以内,恰为机体免疫功能不完善时期,肠壁局部免疫功能易破坏。加之蠕动紊乱而诱发肠套叠。

(二)继发性肠套叠

继发性肠套叠指肠管器质性病变引起的肠套叠。5%左右的病例属继发型,多数是儿童。器质性病变以梅克尔憩室为最多,其次有息肉、血管瘤、腺肌瘤、腹型紫癜形成的肠壁血肿、异位胰腺、淋巴瘤、肠囊肿、阑尾内翻等。肠壁上的病变成为套叠起点被肠蠕动推动,牵引肠壁而发生肠套叠。

二、病理

(一)肠套叠的病理解剖结构

肠套叠由鞘部、套入部组成。外层肠管为鞘部,进入肠管为套入部,套入部最远点为头部,肠管从外面卷入处为颈部。一个肠套叠由三层肠壁组成称为单套,由五层肠壁组成则为复套,即单套再套入相邻的远端肠管内。肠套叠一般是近端肠管套入远端肠管内,与肠蠕动方向一致,称之为顺行性肠套叠。一般肠套叠为顺行性肠梗阻。若远端套入近端,称为逆性肠套叠,较为罕见。

(二)肠套叠的类型

一般按套入部的最近端和鞘部最远端的肠管名称分类,将肠套叠分为六型。

1.回结型

回结型以回肠末端为出发点,回肠通过回盲瓣内翻套入结肠中,盲肠与阑尾不套入鞘内,此型最多,约占30%。

2.回盲型

回盲型以回盲瓣出发点,盲肠、阑尾随之套入鞘内,此型占50%~60%。

3.回回结型

回回结型即复套,回肠套入回肠后再套入结肠,占10%左右。

4.小肠型

小肠型即小肠套入小肠,比较少见,此型占5%~10%,包括空空型、回回型、空回型。

5.结肠型

结肠套入结肠,极少见。

6.多发型

在肠管不同区域内有分开的 2 个、3 个或更多的肠套叠。

(三)肠套叠的病理改变

肠套叠的基本病理变化是肠腔梗阻、肌肉痉挛和血液循环障碍。肠套叠发生后,套入部随着肠蠕动不断向前推进,该段肠管相应所附的肠系膜也被牵入鞘内,颈部束紧不能自动退出。鞘部肠管持续痉挛紧缩,致使套入部的肠系膜血管被鞘部嵌压而发生血液循环障碍。初期静脉回流受阻,组织淤血水肿,套入部肠壁静脉怒张破裂出血,与肠黏液混合成果酱样胶冻状物排出。肠壁水肿继续加重,动脉受压,套入部供血停止而发生坏死,套入部的坏死呈现淤血性坏死,为静脉性坏死。而鞘部肠壁则因高度扩张与长期痉挛可发生缺血性坏死,呈局灶性灰白色点状坏死,为动脉性坏死。鞘部灶性动脉性坏死容易被忽略,灌肠复位时极易穿孔,手术复位时也不易被发现,比套入部静脉性坏死更具危险性。

三、临床表现

小儿肠套叠的临床症状随年龄而有所不同,可分为婴儿肠套叠和儿童肠套叠两类。

(一)婴儿肠套叠

1.腹痛(哭闹)

腹痛为肠套叠出现最早且最主要的症状,而哭闹则为婴儿腹痛特有的表现,以突发、剧烈、节律性的哭闹为特征。原本很健康的婴儿忽然哭闹不安、面色苍白、紧握双拳、屈膝缩腹、手足乱动、拒食拒奶,发作持续 3~5 分钟而后自行缓解,间隔 10~20 分钟,重新发作。这种阵发性哭闹是由于肠蠕动将套入肠段向前推进,肠系膜被牵拉,肠套鞘部产生强烈收缩而引起的剧烈腹痛,当蠕动波过后,患儿即转为安静。随着缓解期逐渐缩短,患儿渐渐精神萎靡,嗜睡,随后进入休克状态,而哭闹、腹痛反不明显。

2.呕吐

肠套叠早期症状之一,腹痛发作后不久就发生呕吐,初为乳汁、乳块或食物残渣,以后带有胆汁,晚期则吐粪便样液体。早期呕吐系因肠系膜被强烈牵拉,导致神经反射性呕吐,晚期则由肠梗阻引起。

3.便血

便血为肠套叠特征性表现,便血多发生于疾病开始的 8~12 小时,典型的血便是红果酱样黏液血便,也可有鲜血便或脓血便,几小时后又可以重复排出几次。纵使家长忽视了婴儿的哭闹和呕吐,但在发生血便时一定会来医院求治。一部分患儿来院就诊时尚未便血,肛门指检时可发现指套上染有果酱色黏液。出血是由于肠套叠时,肠系膜被牵入嵌闭于套入部的肠壁间,发生血液循环障碍而引起黏膜渗血,与肠黏液、粪便混合形成暗红色胶冻样液体。

4.腹部肿物

腹部触及肿物是有意义的诊断依据。肿物多位于右上腹或中上腹,实性、光滑、稍可移动,并有压痛。随病情进展,肿物变长,沿结肠框分布,呈腊肠状。多数患儿由于回肠末端及盲肠套入结肠内,右下腹比较松软而有空虚感。严重者套入部达直肠,肛门指诊可触及子宫颈样物,偶见肿物从肛门脱出。一旦肠管有坏死倾向,腹胀加重,腹肌紧张,肿物常触诊不清。

5.全身情况

病程早期,患儿一般情况良好,体温正常,仅表现为面色苍白、精神欠佳。晚期精神萎靡、表情呆钝、嗜睡、脱水、发热,甚至有休克、腹膜炎征象。

(二)儿童肠套叠

儿童肠套叠多为继发性,病程较缓慢,呈亚急性不全性肠梗阻。可有反复发作的病史,发生肠套叠后也可自行复位。主要表现为腹痛,偶有呕吐,少有血便,腹壁薄者可触及腹部肿物。

四、诊断与鉴别诊断

(一)诊断

1.临床诊断

典型肠套叠的四联征为阵发性腹痛、呕吐、血便和腹部肿块。当患儿出现几个小时以上的无原因剧烈哭闹,时哭时停,伴有呕吐,随即排出血便,诊断并不困难。不典型肠套叠包括无痛性频繁呕吐型、无痛性便血型、精神萎靡尚未便血的休克型,这些类型的肠套叠是以单一症状为主征,缺乏典型的临床表现,很容易漏诊、误诊。依据患儿的年龄、性别、发病季节应考虑肠套叠的可能。此时应在镇静状态下仔细检查腹部是否触及肿块,施行肛门指检观察指套上有无血染,以协助诊断。

2.X线检查

肠套叠时,腹平片可无异常征象,也可呈现肠扩张,结肠内均匀致密的肿物阴影,腹立位片见小肠扩张,有张力性气液面,显示肠梗阻征象。腹平片诊断肠套叠虽无特异性征象,但可提示肠梗阻的诊断。

钡灌肠检查是在X线透视下,由肛门缓缓注入25%硫酸钡生理盐水溶液,水平压力为5.9~8.8 kPa(60~90 cmH$_2$O)透视下可见到钡剂在结肠的套入部受阻,呈杯状或钳状阴影。

空气灌肠是在X线透视下,经肛门注气,压力为8.0 kPa(60 mmHg),套叠顶端致密的软组织肿块呈半圆形,向充气的结肠内突出,气柱前端形成杯口影、钳状阴影或球形阴影。

B超检查对肠套叠具有较高的确诊率。超声扫描显示肠套叠的横断面呈"同心圆"征或"靶环"征,纵断面呈"套筒"征或"假肾"征。

(二)鉴别诊断

鉴别诊断应以发病年龄为主要思考线索,以主要症状为鉴别要点,与具有腹痛、便血、腹块的婴幼儿其他疾病相鉴别。

1.细菌性痢疾

肠套叠血便不典型且伴有腹泻者可误诊为细菌性痢疾。菌痢多见于夏季,起病急骤,体温升高较快,在早期即可达39 ℃,大便次数频繁,含有大量黏液及脓血,粪便检查见到脓细胞及红细胞,细菌培养阳性即可确诊。

2.过敏性紫癜

腹型紫癜患儿有阵发性腹痛和呕吐,有腹泻和便血,粪便为暗红色,由于肠管有水肿、出血而增厚,有时在右下腹部能触及肿块,易与肠套叠混淆。过敏性紫癜的特点为双下肢有出血性皮疹,膝关节和踝关节肿痛,部分病例还有血尿,这些临床表现有助于与肠套叠鉴别。需注意的是此病由于肠功能紊乱和肠壁血肿而诱发肠套叠。故当腹部症状加重、腹部体征明显时,需做腹部B超检查或低压气灌肠协助诊断。

3.梅克尔憩室

梅克尔憩室并消化道出血时,应与肠套叠鉴别。梅克尔憩室出血起病急骤,无前驱症状,出血量大,为暗红色或鲜红色血便,少有腹痛、呕吐等症状,腹部触诊无腹块、无压痛。腹部^{99m}Tc扫描可明确诊断。需注意的是梅克尔憩室内翻可继发肠套叠,患儿可出现肠套叠的相应症状及体征。

4.蛔虫肠梗阻

此病多来自农村地区的儿童,近年来发病率明显下降。蛔虫团块堵塞肠腔,可出现腹痛、呕吐,晚期肠坏死则表现为全身中毒症状、便血,与肠套叠极其相似。但蛔虫肠梗阻很少发生在婴儿,早期没有便血,腹内肿块多位于脐下,肿块粗而长,X线平片可见蛔虫影。

5.肠梗阻肠坏死

婴幼儿其他原因引起的肠梗阻,晚期出现肠血运障碍导致肠坏死,可出现腹痛、呕吐、便血、休克等症状,可与肠套叠混淆。此类患儿缺乏典型的阵发性哭闹史,血便出现晚且伴随休克及全身中毒症状,腹部检查出现腹膜刺激征,腹穿为血性液体,腹部 B 超检查未发现肠套叠影像,可作为鉴别点。

6.直肠脱垂

少数晚期肠套叠,其套入部可以通过全部结肠而由肛门脱出,不要误认为是直肠脱垂。直肠脱垂时,可以清楚地看到肠黏膜一直延续到肛门周围的皮肤,而肠套叠时,在肛门口与脱出的肠管之间有一条沟,可以通过此沟将手指伸入直肠内,而且直肠脱垂并无急腹症症状。

五、治疗

肠套叠治疗分非手术治疗和手术治疗。小儿肠套叠多为原发,以非手术治疗为主。

(一)非手术治疗

半个世纪以来,非手术治疗儿童肠套叠已成为公认的首选方法,其中气灌肠整复肠套叠是40 年来我国最成功且应用最广泛的治疗方法。目前在我国,不论是在城市中心医院儿科还是在县医院儿科气灌肠复位率多达 90%。

1.适应证

(1)病程不超过 48 小时,便血不超过 24 小时。

(2)全身状况好,无明显脱水、酸中毒及休克表现,无高热及呼吸困难者。

(3)腹不胀,无压痛及肌紧张等腹膜刺激征象。

2.禁忌证

(1)病程超过 48 小时,便血超过 24 小时。

(2)全身情况不良,有高热、脱水、精神萎靡及休克等中毒症状者。

(3)腹胀明显,腹部有明显压痛、肌紧张,疑有腹膜炎或疑有肠坏死者。

(4)立位 X 线平片显示完全性肠梗阻者。

(5)试用空气灌肠时逐渐加压至 8 kPa、10.6 kPa、13.3 kPa,而肠套叠阴影仍不移动,形态不变者。

3.治疗方法

(1)气体灌肠复位法:采用空气或氧气均可,观察方法有透视及非透视下进行两种,将气囊肛管置入直肠内,采用自动控制压力仪,肛门注气后即见套叠影逆行推进,直至完全消失,大量气体进入回肠,提示复位成功。

1)气灌肠前准备:①解痉镇静,肌内注射阿托品、苯巴比妥钠,必要时在麻醉状态下进行;②脱水明显者,应予以输液纠正,改善全身情况;③麻醉下灌肠复位,保证禁食6小时,禁水4小时,必要时插胃管吸出胃内容物;④X线透视室内应备有吸引器、氧气、注射器等抢救设施。

2)气体灌肠压力:①诊断性气体灌肠压力为 6.6～8.0 kPa(50～60 mmHg);②复位治疗压力为 12.0～13.3 kPa(90～100 mmHg),不超过 16.0 kPa(120 mmHg)。

3)气体灌肠复位征象:①X线透视下见肿块逐渐变小消失,气体突然进入回肠,继之中腹部小肠迅速充气;②拔出气囊肛管,大量气体和暗红色黏液血便排出;③患儿安然入睡,不再哭闹,腹胀减轻,肿块消失;④碳剂试验,口服 1 g 活性炭。约 6 小时后由肛门排出黑色炭末。

4)气体灌肠终止指征:①注气后见肿物巨大,套入部呈分叶状,提示复套存在,复位可能性较小;②注气过程中见鞘部扩张而套入部退缩不明显或见套入部退而复进,表示套叠颈部过紧,复位困难;③注气后肿物渐次后退,通过回盲瓣后,肿物消失,但小肠迟迟不进气,提示仍存在小肠套叠,复位困难;④复位过程中,肿物消失,但荧光屏上突然有闪光改变,旋即见膈下游离气体,表明发生肠穿孔,即刻停止注气。

(2)钡剂灌肠复位法:在欧美国家较为流行。钡剂浓度为 20%～25%,钡柱高度不超过患儿水平体位 90 cm,维持液体静压在 5 分钟之内,套叠影逆行推进,变小,渐至消失,钡剂进入回肠,提示复位成功。

(3)B超监视下水压灌肠复位法:采用生理盐水或水溶性造影剂为介质灌肠。复位压力为 6.6～12.0 kPa(50～90 mmHg),注水量在 300～700 mL。在 B 超荧光屏上可见"同心圆"或"靶环"状块影向回盲部收缩,逐渐变小,最后通过回盲瓣突然消失,液体急速进入回肠。满意的复位是见套入部消失,液体逆流进入小肠。

(二)手术疗法

1.手术指征

(1)有灌肠禁忌证者。

(2)灌肠复位失败者。

(3)肠套叠复发达 3 次以上,疑有器质性病变者。

(4)疑为小肠套叠者。

2.手术方式

(1)手法复位术:取右下腹或右上腹横切口,在套叠远端肠段用挤压手法使其整复,切忌强行牵拉套叠近端肠段。复位成功后务必详细检查是否存在病理性肠套叠起点,必要时一并处理。对原发复发性肠套叠手术的患儿,手法复位后如未发现病理起点,存在游动盲肠者可行盲肠右下腹膜外埋藏固定法,以减少复发。如阑尾有损伤,呈现水肿和淤血时,可将其切除。

(2)肠切除肠吻合术:术中见鞘部已有白色斑块状动脉性坏死或套入部静脉性坏死,争取做肠切除一期吻合术。必要时亦可延迟 24～48 小时再吻合。

(3)肠外置或肠造口术:适应于患儿存在休克且病情危重时,或肠套叠手法复位后局部血液供给情况判断有困难时。可将肠襻两断端或可疑肠襻外置于腹壁外,切口全层贯穿缝合,表面覆盖油纱保护,24～48 小时后,待休克纠正,病情平稳,再行二期肠吻合术。观察可疑肠襻循环恢复情况决定还纳入腹,抑或肠切除肠吻合。如肠切除后患儿全身或局部循环不满意,无法行肠吻合时,可行肠造口术。

六、预后

小儿原发性肠套叠如能早期就诊、早期诊断、早期治疗,预后良好。绝大多数病例可采用灌肠复位,复位成功率达 90%以上。小儿原发性肠套叠复位后极少复发。随着我国人民生活水平提高,医疗条件改善,科普宣传的普及,家长及儿科工作者更加关注小儿肠套叠,晚期肠套叠患儿已少见,已罕见死亡,目前肠套叠的病死率仅为 1%。

(郝修伟)

第八章　泌尿系统疾病

第一节　急性肾小球肾炎

急性肾小球肾炎(acute glomerulo nephritis,AGN)简称急性肾炎,是指一组病因不一,临床表现为急性起病,多有前期感染,以血尿为主,伴不同程度蛋白尿,可有水肿、高血压或肾功能不全等特点的肾小球疾病。可分为急性链球菌感染后肾小球肾炎(acute poststreptococcal glomerulonephritis,APSGN)和非链球菌感染后肾小球肾炎。本节急性肾炎主要是指 APSGN。

APSGN 可以散发或流行的形式出现,2005 年,发展中国家儿童 APSGN 年发病率为2.43/10 万,发达国家为 0.6/10 万。本病多见于儿童和青少年,以 5～14 岁多见,小于 2 岁少见,男女之比为 2∶1。

一、病因

尽管本病有多种病因,但绝大多数的病例属急性链球菌感染后引起的免疫复合物性肾小球肾炎。溶血性链球菌感染后,肾炎的发病率一般低于 20%。急性咽炎感染后肾炎发生率为10%～15%,脓皮病与猩红热后发生肾炎者占 1%～2%。

呼吸道及皮肤感染为主要前期感染。国内 105 所医院资料表明,各地区均以上呼吸道感染或扁桃体炎感染最常见,占 51%,脓皮病或皮肤感染次之,占 25.8%。

除乙型溶血性链球菌之外,其他细菌如绿色链球菌、肺炎双球菌、金黄色葡萄球菌、伤寒杆菌、流感杆菌等,病毒如柯萨基病毒 B_4 型、ECHO 病毒 9 型、麻疹病毒、腮腺炎病毒、乙型肝炎病毒、巨细胞病毒、EB 病毒、流感病毒等,还有疟原虫、肺炎支原体、白色念珠菌、丝虫、钩虫、血吸虫、弓形虫、梅毒螺旋体、钩端螺旋体等也可导致急性肾炎。

二、发病机制

目前,学者认为急性肾炎主要与可溶血性链球菌 A 组中的致肾炎菌株感染有关,是通过抗原抗体免疫复合物所引起的一种肾小球毛细血管炎症病变,包括循环免疫复合物和原位免疫复合物形成致病学说。此外,某些链球菌株可通过神经氨酸苷酶的作用或其产物如某些菌株产生的唾液酸酶,与机体的 IgG 结合,脱出免疫球蛋白上的涎酸,从而改变了 IgG 的化学组成或其免疫原性,经过自家源性免疫复合物而致病。

所有致肾炎菌株均有共同的致肾炎抗原性,过去认为菌体细胞壁上的 M 蛋白是引起肾炎的主要抗原。1976 年后相继提出由内链球菌素和肾炎菌株协同蛋白(nephritis strain associated protein,NSAP)引起。

另外在抗原抗体复合物导致组织损伤中,局部炎症介质也起了重要作用。补体具有白细胞趋化作用,通过使肥大细胞释放血管活性胺改变毛细血管通透性,还具有细胞毒直接作用。血管活性物质包括色胺、5-羟色胺、血管紧张素Ⅱ和多种花生四烯酸的前列腺素样代谢产物均可因其血管运动效应,在局部炎症中起重要作用。

三、病理

在疾病早期,肾脏病变典型,呈毛细血管内增生性肾小球肾炎改变。在疾病恢复期可见系膜增生性肾炎表现。

四、临床表现

急性肾炎临床表现轻重悬殊,轻者全无临床症状而检查时发现无症状镜下血尿,重者可呈急进性过程,短期内出现肾功能不全。

(一)前期感染

90％的病例有链球菌的前期感染,以呼吸道及皮肤感染为主。在前期感染后经 1～3 周无症状的间歇期而急性起病。咽炎引起者6～12 天,平均 10 天,多表现有发热、颈淋巴结大及咽部渗出。皮肤感染引起者 14～28 天,平均 20 天。

(二)典型表现

急性期常有全身不适、乏力、食欲缺乏、发热、头痛、头晕、咳嗽、气急、恶心、呕吐、腹痛及鼻出血等。约 70％的病例有水肿,一般仅累及眼睑及颜面部,严重的 2～3 天遍及全身,呈非凹陷性。50％～70％的患者有肉眼血尿,持续 1～2 周即转为镜下血尿。蛋白尿程度不等,约 20％的病例可达肾病水平蛋白尿。部分病例有血压增高。尿量减少,肉眼血尿严重者可伴有排尿困难。

(三)严重表现

少数患儿在疾病早期(指 2 周之内)可出现下列严重症状。

1.严重循环充血

常发生在起病后第一周内,由于水、钠潴留,血浆容量增加而出现循环充血。当肾炎患儿出现呼吸急促和肺部出现湿啰音时,应警惕循环充血的可能性,严重者可出现呼吸困难、端坐呼吸、颈静脉怒张、频咳、吐粉红色泡沫痰、两肺布满湿啰音、心脏扩大等症状,甚至出现奔马律、肝大而硬、水肿加剧。少数可突然发生,病情急剧恶化。

2.高血压脑病

由于脑血管痉挛,导致缺血、缺氧、血管渗透性增高而发生脑水肿。近年来也有人认为是脑血管扩张所致。常发生在疾病早期,血压突然上升之后,血压往往＞21.3/14.7 kPa(160/110 mmHg),年长儿会主诉剧烈头痛、呕吐、复视或一过性失明,严重者突然出现惊厥、昏迷。

3.急性肾功能不全

常发生于疾病初期,出现尿少、尿闭等症状,引起暂时性氮质血症、电解质紊乱和代谢性酸中毒,一般持续 3～5 天,不超过 10 天。

（四）非典型表现

1.无症状性急性肾炎

患儿仅有镜下血尿而无其他临床表现。

2.肾外症状性急性肾炎

有的患儿水肿、高血压明显，甚至有严重循环充血及高血压脑病，此时尿改变轻微或尿常规检查正常，但有链球菌前期感染和血 C_3 水平明显降低。

3.以肾病综合征表现的急性肾炎

少数患儿以急性肾炎起病，但水肿和蛋白尿突出，伴轻度高胆固醇血症和低白蛋白血症，临床表现似肾病综合征。

五、辅助检查

尿蛋白可在＋～＋＋＋，且与血尿的程度相平行，尿镜检除多少不等的红细胞外，可有透明、颗粒或红细胞管型，疾病早期可见较多的白细胞和上皮细胞，并非感染。血白细胞一般轻度升高或正常，血沉加快。咽炎的病例抗链球菌溶血素 O（ASO）往往增加，10～14 天开始升高，3～5 周达高峰，3～6 个月恢复正常。另外咽炎后 APSGN 者抗双磷酸吡啶核苷酸酶滴度升高。皮肤感染的患者 ASO 升高不明显，抗脱氧核糖核酸酶的阳性率高于 ASO，可达 92％。另外脱皮后 APSGN 者抗透明质酸酶滴度升高。80％～90％的患者血清 C_3 下降，至第 8 周，94％的病例血 C_3 已恢复正常。明显少尿时血尿素氮和肌酐可升高。肾小管功能正常。持续少尿无尿者，血肌酐升高，内生肌酐清除率降低，尿浓缩功能也受损。

肾穿刺活检指征：①需与急进性肾炎鉴别时；②临床、化验不典型者；③病情迁延者进行肾穿刺活检，以确定诊断。

六、诊断

临床上在前期感染后急性起病，尿检有红细胞、蛋白和管型，或有水肿、尿少、高血压者，均可诊断急性肾炎。

APSGN 诊断依据：①血尿伴（或不伴）蛋白尿伴（或不伴）管型尿；②水肿，一般先累及眼睑及颜面部，继而下行性累及躯干和双下肢，呈非凹陷性；③高血压；④血清 C_3 短暂性降低，到病程第 8 周 94％的患者恢复正常；⑤3 个月内链球菌感染证据（感染部位细菌培养）或链球菌感染后的血清学证据；⑥临床考虑不典型的急性肾炎，或临床表现或检验不典型，或病情迁延者应考虑肾组织病理检查，典型病理表现为毛细血管内增生性肾小球肾炎。

APSGN 满足上文第①、④、⑤三条即可诊断，如伴有②、③、⑥的任一条或多条则诊断依据更加充分。

七、鉴别诊断

根据有 1～3 周的前驱感染史，且有血尿、蛋白尿、水肿、少尿、高血压等临床表现，ASO 效价增高，C_3 浓度降低，B 超双肾体积增大，可做出诊断。急性肾炎主要与下列疾病相鉴别。

（一）急进性肾小球肾炎

与急性肾小球肾炎起病过程相似，但多病情发展快，早期迅速出现少尿、无尿、进行性肾功能恶化、贫血等，血清 C_3 正常，血清抗基膜性肾小球肾炎抗体或抗中性粒细胞胞浆抗体阳性。肾脏体积正常或增大,肾活检证实肾小球有大量新月体形成,可明确诊断。按免疫病理学分类可分为3型。

(1)Ⅰ型为抗肾小球基膜抗体型,肾小球基膜可见 IgG 呈线状均匀沉积,新月体形成数量多,血清中可检测到抗基膜性肾小球肾炎抗体,预后很差。

(2)Ⅱ型为免疫复合物型,IgG 及 C_3 呈颗粒状沉积在肾小球基膜和系膜区,血清免疫复合物阳性,预后较Ⅰ型为好。

(3)Ⅲ型为血管炎型,血清抗中性粒细胞胞质抗体阳性,肾小球有局灶性节段性纤维素样坏死,是急进性肾小球肾炎中最多见的类型,预后较Ⅰ型为好。

治疗上主张积极行糖皮质激素和 CTX 冲击治疗,应用抗凝、抗血小板解聚药,有条件可行血浆置换疗法,应早期进行血液透析治疗,为免疫抑制剂的使用创造条件。

(二)慢性肾小球肾炎

发作时症状同本病,但有慢性肾炎史,诱发因素较多,如感染诱发者临床症状(多在1周内,缺乏间歇期)迅速出现,常有明显贫血、低蛋白血症、肾功能损害等,B超检查有的显示双肾缩小,急性症状控制后,贫血仍存在,肾功能不能恢复正常,对鉴别有困难的除了肾穿刺进行病理分析之外,还可根据病程和症状、体征及化验结果的动态变化来加以判断。

(三)IgA 肾病

好发于青少年,男性多见。典型患者常在呼吸道、消化道或泌尿系统感染后24～72小时出现肉眼血尿,持续数小时至数天。肉眼血尿有反复发作的特点。还有一部分患者起病隐匿,主要表现为无症状镜下血尿,可伴或不伴有轻度蛋白尿。免疫病理学检查:肾小球系膜区或伴毛细血管壁以 IgA 为主的免疫球蛋白呈颗粒样或团块状沉积。临床表现多样化,治疗方案各不一样。

八、治疗

本病无特异治疗。

(一)休息

急性期需卧床2～3周,直到肉眼血尿消失,水肿减退,血压正常,即可下床做轻微活动。血沉正常可上学,但仅限于完成课堂学业。3个月内应避免重体力活动。尿沉渣细胞绝对计数正常后方可恢复体力活动。

(二)饮食

对有水肿高血压者应限盐及水。食盐以 60 mg/(kg·d)为宜。水分一般以不显性失水加尿量计算。有氮质血症者应限蛋白,可给优质动物蛋白 0.5 g/(kg·d)。尿量增多、氮质血症消除后应尽早恢复蛋白质供应,以保证小儿生长发育的需要。

(三)抗感染治疗

有感染灶时应给予青霉素类或其他敏感抗生素治疗10～14天。经常反复发生的慢性感染灶如扁桃体炎、龋齿等应予以清除,但须在肾炎基本恢复后进行。本症不同于风湿热,不需要长期使用药物预防链球菌感染。

(四)对症治疗

1.利尿

经控制水盐入量仍水肿少尿者可用氢氯噻嗪1～2 mg/(kg·d)分2～3次口服。尿量增多时可加用螺内酯2 mg/(kg·d)口服。无效时需用呋塞米,注射剂量每次1～2 mg/kg,每天1～

2 次,静脉注射剂量过大时可有一过性耳聋。

2.降压

凡经休息,控制水盐、利尿而血压仍高者均应给予降压药。可根据病情选择钙通道阻滞剂(硝苯地平)和血管紧张素转换酶抑制剂等。

3.激素治疗

APSGN 表现为肾病综合征或肾病水平的蛋白尿时,给予糖皮质激素治疗有效。

(五)严重循环充血治疗

(1)矫正水钠潴留,恢复正常血容量,可使用呋塞米注射。

(2)表现有肺水肿者除一般对症治疗外可加用硝普钠,5～20 mg 加入 5％葡萄糖液 100 mL中,以 1 $\mu g/(kg \cdot min)$ 速度静脉滴注,用药时严密监测血压,随时调节药液滴速,每分钟不宜超过 8 $\mu g/kg$,以防发生低血压。滴注时针筒、输液管等须用黑纸覆盖,以免药物遇光分解。

(3)对难治病例可采用腹膜透析或血液滤过治疗。

(六)高血压脑病的治疗原则

高血压脑病的治疗原则为选用降压效力强而迅速的药物。

(1)首选硝普钠,通常用药后 1～5 分钟内可使血压明显下降,抽搐立即停止,并同时每次静脉推注呋塞米 2 mg/kg。

(2)有惊厥者应及时止痉。持续抽搐者首选地西泮,按每次 0.3 mg/kg,总量不大于 10 mg,缓慢静脉注射。

九、预防

防治感染是预防急性肾炎的根本。减少呼吸道及皮肤感染,对急性扁桃体炎、猩红热及脓疱患儿应尽早地、彻底地用青霉素类或其他敏感抗生素治疗。另外,感染后 1～3 周内应随访尿常规,及时发现和治疗本病。

十、预后

急性肾炎急性期预后好。95％APSGN 病例能完全恢复,小于 5％的病例可有持续尿异常,死亡病例在 1％以下。目前主要死因是急性肾衰竭。远期预后小儿比成人好,一般认为 80％～95％终将痊愈。转入慢性者多呈自身免疫反应参与的进行性肾损害。

影响预后的可能因素:①与病因有关的一般病毒所致者预后较好;②散发者较流行性者差;③成人比儿童差,老年人更差;④急性期伴有重度蛋白尿且持续时间久,肾功能受累者预后差;⑤组织形态学上呈系膜显著增生者,40％以上肾小球有新月体形成者,"驼峰"不典型(如过大或融合)者预后差。

(沈秀平)

第二节 急进性肾小球肾炎

急进性肾小球肾炎(RPGN)简称急进性肾炎,是一个综合征,临床呈急性起病,以大量血尿和蛋白尿等肾炎综合征或肾病综合征为临床表现,病情迅速发展到少尿及肾衰竭,可在几个月内死亡。主要病理改变是以广泛的肾小球新月体形成为其特点。

急进性肾炎可见于多种疾病:①继发于全身性疾病,如系统性红斑狼疮、肺出血肾炎综合征、结节性多动脉炎、过敏性紫癜、溶血尿毒综合征等;②严重链球菌感染后肾炎或其他细菌感染所致者;③原发性急进性肾炎,只限于排除链球菌后肾炎及全身性疾病后才能诊断。发病机制尚不清楚,目前认为主要是免疫性损害和凝血障碍两方面引起,免疫损害是关键,凝血障碍是病变持续发展和肾功能进行性减退的重要原因。

一、临床表现及诊断

(一)临床表现

(1)本患儿科常见于较大儿童及青春期,年龄最小者5岁,男多于女。

(2)病前2~3周内可有疲乏、无力、发热、关节痛等症状。约一半患者有上呼吸道前驱感染。

(3)起病多与急性肾小球肾炎相似,一般多在起病后数天至2~3个月内发生进行性肾功能不全。

(4)全身水肿,可出现各种水、电解质紊乱。

(5)少数病例也可具有肾病综合征特征。

(二)实验室检查

(1)尿比重低且恒定,大量蛋白尿,血尿、管型尿。血尿持续是本病重要特点。血红蛋白和红细胞数呈进行性下降,血小板可减少。

(2)肾功能检查有尿素氮上升,肌酐清除率明显降低,血肌酐明显升高。

(3)部分患者约5%血抗基膜抗体可阳性。血清免疫复合物可阳性。补体C_3多正常,但由于链球菌感染所致者可有一过性补体降低。冷球蛋白可阳性。血纤维蛋白原增高,凝血时间延长,血纤维蛋白裂解产物(FDP)增高。并可出现低钠血症、高钾血症、高镁血症、低氯血症、低钙血症、高磷血症及代谢性酸中毒。血沉增快。

(4)约30%的患者抗中性粒细胞胞浆抗体(ANCA)阳性。

(5)除血纤维蛋白原增高外,尿FDP可持续阳性。

(三)诊断与鉴别诊断

目前较公认的急进性肾炎诊断标准:①发病3个月内肾功能急剧恶化;②少尿或无尿;③肾实质受累表现为大量蛋白尿和血尿;④既往无肾脏病史;⑤肾脏大小正常或轻度大;⑥病理改变为50%以上肾小球呈新月体病变。对诊断有困难者,应做肾活组织检查。

本病主要需与急性链球菌后肾炎及溶血尿毒综合征鉴别。

二、治疗

急进性肾炎治疗原则是保护残余肾功能,针对急性肾功能不全的病理生理改变及其并发症及时采取对症治疗的综合治疗。并根据急进性肾炎的发病的可能机制采取免疫抑制和抗凝治疗。

(一)肾上腺皮质激素冲击疗法

甲泼尼龙15~30 mg/kg,溶于5%葡萄糖溶液150~250 mL中,在1~2小时内静脉滴入,每天1次,连续3天为1个疗程。继以泼尼松2 mg/(kg·d),隔天顿服,减量同肾病综合征。

(二)抗凝疗法

1.肝素

1 mg/(kg·d),静脉滴注,具体剂量可根据凝血时间或部分凝血活酶时间加以调整,使凝血时间保持在正常值的2～3倍或介于20～30分钟之间,部分凝血活酶时间比正常对照组高1.5～3.0倍。疗程5～10天。如病情好转可改用口服华法林1～2 mg/d,持续6个月。肝素一般在无尿前应用效果较好。

2.双嘧达莫

5～10 mg/(kg·d),分3次饭后服,6个月为1个疗程。

(三)血浆置换疗法

可降低血浆中免疫活性物质,清除损害之递质,即抗原抗体复合物、抗肾抗体、补体、纤维蛋白原及其他凝血因子等,因此阻止和减少免疫反应,中断或减轻病理变化。

(四)透析疗法

本病临床突出症状为进行性肾衰竭,故主张早期进行透析治疗。一般可先做腹膜透析。不满意时可考虑做血透析。

(五)四联疗法

采用泼尼松2 mg/(kg·d),环磷酰胺1.5～2.5 mg/(kg·d)或硫唑嘌呤2 mg/(kg·d),肝素或华法林及双嘧达莫等联合治疗可取得一定疗效。

(六)肾移植

肾移植须等待至血中抗肾抗体阴转后才能进行,否则效果不好。一般需经透析治疗维持半年后再行肾移植。

(尹国成)

第三节　慢性肾小球肾炎

慢性肾小球肾炎是指各种原发性或继发性肾炎病程超过1年,伴有不同程度的肾功能不全和/或持续性高血压、预后较差的肾小球肾炎。其病理类型复杂,常见有膜性增殖性肾炎、局灶节段性肾小球硬化、膜性肾病等。此病在儿科少见,为慢性肾功能不全最常见的原因。

一、临床表现

慢性肾小球肾炎起病缓慢,病情轻重不一,临床一般可分为普通型、肾病型、高血压型、急性发作型。

(一)共同表现

1.水肿

均有不同程度的水肿。轻者仅见于颜面部、眼睑及组织松弛部位,重者则全身普遍水肿。

2.高血压

部分患者有不同程度的高血压。血压升高为持续性或间歇性,以舒张压中度以上升高为特点。

3.蛋白尿和/或尿沉渣异常

持续性中等量的蛋白尿和/或尿沉渣异常,尿量改变,夜尿增多,尿比重偏低或固定在1.010左右。

4.贫血

中-重度贫血,乏力,生长发育迟缓,易合并感染、低蛋白血症或心功能不全。

5.其他

不同程度的肾功能不全、电解质紊乱。

(二)分型

凡具备上述各临床表现均可诊断为慢性肾小球肾炎。

1.普通型

无突出特点者。

2.高血压型

高血压明显且持续升高者。

3.肾病型

突出具备肾病综合征特点者。

4.急性发作型

感染劳累后短期急性尿改变加重和急剧肾功能恶化,经过一段时期后,恢复至原来的状态者。

二、实验室检查

(一)尿常规

尿蛋白可从＋～＋＋＋＋,镜检有红细胞及各类管型,尿比重低且固定。

(二)血常规

呈正色素、正细胞性贫血。

(三)肾功能检查

肾小球滤过率下降,内生肌酐清除率、酚红排泄试验均降低;尿素氮及肌酐升高,尿浓缩功能减退。

(四)其他

部分患者尿 FDP 升高,血清补体下降,红细胞沉降率增快,肾病型可示低蛋白血症、高胆固醇血症。

三、诊断

肾小球肾炎病程超过 1 年,尿变化包括不同程度的蛋白尿、血尿和管型尿,伴有不同程度的肾功能不全和/或高血压者,临床诊断为慢性肾炎。尚需排除引起小儿慢性肾功能不全的其他疾病,如泌尿系统先天发育异常或畸形、慢性肾盂肾炎、溶血尿毒综合征、肾结核、遗传性肾病等。

四、治疗

目前尚无特异治疗,治疗原则为去除已知病因,预防诱发因素,对症治疗和中西医结合的综合治疗。有条件的最好根据肾组织病理检查结果制订其具体治疗方案。

（一）一般措施

加强护理,根据病情合理安排生活制度。

（二）调整饮食

适当限制蛋白的摄入,以减轻氮质血症。蛋白质以每天 1 g/kg 为宜,供给优质的动物蛋白如牛奶、鸡蛋、鸡、鱼等。根据水肿及高血压的程度,调整水和盐的摄入。

（三）防治感染

清除体内慢性病灶。

（四）慎重用药

必须严格掌握各种用药的剂量及间隔时间,勿用肾毒性药物。

（五）激素及免疫抑制剂

尚无肯定疗效。常规剂量的激素和免疫抑制剂治疗无效。但大剂量的激素可加重高血压和肾功能不全,应慎用。

有报道用:①甲泼尼龙冲击疗法。②长程大剂量泼尼松治疗,每天 1.5～2.0 mg/kg,每天晨服,持续5～23 个月以后减量至 0.4～1.0 mg/kg,隔天顿服,间断加用免疫抑制剂或双嘧达莫,抗凝治疗,经 3～9 年的长程持续治疗,使部分患儿症状减轻、病情进展缓慢,以延长生命。

（六）透析治疗

病情发展至尿毒症时,可以进行透析治疗,等待肾移植。

（尹国成）

第四节　肾病综合征

肾病综合征(nephrotic syndrome,NS)是一组由多种原因引起的肾小球基膜通透性增加,导致血浆内大量蛋白质从尿中丢失的临床综合征。临床有以下四大特点:①大量蛋白尿;②低白蛋白血症;③高脂血症;④明显水肿。以上第①、②两项为必备条件。

NS 在小儿肾脏疾病中发病率仅次于急性肾炎。NS 按病因可分为原发性、继发性和先天遗传性 3 种类型。

本节主要叙述原发性肾病综合征(primary nephritic syndrome,PNS)。PNS 约占小儿时期 NS 总数的 90%,是儿童常见的肾小球疾病。国外报道儿童 NS 年发病率为(2～4)/10 万,患病率为 16/10 万,我国部分省、市医院住院患儿统计资料显示,PNS 占儿科住院泌尿系统疾病患儿的 21%～31%。男女比例约为 3.7:1.0。发病年龄多为学龄前儿童,3～5 岁为发病高峰。

一、病因及发病机制

PNS 肾脏损害使肾小球通透性增加导致蛋白尿,而低蛋白血症、水肿和高胆固醇血症是继发的病理生理改变。PNS 的病因及发病机制目前尚不明确。但近年来的研究已证实下列事实。

(1)肾小球毛细血管壁结构或电化学的改变可导致蛋白尿。实验动物模型及人类肾病的研究看到微小病变时肾小球滤过膜多阴离子的丢失,致静电屏障破坏,使大量带阴电荷的中分子血浆清蛋白滤出,形成高选择性蛋白尿。分子滤过屏障的损伤,则尿中丢失大中分子量的多种蛋白,而形成低选择性蛋白尿。

(2)非微小病变型肾内常见免疫球蛋白和/或补体成分沉积,局部免疫病理过程可损伤滤过膜的正常屏障作用而发生蛋白尿。

(3)微小病变型肾小球未见以上沉积,其滤过膜静电屏障损伤原因可能与细胞免疫失调有关。肾病患者外周血淋巴细胞培养上清液经尾静脉注射可致小鼠发生大量蛋白尿和肾病综合征的病理改变,表明 T 细胞异常参与本病的发病。

二、病理

PNS 可见于各种病理类型。最主要的病理变化是微小病变型占大多数。少数为非微小变型,包括系膜增生性肾小球肾炎、局灶性节段性肾小球硬化、膜增生性肾小球肾炎、膜性肾病等。

疾病发展过程中微小病变型可进展为系膜增生性肾小球肾炎和局灶性节段性肾小球硬化。

三、临床表现

水肿最常见,开始见于眼睑,以后逐渐遍及全身。未治疗或时间长的病例可有腹水或胸腔积液。一般起病隐匿,常无明显诱因。大约 30% 有病毒感染或细菌感染发病史,上呼吸道感染也可导致微小病变型 NS 复发。70% 肾病复发与病毒感染有关。尿量减少,颜色变深,无并发症的患者无肉眼血尿,而短暂的镜下血尿可见于大约 15% 的患者。大多数血压正常,但轻度高血压也见于约 15% 的患者,严重的高血压通常不支持微小病变型 NS 的诊断。由于血容量减少而出现短暂的肌酐清除率下降约占 30%,一般肾功能正常,急性肾衰竭少见。部分病例晚期可有肾小管功能障碍,出现低血磷性佝偻病、肾性糖尿、氨基酸尿和酸中毒等。

四、并发症

(一)感染

肾病患儿极易罹患各种感染。常见的感染有呼吸道、皮肤、泌尿道等处的感染和原发性腹膜炎等,其中尤以上呼吸道感染最多见,占 50% 以上。呼吸道感染中病毒感染常见。结核杆菌感染亦应引起重视。另外肾病患儿的医院感染不容忽视,以呼吸道感染和泌尿系统感染最多见,致病菌以条件致病菌为主。

(二)电解质紊乱和低血容量

常见的电解质紊乱有低钠血症、低钾血症、低钙血症。患儿可因不恰当长期禁盐或长期食用不含钠的食盐代用品,过多使用利尿剂,以及感染、呕吐、腹泻等因素均可致低钠血症。在上述诱因下可出现厌食、乏力、懒言、嗜睡、血压下降甚至出现休克、抽搐等。另外由于低蛋白血症,血浆胶体渗透压下降、显著水肿而常有血容量不足,尤在各种诱因引起低钠血症时易出现低血容量性休克。

(三)血栓形成和栓塞

NS 高凝状态易致各种动、静脉血栓形成。①肾静脉血栓形成常见,表现为突发腰痛、出现血尿或血尿加重,少尿甚至发生肾衰竭。②下肢深静脉血栓形成,两侧肢体水肿程度差别固定,不随体位改变而变化。③皮肤血管血栓形成,表现为皮肤突发紫斑并迅速扩大。④阴囊水肿呈紫色。⑤顽固性腹水。⑥下肢动脉血栓形成,出现下肢疼痛伴足背动脉搏动消失等症状体征。

股动脉血栓形成是小儿 NS 并发的急症状态之一,如不及时溶栓治疗可导致肢端坏死而需截肢。⑦肺栓塞时可出现不明原因的咳嗽,咯血或呼吸困难而无明显肺部阳性体征,其半数可无临床症状。⑧脑栓塞时出现突发的偏瘫、面瘫、失语、或神志改变等神经系统症状在排除高血压脑病,颅内感染性疾病时要考虑颅内血管栓塞。血栓缓慢形成者其临床症状多不明显。

(四)急性肾衰竭

5%微小病变型肾病可并发急性肾衰竭。当 NS 临床上出现急性肾衰竭时,要考虑以下原因:①急性间质性肾炎,可由使用合成青霉素、呋塞米、非甾体抗炎药引起;②严重肾间质水肿或大量蛋白管型致肾内梗阻;③在原病理基础上并发大量新月体形成;④血容量减少致肾前性氮质血症或合并肾静脉血栓形成。

(五)肾小管功能障碍

NS 时除了原有肾小球的基础病可引起肾小管功能损害外,由于大量尿蛋白的重吸收,可导致肾小管,主要是近曲小管功能损害。临床上可见肾性糖尿或氨基酸尿,严重者可出现 Fanconi 综合征。

(六)生长延迟

肾病患儿的生长延迟多见于频繁复发和接受长期大剂量糖皮质激素治疗的病例。

五、辅助检查

(一)尿液分析

(1)尿常规检查尿蛋白定性多在+++以上,大约有 15%有短暂的镜下血尿,大多数可见到透明管型、颗粒管型和卵圆脂肪小体。

(2)尿蛋白定量:24 小时尿蛋白定量检查>50 mg/(kg·d)为肾病范围的蛋白尿。尿蛋白/尿肌酐,正常儿童上限为 0.2,肾病范围的蛋白尿>3.5。

(二)血清蛋白、胆固醇和肾功能测定

血清蛋白浓度为 25 g/L(或更少)可诊断为 NS 的低白蛋白血症。由于肝脏合成增加,α_2、β 球蛋白浓度增高,IgG 减低,IgM、IgE 增加。胆固醇>5.7 mmol/L 和甘油三酯升高,LDL 和 VLDL 增高,HDL 多正常。BUN、Cr 可升高,晚期患儿可有肾小管功能损害。

(三)血清补体测定

微小病变型 NS 血清补体水平正常,降低可见于其他病理类型及继发性 NS,及部分脂肪代谢障碍的患者。

(四)感染依据的检查

对新诊断病例应进行血清学检查寻找链球菌感染的证据,及其他病原学的检查,如乙肝病毒感染等。

(五)系统性疾病的血清学检查

对新诊断的肾病患者需检测抗核抗体、抗-dsDNA 抗体、Smith 抗体等。对具有血尿、补体减少并有临床表现的患者尤其重要。

(六)高凝状态和血栓形成的检查

大多数原发性肾病患儿都存在不同程度的高凝状态,血小板增多,血小板聚集率增加,血浆纤维蛋白原增加,D-二聚体增加,尿纤维蛋白裂解产物增高。对疑及血栓形成者可行彩色多普勒 B 型超声检查以明确诊断,有条件者可行数字减影血管造影。

(七)经皮肾穿刺组织病理学检查

大多数儿童 NS 不需要进行诊断性肾活检。NS 肾活检指征:①对糖皮质激素治疗耐药、频繁复发者;②对临床或实验室证据支持肾炎性肾病,慢性肾小球肾炎者。

六、诊断与鉴别诊断

临床上根据血尿、高血压、氮质血症、低补体血症的有无将原发性肾病综合征分为单纯性和肾炎性。PNS 还需与继发于全身性疾病的肾病综合征鉴别。儿科临床上部分非典型的链球菌感染后肾炎、系统性红斑狼疮性肾炎、紫癜性肾炎、乙型肝炎病毒相关性肾炎及药源性肾炎等均可有 NS 样表现。临床上须排除继发性 NS 后方可诊断 PNS。

有条件的医疗单位应开展肾活体组织检查以确定病理诊断。

七、治疗

(一)一般治疗

1.休息

水肿显著或大量蛋白尿,或严重高血压者均需卧床休息。病情缓解后逐渐增加活动量。在校儿童肾病活动期应休学。

2.饮食

显著水肿和严重高血压时应短期限制水钠摄入,病情缓解后不必继续限盐。活动期病例供盐 1～2 g/d。蛋白质摄入 1.5～2.0 g/(kg·d),以高生物价的动物蛋白(乳、鱼、蛋、禽、牛肉等)为宜。在应用激素过程中食欲增加者应控制食量,足量激素时每天应给予维生素 D 400 U 及钙 800～1 200 mg。

3.防治感染

及时控制感染:小儿原发性肾病综合征患儿在起病前常有上呼吸道感染史,比如感冒、扁桃体炎、急性咽炎等,如果不及时治疗,1～4 周易患肾病综合征,所以及时控制感染很重要。

4.利尿

对激素耐药或使用激素之前,水肿较重伴尿少者可配合使用利尿剂,但需密切观察出入水量、体重变化及电解质紊乱。

5.对家属的教育

应使父母及患儿很好地了解肾病的有关知识,并且应该教给用试纸检验尿蛋白的方法。

6.心理治疗

肾病患儿多具有内向、情绪不稳定性或神经质个性倾向,出现明显的焦急、抑郁、恐惧等心理障碍,应配合相应心理治疗。

(二)激素敏感型 NS 的治疗

根据中华医学会儿科学分会肾脏病学组制定的激素敏感、复发/依赖肾病综合征诊治循证指南(试行)。

1.初发 NS 的激素治疗分两个阶段

(1)诱导缓解阶段:足量泼尼松(或泼尼松龙)60 mg/(m²·d)或 2 mg/(kg·d)(按身高的标准体重计算),最大剂量 80 mg/d,先分次口服,尿蛋白转阴后改为每晨顿服,疗程 6 周。

(2)巩固维持阶段:隔天晨顿服 1.5 mg 或 40 mg/m²(最大剂量 60 mg/d),共 6 周,然后逐渐减量。这里进入巩固维持阶段是隔天晨顿服 1.5 mg,一下子就把泼尼松剂量每 2 天总量减少了 5/8,是否对维持缓解有力,尚缺乏临床证据。

2.激素治疗的不良反应

长期超生理剂量使用糖皮质激素可见以下不良反应。

(1)代谢紊乱,可出现明显库欣综合征貌、肌肉萎缩无力、伤口愈合不良、蛋白质营养不良、高血糖、尿糖、水钠潴留、高血压、尿中失钾、高尿钙、骨质疏松。

(2)消化性溃疡和精神欣快感、兴奋、失眠甚至呈精神病、癫痫发作等;还可发生白内障、无菌性股骨头坏死、高凝状态、生长停滞等。

(3)易发生感染或诱发结核灶的活动。

(4)急性肾上腺皮质功能不全,戒断综合征。

(三)非频复发 NS 的治疗

1.寻找诱因

积极寻找复发诱因,积极控制感染,少数患儿控制感染后可自发缓解。

2.激素治疗

(1)重新诱导缓解:足量泼尼松(或泼尼松龙)每天分次或晨顿服,直至尿蛋白连续转阴 3 天后改 40 mg/m² 或 1.5 mg/(kg·d)隔天晨顿服 4 周,然后用 4 周以上的时间逐渐减量。

(2)在感染时增加激素维持量:患儿在巩固维持阶段患上呼吸道感染时改隔天口服激素治疗为同剂量每天口服,可降低复发率。

(四)FRNS/SDNS 的治疗

1.激素的使用

(1)拖尾疗法:同上诱导缓解后泼尼松每 4 周减量 0.25 mg/kg,给予能维持缓解的最小有效激素量(0.50~0.25 mg/kg),隔天口服,连用 9~18 个月。

(2)在感染时增加激素维持量:患儿在隔天口服泼尼松 0.5 mg/kg 时出现上呼吸道感染时改隔天口服激素治疗为同剂量每天口服,连用 7 天,可降低 2 年后的复发率。

(3)改善肾上腺皮质功能:因肾上腺皮质功能减退患儿复发率显著增高,对这部分患儿可用促肾上腺皮质激素静脉滴注来预防复发。对 SDNS 患儿可予 ACTH 0.4 U/(kg·d)(总量不超过25 U)静脉滴注 3~5 天,然后激素减量。每次激素减量均按上述处理,直至停激素。

(4)更换激素种类:对泼尼松疗效较差的病例,可换用其他糖皮质激素制剂。

2.免疫抑制剂治疗

(1)环磷酰胺剂量:2~3 mg/(kg·d)分次口服 8 周,或 8~12 mg/(kg·d)静脉冲击疗法,每 2 周连用 2 天,总剂量≤200 mg/kg,或每月 1 次静脉推注,每次 500 mg/m²,共 6 次。

不良反应有:白细胞减少,秃发,肝功能损害,出血性膀胱炎等,少数可发生肺纤维化。最令人瞩目的是其远期性腺损害。病情需要者可小剂量、短疗程、间断用药,避免青春期前和青春期用药。

(2)其他免疫抑制剂:可根据相关指南分别选用:环孢素 A、他克莫司、利妥昔布、长春新碱。

3.免疫调节剂

左旋咪唑:一般作为激素辅助治疗。剂量:2.5 mg/kg,隔天服用 12~24 个月。左旋咪唑在治疗期间和治疗后均可降低复发率,减少激素用量,在某些患儿可诱导长期缓解。

不良反应可有胃肠不适、流感样症状、皮疹、中性粒细胞下降,停药即可恢复。

(五)SRNS 的治疗

1.缺乏肾脏病理诊断的治疗

在缺乏肾脏病理检查的情况下,国内外学者将环磷酰胺作为 SRNS 的首选治疗药物。中华医学会儿科学分会肾脏病学组制定的激素耐药肾病综合征诊治循证指南推荐采用激素序贯疗法:泼尼松 2 mg/(kg·d)治疗 4 周后尿蛋白仍阳性时,可考虑以大剂量甲泼尼龙 15～30 mg/(kg·d),每天 1 次,连用 3 天为 1 个疗程,最大剂量不超过 1 g。冲击治疗 1 个疗程后如果尿蛋白转阴,泼尼松按激素敏感方案减量;如尿蛋白仍阳性者,应加用免疫抑制剂,同时隔天晨顿服泼尼松 2 mg/kg,随后每 2～4 周减 5～10 mg,随后以一较小剂量长期隔天顿服维持,少数可停用。

注意事项:建议甲泼尼龙治疗时进行心电监护。下列情况慎用甲泼尼龙治疗:①伴活动性感染;②高血压;③有胃肠道溃疡或活动性出血者;④原有心律失常者。

2.重视辅助治疗

ACEI 和/或 ARB 是重要的辅助治疗药物,不仅可以控制高血压,而且可以降低蛋白尿和维持肾功能;有高凝状态或静脉血栓形成的患者应尽早使用抗凝药物如普通肝素或低分子肝素;有高脂血症者重在调整饮食,10 岁以上儿童可考虑使用降脂药物如他汀类药物;有肾小管与间质病变的患儿可加用冬虫夏草制剂,其作用能改善肾功能,减轻毒性物质对肾脏的损害,同时可以降低血液中的胆固醇和甘油三酯,减轻动脉粥样硬化;伴有肾功能不全可应用大黄制剂。

(六)抗凝及纤溶药物疗法

由于肾病往往存在高凝状态和纤溶障碍,易并发血栓形成,需加用抗凝和溶栓治疗。

1.肝素

1 mg/(kg·d),加入 10％葡萄糖液 50～100 mL 中静脉滴注,每天 1 次,2～4 周为 1 个疗程。亦可选用低分子肝素。病情好转后改口服抗凝药维持治疗。

2.尿激酶

有直接激活纤溶酶溶解血栓的作用。一般剂量 3 万～6 万单位/天,加入 10％葡萄糖液 100～200 mL 中,静脉滴注,1～2 周为 1 个疗程。症状严重者可使用尿激酶冲击治疗。

3.口服抗凝药

双嘧达莫,5～10 mg/(kg·d),分 3 次饭后服,6 个月为 1 个疗程。

(七)血管紧张素转换酶抑制剂治疗

对改善肾小球局部血流动力学,减少尿蛋白,延缓肾小球硬化有良好作用。尤其适用于伴有高血压的 NS。常用制剂有卡托普利、依那普利、福辛普利等。

(八)中医药治疗

NS 属中医"水肿""阴水""虚劳"的范畴。可根据辨证施治原则立方治疗。

八、预后

肾病综合征的预后转归与其病理变化关系密切。微小病变型预后最好,灶性肾小球硬化和系膜毛细血管性肾小球肾炎预后最差。微小病变型 90％～95％的患儿对首次应用糖皮质激素有效。其中 85％可有复发,复发在第一年比以后更常见。如果一个小儿 3～4 年还没有复发,其后有 95％的机会不复发。微小病变型发展成尿毒症者极少,绝大多数死于感染或激素严重不良反应等。对于 SRNS 经久不愈者应尽可能检查有否相关基因突变,以避免长期无效的药物治疗。

(沈秀平)

第五节　泌尿系统感染

泌尿系统感染(urinary tract infection,UTI)是指病原体直接侵入尿路,在尿液中生长繁殖,并侵犯尿路黏膜或组织而引起损伤。按病原体侵袭的部位不同,一般将其分为肾盂肾炎、膀胱炎、尿道炎。肾盂肾炎又称上尿路感染,膀胱炎和尿道炎合称下尿路感染。由于小儿时期感染局限在尿路某一部位者较少,且临床上又难以准确定位,故常不加区别统称为UTI。UTI患者临床上可根据有无症状,分为症状性泌尿系统感染和无症状性菌尿。尿路感染是小儿时期常见疾病之一,尿路感染是继慢性肾炎之后,引起儿童期慢性肾功能不全的主要原因之一。儿童期症状性尿路感染的年发病率男孩为0.17%~0.38%,女孩为0.31%~0.71%,发病年龄多在2~5岁;无症状性菌尿则多见于学龄期女童。据我国1982年全国105家医院儿童住院患者调查显示,UTI占泌尿系统疾病的8.5%;1987年全国21省市儿童尿过筛检查统计,UTI占儿童泌尿系统疾病的12.5%。无论在成人或儿童,女性UTI的发病率普遍高于男性,但在新生儿或婴幼儿早期,男性的发病率却高于女性。

无症状性菌尿也是儿童UTI的一个重要组成部分,它可见于所有年龄、性别的儿童中,甚至包括3个月以下的小婴儿,但以学龄女孩更常见。

一、病因

任何致病菌均可引起UTI,但绝大多数为革兰阴性杆菌,如大肠埃希菌、副大肠埃希菌、变形杆菌、克雷伯杆菌、铜绿假单胞菌,少数为肠球菌和葡萄球菌。大肠埃希菌是UTI中最常见的致病菌,占60%~80%。初次患UTI的新生儿、所有年龄的女孩和1岁以下的男孩,主要的致病菌仍是大肠埃希菌,而在1岁以上男孩主要致病菌多是变形杆菌。对于10~16岁的女孩,白色葡萄球菌亦常见;至于克雷伯杆菌和肠球菌,则多见于新生儿UTI。

二、发病机制

细菌引起UTI的发病机制是错综复杂的,其发生是个体因素与细菌致病性相互作用的结果。

(一)感染途径

1.血源性感染

现已证实,经血源途径侵袭尿路的致病菌主要是金黄色葡萄球菌。

2.上行性感染

致病菌从尿道口上行并进入膀胱,引起膀胱炎,膀胱内的致病菌再经输尿管移行至肾脏,引起肾盂肾炎,这是UTI最主要的途径。引起上行性感染的致病菌主要是大肠埃希菌,其次是变形杆菌或其他肠杆菌。膀胱输尿管反流是细菌上行性感染的重要原因。

3.淋巴感染和直接蔓延

结肠内的细菌和盆腔感染可通过淋巴管感染肾脏,肾脏周围邻近器官和组织的感染也可直接蔓延。

(二)个体因素

(1)婴幼儿输尿管长而弯曲,管壁肌肉和弹力纤维发育不良,蠕动力差,容易扩张或受压及扭曲而导致梗阻,易发生尿流不畅或尿潴留而诱发感染。

(2)尿道菌种的改变及尿液性状的变化,为致病菌入侵和繁殖创造了条件。

(3)细菌在尿路上皮细胞黏附是其在泌尿道增殖引起 UTI 的先决条件。

(4)某些患儿分泌型 IgA 的产生缺陷,尿中的 sIgA 减低。

(5)先天性或获得性尿路畸形,增加尿路感染的危险性。

(6)新生儿和小婴儿易患尿路感染是因为其机体抗菌能力差。婴儿使用尿布,尿道口常受细菌污染,且局部防卫能力差,易致上行感染。

(7)糖尿病、高钙血症、高血压、慢性肾脏疾病、镰刀状贫血及长期使用糖皮质激素或免疫抑制剂的患儿,其 UTI 的发病率可增高。

(8)基因多态性:发生机制与 ACE 活性增高致使血管紧张素 Ⅰ 向 Ⅱ 转化增多有关。后者通过引发局部血管收缩、刺激 TGF-β 产生和胶原合成导致间质纤维化和肾小球硬化。

(9)细胞因子:急性肾盂肾炎患儿尿中 IL-1、IL-6 和 IL-8 增高,且 IL-6 水平与肾瘢痕的严重程度呈正相关。

(三)细菌毒力

除了以上个体因素所起的作用外,对没有泌尿系统结构异常的尿路感染儿童,感染细菌的毒力是决定其能否引起 UTI 的主要因素。

三、临床表现

(一)急性 UTI

随着患儿年龄组的不同存在着较大差异。

1.新生儿

新生儿临床症状极不典型,多以全身症状为主,如发热或体温不升,苍白、吃奶差、呕吐、腹泻、黄疸等较多见,部分患儿可有嗜睡、烦躁甚至惊厥等神经系统症状。新生儿 UTI 常伴有败血症,但尿路刺激症状多不明显,在 30% 的患儿血和尿培养出的致病菌一致。

2.婴幼儿

婴幼儿 UTI 的临床症状常不典型,常以发热最突出。此外,拒食、呕吐、腹泻等全身症状也较明显。有时也可出现黄疸和神经系统症状如精神萎靡、昏睡、激惹甚至惊厥。在 3 个月龄以上的儿童可出现尿频、排尿困难、血尿、脓血尿、尿液混浊等。细心观察可发现排尿时哭闹不安,尿布有臭味和顽固性尿布疹等。

3.年长儿

以发热、寒战、腹痛等全身症状突出,常伴有腰痛和肾区叩击痛,肋脊角压痛等。同时尿路刺激症状明显,患儿可出现尿频、尿急、尿痛、尿液浑浊,偶见肉眼血尿。

(二)慢性 UTI

慢性 UTI 是指病程迁延或反复发作持续一年以上者。常伴有贫血、消瘦、生长迟缓、高血压或肾功能不全。

(三)无症状性菌尿

在常规的尿过筛检查中,可以发现健康儿童存在着有意义的菌尿,但无任何尿路感染症状。

这种现象可见于各年龄组,在儿童中以学龄女孩常见。无症状性菌尿患儿常同时伴有尿路畸形和既往症状尿路感染史。病原体多数是大肠埃希菌。

四、辅助检查

(一)尿常规检查及尿细胞计数

(1)尿常规检查:如清洁中段尿离心沉渣中白细胞>10/HPF,即可怀疑为尿路感染;血尿也很常见。肾盂肾炎患者有中等蛋白尿、白细胞管型尿及晨尿的比重和渗透压减低.

(2)1小时尿白细胞排泄率测定,白细胞计数$>30\times10^4$/h为阳性,可怀疑尿路感染;白细胞计数$<20\times10^4$/h为阴性,可排除尿路感染。

(二)尿培养细菌学检查尿细菌培养及菌落计数

细菌培养及菌落计数是诊断尿路感染的主要依据。通常认为中段尿培养菌落数$\geq10^5$/mL可确诊。$10^4\sim10^5$/mL为可疑,$<10^4$/mL为污染。应结合患儿性别、有无症状、细菌种类及繁殖力综合分析评价临床意义。由于粪链球菌一个链含有32个细菌,一般认为菌落数在$10^3\sim10^4$/mL间即可诊断。通过耻骨上膀胱穿刺获取的尿培养,只要发现有细菌生长,即有诊断意义。至于伴有严重尿路刺激症状的女孩,如果尿中有较多白细胞,中段尿细菌定量培养$\geq10^2$/mL,且致病菌为大肠埃希菌类或腐物寄生球菌等,也可诊断为UTI,临床高度怀疑UTI而尿普通细菌培养阴性的,应做L-型细菌和厌氧菌培养。

(三)尿液直接涂片法

油镜下找细菌,如每个视野都能找到一个细菌,表明尿内细菌数$>10^5$/mL。

(四)亚硝酸盐试纸条试验和尿白细胞酯酶检测

大肠埃希菌、副大肠埃希菌和克雷伯杆菌试纸条亚硝酸盐试验呈阳性,产气杆菌、变形杆菌、铜绿假单胞菌和葡萄球菌亚硝酸盐试验呈弱阳性,而粪链球菌、结核菌为阴性。

(五)影像学检查

目的在于:①检查泌尿系统有无先天性或获得性畸形;②了解以前由于漏诊或治疗不当所引起的慢性肾损害或瘢痕进展情况;③辅助上尿路感染的诊断。

常用的影像学检查有B型超声检查、静脉肾盂造影加断层摄片(检查肾瘢痕形成)、排泄性膀胱尿路造影、动态、静态肾核素造影、CT扫描等。

1.年龄<2岁的患儿

UTI伴有发热症状者,无论男孩或女孩,在行尿路B超检查后无论超声检查是否异常,均建议在感染控制后行MCU检查。家属对MCU有顾虑者,宜尽早行放射性核素肾扫描检查。

2.年龄>4岁的患儿

B超显像泌尿系统异常者需在感染控制后进行MCU检查。

3.年龄2~4岁的患儿

可根据病情而定。

五、诊断与鉴别诊断

UTI的诊断年长儿症状与成人相似,尿路刺激症状明显,常是就诊的主诉。如能结合实验室检查,可立即得以确诊。但对于婴幼儿、特别是新生儿,由于排尿刺激症状不明显或阙如,而常以全身表现较为突出,易致漏诊。故对病因不明的发热患儿都应反复做尿液检查,争取在用抗生素治疗之前进行尿培养,菌落计数和药敏试验;凡具有真性菌尿者,即清洁中段尿定量培养菌落数$\geqslant 10^5$/mL,或耻骨上膀胱穿刺尿定性培养有细菌生长,即可确立诊断。

完整的 UTI 的诊断除了评定泌尿系统被细菌感染外,还应包括以下内容:①本次感染系初染、复发或再感;②确定致病菌的类型并做药敏试验;③有无尿路畸形如膀胱输尿管反流、尿路梗阻等,如有膀胱输尿管反流,还要进一步了解"反流"的严重程度和有无肾脏瘢痕形成;④感染的定位诊断,即是上尿路感染还是下尿路感染。

UTI 需与肾小球肾炎、肾结核及急性尿道综合征鉴别。急性尿道综合征的临床表现为尿频、尿急、尿痛、排尿困难等尿路刺激症状,但清洁中段尿培养无细菌生长或为无意义性菌尿。

六、治疗

治疗目的是控制症状,根除病原体,去除诱发因素,预测和防止再发。

(一)一般处理

(1)急性期需卧床休息,鼓励患儿多饮水以增加尿量,女孩还应注意外阴部的清洁卫生。

(2)鼓励患儿进食,供给足够的热量、丰富的蛋白质和维生素,以增强机体的抵抗力。

(3)对症治疗,对高热、头痛、腰痛的患儿应给予解热镇痛剂缓解症状。对尿路刺激症状明显者,可用阿托品、山莨菪碱等抗胆碱药物治疗或口服碳酸氢钠碱化尿液,减轻尿路刺激症状。有便秘者改善便秘。

(二)抗菌药物治疗选用抗生素的原则

(1)感染部位:对肾盂肾炎应选择血浓度高的药物,对膀胱炎应选择尿浓度高的药物。

(2)感染途径:对上行性感染,首选磺胺类药物治疗。如发热等全身症状明显或属血源性感染,多选用青霉素类、氨基糖苷类或头孢菌素类单独或联合治疗。

(3)根据尿培养及药敏试验结果,同时结合临床疗效选用抗生素。

(4)药物在肾组织、尿液、血液中都应有较高的浓度。

(5)药物的抗菌能力强,抗菌谱广。

(6)对肾功能损害小的药物。

(三)治疗措施

1.上尿路感染/急性肾盂肾炎的治疗

(1)<3 个月婴儿:静脉敏感抗生素治疗 10～14 天。

(2)>3 个月:口服敏感抗生素 7～14 天(若没有药敏试验结果,推荐使用头孢菌素,氨苄西林/棒酸盐复合物);可先静脉治疗 2～4 天后改用口服抗生素治疗,总疗程 7～14 天。

(3)在抗生素治疗 48 小时后需评估治疗效果,包括临床症状、尿检指标等。若抗生素治疗 48 小时后未能达到预期的治疗效果,需重新留取尿液进行尿培养细菌学检查。

2.下尿路感染/膀胱炎的治疗

(1)口服抗生素治疗 7～14 天(标准疗程)。

(2)口服抗生素 2～4 天(短疗程):短疗程(2～4 天)口服抗生素治疗和标准疗程(7～14 天)口服抗生素治疗相比,两组在临床症状持续时间、菌尿持续时间、UTI 复发、药物依从性和耐药发生率方面均无明显差别。

(3)在抗生素治疗 48 小时后也需评估治疗效果。

3.无症状菌尿的治疗

单纯无症状菌尿一般无须治疗。但若合并尿路梗阻、膀胱输尿管反流或其他尿路畸形存在，或既往感染使肾脏留有陈旧性瘢痕者，则应积极选用上述抗菌药物治疗。疗程7～14天，继之给予小剂量抗菌药物预防，直至尿路畸形被矫治为止。

4.复发性泌尿系统感染的治疗

复发性UTI包括：①UTI发作2次及以上且均为急性肾盂肾炎；②1次急性肾盂肾炎且伴有1次及以上的下尿路感染；③3次及以上的下尿路感染。

复发性UTI者在进行尿细菌培养后选用2种抗菌药物治疗，疗程10～14天为宜，然后需考虑使用预防性抗生素治疗以防复发。预防用药期间，选择敏感抗生素治疗剂量的1/3睡前顿服，首选呋喃妥因或磺胺甲基异噁唑。若小婴儿服用呋喃妥因出现消化道不良反应严重者，可选择阿莫西林-克拉维酸钾或头孢克洛类药物口服。如果患儿在接受预防性抗生素治疗期间出现了尿路感染，需换用其他抗生素而非增加原抗生素的剂量。

(四)积极矫治尿路畸形

小儿UTI约半数可伴有各种诱因，特别在慢性或反复复发的患者，多同时伴有尿路畸形。其中以膀胱输尿管反流最常见，其次是尿路梗阻和膀胱憩室。一经证实，应及时予以矫治。否则，UTI难被控制。

(五)UTI的局部治疗

常采用膀胱内药液灌注治疗，主要治疗顽固性慢性膀胱炎经全身给药治疗无效者。灌注药液可根据致病菌特性或药敏试验结果选择。

七、预后

急性UTI经合理抗菌治疗，多数于数天内症状消失、治愈，但有近50%患者可复发。复发病例多伴有尿路畸形，其中以膀胱输尿管反流最常见，而膀胱输尿管反流与肾瘢痕关系密切，肾瘢痕的形成是影响儿童UTI预后的最重要因素。由于肾瘢痕在学龄期儿童最易形成，10岁后进展不明显。一旦肾瘢痕引起高血压，如不能被有效控制，最终发展至慢性肾衰竭。

八、预防

UTI是可以预防的，可从以下几方面入手。

(1)注意个人卫生，勤洗外阴以防止细菌入侵。

(2)及时发现和处理男孩包茎、女孩处女膜伞、蛲虫感染等。

(3)及时矫治尿路畸形，防止尿路梗阻和肾瘢痕形成。

(沈秀平)

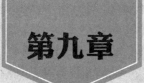

第九章　内分泌系统疾病

第一节　生长激素缺乏症

生长激素缺乏症(GHD)又称垂体性侏儒症,是由于垂体前叶合成和分泌的生长激素部分或完全缺乏,或由于生长激素分子结构异常、受体缺陷等所致的生长发育障碍性疾病,其身高低于同年龄、同性别正常健康儿童生长曲线第3百分位数以下或低于正常儿两个标准差。

一、病因及发病机制

(一)病因

生长激素缺乏症是由于生长激素分泌不足所致,其原因如下。

1.原发性(特发性)

原发性占绝大多数。①遗传因素,约有5%GHD患儿由遗传因素造成。②特发性下丘脑、垂体功能障碍,下丘脑、垂体无明显病灶,但分泌功能不足。③发育异常:垂体不发育或发育异常。

2.继发性(器质性)

继发于下丘脑、垂体或其他颅内肿瘤、感染、放射性损伤、头颅外伤、细胞浸润等病变,其中产伤是国内生长激素缺乏症的最主要原因,这些病变侵及下丘脑或垂体前叶时都可引起生长迟缓。

3.暂时性

体质性青春期生长延迟、社会心理性生长抑制、原发性甲状腺功能减退等均可造成暂时性生长激素分泌不足,当不良刺激消除或原发疾病治疗后,这种功能障碍即可恢复。

(二)发病机制

生长激素由垂体前叶细胞合成和分泌,其释放受下丘脑分泌的生长激素释放激素(GHRH)和生长激素释放抑制激素(GHRIH)的调节,前者刺激垂体释放生长激素,后者则对生长激素的合成和分泌有抑制作用。垂体在这两种激素的交互作用下以脉冲方式释放生长激素。儿童时期每天生长激素的分泌量超过成人,在青春发育期更为明显。

生长激素的基本功能是促进生长。人体各种组织细胞增大和增殖,骨骼、肌肉和各系统器官生长发育都有赖于生长激素的作用。当生长激素缺乏时,患儿表现出身材矮小。

二、临床表现

(一)原发性生长激素缺乏症

1.身材矮小

出生时身高和体重都正常,1～2岁后呈现生长缓慢,身高增长速度每年<4 cm,故随着年龄增长,其身高明显低于同龄儿。患儿头颅圆形,面容幼稚,脸圆胖,皮肤细腻,头发纤细,下颌和颏部发育不良。患儿虽然身材矮小,但身体各部比例正常,体形匀称,与实际年龄相符。

2.骨成熟延迟

出牙及囟门闭合延迟,恒齿排列不整,骨化中心发育迟缓,骨龄小于实际年龄2岁以上。

3.伴随症状

生长激素缺乏症患儿可同时伴有一种或多种其他垂体激素的缺乏,从而出现相应伴随症状。若伴有促肾上腺皮质激素缺乏容易发生低血糖;若伴有促甲状腺激素缺乏可有食欲缺乏、不爱活动等轻度甲状腺功能低下的症状;若伴有促性腺激素缺乏,性腺发育不全,到青春期仍无性器官发育和第二性征,男孩出现小阴茎(即拉直的阴茎长度小于2.5 cm),睾丸细小,多伴有隐睾症,女孩表现为原发性闭经、乳房不发育。

(二)继发性生长激素缺乏症

继发性生长激素缺乏症可发生于任何年龄,发病后生长发育开始减慢。因颅内肿瘤引起者多有头痛、呕吐等颅内高压和视神经受压迫等症状和体征。

三、辅助检查

(一)生长激素刺激试验

生长激素缺乏症的诊断依靠生长激素测定。正常人血清GH值很低且呈脉冲式分泌,受各种因素的影响,因此随意取血测血GH对诊断没有意义,须做测定反应生长激素分泌功能的试验。

1.生理性试验

运动试验、睡眠试验。可用于对可疑患儿的筛查。

2.药物刺激试验

所用药物包括胰岛素、精氨酸、可乐定、左旋多巴。由于各种GH刺激试验均存在一定局限性,所以必须2种以上药物刺激试验结果都不正常时,才可确诊为GHD。一般多选择胰岛素加可乐定或左旋多巴试验。对于年龄较小的儿童,特别注意有无低血糖症状,以防引起低血糖惊厥等反应。

(二)其他检查

1.X线检查

常用左手腕掌指骨片评定骨龄。生长激素缺乏症患儿骨龄落后于实际年龄2岁或2岁以上。

2.CT或MRI检查

对已确诊为生长激素缺乏症的患儿,根据需要选择此项检查,以了解下丘脑和垂体有无器质性病变,尤其对肿瘤有重要意义。

四、诊断要点

（1）身材矮小：低于同年龄、同性别正常健康儿生长曲线第 3 百分位以下或低于 2 个标准差（−2 SD）。

（2）学龄期年生长速率＜5 cm。

（3）骨龄延迟，一般低于实际年龄 2 岁以上。

（4）GH 激发实验峰值＜10 μg/L。

（5）综合分析：了解母孕期情况、出生史、喂养史、疾病史，结合体格检查和实验室检查结果综合判断。

五、鉴别诊断

（一）家族性矮身材

父母身高均矮，小儿身高在第 3 百分位数左右，但骨龄与年龄相称，智力和性发育均正常。父母中常有相似的既往史。

（二）体质性青春期延迟

男孩多见，有遗传倾向。2～3 岁时身高低矮，3 岁后每年生长速度又恢复至≥5 cm。GH 正常，骨龄落后，骨龄和身高一致。青春期发育延迟 3～5 年，但最终达正常成人身高。

（三）宫内生长迟缓

出生时身高、体重均低于同胎龄儿第 10 百分位，约 8% 患儿达不到正常成人身高。

（四）内分泌疾病及染色体异常

甲状腺功能低下、21-三体综合征、Turner 综合征等均有身材矮小，根据特殊体态、面容可做出诊断。

（五）全身性疾病

全身性疾病包括心、肝、肾疾病，重度营养不良，慢性感染，长期精神压抑等导致身材矮小者，可通过病史、全面查体及相应的实验室检查做出诊断。

六、治疗

（一）生长激素替代治疗

目前广泛使用基因重组人生长激素（r-hGH），每天 0.1 U/kg，每晚睡前皮下注射。治疗后身高和骨龄均衡增长，其最终身高与开始治疗的年龄有关，治疗愈早效果愈好。治疗后第 1 年效果最显著，以后疗效稍有下降。GH 可持续使用至骨骺融合，骨骺闭合后禁用。治疗过程中，应密切观察甲状腺功能，若血清甲状腺素低于正常，应及时补充甲状腺激素。

（二）合成代谢激素

合成代谢激素可增加蛋白合成，促进身高增长。可选用氟甲睾酮或苯丙酸诺龙。由于此类药可促使骨骺提前融合，反而影响最终身高，故应谨慎使用。疗程不能长于 6 个月。

（三）性激素

同时伴有性腺轴功能障碍的患儿在骨龄达 12 岁时可开始用性激素治疗，促进第二性征发育。男孩用长效庚酸睾酮，女孩用妊马雌酮（一种天然合成型雌激素）。

（四）可乐定

可乐定为一种 α 肾上腺素受体兴奋剂，可促使 GHRH 分泌，使生长激素分泌增加。剂量为每天75～150 μg/m²，每晚睡前服用，3～6 个月为 1 个疗程。

（五）左旋多巴

左旋多巴可刺激垂体分泌生长激素。剂量为每天 10 mg/kg，早晚各一次。

（六）其他

适当使用钙、锌等辅助药物。

（郝修伟）

第二节　中枢性尿崩症

一、概述

尿崩症（diabetes insipidus，DI）是由于患儿完全或部分丧失尿液浓缩功能，主要表现为多尿、排出稀释性尿和多饮。造成尿崩症的原因很多，因抗利尿激素（AVP）分泌或释放不足引起者，称中枢性尿崩症（central diabetes insipidus，CDI）。

二、病因

前加压素原由信号肽、AVP、垂体后叶激素运载蛋白（neurophysin Ⅱ）和肽素（copeptin）组成，前加压素原合成后经加工形成分子数量比例为 1：1：1 的 AVP、neurophysin Ⅱ 和 copeptin。在下丘脑视上核和室旁核合成的 AVP 经神经末梢运送至神经垂体储存。血钠浓度等引起细胞外液渗透压的变化可通过位于视上核和渴觉中枢附近的渗透压感受器，控制 AVP 的分泌和饮水行为；血容量变化通过位于心房、主动脉和颈动脉的压力感受器，调节 AVP 的释放。此外，恶心、皮质醇缺乏和低血糖等也可促进 AVP 的释放。

AVP 与肾脏的集合管细胞上的加压素 V2 受体结合，通过增加水通道蛋白（aquaporin 2）在集合管细胞顶膜上的数量，增加其对水的通透性，促进水的重吸收，使尿量减少，保留水分，发挥其抗利尿的生理作用。

中枢性尿崩症的病因包括遗传性、先天性畸形、获得性和特发性等，主要通过以下几种机制导致 AVP 缺乏：遗传性或先天性的 AVP 缺乏，分泌 AVP 神经元受到物理性的破坏，或存在抑制 AVP 合成、转运或分泌的浸润性或炎症性病变。临床上约 1/2 中枢性尿崩症患儿的潜在病因有待查明。

三、临床表现

本病可发生于任何年龄，以烦渴、多饮、多尿为主要症状。每天饮水量可大于 3 000 mL/m²，每天尿量可达 4～10 L，甚至更多，尿比重低且固定。夜尿增多，可出现遗尿。婴幼儿烦渴时哭闹不安，不肯吃奶，饮水后安静。喂水不足的患儿可发生便秘、低热、脱水甚至休克，严重脱水可导致脑损伤及智力缺陷。学龄儿童由于烦渴、多饮、多尿可影响学习和睡眠，出现少汗、皮肤干燥面色苍白、精神不振、食欲低下、体重不增、生长缓慢等症状。如充分饮水,一般情况正常,无明显体征。

除上述尿崩症常见的临床症状外,不同病因的患儿可有相应的临床表现,如大脑中线先天性缺陷伴尿崩症的患儿,除发病早(生后1周即可出现尿崩症症状)外,还可有唇裂或腭裂等中线颅面缺损或畸形等表现。

四、实验室检查

(一)尿液检查

每天尿量可达4~10 L,尿色清淡无气味,尿比重低,一般为1.001~1.005;尿渗透压低,为50~200 mmol/L;尿蛋白、尿糖及有形成分均为阴性。

(二)血生化检查

血钾、氯、钙、镁、磷等一般正常,血钠正常或稍高,肌酐、尿素氮正常,血渗透压正常或偏高。无条件测定血浆渗透压的可以公式推算:

渗透压=(血钠+血钾)×2+血糖+血尿素氮,计算单位均用mmol/L。

(三)禁水试验

目的是观察患儿在细胞外液渗透压增高时的尿液浓缩能力。自试验前一天晚上7~8时患儿开始禁食,直至试验结束。试验当天晨8时开始禁饮,先排空膀胱,测定体重,采血测血钠及渗透压;然后每小时排尿一次,测尿量、尿渗透压(或尿比重)和体重,直至相邻2次尿渗透压之差连续2次<30 mmol/L,或体重下降达5%,或尿渗透压≥800 mmol/L,即可再次采血测渗透压、血钠。

结果分析:正常儿童禁饮后不出现脱水症状,每小时尿量逐渐减少,尿比重逐渐上升,尿渗透压可达800 mmol/L以上,而血钠、血渗透压均正常。

精神性多饮儿童尿比重最高可达1.015以上,尿渗透压达300 mmol/L,或尿渗透压与血渗透压比率≥2,这些提示AVP分泌量正常。

尿崩症患儿每小时尿量减少不明显,持续排出低渗尿,尿比重不超过1.010,尿渗透压变化不大;血钠和血渗透压上升分别超过145 mmol/L和295 mmol/L;体重下降3%~5%。

禁水试验期间应密切观察,如患儿烦渴加重并出现严重脱水症状,或体重下降超过5%,或血压明显下降,一般情况恶化时,应迅速终止试验并给予饮水。

(四)加压素试验

用于评价肾脏最大尿液浓缩能力,鉴别中枢性尿崩症和肾性尿崩症。禁水试验结束后,皮下注射垂体后叶素5 U(或精氨酸加压素0.1 U/kg),然后2小时内每30分钟留尿一次,共4次,测定尿量和尿渗透压。

结果分析:如尿渗透压上升峰值超过给药前的50%,则为完全性中枢性尿崩症;在9%~50%者为部分性尿崩症;肾性尿崩症小于9%。

禁水试验开始后,每小时排尿一次,测尿量、尿渗透压(或尿比重)和体重,直至相邻2次尿渗透压之差连续2次<30 mmol/L,或体重下降达5%,或尿渗透压≥800 mmol/L,即可再次采血测渗透压和血钠等,大多数可在6小时内完成试验

(五)血浆AVP测定

结合禁水试验测定血浆AVP有助于尿崩症的鉴别。中枢性尿崩症血浆AVP浓度低于正

常;肾性尿崩症血浆 AVP 基础状态可测出,禁饮后明显升高但尿液不能浓缩;精神性多饮 AVP 分泌正常。但由于 AVP 半衰期短(24 分钟),在体内外不稳定、易被清除;加之检测方法烦琐、耗时等原因,限制了其在尿崩症鉴别诊断中的应用。

(六)血浆肽素测定

血浆肽素是 AVP 激素原羧基端糖蛋白,在体内血浆肽素与 AVP 以 1:1 的比例合成和分泌,可敏感地反映体内 AVP 的分泌状态。血浆肽素基础浓度的检测有助于尿崩症的鉴别诊断:中枢性尿崩症血浆肽素<2.6 pmol/L,而肾性尿崩症则>20 pmol/L。

此外,由于血浆肽素在体外相对稳定,检测所需血浆量少、耗时短等,因此,其检测有望取代 AVP 的检测,成为诊断尿崩症一个有价值的指标。

(七)影像学检查

选择性进行头颅 X 线平片、CT 或 MRI 检查,以排除颅内肿瘤,明确病因,指导治疗。探查颅内神经垂体病变 MRI 优于 CT 检查。

五、诊断及鉴别诊断

中枢性尿崩症需与其他原因引起的多饮、多尿相鉴别。

(一)高渗性利尿

如糖尿病、肾小管酸中毒等,根据血糖、尿比重、尿渗透压及其他临床表现加以鉴别。

(二)高钙血症

高钙血症见于维生素 D 中毒、甲状旁腺功能亢进等。

(三)低钾血症

低钾血症见于原发性醛固酮增多症、慢性腹泻、Bartter 综合征等。

(四)慢性肾脏疾病

慢性肾脏疾病,尤其是肾小管疾病;引起肾脏对 AVP 的作用不敏感的电解质紊乱,如高钙血症、低钾血症可影响肾脏的浓缩功能而引起多尿、多饮等症状。

(五)肾性尿崩症

肾性尿崩症为 X 连锁或常染色体显性/隐性遗传疾病,是由于肾小管上皮细胞对 AVP 无反应所致。发病年龄和症状轻重差异较大,重者生后不久即出现症状,可有多尿、脱水、体重不增、生长障碍、发热、末梢循环衰竭甚至中枢神经系统症状。轻者发病较晚,当患儿禁饮时,可出现高热、末梢循环衰竭、体重迅速下降等症状。禁水、加压素试验均不能提高尿渗透压。

(六)精神性多饮

精神性多饮又称为精神性烦渴,通常由某些精神因素引起多饮后导致多尿,起病多为渐进性,多饮、多尿症状逐渐加重,但夜间饮水较少。患儿血钠、血渗透压均处于正常低限,AVP 分泌能力正常,因此,禁水试验比加压素试验更能使其尿渗透压增高。

六、治疗

(一)病因治疗

明确诊断后应积极寻找病因。对有原发病灶的患儿必须针对病因治疗,如肿瘤者应根据肿瘤的性质、部位选择手术或放疗方案。特发性中枢性尿崩症患儿,应检查有无垂体其他激素缺乏情况;渴感正常的患儿应充分饮水,但存在脱水、高钠血症的情况下应缓慢给水,以免造成脑水肿。对精神性多饮者应寻找引起多饮、多尿的精神因素,并进行相应的治疗。

（二）激素补充治疗

1.鞣酸加压素

鞣酸加压素为混悬液,用前需稍加温并摇匀,再进行深部肌内注射。开始剂量为每次 0.1～0.2 mL,药效可维持 3～7 天,须待多尿多饮症状又出现时再次注射。可根据疗效逐步调整剂量,每次增加 0.1 mL。剂量过大可引起患儿面色苍白、血压升高及腹痛等症状。此外,用药期间应注意患儿的饮水量,避免发生水中毒。

2.1-脱氨-8-D-精氨酸加压素（DDAVP）

DDAVP 为人工合成的 AVP 类似物。控制症状所需剂量的个体差异较大,一般用药 1～2 小时后患儿尿量开始减少。

（1）口服片剂:醋酸去氨加压素:作用维持时间 8～12 小时,每片含量 100 μg。用量 100～1 200 μg/d(是喷鼻剂量的 10～20 倍),分 2～3 次口服;一般从小剂量每次 50 μg 开始,逐渐加量至疗效满意。

（2）喷鼻剂:作用维持时间 12～24 小时,含量 100 μg/mL。通常用量为每次 2～40 μg,每天1 次或 2 次(间隔 12 小时)鼻腔滴入。一般从小剂量开始,如婴儿每次自 0.5～1.0 μg,儿童自2.5 μg 起,逐渐加量至疗效满意。用前需清洁鼻腔,症状复现时再次给用。

DDAVP 不良反应少见,偶有引起头痛或腹部不适;喷鼻剂可有眼刺激、鼻炎、咳嗽等不良反应。

（郝修伟）

第三节　先天性甲状腺功能减退症

一、概述

先天性甲状腺功能减退症(简称"先天性甲减")是由于甲状腺激素合成不足或其受体缺陷所造成的一种疾病,是引起儿童智力发育及体格发育落后的常见小儿内分泌疾病之一,新生儿筛查患病率约为 1/2050。

二、病因

先天性甲减的分类按病变部位可分为原发性甲减、继发性甲减和外周性甲减。

（一）原发性甲减

原发性甲减即为甲状腺本身的疾病所致,其特点是血促甲状腺激素（thyroid-stimulating hormone,TSH）升高和游离甲状腺激素（free thyroxine,FT$_4$）降低。甲状腺先天性发育异常是最常见的病因,包括甲状腺发育异常(甲状腺缺如、甲状腺发育不良、单叶甲状腺、甲状腺异位等),甲状腺异位是甲状腺在下移过程中停留在其他部位形成异位甲状腺,引起甲状腺功能部分或完全丧失。甲状腺发育异常绝大部分为散发,造成甲状腺发育异常的原因尚未阐明,近年发现部分原因与遗传性基因突变有关,例如,*TTF-1*、*TTF-2* 和 *PAX8* 等基因异常可造成甲状腺发育异常。甲状腺激素合成障碍多见于甲状腺激素合成和分泌过程中酶(碘钠泵、甲状腺过氧化物酶、甲状腺球蛋白、碘化酪氨酸脱碘酶、过氧化氢合成酶等)的基因突变,造成甲状腺素合成不足。多为常染色体隐性遗传病,临床表现常有甲状腺肿大。

地方性甲减多见于甲状腺肿流行的山区,是由于该地区水、土和食物中缺乏碘,甲状腺激素合成缺乏原料碘所致,临床表现常有甲状腺肿大。随着我国碘化食盐的广泛应用,其发病率已明显下降。

(二)继发性甲减

病变部位在下丘脑和垂体,亦称中枢性甲减或下丘脑-垂体性甲减,因垂体分泌 TSH 障碍而引起,特点为 FT 降低,TSH 正常或者下降。继发性甲减包括 TSH 缺乏(β亚单位突变),腺垂体发育相关的转录因子缺陷(PROP1、PIT-1、LHX4、HESX1 等),TRH 分泌缺陷(垂体柄中断综合征、下丘脑病变),TRH 抵抗(TRH 受体突变)。以 TRH 不足较多见。TSH 单一缺乏者少见,常与 GH、催乳素(PRL)、黄体生成素(LH)等其他垂体激素缺乏并存,临床上称之为多种垂体激素缺乏症(MPHD)。

(三)外周性甲减

因甲状腺激素受体功能缺陷,甲状腺或靶器官对甲状腺激素反应低下,包括甲状腺激素抵抗(甲状腺受体 β 突变或信号传递通路缺陷)、甲状腺激素转运缺陷(MCT8 突变)等,临床较为罕见。

先天性甲减按疾病转归又可分为持续性甲减及暂时性甲减。持续性甲减指由于甲状腺激素持续缺乏,患者需终身替代治疗,甲状腺先天性发育异常、甲状腺激素合成和分泌过程中酶缺陷以及下丘脑-垂体缺陷导致的继发性甲减都属这一类。暂时性甲减指由于母亲甲状腺疾病,例如,母亲用抗甲状腺药物治疗、母源性 TSH 受体阻断抗体(TRB-Ab)、母亲缺碘等,或者早产儿发育不成熟、感染、窒息等各种原因,致使出生时甲状腺激素分泌暂时性缺乏,甲状腺功能可恢复正常的患者。

在新生儿筛查和临床中会发现部分患者血 TSH 增高而 FT_4 水平在正常范围,称为高 TSH 血症。高 TSH 血症的临床转归可能为 TSH 恢复正常、高 TSH 血症持续及 TSH 进一步升高,FT_4 水平下降,发展到甲减状态。

三、诊断

(一)病史

需询问母亲孕期甲状腺疾病史,了解地方性碘缺乏流行病史,极少部分患儿有家族史。有的患儿母亲怀孕时常感到胎动少,新生儿常为过期产、巨大儿。

(二)临床表现

1.新生儿期

多数患儿出生时无特异性临床症状或症状轻微,生后可出现黄疸较重或黄疸消退延迟、嗜睡、少哭、哭声低下、纳呆、吸吮力差、皮肤花纹(外周血液循环差)、面部臃肿、前后囟较大、便秘、腹胀、脐疝、心率缓慢、心音低钝等。如果中枢性甲减合并其他垂体促激素缺乏,可表现为低血糖、小阴茎、隐睾及面中线发育异常,如唇裂、腭裂、视神经发育不良等。

2.婴幼儿及儿童期

临床主要表现为智力落后及体格发育落后。患者常有严重的身材矮小,可有特殊面容(眼距宽、塌鼻梁、唇厚舌大、面色苍黄）、皮肤粗糙、黏液性水肿、反应迟钝、脐疝、腹胀、便秘，以及心功能及消化功能低下、贫血等表现。

（三）实验室检查

1.新生儿筛查

采用出生72小时的新生儿干血滴纸片检测TSH浓度，一般结果大于10 mU/L（须根据筛查实验室阳性切割值决定）时，再检测血清T_4、TSH以确诊。该筛查方法只能检出TSH增高的原发性甲减，无法检出中枢性甲减及TSH延迟升高的患儿。因此，对筛查阴性的临床病例，如有可疑症状，仍应采血检测甲状腺功能。

2.血清FT_4、FT_3、TSH测定

任何新生儿筛查结果可疑或临床可疑的小儿都应检测血清FT_4、TSH浓度。如FT_4降低、TSH明显升高，诊断为先天性甲减。若血TSH持续增高、FT_4正常，可诊断为高TSH血症。若TSH正常或降低，FT_4降低，诊断为继发性甲减或者中枢性甲减。

3.甲状腺B超

甲状腺B超可评估甲状腺发育情况，但对异位甲状腺判断不如放射性核素显像。甲状腺肿大常提示甲状腺激素合成障碍或缺碘。

4.核素检查

甲状腺放射性核素显像可判断甲状腺的位置、大小、发育情况及摄取功能。甲状腺摄碘缺乏结合B超可以明确甲状腺是否缺如。^{123}碘（^{123}I）或锝99m（^{99m}Tc）由于放射性低常用于新生儿甲状腺核素扫描。需注意不要因为做此检查而推迟新生儿甲减的开始治疗时间。甲状腺摄碘缺乏也可见于TSHβ基因缺陷或受体缺陷、碘转运障碍，结合甲状腺B超和血清甲状腺球蛋白检测，可对先天性甲减的病因进行进一步分析判断。若核素扫描提示甲状腺增大，需除外甲状腺激素合成障碍，结合进一步的过氯酸盐排泄试验明确甲状腺碘的氧化和有机化缺陷。

5.甲状腺球蛋白（TG）测定

TG可反映甲状腺组织存在和活性，甲状腺发育不良患者TG水平明显低于正常对照。甲状腺摄碘缺乏而TG升高者提示甲状腺存在，需考虑TSH受体突变、碘转运障碍或存在母源性TRB-Ab，而非甲状腺发育不良。

6.其他检查

中枢性甲减应做其他垂体激素检查，例如，ACTH、皮质醇、促性腺激素等，以及下丘脑-垂体部位磁共振（MRI）检查。

四、鉴别诊断

根据典型的临床症状和甲状腺功能测定，诊断不难。但在新生儿期临床表现无特异性，不易确诊，应对新生儿进行群体筛查。年长儿应与下列疾病鉴别。

（一）先天性巨结肠

患儿出生后即开始便秘、腹胀，并常有脐疝，但其面容、精神反应及哭声等均正常，钡灌肠可见结肠痉挛段与扩张段，甲状腺功能测定可鉴别。

（二）21-三体综合征

患儿智能及动作发育落后，但有特殊面容：眼距宽、外眼眦上斜、鼻梁低、舌伸出口外，皮肤及毛发正常，无黏液性水肿，且常伴有其他先天畸形。染色体核型分析可鉴别。

(三)佝偻病

患儿有动作发育迟缓、生长落后等表现。但智能正常,皮肤正常,有佝偻病的体征,血生化、X 线片及甲状腺功能测定可鉴别。

(四)骨骼发育障碍的疾病

如骨软骨发育不良、黏多糖病等都有生长迟缓症状,骨骼 X 线片和尿中代谢物检查可资鉴别。

五、治疗

无论是先天性原发性甲减还是继发性甲减,一旦确定诊断都应该立即治疗。新生儿筛查发现的阳性患者应早期诊断,尽早治疗,以避免先天性甲减对脑发育的损害。一旦诊断确立,应终身服用甲状腺制剂。

治疗首选左甲状腺素(L-T_4),新生儿期初始治疗剂量 $10 \sim 15\ \mu g/(kg \cdot d)$,每天 1 次口服,尽早使 FT_4、TSH 恢复正常,FT_4 最好在治疗 2 周内,TSH 在治疗后 4 周内达到正常。对于伴有严重先天性心脏病的患儿,初始治疗剂量应减少。治疗后 2 周抽血复查,根据血 FT_4、TSH 浓度调整治疗剂量。

在随后的随访中,甲状腺激素维持剂量须个体化。血 FT_4 应维持在平均值至正常上限范围之内,TSH 应维持在正常范围内。L-T_4 治疗剂量应随静脉血 FT_4、TSH 值调整,婴儿期一般在 $5 \sim 10\ \mu g/(kg \cdot d)$,$1 \sim 5$ 岁 $5 \sim 6\ \mu g/(kg \cdot d)$,$5 \sim 12$ 岁 $4 \sim 5\ \mu g/(kg \cdot d)$。

患儿一般治疗数周后食欲好转,腹胀消失,心率维持在正常范围,活动增多,语言进步,智能及体格发育改善。药物过量患儿可有颅缝早闭和甲状腺功能亢进临床表现,如烦躁、多汗等,需及时减量,4 周后再次复查。

对于 $TSH > 10\ mU/L$,而 FT_4 正常的高 TSH 血症,复查后 TSH 仍然增高者应予治疗,L-T_4 起始治疗剂量可采用维持剂量,4 周后根据 TSH 水平调整。对于 TSH 始终维持在 $6 \sim 10\ mU/L$ 的婴儿的处理方案目前仍存在争议,在出生头几个月内 TSH 可有生理性升高。对这种情况的婴儿,需密切随访甲状腺功能。

对于 FT_4 和 TSH 测定结果正常,而总 T_4 降低者,一般不需治疗。多见于 TBG 缺乏、早产儿或者新生儿有感染时。

对于幼儿及年长儿下丘脑-垂体性甲减,L-T_4 治疗需从小剂量开始。如伴有肾上腺皮质功能不足者,需同时给予生理需要量肾上腺皮质激素治疗,防止突发性肾上腺皮质功能衰竭。如发现有其他内分泌激素缺乏,应给予相应替代治疗。

六、随访

患者治疗后 2 周应进行首次复查。如有异常,调整 L-T_4 剂量后 1 个月复查。1 岁内每 $2 \sim 3$ 个月复查一次,1 岁以上 $3 \sim 4$ 个月复查一次,3 岁以上 6 个月复查一次,剂量改变后应在 1 个月后复查。治疗后在 1 岁、3 岁、6 岁时需进行智力发育评估和体格发育评估。

部分高 TSH 血症患者在随访过程中可发现血 FT_4 增高,需逐步减少服用的 L-T_4 剂量,直至停药观察。

先天性甲减伴甲状腺发育异常者需要终身治疗,其他患儿可在正规治疗 $2 \sim 3$ 年后尝试停药 1 个月,复查甲状腺功能、甲状腺 B 超或者甲状腺放射性核素显像。对于用药剂量较大的患者如要停药检查,可先减半量,1个月后复查。如 TSH 增高或伴有 FT$_4$ 降低,应给予甲状腺素终身治疗。停药后甲状腺功能正常者为暂时性甲状腺功能减退症,继续停药并定期随1年以上,注意部分患者 TSH 会重新升高。

七、预防

(一)新生儿筛查

我国已将先天性甲减列入新生儿筛查的疾病之一,足月新生儿出生72小时至7天,经充分哺乳后足跟采血,滴于专用滤纸片上测定干血滤纸片 TSH。该方法只能检出原发性甲减和高 TSH 血症,无法检出中枢性甲减、TSH 延迟升高。有些国家采用 T$_4$＋TSH 同时筛查的方法,但是筛查成本高。由于技术及个体差异,约5%的先天性甲减患者无法通过新生儿筛查系统检出。因此,对甲减筛查阴性病例,如有可疑症状,临床医师仍然应该采血,再次检查甲状腺功能。

(二)孕妇的甲状腺功能监测

对患甲状腺疾病的孕妇进行甲状腺功能的监测,将甲状腺功能调整到正常范围,防止孕母甲减对胎儿的影响。

(三)防治碘缺乏和碘过量

对地方性碘缺乏地区应适量补充碘盐,防止碘缺乏,同时,对非缺乏地区,防止碘过量对甲状腺功能的影响。

(四)其他

对伴有生长发育迟缓等症状的患儿及时进行甲状腺功能检测,防止甲状腺功能减退症对儿童生长发育的不良影响。

(郝修伟)

第四节 甲状腺功能亢进症

甲状腺功能亢进症是由于甲状腺激素分泌过多,导致全身各系统代谢率增高的一种综合征。临床上包括两种主要病变:弥漫性甲状腺肿伴突眼者又称毒性弥漫性甲状腺肿,也称 Graves 病;另一种为甲状腺呈结节性肿大,以后继发甲状腺功能亢进症状,称毒性结节性甲状腺肿。目前儿童甲亢有增多趋势。

一、病因

Graves 病是一种器官特异性自身免疫性疾病,为自身免疫性甲状腺疾病中的一种。其发病与遗传有关,亲属中可有同样疾病者,且抗甲状腺抗体阳性。另外与免疫系统功能紊乱有关,在环境因素及应激等条件下,激发细胞免疫及体液免疫功能紊乱,其体内有针对甲状腺细胞上 TSH 受体的自身抗体(TRAb),TSH 受体抗体能刺激甲状腺增生,甲状腺素合成和分泌增多而导致甲亢的发生。同时在 Graves 病中还可测出甲状球蛋白抗体(TGAb)、甲状腺微粒体抗体(TMAb)以及甲状腺过氧化物酶抗体(TPOAb)。另外精神刺激、情绪波动、思想负担过重以及青春发育、感染等均可诱发本病。

二、临床表现

(一)症状

1.基础代谢率增高

产热多,食欲亢进,易饥饿,但体重反而下降。大便次数增多、消瘦、乏力、怕热、多汗。

2.交感神经兴奋症状

常感到心悸,两手有细微震颤,脾气急躁,心率加快,心音亢进,可伴有心律失常。

3.眼球突出

多数为轻、中度突眼,恶性突眼少见。还可伴有上眼睑退缩、眼睑不能闭合、瞬目减少、辐辏反应差,少数伴眼肌麻痹。

4.甲亢危象

常因急性感染、创伤、手术、应激及不恰当停药而诱发。起病突然且急剧进展,表现为高热、大汗淋漓、心动过速、频繁呕吐及腹泻,严重者可出现谵妄、昏迷。常死于休克、心肺功能衰竭及电解质紊乱。

(二)体征

甲状腺肿大,多数为整个腺体弥漫性肿大、两侧对称(部分患儿甲状腺肿大可不对称)、质地中等、无结节、无疼痛,在肿大时甲状腺上可闻及血管杂音或扪及震颤。

三、诊断和鉴别诊断

(一)诊断

典型甲亢病例根据病史、症状和体征诊断并不难。如下辅助检查有助确诊。

1.甲状腺功能测定

血清甲状腺激素总 T_3(TT_3)、总 T_4(TT_4)、游离 T_3(FT_3)、游离 T_4(FT_4)均可升高,特别是FT_4升高对早期诊断价值更高。TT_3 和 FT_3升高对 T_3 型甲亢诊断有特殊意义。促甲状腺激素(TSH)水平则明显降低。

2.抗体测定

TRAb、TGAb、TMAb、TPOAb 等抗体升高,提示自身免疫引起的甲亢。

3.RH 兴奋试验

甲亢患者 TSH 无反应,少数患者反应减低。

4.其他检查

血生化可有肝功能损害。心电图提示窦性心动过速或心律失常。

5.甲状腺 B 超检查

B 超示弥漫性肿大,血流丰富。

(二)鉴别诊断

1.单纯性甲状腺肿

单纯性甲状腺肿多发生在青春期前和青春期,女性多于男性,临床除甲状腺轻度肿大外,一般无其他临床表现。甲状腺功能检查大多正常。

2.慢性淋巴细胞性甲状腺炎

慢性淋巴细胞性甲状腺炎又称自身免疫性甲状腺炎或桥本病,临床表现多样。甲状腺功能可正常、减低或出现一过性甲亢表现。有自然发生甲状腺功能减低的趋势。甲状腺呈弥漫性增大伴质地坚韧,无结节及触痛。TGAb、TPOAb阳性,血沉增快,γ-球蛋白升高。

3.甲状腺结节及肿瘤

可通过甲状腺功能检测及甲状腺扫描和B超检查帮助明确甲状腺结节或肿块的性质。儿童甲状腺癌非常少见。必要时可穿刺活检助诊。

4.其他疾病所致突眼

除眼部本身疾病外,血液病(绿色瘤、黄色瘤)所致突眼应同时伴有其他骨质破坏和血常规异常。

5.心脏疾病

心肌炎、心律失常等心脏疾病可表现心动过速,但甲状腺功能正常。故心动过速者应常规检查甲状腺功能,以除外甲亢的可能。

四、治疗和预后

(一)治疗

甲亢有3种治疗方法,即抗甲状腺药物,甲状腺次全切除术和放射性核素[131]I治疗,后两种方法在儿科很少应用,主要采用药物治疗。

1.一般治疗

甲亢急性期注意卧床休息,减少体力活动。加强营养,多食蛋白质、糖类食物,特别是富含维生素的新鲜蔬菜和水果。避免食用含碘高的食物,如海带、紫菜等。最好用无碘盐,若没有无碘盐,可将含碘盐热炒后去除碘再用。

2.药物治疗

(1)咪唑类:甲巯咪唑,每天0.5～1.0 mg/kg,治疗2～3个月待甲状腺功能正常后需要减量,逐渐减到维持量,每天0.3～0.6 mg/kg。注意剂量个体化,以期获得最佳疗效。

(2)硫脲类衍生物:丙硫氧嘧啶每天4～6 mg/kg,维持量每天1～3 mg/kg。需注意以上药物的毒性作用,定期复查血常规、肝功能,遇有皮肤变态反应者,酌情更换药物。大剂量时还需注意对肝肾功能的损害。一般总疗程在2～5年。

(3)β受体阻滞剂:心动过速者可加用普萘洛尔治疗。

(4)甲亢危象治疗:①立即鼻饲丙硫氧嘧啶每次200～300 mg,6小时一次。②1小时后静脉输入碘化钠每天1～2 g。③地塞米松每次1～2 mg,6小时一次。④静脉注射普萘洛尔,每次0.1 mg/kg,最大量5 mg,每10分钟一次,共4次。⑤肌内注射利舍平,每次0.07 mg/kg,最大量1 mg,必要时4～6小时重复。⑥高热者积极物理降温,必要时采用人工冬眠疗法、给氧。⑦纠正脱水,补充电解质,供给热量及大量维生素。⑧有感染者给予抗生素治疗。

(二)预后

本病为自身免疫性疾病,有一定自限性。儿童应用抗甲状腺药物治疗的永久缓解率报道不一,一般在38%～60%。

(尹国成)

285

第五节 甲状旁腺功能亢进症

一、概述

甲状旁腺功能亢进症(hyperparathyroidism,简称甲旁亢),是由于甲状旁腺分泌过多甲状旁腺激素(parathyroid hormone,PTH)而引起的钙磷代谢失常。可分为原发性、继发性、三发性和假性甲旁亢。原发性甲旁亢(parathyroid hyperparathyroidism,PHPT)是由于甲状旁腺本身病变引起的甲状旁腺激素(PTH)合成、分泌过多,主要表现为骨骼改变、神经系统疾病、消化道系统疾病、高血钙和低血磷等。继发性甲旁亢系各种原因引起的低血钙长期刺激甲状旁腺所致,如慢性肾衰竭、维生素 D 缺乏,肠道、肝和肾脏疾病致维生素 D 吸收不良和生成障碍。三发性甲旁亢是在继发性甲旁亢的基础上,腺体受到持久和强烈的刺激部分增生,自主分泌过多的 PTH,产生高钙血症。假性甲旁亢是由于某些器官的恶性肿瘤分泌类似甲状旁腺素的多肽物质而引起血钙水平升高,血磷降低及甲旁亢症状,成人多见。

二、病因

原发性甲旁亢的主要病因是甲状旁腺腺瘤、增生和癌。儿童及青少年患者中以腺瘤最多见,并以单个腺瘤为主。甲状旁腺癌在儿童中很少见。随着血钙测定方法的改进,无症状性甲旁亢的检出率明显增加。国外报道儿童 PHPT 总体发病率为 2/10 万～5/10 万,男女比例相当,国外报道为 1：0.9～1：1.75,国内为 1：1.6。

在原发性甲旁亢的病因中,遗传综合征占 5% 左右,包括多发性内分泌腺瘤 1 型(MEN1,也称卓-艾综合征,可同时伴有胰岛、胃泌素瘤及垂体腺瘤)或 2a 型(MEN2a,也称 Sipple 综合征,可伴有甲状腺髓样癌及嗜铬细胞瘤)、家族性低尿钙性高钙血症(FHH)、新生儿严重甲旁亢(NSHPT)、甲旁亢-腭肿瘤综合征(HPT-JT)。

三、诊断

(一)临床表现

儿童甲旁亢患者与成人患者不同,发生相关症状或体征的比例较高。凡具有骨骼病变、泌尿系统结石和高钙血症的临床表现,单独存在或两三个征象复合并存,伴有高血钙、低血磷、血碱性磷酸酶和 PTH 增高、尿钙排量增多支持甲旁亢的诊断。原发性甲旁亢的症状及体征主要是由高血钙引起。

1.高钙血症的症状

(1)神经系统:淡漠、嗜睡、性格改变、智力迟钝、肌张力减低等,严重者甚至昏迷。易疲劳、四肢肌肉软弱,近端肌肉尤甚,重者发生肌肉萎缩。

(2)消化系统:高血钙可刺激胃泌素分泌,胃酸增多,溃疡病较多见,还可致胃肠道平滑肌张力降低,胃肠蠕动缓慢,引起食欲缺乏、腹胀、便秘、反酸等。钙离子易沉着于胰管和胰腺内,激活胰蛋白酶原和胰蛋白酶,引起急性或慢性胰腺炎发作。一般胰腺炎时血钙值降低,如患者血钙值正常或增高,应除外原发性甲旁亢。

2.骨骼病变

典型病变是广泛骨丢失、纤维性囊性骨炎、囊肿棕色瘤形成、病理性骨折和骨畸形,部分患儿可合并佝偻病体征。主要表现为广泛的骨关节疼痛,伴明显压痛。多由下肢和腰部开始,逐渐发展至全身。重者有骨畸形,如胸廓塌陷变窄、椎体变形、骨盆畸形、四肢弯曲和身材变矮等。

3.泌尿系统症状

在 PTH 过多时,高血钙使肾小球滤过的钙量大为增加,超过了 PTH 增加肾远曲小管重吸收钙的效果,尿钙排出量增多,此外 PTH 能降低肾小管对磷的回吸收,尿磷排出也增多。因此,患者常有烦渴、多饮和多尿。可发生反复的肾脏或输尿管结石、血尿、乳白尿或尿砂石等,也可有肾钙盐沉着症。容易并发尿路感染,晚期则发生肾功能不全。国外报道儿童及青少年甲旁亢患者中,有泌尿系统结石者占 36%～64%。

4.其他症状及体征

(1)软组织钙化影响肌腱和软骨等处,可引起非特异性关节痛,累及手指关节,有时主要在近端指间关节。皮肤钙盐沉积可引起皮肤瘙痒。

(2)颈部可触及肿物。

(3)心电图示心动过速,Q-T 间期缩短,有时伴心律失常。

(4)肾脏受损可有继发性高血压。

(二)实验室检查

PHPT 的定性诊断主要靠血钙和 PTH 检测,而定位诊断则依靠颈部高频彩声、颈部及纵隔 CT 和放射性核素扫描。

1.血清钙

正常人血总钙值为 2.25～2.75 mmol/L(9～11 mg/dL),血清游离钙值为(1.18±0.05)mmol/L。当血清总钙>2.63 mmol/L(10.5 mg/dL),血清游离钙>1.25 mmol/L(5 mg/dL)时称为高血钙。其分度:血总钙<3.0 mmol/L 为轻度,可能无症状;3.0～3.5 mmol/L 为中度,可出现厌食、多饮多尿;>3.5 mmol/L 为重度高血钙,可出现恶心、呕吐、脱水及神志改变(嗜睡甚至昏迷)。甲旁亢时血清总钙值呈现持续性增高或波动性增高,而血游离钙测定结果较血总钙测定对诊断更为敏感。要注意合并低蛋白血症、维生素 D 缺乏症、骨质软化症、肾功能不全、胰腺炎、甲状旁腺腺瘤栓塞等时,虽然血清总钙值正常,但游离钙值常增高,故需要重复测定血钙水平。

2.血清磷

儿童正常值为 1.29～2.10 mmol/L(4.0～6.5 mg/dL),目前多用钼酸盐法。甲旁亢时血磷水平通常降低,且由于近端小管排酸能力受损,可伴有轻度高氯性酸中毒,出现氯/磷(Cl/P)比值升高。

3.血清碱性磷酸酶(ALP)

原发性甲旁亢时,排除了肝胆系统的疾病存在,血清 ALP 增高可反映骨病变的存在,骨病变愈严重,血清 ALP 值愈高。儿童 ALP 正常值较成人高 2～3 倍,但目前我国尚无儿童各年龄段血清 ALP 的正常值标准。

4.血 PTH

血 PTH 浓度是诊断本病一个直接而敏感的指标,用这个指标诊断甲旁亢与手术的符合率达 90%。且血 PTH 升高程度与血钙浓度、肿瘤大小和病情的严重程度相平行。目前多采用测定全分子 PTH 的免疫化学发光法。血 PTH 水平增高,结合血钙值有利于鉴别原发性和继发性甲旁亢。

5.24 小时尿钙

原发性甲旁亢患儿 24 小时尿钙>0.1 mmol/kg(4 mmol/kg)。

6.X 线检查

X 线表现和病变的严重程度相关,典型的表现为普遍骨质疏松,弥散性骨密度减低。特征性的骨吸收,包括指(趾)骨骨膜下骨吸收,以中指桡侧最为明显,外侧骨膜下皮质呈不规则锯齿样;皮质内骨吸收,皮质内可见纵行透亮条纹;软骨下骨吸收,见于耻骨联合、骶髂关节和锁骨的两端。还可见纤维性囊性骨炎、棕色瘤、病理性骨折,牙周膜下牙槽骨硬板消失。腹部平片示肾或输尿管结石、肾钙化。

7.骨密度测定和骨超声速率检查

显示骨量丢失和骨强度减低。皮质骨的骨量丢失早于骨松质,且丢失程度更为明显。

8.定位检查

(1)颈部超声检查:诊断符合率 70%。

(2)放射性核素检查:^{99m}锝-甲氧基异丁基异腈(^{99m}Tc-MIBI)扫描显像符合率在 90%以上。

(3)颈部和纵隔 CT 扫描:CT 扫描对颈部及纵隔异位的甲状旁腺病变均有识别作用,并可同时显示甲状腺有无病变。腺瘤 CT 平扫表现为卵圆形或三角形肿块,密度不均匀。但若腺瘤较小可出现阴性结果。

对甲状腺瘤的定位 B 超检查是首选的定位诊断方法,^{99m}Tc-MIBI 应作为常规定位诊断方法,尤其是两者联合检查可提高定位诊断的准确性。

四、鉴别诊断

(一)高钙血症

1.恶性肿瘤

通过骨转移破坏引起高钙血症,血 PTH 水平正常或降低,部分恶性肿瘤(如鳞癌、腺癌等)肿瘤释放甲状旁腺激素相关蛋白(PTHrP),作用于 PTH/PTHrP 受体,引起高钙。

2.结节病

有高血钙、高尿钙、低血磷和碱性磷酸酶增高,与甲旁亢颇相似。但无普遍性脱钙。有血浆球蛋白升高。鉴别可摄胸片,血 PTH 水平正常或降低。

3.维生素 A、D 过量

有明确的病史可供帮助,此症有轻度碱中毒,而甲旁亢有轻度酸中毒。

4.甲状腺功能亢进

20%的患者有轻度高钙血症,尿钙亦增多,伴有骨质疏松。可依据甲亢临床表现及 TSH 降低,T_3、T_4 升高来鉴别。此外需要注意低蛋白血症会掩盖游离钙水平的显著增高,注意检测蛋白水平。

(二)继发性甲旁亢

继发性甲旁亢是由于各种原因所致的低钙血症,刺激甲状旁腺,使之增生肥大,分泌过多的 PTH,见于佝偻病、慢性肾功能不全、骨质软化症和小肠吸收不良等。某些新生儿甲旁亢可由于母亲患甲旁减,胎儿于子宫内即可有甲状旁腺增生,X 线长骨出现类似甲旁亢表现,该病为暂时性,出生后可逐渐恢复。与原发性甲旁亢鉴别,继发性甲旁亢患者除 PTH 升高外,血钙降低或正常低限。

(三)代谢性骨病

1.骨质疏松症

血清钙、磷和碱性磷酸酶都正常,为普遍性脱钙和骨质疏松。

2.佝偻病

血清钙、磷正常或降低,血碱性磷酸酶和 PTH 均可增高,尿钙和磷排量减少。骨 X 线有椎体双凹变形、假骨折等特征性表现。

3.肾性骨营养不良

骨骼病变有纤维性囊性骨炎、骨硬化、骨软化和骨质疏松 4 种。血钙值降低或正常,血磷增高,尿钙排量减少或正常,有明显的肾功能损害。

五、治疗

(一)手术治疗

外科手术是原发性甲旁亢的唯一有效治疗,对于有症状或有并发症的原发性甲旁亢患者,手术治疗不仅可以减轻症状,而且能够改善预后。对于无症状甲旁亢治疗尚存在争论,需密切随访观察,一旦出现高血钙、PTH 明显增高和症状加重如骨吸收病变的 X 线表现、肾功能减退、活动性尿路结石、骨密度明显降低等,则需考虑手术。新生儿重症原发性甲旁亢由于存在极严重的高钙血症及高水平的 PTH,通常是致死性的,需要及早行甲状旁腺全切术。原发性甲旁亢多数为腺瘤,手术中均应探查所有的甲状旁腺,如为腺瘤,做腺瘤摘除;如为增生,则主张切除腺体;如为腺癌,则宜做根治手术。手术遗漏、病变的甲状旁腺异位、增生的甲状旁腺切除不足或复发 10%,则需考虑再次手术。

甲状旁腺切除后约有 80%患儿出现低钙血症,一般术后 24 小时血钙开始逐渐下降,第 5～第 10 天大多达最低点。轻者口服钙剂及维生素 D 或活性维生素 D。重者出现手足抽搐,予以静脉补钙。若补钙反应不佳者,宜同时补充维生素 D。对难治性低血钙应测血镁,低血镁者应口服氯化镁,或取 25%硫酸镁分次肌内注射或溶于 5%葡萄糖液中静脉滴注 8～12 小时。

(二)药物治疗

非手术治疗的患者必须注意保持足够的水化,避免使用噻嗪类利尿剂及长期制动,伴随明显呕吐或腹泻时应进行积极的处理。饮食钙摄入量以中等度合适,避免高钙饮食。口服磷酸盐可提高血磷的水平,有助于骨矿盐的沉积,降低血钙,减少尿钙排泄,阻抑肾结石的发展,降低 1,25-$(OH)_2D_3$ 的浓度。目前,双膦酸盐已用于原发性甲旁亢所致高钙血症的急症处理。用药期间要经常监测血钙及血磷;磷酸盐过量,血钙低于正常,可刺激 PTH 分泌,并引起骨脱钙及并发转移性钙化,有肾功能损害者需慎重。当血清钙>3.5 mmol/L,即出现严重高血钙时可以透析治疗。

(三)定位不明确的或不适合手术的患者

定位不明确的或不适合手术的患者可行保守疗法。继发性甲旁亢的有效治疗是纠正疾病诱因,同时服用钙剂及维生素 D。

六、预防

PHPT 时出现以下情况是危重的征象,应迅速纠正高血钙,争取尽早手术。

（1）有严重高血钙的征象，如血钙＞3.5 mmol/L（14 mg/dL），以及有神经精神症状。

（2）有长期高血钙的病变，如肾结石、肾衰竭、纤维性囊性骨炎、假性杵状指等。

（3）有严重的肌病、转移性钙化（包括肺、肾、血管、关节的钙化及带状角膜病、结膜磷酸钙沉积引起的"红眼睛"）、贫血（因过多的 PTH 可诱发骨髓纤维化及造血功能降低）。

（4）对不明原因的骨痛、病理性骨折、尿路结石、血尿、尿路感染等情况时，应想到本病，尽早做相应检查尽早确诊，以给以早期合理治疗，如尽早手术切除腺瘤，或选择正确的药物治疗等。

（尹国成）

第六节　甲状旁腺功能减退症

一、概述

甲状旁腺功能减退症简称甲旁减，是因多种原因导致甲状旁腺激素（parathyroid hormone，PTH）分泌不足或作用缺陷或外周靶细胞对 PTH 的作用不敏感（PTH 抵抗），导致钙、磷代谢异常。临床以反复手足搐搦、癫痫发作、低钙血症和高磷血症为主要特征的疾病，长期口服钙剂和维生素 D 制剂可以使病情得到控制。

二、病因

（一）甲状旁腺激素分泌不足

1.原发性甲状旁腺功能减退症

（1）家族性（遗传性）甲状旁腺功能减退症：包括常染色体显性遗传、隐性遗传及 X 连锁隐性遗传等多种遗传方式，也有散发性。

（2）先天性甲状旁腺发育异常：如 DiGeorge 综合征为常染色体显性遗传或散发性。与胚胎第 3、第 4、第 5 对腮囊形成的缺陷有关。病因是染色体 22q11.21-q11.23 基因的微小缺失。主要表现为先天性胸腺、甲状旁腺发育不良及先天性心血管畸形。具有特殊面容（眼距增宽、外眦上斜、小下颌、唇腭裂、短人中等）、低钙血症及先天性心脏病如主动脉右位或法洛四联症。

（3）钙敏感受体基因突变：钙敏感受体（CaSR）是 G 蛋白偶联受体家族的一个成员，位于甲状旁腺细胞上，同时还在肾小管细胞表达。CaSR 激活型突变可抑制甲状旁腺主细胞分泌 PTH，减少钙的重吸收，使尿钙排出量增加，导致高钙尿症性甲状旁腺功能减退症。CASR 失活型突变可引起家族性良性低尿钙性高钙血症及新生儿严重甲状旁腺功能亢进症。

（4）特发性甲状旁腺功能减退症：原因不明者归于此类。

2.后天获得性甲状旁腺功能减退

（1）甲状旁腺手术或放射损伤：多见于甲状腺癌根治或甲状旁腺功能亢进症经多次手术后，甲状旁腺组织被切除或受到损伤，或影响甲状旁腺血供。可有暂时性和永久性甲旁减两种。

（2）甲状旁腺浸润性疾病、重金属中毒如血色病（铁）、珠蛋白生成障碍性贫血（铁）和肝豆状核变性（铜）等；或因淀粉样变、结核病、结节性肉芽肿或肿瘤浸润而引起甲状旁腺浸润性病变。

（3）多发内分泌自身免疫综合征：Ⅰ型属常染色体隐性遗传疾病，突变基因位于 21q22.3，以皮肤黏膜念珠菌病、自身免疫性甲状旁腺功能减退和 Addison 病三联症为特征,其表现多种多样。

(4)低镁血症:抑制甲状腺主细胞分泌 PTH,并使周围组织对 PTH 的反应性减弱。其病因包括肠道吸收减少及肾脏丢失增加。

(5)新生儿暂时性甲状旁腺功能减退:早期新生儿由于甲状旁腺发育不完善,不能正常分泌 PTH,或是母亲患甲状旁腺功能亢进症时由于妊娠时经胎盘转移的钙较多,使胎儿处于高血钙状态,暂时性抑制了甲状旁腺的功能。

(二)甲状旁腺激素活性抵抗

假性甲状旁腺功能减退症(pseudohypoparathyroidism,PHP)是一组以外周器官(肾脏、骨骼等)对 PTH 抵抗为特征的异质性疾病,为常染色体显性遗传性疾病。

三、诊断

(一)临床表现

1.神经肌肉应激性增加

一般当血游离钙浓度≤0.95 mmol/L(3.8 mg/dL),或血总钙值≤1.88 mmol/L(7.5 mg/dL)时常出现症状。初期主要有麻木、刺痛和蚁走感,严重者呈手足搐搦,甚至全身肌肉收缩而有惊厥发作。也可伴有自主神经功能紊乱,如出汗、声门痉挛、气管呼吸肌痉挛及胆、肠和膀胱平滑肌痉挛等。体征有面神经叩击征(Chvostek 征)阳性和束臂加压试验(Trousseau 征)阳性。

2.神经精神症状

癫痫发作,其类型有大发作、小发作、精神运动性发作,甚至发生癫痫持续状态;伴有肌张力增高、手颤抖。精神症状有兴奋、焦虑、恐惧、烦躁、欣快、忧郁、记忆力减退、妄想、幻觉和谵妄等。15%患儿有智力减退,5%见视盘水肿,偶有颅内压增高,脑电图示一般节律慢波、爆发性慢波及有尖波、棘波、癫痫样放电改变。

3.外胚层组织营养变性

低钙性白内障、出牙延迟、牙发育不全、磨牙根变短、龋齿多甚至缺牙、皮肤角化过度、指(趾)甲变脆、粗糙和裂纹及头发脱落可伴发白色念珠菌感染等。

4.骨骼改变

病程长、病情重者,可有骨骼疼痛,以腰背和髋部多见。骨密度正常或增加。

5.胃肠道功能紊乱

有恶心、呕吐、腹痛和便秘等。

6.心血管改变

低血钙刺激迷走神经可导致心肌痉挛而突然死亡。患儿心率增速或心律不齐。心电图示 QT 间期延长。重症患儿可有甲旁减性心肌病,心力衰竭。

7.转移性钙化

转移性钙化多见于脑基底节(苍白球、壳核和尾状核),常对称性分布。脑 CT 检查阳性率高,约 50%。病情重者,小脑、齿状核、脑的额叶和顶叶等脑实质也可见散在钙化。其他软组织、肌腱、脊柱旁韧带等均可发生钙化。

8.Albright 遗传性骨营养不良(AHO)

假性甲旁减及假假性甲旁减患者常有典型遗传缺陷性体态异常表现为身材矮粗、体型偏胖、脸圆、颈短、盾状胸、指、趾骨畸形(多为第4、第5掌骨或跖骨);常有智力低下,味觉和嗅觉减退;软组织钙化和骨化较多见;可并发皮下钙化、低钙性白内障和颅内基底钙化;并可合并甲状腺、肾上腺皮质功能减退、尿崩症、糖尿病或性腺发育不良。

(二)实验室检查

1.血钙

低钙血症是重要的诊断依据,血钙水平≤2.0 mmol/L(8.0 mg/dL)。有明显症状者,血钙一般≤1.88 mmol/L(7.5 mg/dL),血游离钙≤0.95 mmol/L(3.8 mg/dL)。

2.血磷

多数患儿增高,高于正常上限,≥1.78 mmol/L(5.5 mg/dL),部分患儿正常。

3.尿钙和磷排量

一般情况下,24小时尿钙排量减少。尿磷排量减少。钙敏感激活型突变可减少钙吸收,导致尿钙增高。此外,尿钙可以作为治疗调整的随访指标,以避免泌尿系统结石。

4.血碱性磷酸酶

血碱性磷酸酶正常,可作为治疗随访的参考指标。

5.血 PTH 值

正常人中当血总钙值≤1.88 mmol/L(7.5 mg/dL)时,血 PTH 值应有5～10倍的增加。甲状旁腺功能减退者出现低钙血症时,血 PTH 水平多数低于正常,也可以在正常范围。因此,测血 PTH 时,应同时测血钙,两者一并分析。与原发性甲旁减不同的是假性甲旁减患者,血 PTH 水平增高。

6.骨 X 线片

长骨骨皮质增厚及颅骨内、外板增宽,腰椎骨质增生,并韧带钙化、椎旁骨化,骨盆像示髋臼钙化致髋关节致密性骨炎等。骨密度检查提示骨量增加。

四、鉴别诊断

(一)假性甲状旁腺功能减退症(PHP)

PHP 患儿甲状旁腺结构和功能正常,甲状旁腺素(PTH)合成、分泌增多,但肾、骨靶器官对 PTH 抵抗。临床表现具有 Albright 遗传性骨营养不良(AHO 异常)表型,且血钙低、血磷高、PTH 增高,尿钙、磷、cAMP 均低。可分为Ⅰ型(Ⅰa、Ⅰb 和Ⅰc 型)、Ⅱ型。①PHP-Ⅰa 型是由于 GNAS 基因的失活性突变导致的 Gsα 蛋白表达或活性降低,患者除了 PTH 抵抗外,还存在 Albright 遗传性骨营养不良症(AHO)和其他多种激素抵抗;②PHP-Ⅰb 型是由 GNAS 基因上游的另外4个外显子的甲基化异常所致,患者仅有 PTH 和 TSH 抵抗,不具备 AHO;③PHP-Ⅰc 型:对多种激素存在抵抗,但其 Gsα 蛋白活性正常;④PHPⅡ型是由于受体后缺陷所致,无 AHO 畸形,尿 cAMP 正常或增高。

(二)假性甲状旁腺功能减退症(假性 PHP)

具有 Albright 遗传性骨营养不良(AHO 异常)表型的个体,但其生化指标正常。其特点是血钙、磷水平正常,PTH 水平增高,血碱性磷酸酶正常。尿 cAMP 对 PTH 的反应正常。

(三)低镁血症

对反复手足抽搐,静脉补钙不易控制的,需考虑低镁血症。镁缺乏可引起低钙血症,血 PTH 降低,同时伴有血镁降低可确诊,同时补充镁制剂可缓解抽搐。

(四)其他低血钙原因

碱中毒、维生素 D 缺乏、维生素 D 依赖性佝偻病、严重肝肾疾病(如慢性肾病)、药物(如呋塞米、肿瘤化疗药物)、重症疾病(如中毒性休克、败血症和重症胰腺炎)等可出现血清游离钙水平降低。

五、治疗

治疗目标是控制病情,使症状缓解,血清钙纠正至正常低限或接近正常,尿钙排量保持在正常水平。假性甲旁减的低钙血症较易纠正,部分患者单纯使用钙剂治疗即可,但大多需要加用维生素 D 制剂。假性甲旁减治疗的另一个目标是降低血 PTH 水平,所需药物剂量一般低于甲旁减患者。

(一)钙剂和维生素 D 及其衍生物

1.钙剂

应长期口服,每天补充元素钙 1.0~1.5 g[初始剂量 30~50 mg/(kg·d)],葡萄糖酸钙、乳酸钙、氯化钙和碳酸钙中分别含元素钙 9.3%、13%、27% 和 40%。少数病例单纯服钙剂即可纠正低钙血症。

严重的低钙血症引起手足搐搦、喉痉挛、惊厥或癫痫大发作应紧急抢救。方案为:立即静脉滴注或缓慢推注 10% 葡萄糖酸钙 1~2 mL/kg(相当于元素钙 9~18 mg/kg),静脉滴注加入等量或 2 倍 5% 葡萄糖,谨防渗漏血管外,必要时 6~8 小时后重复给药。葡萄糖酸钙浓度≤2%;速度以元素钙<4 mg/(kg·h)为宜。当血钙>1.87 mmol/L(7.5 mg/dL)时,可改口服元素钙 100 mg/(kg·d)或 1~2 g/d。需定期监测血清钙水平,维持血钙在 2.0~2.2 mmol/L(8.0~8.8 mg/dL),尿钙<0.1 mmol/(kg·d)即<4 mg/(kg·d),避免发生高钙血症及高钙尿症,以免出现致死性心律失常及泌尿结石。应用洋地黄类药物者需慎用钙剂,如临床必须应用钙剂,则应进行心脏监护。此外需要注意低钙血症常伴随低镁血症,必要时可口服氯化镁补充治疗。

2.维生素 D 及其衍生物

包括以下几种。①维生素 D_2 或 D_3(1 mg 相当于 4 万 IU):婴幼儿及年龄较小儿童需要量 0.1~0.5 mg/d(4 000~2 万 U/d),年龄大儿童 1.25~2.5 mg/d(5 万~10 万 U/d)。②双氢速甾醇(dihydrotachysterol,DHT 或 AT_{10}):一般从小量开始(0.2~1 mg/d),酌情调整药量,逐渐递增,当症状消失时作为维持量,剂量约为 20 μg/(kg·d)。③骨化三醇 1,25-$(OH)_2D_3$:初始剂量为 0.25 μg/d,维持剂量为 0.03~0.08 μg/(kg·d),最大量为 2.0 μg/d。④阿法骨化醇 1α-(OH)D_3:适用于肝功能正常的患儿,剂量 0.5~2 μg/d,分 2~3 次口服,其治疗剂量为骨化三醇的 0.6~1.0 倍。

(二)甲状旁腺激素替代治疗

理论上应为甲旁减最理想的治疗,已有基因重组的人 PTH 制剂上市,但目前多用于骨质疏松治疗。多项临床试验提示 PTH(1-34)及 PTH(1-84)皮下注射治疗较传统的补充钙剂和维生素 D 的治疗可以更好地使血钙达正常范围,并减少高尿钙发生,因此可降低肾结石、肾功能不全的发生率。但因其价格昂贵,且必须采用注射方式给药,目前尚缺乏儿童临床应用资料,故尚未应用。

(三)甲状旁腺移植

目前主要有自身移植及异体移植两种方法,但存在供体来源、排斥反应等诸多问题,因此尚在研究中,未应用于临床治疗。

六、预防

控制好母亲的血钙水平,可减少新生儿甲旁减。对于特发性甲旁减和假性甲旁减,钙剂和维生素 D 的联合应用完全可以控制病情,因此决定预后的重点是能否得到早期正确的诊断和合理的治疗。这不仅意味着消除低血钙相关的手足搐搦和神经系统症状,而且可以预防和防止低钙性白内障和基底节钙化的发生和进展。

（尹国成）

第七节 低 血 糖

低血糖是指某些病理或生理原因使血糖下降至低于正常水平。低血糖症的诊断标准是血糖在婴儿和儿童<2.8 mmol/L,足月新生儿<2.2 mmol/L,当出生婴儿血糖<2.2 mmol/L 就应开始积极治疗。

正常情况下,血糖的来源和去路保持动态平衡,血糖水平在正常范围内波动,当平衡被破坏时可引起高血糖或低血糖。葡萄糖是脑部的主要能量来源,由于脑细胞储存葡萄糖的能力有限,仅能维持数分钟脑部活动对能量的需求,且不能利用循环中的游离脂肪酸作为能量来源,脑细胞所需要的能量几乎全部直接来自血糖。因此,持续时间过长或反复发作的低血糖可造成不可逆性脑损伤,甚至死亡,年龄越小,脑损伤越重,出现低血糖状态时需要紧急处理。

一、诊断

(一)病史采集要点

1.起病情况

临床症状与血糖下降速度、持续时间长短、个体反应性及基础疾病有关。通常血糖下降速度越快,持续时间越长,原发病越严重,临床症状越明显。

2.主要临床表现

交感神经过度兴奋症状:恶心、呕吐、饥饿感、软弱无力、紧张、焦虑、心悸、出冷汗等。

急性脑功能障碍症状:轻者仅有烦躁不安、焦虑、淡漠,重者出现头痛、视物不清,反应迟钝,语言和思维障碍,定向力丧失,痉挛、癫痫样小发作,偶可偏瘫。新生儿和小婴儿低血糖的症状不典型,并且无特异性,常被忽略。

小婴儿低血糖可表现为青紫发作、呼吸困难、呼吸暂停、拒乳,突发的短暂性肌阵挛、衰弱、嗜睡和惊厥,体温常不正常。儿童容易出现行为的异常,如注意力不集中,表情淡漠、贪食等。

(二)体格检查要点

面色苍白、血压偏高、手足震颤,如低血糖严重而持久可出现意识模糊,甚至昏迷,各种反射消失。

(三)门诊资料分析

血糖:婴儿和儿童<2.8 mmol/L,足月新生儿<2.2 mmol/L 时说明存在低血糖症。

(四)进一步检查

1.同时测血糖和血胰岛素

当血糖＜2.24 mmol/L(40 mg/dL)时正常人血胰岛素应＜5 mU/L,而不能＞10 mU/L。如果有2次以上血糖低而胰岛素＞10 mU/L即可诊断为高胰岛素血症。

2.血酮体和丙氨酸检测

禁食8～16小时出现低血糖症状,血和尿中酮体水平明显增高,并有血丙氨酸降低时应考虑酮症性低血糖。

3.血促肾上腺皮质激素(ACTH)、皮质醇、甲状腺素和生长激素监测

如检测的水平减低说明相应的激素缺乏。

4.酮体、乳酸、丙酮酸及 pH、尿酮体

除低血糖外还伴有高乳酸血症,血酮体增多,酸中毒时要考虑是否为糖原累积病。

5.腹部 CT

发现胰岛细胞腺瘤有助诊断。

6.腹部 B 超

发现腺瘤回声图有助于诊断。

二、诊断

(一)诊断要点

有上述低血糖发作的临床表现,立即检测血糖,在婴儿和儿童＜2.8 mmol/L,足月新生儿＜2.2 mmol/L,给予葡萄糖后症状消除即可诊断。

(二)病因鉴别诊断要点

低血糖发作确诊后必须进一步查明病因,然后才能针对病因进行治疗和预防低血糖再发。

1.高胰岛素血症

高胰岛素血症可发生于任何年龄,患者血糖低而胰岛素仍＞10 mU/L,可因胰岛 β 细胞增生、胰岛细胞增殖症或胰岛细胞腺瘤所引起。胰岛细胞腺瘤的胰岛素分泌是自主性的,胰岛素呈间断的释放,与血糖浓度无相关关系。胰岛细胞增生是分泌胰岛素的 β 细胞增生,胰岛细胞增殖症是胰腺管内含有胰岛的四种细胞,呈分散的单个细胞或是细胞簇存在的腺样组织,为未分化的小胰岛或微腺瘤。腹部 B 超发现腺瘤回声图、腹部 CT 可能发现胰岛细胞腺瘤有助于诊断,确诊需要依靠病理组织检查。

2.酮症性低血糖

酮症性低血糖为最多见的儿童低血糖,多在晚餐进食过少或未进餐,伴有感染或胃肠炎时发病。次日晨可出现昏迷、惊厥,尿酮体阳性。患儿发育营养较差,不耐饥饿,禁食12～18小时就出现低血糖,空腹血丙氨酸降低,注射丙氨酸 2 mg/kg 可使血葡萄糖、丙酮酸盐及乳酸盐上升。至 7～8 岁可能因肌肉发育其中所含丙氨酸增多,可供糖异生之用而自然缓解。

3.各种升糖激素缺乏

生长激素、皮质醇不足以及甲状腺激素缺乏,均可出现低血糖。由于这些激素有降低周围组织葡萄糖利用,动员脂肪酸和氨基酸以增加肝糖原合成,并有拮抗胰岛素的作用。根据症状和体征临床疑诊升糖激素缺乏者可测定相应的激素,包括生长激素激发试验,血甲状腺激素、ACTH、皮质醇及胰高糖素水平检测。

4.糖类代谢障碍

(1)糖原累积病:除低血糖外还有高乳酸血症,血酮体增多和酸中毒。其Ⅰ型、Ⅲ型、Ⅳ型和O型均可发生低血糖,以Ⅰ型较为多见。Ⅰ型为葡萄糖-6-磷酸酶缺乏,该酶是糖原分解和糖异生最后一步产生葡萄糖所需的酶,此酶缺乏使葡萄糖的产生减少而发生严重的低血糖。Ⅲ型为脱酶缺乏,使糖原分解产生葡萄糖减少,但糖异生途径正常,因此低血糖症状较轻。Ⅳ型为肝磷酸化酶缺乏,可发生于糖原分解中激活磷酸化酶的任何一步,偶有低血糖发生,肝功有损害。O型为糖原合成酶缺乏,肝糖原合成减少,易发生空腹低血糖和酮血症,而餐后有高血糖和尿糖。

(2)糖异生的缺陷:糖异生过程中所需要的许多酶可发生缺陷,如果糖-1,6-二磷酸醛缩酶缺乏时可发生空腹低血糖,以磷酸烯醇式丙酮酸羧化酶缺乏时低血糖最为严重,此酶为糖异生的关键酶,脂肪和氨基酸代谢的中间产物都不能转化成葡萄糖,因而发生空腹低血糖。

(3)半乳糖血症:是一种常染色体隐性遗传病,因缺乏 1-磷酸半乳糖尿苷转移酶,使 1-磷酸半乳糖不能转化成 1-磷酸葡萄糖,前者在体内积聚,抑制磷酸葡萄糖变位酶,使糖原分解出现急性阻滞,患儿于食乳后发生低血糖。患儿在食乳制品或人乳后发生低血糖,同时伴有呕吐腹泻、营养差、黄疸、肝大、酸中毒、尿糖及尿蛋白阳性、白内障,给予限制半乳糖饮食后尿糖、尿蛋白转阴,肝脏回缩,轻度白内障可消退,酶学检查有助于确诊。

(4)果糖不耐受症:因缺乏 1-磷酸果糖醛缩酶,1-磷酸果糖不能进一步代谢,在体内积聚。本病主要表现在进食含果糖食物后出现低血糖和呕吐。患儿食母乳时无低血糖症状,在添加辅食后由于辅食中含果糖,不能进行代谢,临床出现低血糖、肝大和黄疸等。血中乳酸、酮体和游离脂肪酸增多,甘油三酯减低。

5.氨基酸代谢障碍

因支链氨基酸代谢中 α-酮酸氧化脱羧酶缺乏,亮氨酸、异亮氨酸和缬氨酸的 α-酮酸不能脱羧,以致这些氨基酸及其 α-酮酸在肝内积聚,引起低血糖和重度低丙氨酸血症。临床多有酸中毒、吐泻、尿味异常,可查血、尿氨基酸确诊。

6.脂肪代谢障碍

各种脂肪代谢酶的先天缺乏可引起肉卡尼汀乏或脂肪酸代谢缺陷,使脂肪代谢中间停滞而不能生成酮体,发生低血糖、肝大、肌张力低下、心肌肥大,除低血糖外可合并有酸中毒,血浆卡尼汀水平降低,酮体阴性,亦可有惊厥。

7.新生儿暂时性低血糖

新生儿尤其早产儿和低出生体重儿低血糖发生率较高,主要原因是糖原贮备不足,体脂储存量少,脂肪分解成游离脂肪酸和酮体均少,因而容易发生低血糖。糖尿病母亲婴儿由于存在高胰岛素血症及胰高糖素分泌不足,内生葡萄糖产生受抑制而易发生低血糖。

8.糖尿病治疗不当

糖尿病患者因胰岛素应用不当而致低血糖是临床最常见的原因,主要是胰岛素过量,其次与注射胰岛素后未能按时进餐、饮食量减少、剧烈活动等因素有关。

9.其他

严重的和慢性的肝脏病变、小肠吸收障碍等亦可引起低血糖。

三、治疗对策

(一)治疗原则

(1)一经确诊低血糖,应立即静脉给予葡萄糖。

(2)针对病因治疗。

(二)治疗计划

1.尽快提高血糖水平

静脉推注 25%(早产儿为 10%)葡萄糖,每次 1～2 mL/kg,继以 10%葡萄糖液滴注,按 5～8 mg/(kg·min)用输液泵持续滴注,严重者可给 15 mg/(kg·min),注意避免超过 20 mg/(kg·min)或一次静脉推注 25%葡萄糖 4 mL/kg。一般用 10%葡萄糖,输糖量应逐渐减慢,直至胰岛素不再释放,防止骤然停止引起胰岛素分泌再诱发低血糖。

2.升糖激素的应用

如输入葡萄糖不能有效维持血糖正常,可用皮质激素增加糖异生,如氢化可的松 5 mg/(kg·d),分3 次静脉注射或口服,或泼尼松 1～2 mg/(kg·d),分 3 次口服。效果不明显时改用胰高糖素 30 μg/kg,最大量为 1 mg,促进肝糖原分解,延长血糖升高时间。肾上腺素可阻断葡萄糖的摄取,对抗胰岛素的作用,用量为 1∶2 000 肾上腺素皮下注射,从小量渐增,每次 <1 mL。二氮嗪 10～15 mg/(kg·d)分3～4 次口服,对抑制胰岛素的分泌有效。

3.高胰岛素血症的治疗

(1)糖尿病母亲婴儿由于存在高胰岛素血症,输入葡萄糖后又刺激胰岛素分泌可致继发性低血糖,因此葡萄糖的输入应维持到高胰岛素血症消失才能停止。

(2)非糖尿病母亲的新生儿、婴儿或儿童的高胰岛素血症时应进行病因的鉴别,应按以下步骤进行治疗,静脉输入葡萄糖急救后开始服用皮质激素,效果不明显时试用人生长激素每天肌内注射 1 U,或直接改服二氮嗪,连服 5 天。近年报道长效生长抑素治疗能抑制胰岛素的释放和纠正低血糖。药物治疗效果不明显时需剖腹探查,发现胰腺腺瘤则切除,如无胰腺瘤时切除 85%～90%的胰腺组织。

4.酮症性低血糖的治疗

以高蛋白、高糖饮食为主,在低血糖不发作的间期应监测尿酮体,如尿酮体阳性,预示数小时后将有低血糖发生,可及时给含糖饮料,防止低血糖的发生。

5.激素缺乏者治疗

应补充有关激素。

6.糖原代谢病的治疗

夜间多次喂哺或胃管连续喂食,后者予每天食物总热量的 1/3,于 8～12 小时连续缓慢滴入,尚可服用生玉米淀粉液,粉量每次 1.75 g/kg,每 6 小时 1 次,于餐间、睡前及夜间服用,可使病情好转。

7.枫糖尿症患者

饮食中应限制亮氨酸、异亮氨酸及缬氨酸含量,加服维生素 B_1,遇感染易出现低血糖时予输注葡萄糖。

(沈秀平)

第八节 糖 尿 病

糖尿病(DM)是由于胰岛素绝对或相对缺乏所造成的糖、脂肪、蛋白质代谢紊乱,致使血糖增高、尿糖增加的一种疾病。糖尿病可分为 1 型、2 型和其他类型糖尿病,儿童糖尿病大多为 1 型。

一、病因及发病机制

(一)病因

1 型糖尿病的发病机制目前尚未完全阐明,认为与遗传、自身免疫反应及环境因素等有关。其中,环境因素可能有病毒感染(风疹、腮腺炎、柯萨奇病毒)、化学毒素(如亚硝铵)、饮食(如牛奶)、胰腺遭到缺血损伤等因素的触发。机体在遗传易感性的基础上,病毒感染或其他因子触发易感者产生由细胞和体液免疫都参与的自身免疫过程,最终破坏了胰岛 G 细胞,使胰岛分泌胰岛素的功能降低以致衰竭。

(二)发病机制

人体中有 6 种涉及能量代谢的激素:胰岛素、胰高糖素、肾上腺素、去甲肾上腺素、皮质醇和生长激素。胰岛素是其中唯一降低血糖的激素(促进能量储存),其他 5 种激素在饥饿状态时均可升高血糖,为反调节激素。1 型糖尿病患儿 β 细胞被破坏,致使胰岛素分泌不足或完全丧失,是造成代谢紊乱的主要原因。

胰岛素能够促进糖的利用,促进蛋白质、脂肪合成,抑制肝糖原和脂肪分解等。当胰岛素分泌不足时,葡萄糖的利用量减少,而增高的胰高糖素、生长激素和氢化可的松等又促进肝糖原分解和糖异生作用,脂肪和蛋白质分解加速,使血液中的葡萄糖增高,当血糖浓度超过肾糖阈值时(10 mmol/L 或 180 mg/dL)导致渗透性利尿,引起多尿,可造成电解质紊乱和慢性脱水;作为代偿,患儿渴感增加,导致多饮;同时由于组织不能利用葡萄糖,能量不足而使机体乏力、软弱,易产生饥饿感,引起多食;同时由于蛋白质合成减少,体重下降,生长发育延迟和抵抗力降低,易继发感染。胰岛素不足和反调节激素增高促进了脂肪分解,使血中脂肪酸增高,机体通过脂肪酸供能来弥补不能有效利用葡萄糖产生能量,而过多的游离脂肪酸在体内代谢,导致乙酰乙酸、β-羟丁酸和丙酮酸等在体内堆积,形成酮症酸中毒。

二、临床表现

(一)儿童糖尿病特点

起病较急剧,部分患儿起病缓慢,表现为精神不振、疲乏无力、体重逐渐减轻等。多数患儿表现为多尿、多饮、多食和体重下降等三多一少的典型症状。学龄儿可因遗尿或夜尿增多而就诊。

约有 40%患儿首次就诊即表现为糖尿病酮症酸中毒,常由于急性感染、过食、诊断延误或突然中断胰岛素治疗等而诱发,且年龄越小者发生率越高。表现为恶心、呕吐、腹痛、食欲缺乏等胃肠道症状及脱水和酸中毒症状:皮肤黏膜干燥,呼吸深长,呼吸中有酮味(烂苹果味),脉搏细速,血压下降,随即可出现嗜睡、昏迷甚至死亡。

(二)婴幼儿糖尿病特点

遗尿或夜尿增多,多饮多尿不易被察觉,很快发生脱水和酮症酸中毒。

三、辅助检查

(一)尿液检查

尿糖阳性,通过尿糖试纸的呈色强度或尿常规检查可粗略估计血糖水平;尿酮体阳性提示有酮症酸中毒;尿蛋白阳性提示可能有肾脏的继发损害。

(二)血糖

空腹全血或血浆血糖分别≥6.7 mmol/L(120 mg/dL)、≥7.8 mmol/L(140 mg/dL)。1 天内任意时刻(非空腹)血糖≥11.1 mmol/L(200 mg/dL)。

(三)糖耐量试验

本试验适用于空腹血糖正常或正常高限,餐后血糖高于正常而尿糖偶尔阳性的患儿。试验方法:试验前避免剧烈运动、精神紧张,停服氢氯噻嗪、水杨酸等影响糖代谢的药物,试验当日自 0 时起禁食;清晨按 1.75 g/kg 口服葡萄糖,最大量不超过 75 g,每克加温水 2.5 mL,于 3~5 分钟内服完;喝糖水时的速度不宜过快,以免引起恶心、呕吐等胃肠道症状;在口服前(0 分)和服后 60 分钟、120 分钟、180 分钟各采血测定血糖和胰岛素含量。结果判定见表 9-1。

表 9-1　糖耐量试验结果判定

	0 分钟	60 分钟	120 分钟
正常人	<6.2 mmol/L(110 mg/dL)	<10 mmol/L(180 mg/dL)	<7.8 mmol/L(140 mg/dL)
糖尿病患儿	>6.2 mmol/L(110 mg/dL)	—	>11 mmol/L(200 mg/dL)

(四)糖化血红蛋白(HbA1c)检测

该指标反应患儿抽血前 2~3 个月血糖的总体水平。糖尿病患儿此指标明显高于正常(正常人<7%)。

(五)血气分析

pH<7.30,HCO_3<15 mmol/L 时证实患儿存在代谢性酸中毒。

(六)其他

胆固醇、甘油三酯及游离脂肪酸均增高,胰岛细胞抗体可呈阳性。

四、诊断

典型病例根据"三多一少"症状,结合尿糖阳性,空腹血糖≥7.0 mmol/L(126 mg/dL)即可诊断。糖化血红蛋白等测定有助于诊断。

五、鉴别诊断

(一)婴儿暂时性糖尿病

病因不明。多数在出生后 6 周左右发病。表现为发热、呕吐、体重不增、脱水等症状。血糖升高,尿糖和酮体阳性。经补液等一般处理后即可恢复。

(二)非糖尿病性葡萄糖尿症

Fanconi 综合征、肾小管酸中毒等患儿都可发生糖尿,鉴别主要靠空腹血糖测定,肾功能检查,必要时行糖耐量试验。

(三)与酮症酸中毒昏迷相鉴别的疾病

如重度脱水、低血糖、某些毒物的中毒等。可根据原发病及病史鉴别。

六、治疗

(一)治疗原则与目标

(1)消除糖尿病症状。

(2)防止酮症酸中毒、避免低血糖。

(3)保证患儿正常生长发育和青春期发育,防止肥胖。

(4)早期诊断与预防急性并发症,避免和延缓慢性并发症的发生和发展。

(5)长期、系统管理和教育,包括胰岛素的应用、计划饮食、身体锻炼和心理治疗,并使患儿和家属学会自我管理,保持健康心理,保证合理的学习生活能力。

(二)胰岛素的应用

1型糖尿病患儿必须终身使用胰岛素治疗。

1.常用制剂及用法

有短效的胰岛素(RI),中效的珠蛋白胰岛素(NPH)和长效的鱼精蛋白锌胰岛素(PZI)三类制剂。PZI在儿童中很少单独使用。

应用方法:①短效胰岛素(RI)初剂量 $0.5 \sim 1.0$ U/(kg·d),年龄<3 岁用0.25 U/(kg·d),分3~4次,于早、中、晚餐前 30 分钟及睡前皮下注射(睡前最好用 NPH);②NPH 与 RI 混合(NPH 占 60%,RI 占 40%)在早餐前 30 分钟分 2 次注射,早餐前注射总量的2/3,晚餐前用 1/3。根据尿糖定性,每2~3天调整剂量一次,直至尿糖定性不超过++。每次调整2~4个单位为宜。也有人主张年幼儿使用每天 2 次的方法,年长儿每天注射 3~4 次。

2.胰岛素笔

胰岛素笔为普通注射器的改良,用喷嘴压力和极细的针头将胰岛素推入皮下,操作简便,注射剂量准确。

3.胰岛素泵

胰岛素泵即人工胰岛,通过模拟正常人胰岛 β 细胞,按照不同的速度向体内持续释放胰岛素,适用于血糖波动较大、分次胰岛素注射不易控制者。

4.胰岛素治疗中易发生的问题

(1)注射部位萎缩:由于反复在同一部位注射所致,影响胰岛素的治疗效果。应选用双上臂前外侧、双下肢大腿前外侧、脐两侧和臀部轮换注射,每针间距 2 cm,1 个月内不应在同一部位重复注射。

(2)低-高血糖反应(Somogyi 现象):由于慢性胰岛素过量,夜间低血糖后引发的高血糖现象。此时应逐步减少胰岛素用量使血糖稳定。

(3)黎明现象:是一种在早晨 5~9 点空腹血糖升高,而无夜间低血糖发生的情况,为晚间胰岛素用量不足所致。可加大晚间胰岛素剂量或将 NPH 注射时间稍往后移即可。

(4)低血糖:胰岛素用量过大,或使用胰岛素后未按时进食,或剧烈运动后,均易发生低血糖。久病者肾上腺素分泌反应延迟,也是易发生低血糖的因素。严重的低血糖很危险,可造成永久性脑组织损伤,如不及时抢救,可危及生命。一旦发生,立即给予葡萄糖口服或静脉注射。

（三）饮食管理

合理的饮食是治疗糖尿病的重要环节之一,在制订饮食计划时,既要使血糖控制在正常范围,又要满足小儿生长发育的需要。每天所需热量(kcal)为 1 000＋(年龄×80～100)。饮食供热量按蛋白质占15％～20％,糖类占 50％～55％,脂肪占 30％。蛋白质宜选用动物蛋白,脂肪应以植物油为主,糖类最好以米饭为主。全日热量分 3 餐供应,分别占 1/5、2/5、2/5,并由每餐中留少量食物作为餐间点心。

（四）运动疗法

胰岛素注射、计划饮食和运动锻炼被称为糖尿病治疗的三要素。运动可使热量平稳并控制体重,减少冠心病的发生。但糖尿病患儿必须在血糖得到控制后才能参加运动,运动应安排在胰岛素注射及进餐后 2 小时之间,防止发生低血糖。若发生视网膜病变时应避免头部剧烈运动,以防发生视网膜出血。

（五）糖尿病的长期管理和监控

由于本病需要终生饮食控制和注射胰岛素,给患儿带来各种压力和心理负担,因此医务人员应介绍有关知识,定期讲座,帮助患儿树立信心,使其坚持有规律的治疗和生活。国内有举办糖尿病夏令营的经验,证实这种活动有助于患儿身心的康复。

对患儿的监控内容主要包括以下几项。

1.建立病历

定期复诊,做好家庭治疗记录。

2.监控内容和时间

包括:①血糖或尿糖和尿酮体:尿糖应每天查 4 次(三餐前和睡前,至少 2 次),每周一次凌晨 2～3 点钟的血糖。无血糖仪者测尿糖同时测酮体。定期测 24 小时尿糖,至少每年一次。②糖化血红蛋白:每2～3 个月一次,1 年至少 4～6 次。③尿微量清蛋白:病情稳定后 2～3 个月或每年 1～2 次。④血脂:最好每半年一次,包括总胆固醇、甘油三酯、HDL、LDL、VLDL。⑤体格检查:每次复诊均应测量血压、身高、体重和青春期发育状况。⑥眼底:病程 5 年以上或青春期患者每年一次。

3.控制监测

主要目的是使患儿维持尿糖定性在(＋)～(－);尿酮体(－),24 小时尿糖≤5 g;保证小儿正常生长发育,并早期发现并发症。予以及时处理;关于血糖的监测见表9-2。

表 9-2　糖尿病患儿血糖控制监测表

项目	理想	良好	差	需调整治疗
空腹血糖(mmol/L)	3.6～6.1	4.0～7.0	＞8	＞9
餐后 2 小时血糖(mmol/L)	4.0～7.0	5.0～11.0	11.1～14.0	＞14
凌晨 2～4 时血糖(mmol/L)	3.6～6.0	≥3.6	＜3.0 或＞9	＞9
糖化血红蛋白(％)	＜6.05	＜7.6	7.9～9.0	＞9.0

（六）移植治疗

1.胰腺移植

多采用节段移植或全胰腺移植,文献报道 1 年成活率可达 80％,肾、胰腺联合移植成活率更高。

2.胰岛移植

采用人或猪胚胎胰岛细胞,可通过门静脉或肾被膜下移植于 IDDM 患者,移植后的胰岛细胞可以生存数月,可停止或减少胰岛素用量。

(七)酮症酸中毒的治疗

原则为纠正脱水,控制高血糖,纠正电解质紊乱和酸碱失衡;消除诱因,防治并发症。

酮症酸中毒是引起儿童糖尿病急症死亡的主要原因。主要治疗措施是补充液体和电解质、胰岛素治疗和重要并发症的处理。

1.液体和电解质的补充

治疗酮症酸中毒最重要的是扩充血容量以恢复心血管功能和排尿。

(1)纠正丢失的液体按 100 mL/kg 计算,输液开始的第 1 小时,按 20 mL/kg 输入 0.9％氯化钠溶液,在第 2～3 小时,输入 0.45％氯化钠溶液,按 10 mL/kg 静脉滴注。当血糖＜17 mmol/L 时用含有 0.2％氯化钠的 5％葡萄糖液静脉滴注,治疗最初 12 小时内补充丢失液体总量的 50％～60％,以后的 24 小时内补充继续丢失量和生理需要量。

(2)钾的补充:在患儿开始排尿后应立即在输入液体中加入氯化钾作静脉滴注,其浓度为 0.1％～0.3％。一般按每天 2～3 mmol/kg（150～225 mg/kg）补给。

(3)纠正酸中毒:碳酸氢钠不宜常规使用,仅在血 pH＜7.1、HCO_3^-＜12 mmol/L 时,按 2 mmol/kg 给予 1.4％碳酸氢钠溶液静脉滴注,当 pH≥7.2 时即停用。

2.胰岛素治疗

现多数采用小剂量胰岛素静脉滴注,胰岛素（RI）最初剂量 0.1 U/kg 静脉注射,继之持续滴注 0.1 U/(kg·h),即将胰岛素 25 U 加入等渗盐水 250 mL 中输入。当血糖＜17 mmol/L 时,改输含 0.2％氯化钠的 5％葡萄糖液,RI 改为皮下注射,每次 0.25～0.50 U/kg,每 4～6 小时 1 次,根据血糖浓度调整胰岛素用量。

（沈秀平）

第九节　先天性肾上腺皮质增生症

先天性肾上腺皮质增生症(congenital adrenal hyperplasia,CAH)是一组常染色体隐性遗传病,由于肾上腺类固醇皮质激素合成过程中某种酶的先天缺陷,引起肾上腺皮质激素合成不足,经负反馈作用促使下丘脑、垂体分泌促肾上腺皮质激素释放激素(corticotrophin releasing hormone,CRH)和促肾上腺皮质激素(adrenocorticotrophic hormone,ACTH)增加,导致肾上腺皮质增生和代谢紊乱。临床主要表现为不同程度的肾上腺皮质功能减退、性腺发育异常、伴或不伴水盐代谢紊乱与高血压。

CAH 主要包括 21-羟化酶缺乏症(21-hydroxylase deficiency,21-OHD)、11β-羟化酶缺乏症(11β-OHD)、3β-羟类固醇脱氢酶(3β-hydroxysteroid dehydrogenase,3β-HSD)缺乏症、17α-羟化酶缺乏症(17α-OHD)、胆固醇碳裂解酶缺乏症、类脂性肾上腺增生症等类型。其中 21-OHD 最常见,占 CAH 总数的 90％～95％,11β-OHD 次之,约占 7％,再其次为 3β-HSD 缺乏症,17α-OHD 和胆固醇碳裂解酶缺乏症则十分罕见。

一、病理生理和发病机制

(一)解剖

肾上腺皮质分为球状带、束状带和网状带,分别合成盐皮质激素、糖皮质激素和肾上腺性激素。在诸多类固醇激素合成酶中,除 3β-羟类固醇脱氢酶(3β-HSD)外,均为细胞色素氧化酶 P450(cytochrome P450,CYP)家族成员。

(二)病理生理

正常情况下,下丘脑分泌的 CRH 和垂体分泌的 ACTH 促进肾上腺皮质细胞增生、激素合成和分泌。当血中皮质醇达到一定浓度时,即通过反馈机制使 CRH 和 ACTH 分泌减少。若在类固醇激素合成途径中任何一个酶发生缺陷时,都会使血中皮质醇浓度降低,负反馈作用消失,以致 ACTH 分泌增加,刺激肾上腺皮质增生;同时酶缺陷导致前体中间代谢产物增多,经旁路代谢可致肾上腺雄激素产生过多。由于醛固酮合成和分泌在常见类型的 CAH 中亦大多同时受到影响,故常引起血浆肾素(PRA)活性增高。

(三)致病基因

CAH 的分子病理为相关基因的遗传突变,导致编码蛋白缺陷,故为单基因遗传病。

1.CYP21(P450c21)基因

人类 21-羟化酶基因定位于 6p21.3,由功能基因 CYP21A2 和无活性的假基因 CYP21A 构成,两者高度同源。6p21.3 恰于 HLA 基因丛内,导致基因重组频度增加。CYP21A 和 CYP21A2 各有 10 个外显子及 9 个内含子组成。95% 以上 21-OHD 患者可发现有 CYP21A2 基因的完全缺失或转位,还发现有假基因来源的 8 个点突变和一个 8 个碱基对的缺失。在某些家族和较少人群中存在其他少有的独立于 CYP21A2 功能基因的假基因无活性突变。

2.CYP11B(P450c11)基因

P450 基因家族的 11B 亚家族包含两个基因,即 CYP11B1 和 CYP11B2,分别定位于 8q21 和 8q24.3,两个基因相距 45kb,分别由 9 个外显子和 8 个内含子组成。人类编码 11β-羟化酶的基因为 CYP11B1。CYP11B1 基因失活突变存在于所有 9 个外显子编码区,没有突变热点,至今已发现 30 余种突变位点。CYP11B2 编码一种多功能蛋白酶,兼具 11β-羟化酶、18-羟化酶、18氧化酶和醛固酮合成酶活性。

3.CYP17A1(P450c17)基因

人类 CYP17A1 基因定位于 10q24.3,包含 8 个外显子和 7 个内含子,基因全长 6.6kb。CYP17A1 编码的蛋白酶兼具 17α-羟化酶和 17,20-裂解酶的活性。至今已发现 90 余种突变,包括错义和无义突变、插入、缺失和剪切位点变异。

4.HSD3B2 基因

与 CAH 发病相关的 3β-羟类固醇脱氢酶主要由 HSD3B2 基因编码表达,定位于 1p13.1,由 4 个外显子和 3 个内含子组成,基因全长 7.8 kb。目前已报道超过 30 种基因缺陷,主要包括移码突变、无义突变和错义突变。

二、临床表现

(一)21-羟化酶缺乏症(21-OHD)

典型的 21-OHD 发病率为 1/10 000～1/15 000。根据酶缺乏程度不同,通常将其分为失盐型、单纯男性化型和非经典型。

1.失盐型(salt wasting,SW)

SW 是 21-羟化酶完全缺乏所致,占 21-OHD 患者总数约 75%。往往在生后 1~4 周出现喂养困难、呕吐、腹泻、脱水、体重不增和皮肤色素沉着,难以纠正的低血钠、高血钾症,代谢性酸中毒。严重者可出现血容量降低、血压下降、休克、循环功能衰竭甚至死亡。男孩 6 个月前多无性早熟表现,女孩生后可有外生殖器不同程度男性化。

2.单纯男性化型(simple virilizing,SV)

SV 占 21-OHD 患者总数的 25%,是由于 21-羟化酶不完全缺乏所致(酶活性为正常的 1%~11%)。患者不能正常合成 11-脱氧皮质醇、皮质醇、11-脱氧皮质酮,致使其相应前体物质 17 羟孕酮、黄体酮和脱氢异雄酮合成增多,临床主要表现为雄激素增高的症状和体征。由于患儿仍有残存的 21-羟化酶活力,能少量合成皮质醇和醛固酮,故无失盐症状。

男孩表现有同性性早熟,在初生时多无任何症状,至 6 个月龄后逐步出现体格生长加速和性早熟,4~5 岁时更趋明显,表现为阴茎增大,但睾丸不增大,出现阴毛、变声、痤疮等,生长加速和肌肉发达、骨龄提前,但成年终身高落后,智能发育正常;女孩在出生时即可出现不同程度的男性化体征:阴蒂肥大、不同程度的阴唇融合而类似男孩尿道下裂样改变,子宫卵巢发育正常,亦有生长加速和肌肉发达、骨龄提前,成年终身高落后。

3.非经典型(non-classic,NC)

NC 多在肾上腺功能初现年龄阶段出现症状。男孩为阴毛早现、性早熟,生长加速、骨龄超前;女孩表现为阴毛早现、生长加速、初潮延迟、原发性闭经、多毛症、多囊卵巢综合征及成年后不孕等。

(二)11β-羟化酶缺乏症(11β-OHD)

因 11β-羟化酶缺乏而导致 11-脱氧皮质酮(DOC)和 11-脱氧皮质醇增加,部分患儿出现高血钠、低血钾、碱中毒及高血容量,导致高血压;肾上腺雄激素水平增高,出现高雄激素症状和体征。但一般女孩男性化体征较轻,男孩出生后外生殖器多正常,至儿童期后方出现性早熟体征。非经典型临床表现差异较大,女孩可至青春发育期因多毛、痤疮和月经不规则而就诊,大多血压正常,男孩有时仅表现为生长加速和阴毛早现,较难与 21-OHD 的非经典型患者区别。ACTH 兴奋试验检测 11-脱氧皮质酮有助于鉴别诊断。

(三)3β-羟类固醇脱氢酶(3β-HSD)缺乏症

临床表现多样,典型病例出生后即出现失盐和肾上腺皮质功能不全的症状,如厌食、呕吐、脱水、低血钠、高血钾及酸中毒等,严重者因循环衰竭而死亡。男性可有不同程度的外生殖器发育不良如小阴茎、尿道下裂。女性则出现不同程度男性化。非经典型病例占本症 10%~15%,出生时往往无异常,女孩至青春发育期前后出现轻度雄激素增高体征,如阴毛早现、多毛、痤疮、月经量少及多囊卵巢等。

(四)17α-羟化酶/17,20-裂解酶缺乏症

17α-羟化酶缺乏导致皮质醇合成障碍,17,20-裂解酶活性缺乏导致性激素合成受阻,而 DOC 和皮质酮分泌增多,导致临床发生高血压、低钾性、碱中毒和性发育缺陷。因皮质酮有部分糖皮质激素作用,故肾上腺皮质功能不足症状较轻,无生命危险。女性青春期呈幼稚型性征和原发性闭经;男性则表现男性假两性畸形,外生殖器似女性,但无子宫卵巢。

三、21-OHD 实验室检查

（1）血 17-羟孕酮（17-OHP）、ACTH 及睾酮水平均增高，其中 17-OHP 可增高达正常的几十倍，是 21 羟化酶缺乏症较可靠的诊断依据。非经典型 21-OHD 的诊断可做快速 ACTH 兴奋试验，静脉推注 ACTH 0.125～0.250 mg，用药前和 30 分钟、60 分钟取血查 17-OHP 和皮质醇。

（2）血浆肾素、血管紧张素、醛固酮水平测定所有患儿其血浆肾素、血管紧张素均有不同程度增高。

（3）血 ACTH、皮质醇测定经典型 ACTH 明显升高，皮质醇水平降低，非经典型 ACTH、皮质醇水平正常。

（4）血电解质测定失盐型患者出现低血钠，高血钾，代谢性酸中毒。

（5）影像学检查对女性男性化和外生殖器性别难辨者应行盆腔和外生殖器 B 超检查。肾上腺 B 超或 CT 可发现肾上腺增生。

（6）对于外生殖器两性难辨者，进一步作染色体核型检查以明确遗传性别。

（7）基因诊断可对 21 羟化酶缺乏症的致病基因 *CYP21A2* 进行 DNA 序列分析。

四、诊断和鉴别诊断

新生儿期失盐型患儿应与幽门狭窄、食管闭锁等症相鉴别，儿童期患儿应与性早熟、真两性畸形、男（或女）性化肾上腺皮质肿瘤、性腺肿瘤等相鉴别。

五、治疗

治疗原则：①纠正水、电解质紊乱；②儿童首选氢化可的松或醋酸氢化可的松，有失盐者需补充盐皮质激素；③药物剂量应个体化；④应激情况应加大肾上腺皮质激素药物剂量；⑤女性患者及失盐型男女患者应终身治疗，单纯男性化型的男性患者在进入青春期和成年期后可酌情停药。

（1）糖皮质激素采用氢化可的松（HC）或醋酸氢化可的松治疗，儿童剂量按每天 10～20 mg/m²，总量一般分 2～3 次，每 8～12 小时服用 1 次。新生儿开始治疗剂量宜大些，以抑制 ACTH 分泌和纠正水、电解质紊乱。在应激情况下，激素可增加 2～3 倍。糖皮质激素剂量应根据生长速率、骨成熟度、17-OHP、睾酮、ACTH 等指标调整。

（2）盐皮质激素 9α-氟氢可的松（9α-fludrocortisone，9α-FHC）可协同糖皮质激素作用，使 ACTH 分泌进一步减少。常用剂量为 0.05～0.10 mg/d，失盐难纠正者可加大至 0.2 mg/d，分两次口服。大年龄儿童一般不需 9α-FHC 治疗。每天饮食中需加入 1～2 g 盐。

（3）急性肾上腺皮质功能衰竭处理：①纠正脱水；②纠正低血钠，补充生理盐水，必要时补充 3‰高张钠，9α-氟氢可的松 0.05～0.10 mg/d 口服；③氢化可的松，100～150 mg/(m²·d)，分三次静脉滴注，一周后减量，3～4 周后减至维持量；④纠正严重高血钾，如高血钾难以纠正可予葡萄糖加胰岛素静脉滴注。

（4）外科治疗应在诊断明确且药物控制前提下行阴蒂退缩成形术，部分严重患儿需在青春期后行阴道成形术。

（5）对于骨骺闭合前骨龄明显增速、预测身材矮小的 CAH 患儿可予重组生长激素治疗。多项研究证实生长激素可明显改善 CAH 患儿的最终身高。患者开始治疗的年龄与骨龄越小，治疗时间越长，最终身高则越佳。促性腺激素释放激素类似物的联合应用应考虑患者年龄和性早熟的社会影响,而不仅仅单纯为改善终身高。

六、预防

(一)新生儿筛查

主要对 21 羟化酶缺乏症筛查。目的是避免和预防延迟诊断治疗造成的以下问题:肾上腺皮质危象而导致的死亡,过多雄激素造成患儿日后身材矮小、心理生理发育异常。方法:生后 2～5 天足跟采血滴于特制滤纸片上,采用时间分辨荧光免疫分析法测定 17-OHP 浓度进行早期筛查。

(二)产前诊断

因 CAH 是常染色体隐性遗传病,每生育一胎就有 1/4 概率为 CAH 患者。因此,对家族中有本病先证者的孕妇应做羊水细胞或者取绒毛膜进行产前基因诊断。

(沈秀平)

第十节　库欣综合征

一、概述

库欣综合征是一种较为罕见的疾病,是机体长期处于过高的糖皮质激素(主要为皮质醇)水平所引起的一类代谢紊乱的临床综合征。主要临床表现为满月脸、多血质、向心性肥胖、皮肤紫纹、痤疮和高血压等。医源性皮质醇增多远多于内分泌疾患。

二、病因

按皮质醇增多是否依赖促肾上腺皮质激素(ACTH)进行分类。

(一)ACTH 依赖型

引起皮质醇增多的病因不在肾上腺,而在下丘脑-垂体或其他部位,通过下述途径引起 ACTH 分泌过多,致使肾上腺皮质增生,由此导致临床一系列症状。

1.垂体肿瘤

垂体肿瘤多数为垂体微腺瘤,多位于腺垂体。一种是自主性的,不依赖下丘脑产生的促肾上腺皮质激素释放激素(CRH);另一种依赖于 CRH,由于下丘脑分泌大量 CRH,长期 CRH 刺激可引起继发性垂体微腺瘤。少数为垂体大腺瘤或 ACTH 癌。

2.垂体 ACTH 分泌细胞增生

下丘脑或更高级的中枢神经功能紊乱、蝶鞍旁神经肿瘤分泌 CRH 或下丘脑外异位分泌 CRH 的肿瘤大量分泌 CRH 而刺激垂体 ACTH 细胞增生。

3.异位 ACTH 分泌综合征

由垂体以外的肿瘤组织(肺癌、胰腺癌、胸腺癌等)分泌过量的有生物活性的 ACTH 而促使肾上腺皮质增生。

(二)非 ACTH 依赖型

引起皮质醇增多的病因为肾上腺本身或外源性。

1.肾上腺腺瘤或癌

这些肿瘤呈自主性分泌,由于皮质醇增高,反馈性抑制了 ACTH,故 ACTH 水平低。直径＞5 cm 的肿瘤往往同时分泌盐皮质激素和性激素(雌激素或雄激素),还可表现高钠血症和高血压,男性乳房发育或男性化症状明显。肾上腺癌一般雄激素分泌较多,男性化症状明显。

2.原发性肾上腺皮质增生症

大部分为结节性增生,呈自主性分泌。

3.医源性皮质醇增多

因某种疾病应用肾上腺皮质激素剂量偏大,持续时间较长(3～4 个月)时可出现库欣综合征。此时,肾上腺皮质已受抑制。

三、诊断

(一)临床表现

典型病例比较容易诊断,患者有特殊外貌,使人一看即可明确诊断,但有的病例需经过比较细致的实验检查,才能肯定诊断。

1.肥胖

多呈向心性肥胖,以面、颈、躯干部比较明显,多数患者面部圆胖如满月形,红润多脂,常有痤疮;水牛背。

2.皮肤

皮肤干、细薄,容易受伤及出血。于腋窝周围、下腹部、大腿上端、臀部或腰部两侧有时可见紫纹。如由于下丘脑和垂体功能紊乱或垂体肿瘤引起者,皮肤也可有类似艾迪生病的色素沉着;异位 ACTH 分泌综合征色素沉着更严重。

3.生殖系统

青春期女孩可表现闭经、月经减少,并有不同程度的男性化现象,如多毛和阴毛早现。男性多表现为性欲减退、阳痿。如有显著的女性男性化或男性女性化,则要警惕肾上腺皮质癌的可能。

4.高血压

50％～80％的病例有高血压,主要是水钠潴留引起,儿童患者较成人显著。

5.肌肉骨骼异常

肌肉萎缩、骨质疏松。

6.其他

身材矮小,免疫功能减弱,行为的改变以攻击他人为主,少数表现抑郁或焦虑。

(二)辅助检查

包括实验室检查和特殊的药物试验。

(1)糖代谢紊乱:常表现为糖耐量减低,甚至 2 型糖尿病。

(2)血清电解质改变:醛固酮及皮质醇均有升高血钠、降低血钾和血氯,以及使血浆二氧化碳结合力升高的作用。患儿皮质醇分泌很多时,可有显著的低血钾。

(3)尿 17-羟类固醇(17-OHCS):绝大多数患儿尿 17-OHCS 排量增加,少数病例由于尿中排量波动较大,常须作多次测定。

(4)尿 17-酮类固醇(17-KS):肾上腺皮质增生患儿仅轻度或中度增加,每天排量超过 50 mL 时,则应怀疑肾上腺皮质癌的可能。

(5)24 小时尿游离皮质醇增高,血浆皮质醇增高,和早晚节律改变,对诊断本病很有帮助。

(6)肾上腺 CT 或 MRI:对诊断皮质腺瘤或癌引起的库欣综合征很有帮助,肿瘤或癌均可清楚显示。

(7)地塞米松抑制试验:这是检查下丘脑-垂体-肾上腺轴能否被外源性地塞米松(Dx)抑制的方法,要求试验前 1 周停用所有激素类药物(包括皮质激素、性激素、生长激素等)和抗癫痫类药物。

小剂量地塞米松抑制试验:①过夜 1 mg 地塞米松法,当天早晨 8 时和下午 4 时测血皮质醇和 ACTH,午夜(夜间 12 时)服用 1 mg 地塞米松,次日早晨 8 时再检测上述项目。②2 天小剂量法,第 1 天早晨 8 时测皮质醇,开始留 24 小时尿检测 17-OHCS 和游离皮质醇并作为对照;第 2 天早晨 8 时开始口服地塞米松,每 6 小时 1 次,每次 5 μg/kg,共 8 次(每天 20 μg/kg,总量不超过 2 mg);第 4 天早晨测血皮质醇,并收集 24 小时尿检测 17-OHCS 和游离皮质醇。

单纯性肥胖患儿一般服用地塞米松后,尿 17-OHCS、游离皮质醇和血皮质醇下降至对照值 50% 以下。若下降至对照值 50% 以上,需做大剂量地塞米松抑制试验明确病因。

大剂量地塞米松抑制试验:将上述 2 天小剂量法中的地塞米松剂量改为 20 μg/kg(每天 80 μg/kg),其余步骤同小剂量法。

一般 ACTH 依赖型库欣综合征(如垂体微腺瘤、垂体 ACTH 分泌细胞增生)患儿的血皮质醇或尿17-OHCS、游离皮质醇能被抑制至对照值的 50% 以下,但是仅 5% 异位 ACTH 分泌综合征的患儿能被抑制。肾上腺腺瘤和肾上腺癌患儿不能被抑制。

(三)病因学诊断

当临床出现满月脸、多血质、向心性肥胖、皮肤紫纹、痤疮和高血压时诊断库欣综合征容易,但重要的是作出病因诊断,诊断步骤见诊断流程图。

1.ACTH 依赖型肾上腺皮质增生症

症状发展缓慢,多血质,紫纹宽大,皮肤色素沉着。实验室检查尿 17-OHCS 增高,尿 17-KS 可正常,能被大剂量地塞米松抑制;ACTH 基础值升高,外源性 ACTH 刺激后,血浆皮质醇反应增加。垂体 MRI 检出率较高。

2.肾上腺腺瘤

病程较短,多血质,紫纹相对较轻,皮肤色素淡。尿 17-KS 增高,雄激素、脱氢睾雄酮(DHEA)和硫酸脱氢睾雄酮(DHEAS)均增高。部分患儿 17-羟孕酮(17-OHP)水平可升高,升高的皮质醇一般不能被大剂量地塞米松抑制。ACTH 基础值降低,对外源性 ACTH 刺激后,皮质醇反应正常或呈轻度反应。肾上腺 CT 或 MRI 对肿瘤多能检出。

3.肾上腺癌

肾上腺癌多发生于<7 岁的儿童,病程进展快,有的患儿甚至无皮质醇增多的临床表现,但雄激素增多的男性化表现非常突出,如阴毛早现、多毛。可出现明显的低血钾和碱中毒。尿 17-KS 和 DHEAS 等升高明显,不能被大剂量地塞米松抑制,对 ACTH 无反应。

4.异位 ACTH 分泌综合征

发病缓慢,有库欣综合征表现,皮肤色素沉着明显,可出现低血钾、碱中毒。17-KS、

17-OHCS可上升,恶性肿瘤患儿的皮质醇增多大部分不能被大剂量地塞米松抑制。ACTH基础值升高,CRH试验无反应。肿瘤定位需要影像学检查,如胸腹部CT、MRI等。也有用标记的放射性核素扫描进行肿瘤定位。

四、鉴别诊断

(一)单纯性肥胖

单纯性肥胖患儿可以出现一种或多种疑似皮质醇增多的临床表现。①高血压;②糖耐量受损;③痤疮和/或多毛;④紫纹;⑤血浆皮质醇或尿17-OHCS高于正常。与库欣综合征不同的是,单纯性肥胖患儿无满月脸和水牛背,紫纹大多较淡、较细,增高的皮质醇或尿17-OHCS大多能被小剂量地塞米松抑制。

(二)多囊卵巢综合征

多囊卵巢综合征可见于肥胖女孩中,一般有雄激素过高的表现,如多毛、痤疮,青春期月经量少或闭经。增高的尿17-KS和17-OHCS能被小剂量地塞米松抑制,但不能抑制睾酮的增高。盆腔B超可见多囊卵巢。

五、治疗

根据不同病因采取相应治疗方案。

(一)肾上腺腺瘤

病侧肾上腺应进行手术切除。对侧肾上腺虽然解剖构造正常,但其功能长期以来处于低下状态,有一些甚至已出现萎缩。这是因为肿瘤自主性分泌激素,ACTH受抑制。患儿在手术中和手术后都需要一段时间的皮质醇补充治疗,先静脉后口服,并逐渐减至维持量,6～12个月以后待自身肾上腺皮质功能恢复后才能逐渐停药。少数患儿因肾上腺皮质永久性萎缩,不能维持正常的激素水平而需终身补充治疗。

(二)肾上腺腺癌

本病预后较差,无转移者尽可能彻底切除癌肿;有转移者一般行双侧肾上腺切除术加化疗;只能切除部分癌肿者需要加用化疗。生存率短者仅数月,仅少数超过5年。

(三)肾上腺皮质增生

根据病情的轻重及有无垂体肿瘤决定治疗方案。垂体微腺瘤患儿可以选择手术,也可以选择垂体放射治疗,均有可能发生继发性垂体功能减退;γ-刀及定向计算机辅助直线加速器(光子刀)治疗的缓解率高达80%,不良反应相对较少。垂体微腺瘤、肾上腺皮质增生明显的患儿,为了有效控制病情,可以选择单侧或双侧肾上腺切除加垂体放射治疗或γ-刀,术后可能需要皮质激素补充治疗较长时间甚至终身。只对复发患儿做双侧肾上腺全切除术,优点是没有再复发之虞;缺点是患儿在短时间内由肾上腺功能亢进突然变为功能不全,而终身要依靠皮质激素补充治疗。

(四)异位ACTH分泌综合征

关键是手术去除原发病灶。

此外,对于低血钾和糖尿病,应根据具体情况补钾和使用胰岛素。术后电解质紊乱用一般方法难以纠正时需要口服氟氢可的松,每天0.1～0.2 mg。

(五)肾上腺危象的防治

肾上腺手术的患儿要注意防止发生肾上腺危象。所有的库欣综合征患儿,不论其病因是肿瘤还是增生,在手术时和手术后均须使用皮质激素补充治疗。肿瘤患儿术后补充治疗至少需要6个月;增生患儿如做双侧肾上腺全切除,术后要终身补充治疗。肾上腺大部切除术后也可以发生永久性肾上腺皮质功能减退,也需要长期补充治疗。

(沈秀平)

第十一节 血脂异常

一、概述

儿童青少年血脂异常是指儿童青少年时期血浆脂质代谢紊乱,主要表现为高脂血症,包括血浆总胆固醇(TC)、甘油三酯(TG)、低密度脂蛋白-胆固醇(LDL-C)的升高以及高密度脂蛋白-胆固醇(HDL-C)的降低。儿童青少年血脂异常不仅可导致代谢综合征、脂肪肝、胰腺炎、脂质肾病等,还与成人动脉粥样硬化(atherosclerosis,AS)密切相关,是成人心脑血管疾病的独立危险因素。儿童青少年血脂异常并非少见,其发病率在个别发达国家已达 $15\%\sim20\%$,我国也在 10% 左右。2006 年北京地区的流行病学调查显示,儿童青少年(6~18 岁)高脂血症的发病率为 9.8%,其中城区发病率为 10.55%(男生 10.16%,女生 10.94%),郊区发病率为 8.62%(男生 6.11%,女生 11.18%)。

二、病因

儿童青少年血脂异常分原发性和继发性两类。

(一)原发性血脂异常

原发性者病因尚不明确,目前有两种推测。

1.遗传因素

遗传因素占小儿高脂血症的绝大多数。由于先天性遗传基因缺陷,使参与脂蛋白转运和代谢的受体、酶或载脂蛋白异常,影响血浆脂质水平。患儿可以是单基因遗传,如家族性高胆固醇血症由 LDL-C 受体缺如引起,家族性高乳糜微粒血症系由脂蛋白脂酶(LPL)基因缺陷引发;也可以是多基因遗传,如家族性多基因高胆固醇血症等。

2.机体与环境因素

饮食习惯、生活方式等长期相互作用,如长期过量摄入糖类,可影响胰岛素分泌,加速肝脏极低密度脂蛋白的合成,引起高甘油三酯血症;长期过量摄入胆固醇和动物脂肪,则易引起高胆固醇血症。正因为此,原发性高脂血症也可能有一定的种族性、地域性倾向。

(二)继发性血脂异常

继发性血脂异常的病因分为外源性和内源性两种。

1.外源性因素

外源性因素包括长期应用影响脂质代谢的药物(如糖皮质激素、抗惊厥药)、酒精(经常过量饮酒)和吸烟(及被动吸烟)等。

2.内源性因素

内源性因素主要指全身系统疾病影响血脂代谢。常见有内分泌和代谢性疾病,如肥胖、代谢综合征、甲状腺功能减低、皮质醇增多症、糖尿病等;也可因癌症化疗、肾病综合征或胆道阻塞性疾病如胆管狭窄、胆汁性肝硬化引起。

三、诊断

儿童青少年血脂异常发病隐匿,进展缓慢,症状体征多不明显,其诊断主要依靠实验室检查。

(一)临床表现

严重的家族性高脂血症儿童可能有以下临床表现。

1.黄色瘤

黄色瘤为脂质在真皮内沉积形成;呈丘疹或结节样皮肤隆起,黄色或橘黄色,直径 2～5 mm,多出现在肘、股、臀部。

2.脂性角膜弓

脂质在角膜沉积形成。

3.肝脾大

肝脾大是由于肝脾巨噬细胞大量吞噬吸收脂蛋白所致;肝脏超声可显示脂肪肝。

4.早发冠心病或脑卒中

早发冠心病或脑卒中是由于脂质在血管内皮沉积引起 AS 所致;儿童青少年时期虽少见,但确有报道。当患儿出现不能解释的胸痛、左肩放射痛或头痛时,应引起警惕。

5.血管超声多普勒

颈动脉、腹主动脉可能显示血管内膜毛糙、中层增厚、血流频谱改变。

(二)高危人群血脂筛查

儿童青少年血脂异常的高危人群:①遗传因素(有心血管疾病或血脂异常的家族史者)。②饮食因素(高脂肪、高胆固醇饮食)。③疾病因素(高血压、肥胖/超重、糖尿病、代谢综合征、川崎病、终末期肾病、癌症化疗等)。④长期应用影响血脂代谢的药物(如糖皮质激素等)。⑤吸烟与被动吸烟者。

对有上述高危因素的儿童青少年,建议每 3～5 年筛查一次血脂,即检测清晨空腹血 TC、TG、LDL-C、HDL-C 水平。如发现异常,1～2 周内应再次复查。

(三)血脂异常分类

实验室检查确定高脂血症后,应进一步明确系原发性抑或继发性高脂血症,并按临床分类法进行血脂异常分类,以利于选择药物及对因治疗。临床分类法包括以下 4 种。

(1)高胆固醇血症:空腹血 TC↑。

(2)高甘油三酯血症:空腹血 TG↑。

(3)混合性高脂血症:空腹血 TC、TG 均↑。

(4)低高密度脂蛋白血症:空腹血 HDL-C↓。

四、鉴别诊断

儿童血脂异常的鉴别诊断主要是继发性高脂血症的鉴别。引起儿童高脂血症的最常见疾病包括单纯性肥胖症、代谢综合征、肾病综合征等。

(一)单纯性肥胖症

患儿由于进食多、活动少而导致体内脂肪积聚过多,可伴血脂升高,皮下脂肪增厚,体重超过按身高计算的平均标准体重的 20%,或超过按年龄计算的平均标准体重加上两个标准差(SD)以上。

(二)代谢综合征

代谢综合征是一组复杂的代谢紊乱综合征,主要临床表现为中心型肥胖,伴高血压、高血脂及高血糖等。

(三)肾病综合征

是由多种病因引起的以肾小球基膜通透性增加为主要改变的一组临床综合征。典型表现为"三高一低",即大量蛋白尿、低蛋白血症、高度水肿、高脂血症。

五、治疗

(一)饮食干预

针对儿童血脂异常,不论何种原因,饮食干预都是必要和首选的治疗措施。要调整饮食结构,改变饮食习惯,采取合理的营养模式,要减少饱和脂肪酸和胆固醇的摄入。其目的是降低血中胆固醇水平,尽可能实现 LDL-C<110 mg/dL(2.85 mg/L)、TC<170 mg/dL(4.40 mg/L)的理想目标。

对饮食干预的种类、程度和开始时间,应考虑患儿的年龄、高脂血症类型、治疗的反应性和顺应性等多种因素,制订个体化方案,并加强监测。必须满足儿童的生长发育所需,不宜过分限制胆固醇的摄取,同时确保供给足够的能量、维生素和矿物质。由于多链不饱和脂肪酸可促进肝内胆固醇氧化为胆酸而排出,故应以食用多链不饱和脂肪酸为主(如亚油酸、亚麻油酸、花生油、玉米油等),这比单纯限制胆固醇摄入量更为重要。实施饮食干预要循序渐进、分步进行。如开始只是减少富含高胆固醇与饱和脂肪酸的食品摄入,少食动物内脏、蛋黄、猪油、洋快餐等;进一步则减少畜肉摄入,改食鱼肉、鸡肉、鸭肉等;重症高脂血症患者,应逐步过渡到以谷类、豆类、水果、蔬菜为主。烹调方法则宜采用烘、烤、蒸、煮,尽量不要油煎。

通常不主张对 2 岁以下的婴幼儿进行饮食干预,以防能量摄取不足和脂质维生素缺乏而导致生长发育障碍。但美国 2012 年血脂异常管理和动脉粥样硬化预防指南认为,婴幼儿如果有肥胖或心血管疾病家族史,可以从 12 个月龄就开始建议饮用低脂牛奶。

(二)运动干预

儿童青少年血脂异常的另一行之有效的非药物治疗方法是规律运动,对于肥胖或代谢综合征伴发的高脂血症,运动干预尤其适用。有氧运动(快走、慢跑、游泳等)不仅能控制体重,还可通过降低血清 TC、TG 和 LDL-C 水平,提高 HDL-C 比例和载脂蛋白 A1 的活性,改善血脂紊乱。国内已制定了适合中国儿童体质、切实可行的运动处方。每天至少锻炼 30 分钟,每周至少活动5 天,长期坚持。但要注意小儿运动防护,最好在专门教练的带领下进行,避免发生骨骼肌肉损伤。

儿童的饮食干预与运动干预不宜单独实施,两者同时并举,再配合家庭学校教育以改变小儿的不良生活习性,可收到非药物治疗的最佳效果。

（三）药物治疗

既往对儿童青少年血脂异常的药物治疗时期和方法存在较多争议。2009 年《儿童青少年血脂异常防治专家共识》提出，儿童青少年高脂血症可以应用药物治疗，但有以下严格适应证。10 岁以上儿童，饮食治疗 6 个月～1 年无效，LDL-C≥4.92 mmol/L（190 mg/dL）或者 LDL-C≥4.14 mmol/L（160 mg/dL）并伴有：①确切的早发冠心病家族史（一级男性亲属发病时＜55 岁，一级女性亲属发病时＜65 岁）。②同时存在两个或两个以上的冠心病危险因素儿童，且控制失败，可采用药物治疗。对纯合子型家族性高胆固醇血症，药物降脂治疗的年龄可适当提前到 8 岁。

儿童青少年宜采用的降脂药物包括以下几种。

1.他汀类药物

他汀类药物即胆固醇生物合成限速酶抑制剂（HMG-CoA 还原酶抑制剂），对家族性高胆固醇血症患儿尤为适用。其主要作用是抑制肝脏合成内源性胆固醇，不影响酶类和激素分泌，不干扰生长发育和性成熟。用法：从最低剂量开始，睡前服用，4 周后检测空腹血脂水平，治疗目标是 LDL-C＜3.35 mmol/L（130 mg/dL）。若治疗目标实现，继续用药，8 周、3 个月后复查；如未实现，则剂量加倍，4 周后复查，逐渐加量至推荐的最大剂量。治疗的理想目标是 LDL-C＜2.85 mmol/L（110 mg/dL）。用药过程中要防止药物不良反应，特别是肌病和肝损害，应注意监测磷酸肌酸激酶（CK）和肝功能。

2.胆汁酸螯合剂

胆汁酸螯合剂又称胆酸结合树脂，系一种碱性阴离子交换树脂。其作用是与胆酸结合，影响肝肠循环，增加胆固醇与胆酸排泄，同时增强肝脏 LDL-C 受体活性，降低血中 LDL-C 水平。该药不被机体吸收，高效安全，适合儿童用药。代表药为胆固酰胺，用法：0.3 g/（kg·d），口服，每天 2 次，根据反应，逐步调整剂量，维持量不超过 2～4 g/d。该药无明显不良反应，口服有点异味，可能影响儿童服用；少数患儿发生脂肪痢；长期服用可能影响脂溶性维生素的吸收，故用药同时应补充维生素 A、维生素 D、维生素 E、维生素 K。

3.烟酸

成人高脂血症防治指南建议常规用药。其在体内烟酰胺腺嘌呤二核苷酸（NAD）辅酶系统中转变为 NAD 后发挥降脂效应，可使 TC、LDL-C 和 TG 水平下降，并使 HDL-C 水平上升。我国《儿童青少年血脂异常防治专家共识》虽未推荐烟酸作为儿童青少年常规降脂药物，但因其临床不良反应较小，《诸福棠实用儿科学》提出儿童可以应用，剂量：0.15 mg/（kg·d）。

（四）原发病治疗

小儿继发性高脂血症，既要治表，更要治本，即积极治疗原发病。常见有内分泌或代谢性疾病，如甲状腺功能减退、皮质醇增多症、糖尿病、肾病综合征、脂肪营养不良等；胆汁阻塞性疾病，如胆管狭窄、胆汁性肝硬化等；肾脏疾病，如肾病综合征、慢性肾衰竭等。

（沈秀平）

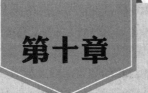

第十章　免疫性疾病

第一节　风　湿　热

风湿热是由于 A 组 β 型溶血性链球菌感染后引起的免疫反应性疾病,它的病变是全身性结缔组织的非化脓性炎症,主要侵犯心脏和关节,其他器官如脑、皮肤、浆膜、血管等均可受累,但以心脏损害最为严重且多见。有时首次发作即可使心脏受损,反复发作可使 2/3 的患儿遗留慢性心瓣膜病。发病年龄以5～15 岁多见,90％发病年龄在 7 岁以上,以冬春季好发。

目前认为风湿热的发病是由于 A 组 β 型溶血性链球菌感染引起的免疫反应。链球菌细胞成分及其菌外产物具有高度抗原性及特异性。人体感染链球菌后产生特异性抗体。这些抗体和抗原物质在结缔组织内导致退行性病变和溶解。主要病变发生在结缔组织胶原纤维,全身各器官均可受累,但以心脏、关节、血管及浆膜等处的改变最为明显。风湿热基本的病理改变为渗出、增生(肉芽肿)、硬化的风湿小体,即阿绍夫小体。在小儿风湿热则心脏病变尤为突出,心肌、心肌膜及心包均可受到损害,称为风湿性心肌炎或全心炎,亦为小儿风湿热的最重要表现。严重心肌炎可后遗风湿性心瓣膜病。风湿热的发病与上呼吸道链球菌感染、人体免疫反应及环境因素有关。近年来在发达国家中,风湿热的发病率有明显下降,而且病情较轻。

一、临床表现

(一)前驱表现

风湿热在发病前1～3 周可有咽炎、扁桃体炎、感冒等短期发热或猩红热的历史。症状轻重不一,亦可无症状,咽部症状一般常在 4 天左右消失,以后患儿无不适症状,1～3 周后开始发病。风湿性关节炎常为急性起病,而心肌炎可呈隐匿性经过。

(二)一般症状

患儿精神不振、疲倦、食欲减退、面色苍白、多汗、鼻出血。有时可有腹痛。发热一般都不太高且热型多不规则,少数可见短期高热,大多数为长期持续性低热,持续3～4 周。

(三)主要症状

1.关节炎

疼痛呈游走性。主要侵犯的关节有膝关节(75％)、距小腿关节(50％),偶尔累及腕关节、肘关节和脊柱关节、手足小关节。可同时或先后侵犯多个关节。关节局部红、肿、痛、热、活动受限。

关节炎随风湿活动消失而消失,关节功能恢复,不留强直或畸形。不典型者仅有关节酸痛。

2.心肌炎

风湿热发病后约50％患儿3～4周即出现心肌炎,包括心肌炎、心内膜炎和心包炎,又称全心炎。轻者可无明显症状,仅有心率增快和轻度的心电图变化,严重者可导致心力衰竭。

(1)心肌炎:几乎所有的风湿热患者均有不同程度的心肌炎。可表现心悸、气短和心前区疼痛,症状变异较大,轻者症状不明显。体征:窦性心动过速,心率与体温不成比例;心脏扩大,心尖冲动弥散、微弱;第一心音低钝,或奔马律;心尖区可听到吹风样收缩期杂音;心电图变化最常见为一度房室传导阻滞,ST段下移和T波平坦或倒置。

(2)心内膜炎:心内膜炎常累及二尖瓣和主动脉瓣,较少累及三尖瓣和肺动脉瓣,其中二尖瓣关闭不全、二尖瓣狭窄、主动脉瓣关闭不全常见;单独三尖瓣关闭不全罕见。从瓣膜炎到器质性瓣膜病一般要经半年以上才能形成。

(3)心包炎:表现为心前区疼痛、呼吸困难或端坐呼吸。早期可于心底部听到心包摩擦音,一般积液量不多;少见心音遥远、肝大、颈静脉怒张和奇脉等大量心包积液的表现。X线检查心搏动减弱或消失,心影向两侧扩大,呈烧瓶状,卧位则心腰部增宽,立位时阴影又复变窄。心电图检查早期示低电压、ST段抬高,以后T段下移和T波平坦或倒置。

3.舞蹈病

多发于5～12岁。表现为四肢不自主、不协调、无目的的运动,兴奋时加重,睡眠时减轻;重者舌和面肌可发生难以自控的运动或语言障碍,肌张力降低,腱反射减弱或消失。舞蹈病常出现在链球菌感染2～6个月后,可不伴其他症状。本症多在2～3个月后自行缓解。

4.皮下结节

发生率为1％～4％,常伴严重心肌炎。皮下结节呈圆形小结,与皮肤无粘连,能自由活动,多无压痛。直径2～30 mm,个别大的可达10～20 mm,数目不等,常见于肘、腕、膝、踝等关节伸侧腱鞘附着处,亦好发于头皮或脊椎旁侧。有时呈对称性分布。结节存在数天至数月不等,时消时现,一般经2～4周自然消失。近年来已少见。

5.环形红斑

一般在风湿热后期或风湿热复发时出现,常伴有心肌炎。皮肤渗出性病变可引起荨麻疹、紫癜、斑丘疹、多形性红斑、结节性红斑以及环形红斑等,其中以环形红斑的诊断意义最大,对风湿热有特征性。环形红斑的发生率约为10％。

6.其他

风湿性肺炎与胸膜炎、风湿性腹膜炎、风湿性肾炎比较少见。

二、辅助检查

(一)风湿热活动性检查

血常规可有轻度贫血,白细胞增加及核左移现象。血沉加速,但有心力衰竭时则加速不明显。C反应蛋白呈阳性反应,且较血沉的加速出现早,消失较慢,一般不受心力衰竭的影响。粘蛋白可见增加。心电图检查示P-R间期持续延长。

(二)抗链球菌的抗体检测

血清抗链球菌溶血素O(ASO)滴度增加,大多数风湿热患儿＞500 U;血清抗链激酶滴度增加,1：40以上为阳性;血清抗透明质酸酶滴度增加,1：2 048以上为阳性。以上三项均阳性者占 95%。此外,尚有抗脱氧核糖核酸酶 B(anti-DNAase B)及抗烟酸胺-腺嘌呤-二核苷酸酶(anti-NADase)。这些抗体在链球菌感染 1 周后升高,可维持数月。

(三)其他检查

咽拭子培养有时可培养出 A 组 β 型溶血性链球菌,但有些风湿患者,特别在抗生素药物治疗后,咽培养可呈阴性。血清蛋白电泳提示清蛋白减低,α 及 γ-球蛋白增加。免疫球蛋白检查在急性期 IgA 增高。抗心肌抗体测定,55%风湿性心肌炎患者抗心肌抗体阳性,风湿性慢性心瓣膜病无明显风湿热活动患者,20%～30%可为阳性。链球菌感染后状态亦可呈阳性。有心肌炎者血清天冬氨酸氨基转移酶、肌酸激酶及乳酸脱氢酶可增高。

三、诊断标准

风湿热的诊断主要依靠综合临床表现。由于缺乏特殊诊断方法,目前仍沿用 1992 年修订的琼斯(Jones)风湿热诊断标准。主要表现包括心肌炎、多发性关节炎、舞蹈病、皮下结节及环形红斑。心肌炎的诊断应具有以下四点之一:①新出现有意义的杂音,如心尖部收缩全期杂音或舒张中期杂音;②心脏增大;③心包炎;④心力衰竭。次要表现包括发热、C 反应蛋白阳性或白细胞增多、既往有风湿热史或有风湿性心瓣膜病。

此外,确定风湿有无活动性也是诊断中很重要的一方面。下面三种情况提示风湿活动的持续存在:①体温不正常,体重不增加,运动耐量不恢复。②心律异常,易有变化,脉搏快速。③血沉快,C 反应蛋白不转阴性,抗链球菌抗体滴度不下降或白细胞未恢复正常。

四、治疗

治疗原则:①早期诊断,合理治疗,病情进展造成心脏发生不可恢复的改变。②根据病情轻重,选用合理的抗风湿药物使危重患儿避免死亡,对一般病变能及时控制症状,减少患儿痛苦。③控制及预防 A 组 β 型溶血性链球菌感染,防止疾病复发。④风湿热为一反复发作的慢性过程的疾病,在反复及长期用药过程应注意药物的不良反应的发生,故应权衡利弊合理使用。

(一)卧床休息及控制活动量

在急性期如发热、关节肿痛者,应卧床休息至急性症状消失。有心肌炎并发心力衰竭者则应绝对卧床休息,休息时间一般无明显心脏受累者 1 个月左右;有心脏受累者需 2～3 个月;心脏扩大伴有心力衰竭者,需 6 个月左右方可逐渐恢复正常活动。

(二)饮食

应给容易消化,富有蛋白质、糖类及维生素 C 的饮食,宜少量多餐。有充血性心力衰竭者可适当地限制盐及水分。应用肾上腺糖皮质激素的患儿亦应适当限制食盐。

(三)控制链球菌感染

应肌内注射青霉素 60 万～120 万单位,分每天 2 次,用 10～14 天。或 1 次肌内注射苄星青霉素 G 120 万单位。如不能应用青霉素时可用红霉素 30 mg/(kg·d),分 3～4 次口服,服用 10 天。

(四)抗风湿药的应用

风湿热初次发病大多于 9～12 周能自行消退,抗风湿药物只起到抑制炎性反应作用,故疗程宜 9～12 周或更长,视病情轻重而定。

1.阿司匹林

用量80～100 mg/(kg·d),每天用量不超过3 g,少数患儿需增加到120 mg/(kg·d),每6小时1次,分4次口服,如效果不显或出现中毒反应,宜监测血清阿司匹林水平,以避免中毒反应。开始剂量用至体温下降,关节症状消失,血沉、C反应蛋白及白细胞下降至正常,2周左右减为原量的3/4,再用2周左右,以后逐渐减量而至完全停药。单纯关节炎者用药4～6周,有轻度心肌炎者宜用12周。注意阿司匹林的毒副作用。

2.泼尼松

用量为2 mg/(kg·d),分3～4次口服,对于严重心肌炎患者可提高至100 mg/d,开始用量持续2～3周,以后缓慢减量,至12周完全停药,或在停泼尼松之前1周,加用阿司匹林治疗,继用6～12周,时间可视病情而定。注意泼尼松可出现不良反应,为防止出现肾上腺皮质功能不全,停用泼尼松时必须缓慢停止,一般需时3～4周。

在用肾上腺糖皮质激素及阿司匹林治疗后,停药或减量时常出现反跳现象,但前者较常见,产生反跳的原因尚未明了,可能是风湿性炎症过程尚未结束就过早停药,使风湿热的自然病程又重新出现。反跳现象多在减量或停药2周内出现,轻者表现为发热、关节痛、心脏杂音又重现,血沉增快及C反应蛋白阳性,重者可出现心包炎、心脏增大及心力衰竭,轻症者通常于数天内自愈,很少需要用药,重症需再加用阿司匹林治疗。

(五)舞蹈病的治疗

主要采取对症治疗及支持疗法。居住环境宜安静,加强护理工作,预防外伤,避免环境刺激。轻症可用苯巴比妥、地西泮等镇静剂。水杨酸及肾上腺糖皮质激素疗效不显著。近年报道用氟哌啶醇1 mg加同量苯海索,每天2次,可较快控制舞蹈动作,并减少氟哌啶醇的不良反应,效果较好。

(六)心力衰竭的治疗

严重心肌炎、心脏扩大者易发生心力衰竭,除用肾上腺糖皮质激素治疗以外,应加用地高辛或静脉注射毛花苷C、毒毛花苷K及速效利尿剂如呋塞米等。

(七)慢性心瓣膜病的治疗

除临床上仍表现活动性需给抗风湿药物外,对无风湿活动临床表现者,则治疗时主要考虑以下几个方面。

1.控制活动量

由于瓣膜器质病变引起心脏肥厚扩大及一般心脏代偿功能减退,对这些患儿应注意控制活动量,避免剧烈运动。

2.洋地黄长期治疗

有慢性充血性心力衰竭者长期口服洋地黄,要随时调整剂量,保持有效维持量。

3.手术问题

在心瓣膜严重损害时,可做瓣膜成形术或置换术,从而恢复瓣膜的正常功能,可使危重患儿的临床症状显著好转。但由于儿童期存在不断生长发育问题,可形成置换瓣膜相对狭窄现象,以及转换瓣膜的耐久性、术后抗凝治疗、预防感染等问题,必须严格掌握适应证。一般认为其适应证如下。

(1)替换二尖瓣的适应证:①心功能Ⅲ～Ⅳ级。②血栓栓塞发生2次以上。③左心房大,有心房纤颤、房壁钙化者。④进展性肺动脉高压,病情逐渐恶化者。

（2）替换主动脉瓣适应证：①主动脉瓣病变引致明显冠状动脉供血不足、晕厥或心力衰竭者。②如患儿各项客观检查指标为阳性，并有心肌缺血症状，虽心功能尚好，亦应做手术。

五、预防

初发年龄越小，复发机会越多。重点是预防和治疗 A 组 β 型溶血性链球菌感染。如有慢性扁桃体炎，于风湿热控制后可摘除扁桃体，但在术前 2～3 天及术后 1～2 周注射青霉素，以防止发生感染性心内膜炎。在拔牙前后也应如此治疗。风湿热患儿用苄星青霉素 G 120 万单位肌内注射，每月 1 次，疗程可用至 5 年。

（尹国成）

第二节　过敏性紫癜

过敏性紫癜是一种主要侵犯毛细血管的变态反应性疾病，为血管炎综合征中的最常见类型。临床特点主要为皮肤紫癜、关节肿痛、腹痛、便血和血尿等。

一、病因和发病机制

病因不明，与本病有关的因素是感染（细菌、病毒或寄生虫等）、药物（抗生素、磺胺类、异烟肼、水杨酸类、苯巴比妥钠等）、食物（鱼、虾、蟹、蛋、牛奶等）及其他（花粉吸入、昆虫叮咬、疫苗注射等）。近年研究表明，A 组溶血性链球菌感染是诱发本病的重要因素。机体对这些因素产生不恰当的免疫应答，形成免疫复合物，引起广泛的毛细血管炎，严重时可发生坏死性小动脉炎，血管壁通透性增强导致皮肤、黏膜和内脏器官出血和水肿。

二、病理

基本病理改变为广泛性的无菌性毛细血管和小动脉的炎性反应。血管通透性改变可引起皮下组织、黏膜及内脏水肿和出血。病变主要累及皮肤、肾、关节和胃肠道。

三、临床表现

本病多见于 6 岁以上的儿童与青年。多为急性起病，在起病前 1～3 周常有上呼吸道感染史。首发症状以皮肤紫癜为主，约半数患儿有关节肿痛或腹痛，并伴有低热、食欲缺乏、乏力等全身症状，30%～60%的患儿有肾损害。

(一)皮肤紫癜

病程中反复出现皮肤紫癜为本病特点，最多见于下肢和臀部，尤以小腿伸侧较多，对称分布，分批出现，严重者延及上肢和躯干。紫癜大小不等，呈紫红色，高出皮肤，可融合成片，以致出血性坏死，紫癜一般 4～6 周后消退，部分患儿间隔数周或数月后又复发。可伴有荨麻疹、多形性红斑和血管神经性水肿。

(二)消化道症状

不少患者可反复出现阵发性腹痛，常位于脐周或下腹部，可伴恶心、呕吐，部分患儿有便血，偶有肠套叠、肠梗阻或肠穿孔发生,有的腹痛常发生在皮肤紫癜显现以前。这是由于血管炎引起肠壁水肿、出血、坏死或穿孔而产生的肠道症状和并发症。

(三)关节疼痛或肿胀

关节疼痛或肿胀多累及膝、踝、肘等关节,可单发亦可多发,呈游走性,有积液,不遗留关节畸形。

(四)肾症状

30%～60%患儿有肾病变,常在病程1个月内出现,症状轻重不一。多数患者出现血尿,有管型,尿蛋白阳性,伴血压增高和水肿,称为紫癜性肾炎。少数呈肾病综合征表现。有些患儿的血尿、蛋白尿持续数月至数年,大多数都能完全恢复。约6%患儿发展为慢性肾炎。

(五)其他

偶可发生颅内出血,导致惊厥、昏迷、瘫痪、失语等严重症状。还可出现鼻出血、牙龈出血、咯血等出血表现。

四、实验室检查

(一)血液检查

约半数患儿的毛细血管脆性试验阳性;白细胞数正常或轻度增高、中性和嗜酸粒细胞增高;血小板计数、出血和凝血时间、血块退缩试验和骨髓检查均正常;血清IgA浓度增高。

(二)尿液检查

与肾小球肾炎相类似。

(三)粪便隐血试验

可呈阳性反应。

五、诊断及鉴别诊断

根据典型的皮肤症状及实验室检查,即可诊断。如果皮肤症状轻微或皮疹未出现前,患儿有剧烈腹痛、多发性关节疼痛或水肿、高血压、血尿等症状,则需与特发性血小板减少性紫癜、外科急腹症、风湿性关节炎及急性肾炎等疾病鉴别。

六、治疗

本症无特效疗法。

(一)一般疗法

急性发作期卧床休息;尽可能寻找并避免接触变应原;积极治疗感染;腹痛时用解痉剂。

(二)糖皮质激素与免疫抑制剂

急性发作症状明显时,使用泼尼松,可改善腹痛和关节症状,但不能减轻紫癜或减少肾损害的发生率,也不能防止复发。剂量每天1～2 mg/kg,分次口服,症状缓解后即可停药,疗程多在10天以内。严重病例可静脉滴注皮质类固醇制剂,若并发肾炎且经激素治疗无效者,可试用环磷酰胺治疗。

(三)止血、脱敏处理

卡巴克洛可增加毛细血管对损伤的抵抗力,加用维生素C以改善血管脆性。消化道出血者应限制饮食或禁食,可静脉滴注西咪替丁每天20～40 mg/kg,出血过多导致贫血者予以输血。

有荨麻疹或血管神经性水肿时,应用抗组胺药物或静脉滴注钙剂有助于脱敏。

(四)抗凝治疗

阻止血小板和血栓形成,应用阿司匹林每天 3～5 mg/kg,每天 1 次;或双嘧达莫每天 3～5 mg/kg,分次服用。

(五)其他

应用钙通道阻滞剂,如硝苯地平每天 0.5～1.0 mg/kg,分次服用;或吲哚美辛每天 2～3 mg/kg,分次服用,均利于血管炎的恢复。

七、病程和预后

绝大部分患者预后良好。轻症一般 7～10 天痊愈,重症病程则可长达数周至数月,也可反复发作持续 1 年以上。

(尹国成)

第三节 川 崎 病

川崎病(KD)又称皮肤黏膜淋巴结综合征(MCLS),是一种以全身性中、小动脉炎性病变为主要病理改变的急性热性发疹性疾病,其临床特点为发热伴皮疹,指、趾红肿和脱屑,口腔黏膜和眼结膜充血及颈淋巴结肿大,其最严重危害是冠状动脉损害,它是儿童期后天性心脏病的主要病因之一。本病于 1967 年由日本川崎富作首次报告,目前世界各国均有发病,以亚裔人发病率为高。发病年龄以 5 岁以内尤其婴幼儿为主,男孩多见,四季均可发病。

一、病因

病因不明,流行病学资料支持其病因可能为感染所致,曾提出溶血性链球菌、葡萄球菌、支原体和病毒(尤其是反转录病毒)感染为其病因,但反复病原学检查均未能证实。

二、临床表现

(一)主要表现

1.发热

常为不规则热或弛张热,可高达 40 ℃以上,一般持续 1～3 周。高热时可有烦躁不安或嗜睡。

2.球结膜充血

球结膜充血多于起病 3～4 天后出现,双眼球结膜血管明显充血,无脓性分泌物,热退时消散。

3.唇及口腔表现

唇充血皲裂,舌乳头突起、充血似杨梅舌。口腔及咽黏膜弥漫性充血,呈鲜牛肉色。

4.多形性红斑或猩红热样皮疹

多形性红斑或猩红热样皮疹以躯干最多,常在第 1 周出现,偶有痛痒,不发生疱疹或结痂。

肛周皮肤发红、脱皮。有的婴儿原卡介苗接种处重新出现红斑、疱疹或结痂。

5.手足症状

急性期手足硬性水肿和掌跖红斑,恢复期在指趾末端沿指趾甲与皮肤交界处出现膜样脱皮,这一症状为本病较特征性的表现。指、趾甲有横沟。

6.颈淋巴结肿大

单侧或双侧颈淋巴结肿大,坚硬有触痛,表面不红,无化脓。病初出现,热退时消散。有时亦伴枕后、耳后淋巴结肿大。

(二)心脏表现

于疾病的1~6周可出现心肌炎、心包炎、心内膜炎、心律失常。心电图可示低电压、P-R或Q-T间期延长、ST-T改变等;伴冠状动脉病变者,可呈心肌缺血甚至心肌梗死改变。冠状动脉造影或二维超声心动图可发现30%~50%病例伴冠状动脉扩张,其中15%~20%发展为冠状动脉瘤,多侵犯左冠状动脉。冠状动脉损害多发生于病程2~4周,但也可见于疾病恢复期。心肌梗死和冠状动脉瘤破裂可致心源性休克甚至猝死。

(三)其他

可有间质性肺炎、无菌性脑膜炎、消化系统症状(腹痛、呕吐、腹泻、麻痹性肠梗阻、肝大、黄疸等)和关节肿痛以及视力障碍等。

三、辅助检查

(一)血液学检查

周围血白细胞增高,以中性粒细胞为主,伴核左移。轻度贫血,血小板早期正常,第2~3周增多。血沉增快,C反应蛋白、ALT和AST升高。

(二)免疫学检查

血清IgG、IgM、IgA、IgE和血液循环免疫复合物升高。Th2类细胞因子如IL-6明显增高,血清总补体和C_3正常或增高。

(三)心电图

早期示窦性心动过速,非特异性ST-T变化;心包炎时可有广泛ST段抬高和低电压;心肌梗死时相应导联有ST段明显抬高,T波倒置及异常Q波。

(四)X线胸部平片

X线胸部平片可示肺部纹理增多、模糊或有片状阴影,心影可扩大。

(五)超声心动图

急性期可见心包积液,左室内径增大,二尖瓣、主动脉瓣或三尖瓣反流;可有冠状动脉异常,如冠状动脉扩张(直径>3 mm,≤4 mm为轻度;4~7 mm为中度)、冠状动脉瘤(≥8 mm)和冠状动脉狭窄。

(六)冠状动脉造影

超声波检查有多发性冠状动脉瘤,或心电图有心肌缺血表现者,应进行冠状动脉造影,以观察冠状动脉病变程度,指导治疗。

四、诊断及鉴别诊断

(一)诊断标准

发热 5 天以上,伴下列 5 项临床表现中 4 项者,排除其他疾病后,即可诊断为川崎病。

(1)四肢变化:急性期掌跖红斑、手足硬性水肿,恢复期指趾端膜状脱皮。

(2)多形性红斑。

(3)眼结膜充血。

(4)口唇充血皲裂,口腔黏膜弥漫充血,舌乳头呈杨梅舌。

(5)颈部淋巴结肿大。

如上述 5 项临床表现中不足 4 项,但超声心动图有冠状动脉损害,亦可确诊为川崎病。

(二)鉴别诊断

本病需与感染性疾病如猩红热、败血症、化脓性淋巴结炎及其他免疫性疾病如幼年特发性关节炎、系统性红斑狼疮、渗出性多形性红斑等相鉴别。

五、治疗

(一)阿司匹林

每天 30～50 mg/kg,分 2～3 次服用,热退后 3 天逐渐减量,2 周左右减至每天3～5 mg/kg,维持6～8 周。如有冠状动脉病变时,应延长用药时间,直至冠状动脉恢复正常。

(二)静脉注射丙种球蛋白(IVIG)

早期(发病 10 天内)静脉注射丙种球蛋白每天 400 mg/kg,共 5 天,可减少冠状动脉病变发生率,缩短发热时间;或 1～2 g/kg,一次大剂量滴入的效果更好。应同时合并应用阿司匹林,剂量和疗程同上。部分患儿对 IVIG 效果不好,可重复使用1～2 次。

(三)肾上腺皮质激素

因可促进血栓形成,易发生冠状动脉瘤和影响冠脉病变修复,故不宜单独应用。IVIG 治疗无效的患儿可考虑使用糖皮质激素,亦可与阿司匹林和双嘧达莫合并应用。剂量为泼尼松每天1～2 mg/kg 清晨顿服,用药 2～4 周。

(四)其他治疗

1.抗血小板聚集

除阿司匹林外加用双嘧达莫,每天 3～5 mg/kg。

2.对症治疗

根据病情给予对症及支持治疗,如补充液体、保护肝脏、控制心力衰竭、纠正心律失常等,有心肌梗死时应及时进行溶栓治疗。

3.心脏手术

严重冠状动脉病变宜行外科手术,如冠状动脉搭桥术等。

六、预后

本病是自限性疾病,多数预后良好,1‰～2‰的病例可有 1 次或多次复发。有冠状动脉病变者,多数于1年内超声心动图恢复正常,但1‰～2‰的患者可死于心肌梗死或动脉瘤破裂,个别病例在临床症状消失数年后猝死。无冠状动脉病变患儿于出院后1个月、3个月、半年及1年进行一次全面检查(包括体检、ECG和超声心动图等)。

(尹国成)

第四节 幼年特发性关节炎

幼年特发性关节炎(JRA)是由于某种感染及环境因素影响,使遗传易感性个体发生自身免疫反应而导致的全身结缔组织疾病。本病主要表现为发热及关节肿痛,常伴皮疹、肝脾淋巴结肿大,若反复发作可致关节畸形。年龄越小,全身症状越重,年长儿以关节受累为主。

一、病因及分类

(一)病因

此病病因至今尚未完全清楚。在发病机制上一般认为与免疫、感染及遗传有关,属于第Ⅲ型变态反应造成的结缔组织损伤。可能由于微生物(细菌、支原体、病毒等)感染持续刺激机体产生免疫球蛋白,血清IgA、IgM、IgG增高。部分患儿抗核抗体滴度升高。患者血清中存在类风湿因子,它是一种巨球蛋白,即沉淀系数为19S的IgM,能与变性的IgG相互反应,形成免疫复合物,沉积于关节滑膜或血管壁,通过补体系统的激活,和粒细胞、大单核细胞溶酶体的释放,引起组织损伤。患者血清及关节滑膜中补体水平下降,IgM、IgG及免疫复合物增高,提示本病为免疫复合物疾病。

另外,本病尚有细胞免疫平衡失调。外周血中单个核细胞中B淋巴细胞增多;白细胞介素IL-1增多,而IL-2减少,也参与发病机制。近年来发现不少关节炎型患儿中与组织相容性抗原HLAB27相关,认为染色体基因遗传起一定作用。

(二)分类

根据本病临床表现分为三型。

1.全身型

全身型又称Still病。

2.多关节型

多关节型又分为类风湿因子(RF)阴性多关节型(多关节Ⅰ型)与类风湿因子(RF)阳性多关节型(多关节Ⅱ型)。

3.少关节型

根据发病年龄、性别、抗核抗体(ANA)、临床表现分为少关节Ⅰ型与少关节Ⅱ型,少关节Ⅱ型可为幼年强直性脊柱炎早期表现。

二、诊断

(1)起病年龄不超过16岁。

(2)有一个或多个关节炎。关节炎表现。①关节肿胀或关节腔积液。②具有2项或2项以上以下症状:a.活动受限;b.活动时疼痛或关节触痛;c.关节局部发热。

(3)关节炎症持续超过6周。具有上述第a～c项,排除其他结缔组织病及症状相似的疾病,可诊断为幼年特发性关节炎。

三、鉴别诊断

(一)化脓性关节炎

化脓性关节炎常为败血症的迁延病灶。单个关节发炎,局部红、肿、热、痛明显,且伴全身中毒症状,白细胞总数及中性粒细胞高,关节腔液做细菌涂片或培养可资鉴别。

(二)系统性红斑狼疮(SLE)

虽有发热、关节炎,大小关节均可受累,但不发生关节畸形,有典型的面部蝶形红斑及其他系统受累,尤其是肾脏受累概率高,抗核抗体(ANA)、抗 ENA 及抗 ds-DNA 抗体等检查可资鉴别。

(三)风湿热

风湿热以游走性大关节受累为主,非对称性,无晨僵,X 线不见髓质损害,不累及指(趾)、脊柱和颞颌等处小关节,常伴有心肌和心瓣膜炎体征,发病前有链球菌感染史,ASO 滴度增高。

四、治疗

(一)一般治疗

应尽早采取综合疗法。急性发作期宜卧床休息,必要时加用夹板或支架固定炎症关节,以减少肌肉挛缩,防止关节变形。

(二)药物治疗

主要应用非甾体抗炎药,具体如下。

1.阿司匹林

剂量为每天 80 mg/kg,但对年长儿及体重较大的患儿,每天总量不超过 3.6 g。待病情缓解后逐渐减量,以最低有效量长期维持,可持续数年。治疗过程中应注意有无阿司匹林的毒性反应,如胃肠道刺激症状、耳鸣、出汗、易激惹和换气过度等,严重者可出现呼吸性碱中毒和代谢性酸中毒。

2.萘普生

每天 15～20 mg/kg,分 2 次使用。

3.布洛芬

每天剂量为 30～40 mg/kg,分 4 次口服。对全身型患儿需要选用较大剂量,每天 40 mg/kg才能控制发热。布洛芬对幼年特发性关节炎安全有效,小儿易耐受。

4.双氯芬酸

剂量为每天 0.5～3.0 mg/kg,分 3～4 次口服。

5.吲哚美辛

每天剂量为 1～3 mg/kg,分 3～4 次口服。对全身型控制发热有效。但不良反应较大,小儿不宜长期使用。

(三)缓解病情

抗风湿药物作用缓慢,常需数周至数月方能见效,且毒性较大,故适用于长期病情未能得到控制、已有关节骨质疏松破坏者。

柳氮磺吡啶:每天剂量为 50 mg/kg,最大量不超过每天 2 g。开始时为避免变态反应宜从小剂量每天 10 mg/kg 起始,在 1～2 周内加至足量。不良反应包括头痛、皮疹、恶心、呕吐、溶血以及抑制骨髓等。用药过程中应定期查血常规。

五、预后评估

幼年类风湿关节炎是一种自身的免疫性疾病,病程长而迁延数年。在此期间,急性发作期与缓解期交替出现,成年后 60％的幼年类风湿关节炎可自行缓解。一些少关节型的年轻女孩预后较好,对于多关节性患儿,尤其是发病年龄较大的女孩或全身型多关节受累者,如果血清类风湿性因子阳性,则预后较差。也有一部分少关节患儿发展到多关节侵犯,同时伴有破坏性关节炎,造成严重的关节畸形,活动障碍。

(尹国成)

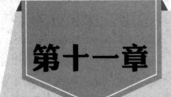

第十一章　传染性疾病

第一节　幼儿急疹

幼儿急疹又称婴儿玫瑰疹,是常见于婴幼儿的急性出疹性传染病。临床特征为高热 3～4 天,然后骤然退热并出现皮疹,病情很快恢复。

一、病原和流行病学

1988 年,从急疹患儿外周血淋巴细胞中分离到人类疱疹 6 型(human herpervirus 6,HHV-6)B 组病毒,患者脑脊液中也可见 HHV-6B 病毒。患者血清中抗 HHV-6 抗体有意义地升高。目前认为,HHV-6 是该病的主要病因,但并不是唯一的病原。HHV-6 还可引起婴儿发生无皮疹的急性发热性疾病。本病 90％发生于 2 岁以内,7～13 月龄为发病高峰年龄段,3 月龄前和 4 岁后少见,偶见于年长儿、青少年和新生儿。大多为散在发病。一项 6 735 例儿童 10 年研究资料总结显示,年发病率为 1％～10％,平均 3.3％。感染后获持久免疫,偶见第 2 次发病。

二、临床表现

潜伏期一般为 5～15 天。

(一)发热期

常突起高热,持续 3～5 天。高热初期可伴惊厥。此期除有食欲减退、不安或轻咳外,体征不明显,仅有咽部和扁桃体轻度充血和头颈部浅表淋巴结轻度肿大。表现为高热与轻微的症状及体征不相称。

(二)出疹期

病程第 3～5 天体温骤然退至正常,同时或稍后出现皮疹。皮疹散在,为玫瑰红色斑疹或斑丘疹,压之退色,很少融合。首现于躯干,然后迅速波及颈、上肢、脸和下肢。皮疹持续 24～48 小时很快消退,无色素沉着,也不脱皮。偶有并发脑炎和血小板减少性紫癜的报告。

三、实验室检查

血常规检查见白细胞总数减少,伴中性粒细胞减少。也可随后出现白细胞总数增多。

四、诊断

在发热期诊断比较困难,不过,从患儿全身症状轻微与高热表现不一致,周围血常规中白细胞总数减少,应考虑之。一旦高热骤退,同时出现皮疹,诊断就不难建立。在出现症状3天内可从外周血淋巴细胞和唾液中分离HHV-6,或用核酸杂交技术检测病毒基因进行病原诊断。

五、治疗

一般不需特殊治疗,主要是对症处理,尤其对高热患者应予以退热剂;加强水分和营养供给。

(彭　峰)

第二节　麻　疹

麻疹是由麻疹病毒引起的一种急性出疹性呼吸道传染病,临床以发热、咳嗽、流涕、结膜炎、口腔麻疹黏膜斑及全身斑丘疹,疹退后有糠麸样脱屑,色素沉着为主要特征。

一、病因

麻疹病毒属副黏液病毒科,为单股负链RNA病毒,只有一个血清型,但已发现有8个不同基因组共15个基因型。电镜下呈球形或丝杆状,直径100~250 nm,由6种结构蛋白组成,即含M、F和H的包膜蛋白和N、P和L核衣壳蛋白。H蛋白能与细胞受体结合,F蛋白与病毒细胞融合有关,M蛋白与病毒释出相关。其抗原性稳定,在体外生活力较弱,在阳光照射或流通空气中20分钟即可失去致病力。但耐寒冷及干燥,于0 ℃可存活1个月,−70 ℃可保存活力数月至数年。

二、流行病学

麻疹患者为唯一传染源,无症状病毒携带者及隐性感染者传染性较低。传播方式主要为空气飞沫传播。麻疹患者的潜伏期末至出疹后5天内都具有传染性,其口、鼻、咽、眼结合膜的分泌物中均含有病毒,在咳嗽、打喷嚏、说话时,以飞沫形式传染易感者,而经被污染的衣物、食物及用具等间接传染的机会较少。该病的传染性较强,未患过麻疹而又未接种疫苗者,即易感者接触后,90%以上发病。在我国多见于8个月~5岁儿童。近年来发病年龄有向两极发展趋势,8个月龄以下和15岁以上年龄组发病比例有所增加,好发季节为冬春季。

三、发病机制及病理

当麻疹病毒侵入易感者的呼吸道黏膜和眼结合膜时,在其局部上皮细胞内增殖,然后播散到局部淋巴组织,于感染后第2~3天病毒释放入血,引起第1次病毒血症,继之病毒在全身的单核-巨噬细胞系统内增殖,于感染后第5~7天,大量病毒释放入血,引起第二次病毒血症。病毒在感染后7~11天播散至全身组织器官,但以口、呼吸道、眼结合膜、皮肤及胃肠道等部位为主,并表现出一系列的临床症状及体征。至感染后第15~17天,病毒血症逐渐消失,器官内病毒快速减少至消除。

麻疹病理特征是感染部位形成两种类型的多核巨细胞,其一为网状内皮巨细胞,又称"华-佛细胞",其二为上皮巨细胞。两者均是多个细胞融合而成。前者广泛存在于全身淋巴结及肝、脾等器官中,后者主要位于皮肤、眼结合膜、鼻、咽、呼吸道和胃肠道黏膜等处。

麻疹是全身性疾病,病毒直接损伤皮肤浅表血管内皮细胞,特异性细胞毒性 T 细胞杀伤病毒感染的靶细胞——上皮和内皮细胞、单核细胞和巨噬细胞,使真皮淋巴细胞浸润、充血肿胀,表皮细胞坏死及退行性变性形成脱屑,因红细胞崩解及血浆渗出使皮疹消退后留有色素沉着。呼吸道病变最明显,可表现为鼻炎、咽炎、支气管炎及肺炎。肠道黏膜可有受累,严重时可并发脑炎。

四、临床表现

(一)典型麻疹

1.潜伏期

一般为 6～18 天,可有低热及全身不适。

2.前驱期

一般持续 3～4 天,主要为上呼吸道及眼结膜炎的表现,有发热、咳嗽、流涕、流泪,眼结合膜充血、畏光及咽痛和周身乏力。病后的第 2～3 天,于第二下磨牙相对应的颊黏膜处,可见直径0.5～1.0 mm 灰白色斑点,外周有红晕,即麻疹黏膜斑,为麻疹前驱期的特异性体征,有诊断价值。初起时仅数个,1～2 天内迅速增多,可波及整个颊黏膜,甚至唇部黏膜,部分可融合,于出疹后 2～3 天迅速消失。部分患者也可有头痛,呕吐、腹泻等消化道症状。

3.出疹期

一般持续 3～5 天,此时发热、呼吸道症状达高峰。皮疹先出现于耳后、发际,渐及前额、面和颈部,自上而下至胸、腹、背及四肢,最后达手掌和足底。皮疹初为淡红色斑丘疹,压之退色,疹间皮肤正常,可融合成片,继之转为暗红色,部分病例可出现出血性皮疹。此期全身浅表淋巴结及肝脾可有轻度肿大,肺部可有湿啰音。

4.恢复期

一般持续 3～4 天,按出疹先后顺序依次消退。此期体温下降,全身症状明显减轻。疹退处有糠麸状脱屑及浅褐色色素沉着。整个病程为 10～14 天。

(二)非典型麻疹

1.轻型麻疹

轻型麻疹多见于对麻疹具有部分免疫力者,如 6 个月以内婴儿、近期接受过被动免疫或曾接种过麻疹疫苗者。前驱期较短,发热及上呼吸道症状较轻,麻疹黏膜斑不典型或不出现,皮疹稀疏,可不遗留色素沉着,无并发症,病程 1 周左右。

2.重型麻疹

重型麻疹多见于全身状况差,免疫力低下或继发严重感染者。起病急骤,持续高热或体温不升,全身中毒症状重,皮疹可呈出血性,或皮疹出不透,或皮疹出而骤退,常有肺炎和呼吸窘迫、神经系统症状或心血管功能不全。此型病情危重,病死率高。

3.异型麻疹(非典型麻疹综合征)

异型麻疹(非典型麻疹综合征)见于接种麻疹灭活疫苗或个别减毒活疫苗缺乏 F 蛋白抗体

者。表现为高热、头痛、肌痛、乏力等,多无麻疹黏膜斑,2～3天后出疹,但从四肢远端开始,渐及躯干及面部。皮疹为多形性,有斑丘疹、疱疹、紫癜或荨麻疹等。

4.无皮疹型麻疹

无皮疹型麻疹见于应用免疫抑制剂者、免疫能力较强者或者接种过麻疹疫苗后发生突破感染的患者全病程无皮疹,也可不出现麻疹黏膜斑,呼吸道症状可有可无、可轻可重,以发热为主要表现。临床诊断较困难,需通过血清麻疹抗体IgH和/或咽拭子麻疹病毒检测以确诊。

五、辅助检查

(一)血常规检查

白细胞总数减少,淋巴细胞相对增多。若白细胞总数增高,尤为中性粒细胞增加,提示继发细菌感染;若淋巴细胞严重减少,常提示预后不良。

(二)血清学检查

ELISA测定血清特异性IgM和IgG抗体,敏感性及特异性较好。IgM抗体于病后5～20天最高,故测定其是诊断麻疹的标准方法。IgG抗体恢复期较早期增高4倍以上也有近期感染的诊断意义。

(三)病原学检测

取患儿鼻咽部分泌物、血细胞及尿沉渣细胞,应用免疫荧光或免疫酶法检测麻疹病毒抗原,可做出早期诊断。

(四)多核巨细胞检查

于出疹前2天至出疹后1天取患者鼻、咽、眼分泌物涂片,瑞氏染色后直接镜检多核巨细胞。

六、并发症

(一)肺炎

肺炎为麻疹最常见并发症,可发生于麻疹过程中各个时期,是麻疹死亡的主要原因之一。麻疹病毒引起的原发性肺炎多不严重,在病程早期发生,随热退和皮疹出齐而消散,但在细胞免疫缺陷者可呈致死性。可继发细菌或其他病毒肺炎,多发生在出疹期。

(二)喉炎

喉炎多见于3岁以下小儿,原发于麻疹病毒或继发细菌感染。临床表现为声音嘶哑、犬吠样咳嗽及吸气性呼吸困难。轻者随体温下降、皮疹消退,症状逐渐消失,重者可致气道阻塞,窒息而导致死亡。

(三)脑炎

脑炎多发生于出疹后的2～6天,也可在前驱期或恢复期,临床表现及脑脊液改变与其他病毒性脑炎相似。多数可恢复,重者可留有不同程度的智力低下、癫痫及瘫痪等神经系统后遗症。

(四)亚急性硬化性全脑炎

亚急性硬化性全脑炎是麻疹的一种远期并发症,是致死性慢性进行性脑退行性病变,较罕见。多发生麻疹后2～17年(平均7年)。临床表现为逐渐出现智力障碍、性格改变、运动不协调、语言障碍及癫痫发作等,最后因昏迷、强直性瘫痪而死亡。患者血清病毒抗体滴度很高,脑组织中有麻疹病毒或其抗原。

七、诊断

典型麻疹根据流行病学史,典型麻疹的各期临床表现,如前驱期的麻疹黏膜斑;出疹期高热出疹特点和出疹顺序与皮疹形态;恢复期疹退脱屑和色素沉着等即可做出临床诊断。非典型麻疹,需依赖于实验室的病原学检查。

八、鉴别诊断

(一)风疹

呼吸道表现及全身中毒症状较轻,无口腔麻疹黏膜斑。常于发热1~2天后出疹,皮疹分布以面、颈及躯干为主,疹退后无脱屑及色素沉着。常伴有耳后及颈部淋巴结肿大。

(二)幼儿急疹

突然高热,持续3~5天,上呼吸道症状较轻,热骤降而出现皮疹,皮疹分布以躯干为主,1~3天皮疹退尽。热退疹出为本病特点。

(三)猩红热

发热、咽痛明显,1~2天内全身出现针尖大小的丘疹,疹间皮肤充血,面部无皮疹,口周苍白圈,持续3~5天皮疹消退,1周后全身大片脱皮。血白细胞总数及中性粒细胞明显增高。

(四)药物疹

近期有用药史,皮疹痒,伴低热或无热,停药后皮疹逐渐消退。血嗜酸性粒细胞可升高。

九、治疗

目前尚无特效抗麻疹病毒药物。其主要治疗原则为对症治疗,加强护理和防止并发症的发生。

(一)一般治疗

应卧床休息,保持室内空气新鲜,注意温度及湿度。保持眼、鼻及口腔清洁,避免强光刺激,给予营养丰富并易于消化的食物,注意补充维生素,尤其是维生素A和维生素D。

(二)对症治疗

高热可采用物理降温或酌用小剂量退热药,切忌退热过猛引起虚脱;咳嗽可适用祛痰镇咳剂;惊厥时可给予镇静止惊剂。此外,还应保持水电解质及酸碱平衡。

(三)并发症治疗

根据各种并发症的发生,及时给予相应的有效治疗。抗生素无预防并发症的作用,故不宜滥用。

十、预防

预防麻疹的关键是对易感者接种麻疹疫苗,提高其免疫力。

(一)管理传染源

应做到早发现、早报告、早隔离及早治疗麻疹患儿。一般患者应隔离至出疹后5天,合并肺炎者应延长到出疹后10天。接触者应检疫3周,并给予被动免疫制剂。

(二)切断传播途径

在麻疹流行期间,易感者尽量避免去人群密集的场所,患者居住处应通风并用紫外线照射。

(三)保护易感人群

1.主动免疫

采用麻疹减毒活疫苗进行预防接种。我国儿童计划免疫程序规定初种麻疹疫苗年龄为生后8个月,1岁半和4～6岁再次加强。在麻疹流行地区,易感者可在接触患者2天内进行应急接种,可防止麻疹发生或减轻病情。

2.被动免疫

对体弱多病患儿和婴幼儿,未接受过麻疹预防接种者,在接触麻疹5天内,注射人血丙种球蛋白0.25 mL/kg可预防发病;若在接触麻疹5天后注射,则只能减轻症状。被动免疫维持3～8周,以后还应采取主动免疫。

(彭　峰)

第三节　风　疹

风疹是由风疹病毒引起的一种急性呼吸道传染病,临床以低热、皮疹及耳后、枕部淋巴结肿大和全身症状轻微为特征。主要经飞沫传播。妊娠早期感染风疹后,病毒可通过胎盘传给胎儿而导致各种先天畸形,称之为先天性风疹综合征。

一、病因

风疹病毒属披膜病毒科,其直径约60 nm,核心为单股正链RNA,外有包膜,由脂蛋白等组成,目前所知只有一个血清型。不耐热,37 ℃和室温中很快灭活,但能耐寒和干燥,−60 ℃可存活几个月。

二、流行病学

人类为风疹病毒的唯一宿主,患者从出疹前1周到出疹后1周均具有传染性。其鼻咽部分泌物、血、尿及粪便中均带有病毒。主要通过空气飞沫经呼吸道传播,多见于1～5岁儿童,一年四季均可发生,但以冬春季发病最高。病后可获持久免疫力。先天性风疹患儿在生后数月内仍有病毒排出,具有传染性。25%～50%感染者为无症状感染。

三、发病机制

病毒首先侵入上呼吸道黏膜及颈部淋巴结,并在其内增殖,从而导致上呼吸道炎症和病毒血症,临床表现为发热、皮疹及浅表淋巴结肿大。而皮疹、血小板减少和关节症状可能与免疫反应相关。若在妊娠早期(3个月内)感染风疹病毒,其病毒可通过胎盘而传给胎儿,并在其体内不断增殖,最终可导致胎儿畸形。

四、临床表现

(一)获得性风疹

1.潜伏期

一般为14～21天。

2.前驱期

1~2 天,症状多较轻微,低热和卡他症状,耳后、枕部及后颈部淋巴结稍大伴轻度压痛。

3.出疹期

多于发热 1~2 天后出疹,最早见于面颊部,迅速扩展至躯干和四肢,1 天内布满全身,但手掌及足底常无皮疹。皮疹初为稀疏红色斑疹、斑丘疹,面部及四肢远端皮疹较稀疏,以后躯干、背部皮疹融合。皮疹多于 3 天内迅速消退,疹退后不留有色素沉着。

此期患儿耳后、枕部及后颈部淋巴结肿大明显,偶可并发肺炎、心肌炎及血小板减少等,个别不出现皮疹,仅有全身及上呼吸道感染症状,故称无皮疹风疹。

(二)先天性风疹综合征

妊娠早期患风疹的妇女,风疹病毒可传递至胎儿,使胎儿发生严重的全身感染,引起多种畸形,称之为"先天性风疹综合征"。先天畸形以先天性心脏病、白内障、唇腭裂、耳聋、头小畸形及骨发育障碍等多见。出生感染可持续存在,并可引起多器官的损害,如血小板减少性紫癜、进行性风疹全脑炎及肝脾大等。

五、诊断和鉴别诊断

典型风疹可根据流行病学史,典型风疹全身症状轻,耳后淋巴结肿大,全身斑丘疹,短期内迅速消退,不留有色素沉着等临床特点。对不典型风疹,可做病原学或血清学检测。妊娠初 3~4 个月感染风疹,出生时婴儿,若有畸形和多种病症,血中特异性抗风疹 IgM 阳性或血清中风疹病毒 IgG 逐渐升高,可诊断为先天性风疹综合征,若未见畸形,仅有实验室证据,可称之为先天性风疹感染。

六、治疗

目前尚无特效的抗病毒治疗方法。主要是对症治疗,如退热、止咳等,加强护理和适当的支持疗法。

七、预防

一般患者出疹 5 天后即无传染性。妊娠 3 个月内应避免与风疹患者接触,若有接触史,可于接触后5天内注射丙种球蛋白,可能减轻疾病的症状或阻止疾病发生。对已确诊为风疹的早期孕妇,应考虑终止妊娠。对儿童及易感育龄妇女,可接种风疹减毒活疫苗。因风疹减毒活疫苗可通过胎盘感染胎儿,故孕妇不宜接种该疫苗。

(彭　峰)

第四节　流行性乙型脑炎

一、概述

流行性乙型脑炎简称乙脑,是由乙型脑炎病毒引起,经蚊传播的一种中枢神经系统急性传染病。因其首先在日本发现,故又名"日本脑炎"。本病流行于夏秋季。重型患者病死率高,幸存者常留有后遗症。在广泛接种乙脑疫苗后,发病率已明显下降。

二、病因及流行病学特征

乙脑病毒为单股正链 RNA 病毒,属于黄病毒科黄病毒属,为 B 组虫媒病毒。乙脑病毒嗜神经性强,抗原性稳定。猪为主要传染源,其次为马、牛、羊和狗,其他如猫、鸡、鸭和鹅等也可感染。蚊虫是主要传播媒介,主要是三带喙库蚊,伊蚊和按蚊也能传播。候鸟及蝙蝠也是乙脑病毒的越冬宿主。人是终宿主,但感染后病毒血症期短暂且病毒载量低,因此不是主要传染源。未见人与人传播的报道。人群普遍易感,多见于 10 岁以下儿童,病后获得持久免疫力。典型患者与隐性感染者之比为 1∶(1 000～2 000)。

三、诊断

(一)病史

夏季发病,居住环境附近有养猪场,有蚊虫叮咬史,未接种乙型脑炎疫苗。

(二)临床表现

潜伏期 4～21 天,大多为 10～14 天。大多呈隐性感染或轻症,仅少数出现中枢神经系统症状。

1.临床分期

(1)初热期:病初 3 天,为病毒血症期。有发热、精神差、食欲缺乏、轻度嗜睡及头痛。体温 39 ℃左右持续不退。常无明显神经系统症状,易误诊为上呼吸道感染。

(2)极期:病程第 4～10 天,体温达 40 ℃以上并持续不退。全身症状加重,出现明显神经系统症状及体征。意识障碍加重,渐转入昏迷,并出现惊厥。重者惊厥反复发作,出现肢体强直性瘫痪、昏迷加重、深浅反射消失及颈强直等明显脑膜刺激症状。严重者发生脑疝或中枢性呼吸衰竭。

(3)恢复期:极期过后即进入恢复期。体温下降,昏迷者经过短期精神呆滞或淡漠而渐清醒。神经系统体征逐渐改善或消失。重症患者可有中枢性发热、多汗、神志呆滞及反应迟钝,部分记忆力丧失、精神及行为异常,肢体强直性瘫痪或有癫痫样发作。

(4)后遗症期:5%～20%患者有不同程度神经系统后遗症,病程 6 个月后仍不能恢复。主要为意识异常、智力障碍、癫痫样发作及肢体强直性瘫痪等。

2.病情分型

乙脑可分为下列四型,以轻型和普通型为多见。

(1)轻型:体温 38～39 ℃,神志清楚,有嗜睡、轻度颈强直等脑膜刺激症状,一般无惊厥。病程 1 周,无后遗症。

(2)普通型(中型):体温 39～40 ℃,昏睡、头痛、呕吐,出现浅昏迷。脑膜刺激症状明显,深浅反射消失,有 1 次或短暂数次惊厥。病程为 10～14 天,无或有轻度恢复期神经精神症状,一般无后遗症。

(3)重型:体温持续 40 ℃或更高,出现不同程度昏迷、反复或持续惊厥。病程在 2 周以上。部分患者留有不同程度后遗症。

(4)极重型:初热期体温迅速上升达 40.5～41.0 ℃或更高,伴反复发作难以控制的持续惊厥。于1~2天内转入深昏迷,肢体强直,有重度脑水肿表现,可发生中枢性呼吸衰竭或脑疝。病死率高,存活者均有严重后遗症。少数极重型可出现循环衰竭,由于延髓血管舒缩中枢严重病变或并发心肌炎和心功能不全所致。

(三)实验室检查

1.外周血常规

白细胞总数$(10\sim20)\times10^9$/L,儿童可达40×10^9/L。病初中性粒细胞可高达80%以上,1~2天后,淋巴细胞占优势。少数患者血常规始终正常。

2.脑脊液检查

外观无色透明,压力增高,白细胞计数$(50\sim500)\times10^6$/L,个别高达$1\,000\times10^6$/L,病初1~2天以中性粒细胞为主,以后则淋巴细胞增多。蛋白轻度增高,糖及氯化物正常。极少数脑脊液常规和生化正常。

(四)脑电图和影像学检查

脑电图为非特异性表现,呈弥漫性不规则高幅慢波改变。头颅CT或MRI可见弥漫性脑水肿,可在丘脑、基底节、中脑、脑桥或延髓见低密度影。

(五)病原学检查

病原学诊断依赖病毒分离或脑脊液和血病毒特异性抗原或抗体检测。确诊条件为下列之一:①酶联免疫法在脑脊液或血中检测出特异性IgM抗体;②在组织、血、脑脊液或其他体液分离到病毒或证实病毒特异性抗原或基因片段;③双份血清特异性IgG抗体有≥4倍升高。

四、鉴别诊断

(一)中毒性菌痢

中毒性菌痢与乙脑季节相同,多见于夏秋季。但起病急骤,数小时内出现高热、惊厥、昏迷、休克、甚至呼吸衰竭。一般不出现颈强直等脑膜刺激征。用生理盐水灌肠,粪便有黏液和脓血,镜检和粪便培养可明确诊断。特殊情况下可进行脑脊液检查,中毒性菌痢脑脊液一般正常。

(二)化脓性脑膜炎

化脓性脑膜炎多发生在冬春季,脑脊液混浊,白细胞可数以万计,中性粒细胞在80%以上,糖明显降低,蛋白增高。脑脊液涂片及培养可检出细菌。

(三)其他病毒性脑炎

腮腺炎病毒、肠道病毒和单纯疱疹病毒等可引起脑炎,应根据流行病学资料、临床特征及病原学检查加以区别。

五、治疗

重点是把握高热、惊厥、呼吸衰竭这3个主要病症的有效处理。

(一)急性期治疗

1.一般治疗

保证足够营养。高热、惊厥者易有脱水,应静脉补液,补液量根据有无呕吐及进食情况而定,50~80 mL/(kg·d)。昏迷者给予鼻饲,注意口腔卫生。注意观察患者精神、意识、呼吸、脉搏、血压及瞳孔的变化等。

2.对症治疗

（1）高热：室温应维持在 25 ℃以下；最好使体温保持在 38 ℃左右。每隔 2 小时测体温,若体温高于 38 ℃给予退热药(可采用布洛芬口服和退热栓交替使用)和/或冰袋冰帽等物理降温；若持续性高热伴反复惊厥者可采用亚冬眠疗法：氯丙嗪和异丙嗪各每次 0.5～1 mg/kg,肌内注射,间隔 2～4 小时重复,维持 12～24 小时。

（2）控制颅内压：首选 20%甘露醇(0.5～1.0 g/kg)30 分钟内静脉滴完,间隔 4～6 小时重复使用；脑疝时剂量增至 2.0 g/kg,分 2 次间隔 30 分钟快速静脉注射,可先利尿如呋塞米。重症病例可短期(<3 天)加用地塞米松静脉推注,地塞米松 0.5 mg/(kg·d)。

（3）惊厥：用止痉剂如氯硝西泮、水合氯醛及苯巴比妥等。氯硝西泮每次 0.03～0.05 mg/kg,静脉缓慢推注,每天 2～3 次；10%水合氯醛保留灌肠 1～2 mL/(次·岁)；苯巴比妥 10～15 mg/kg 饱和量肌内注射,极量为每次 0.2 g,12 小时后 5 mg/(kg·d)维持。并针对发生惊厥的原因采取相应措施：如脑水肿应以脱水治疗为主；气道分泌物堵塞者应吸痰、保持呼吸道通畅,必要时气管插管或切开；因高热所致惊厥者应迅速降温。

（4）呼吸障碍和呼吸衰竭：深昏迷患者喉部痰液增多影响呼吸时,应加强吸痰。出现呼吸衰竭表现者应及早使用呼吸机,必要时行气管切开术。

（5）循环衰竭：如为心源性心力衰竭,应用强心药物如毛花苷 C 等洋地黄类。毛花苷 C:24 小时负荷量<2 岁为 0.03～0.04 mg/kg,>2 岁为 0.02～0.03 mg/kg,静脉推注。首次用 1/2 量,余 1/2 量分 2 次用,间隔 6～12 小时给药。次日给予地高辛维持(1/5～1/4 负荷量)。如因高热、昏迷、脱水过多,造成血容量不足而致循环衰竭,则应以扩容为主。先予生理盐水或等渗含钠液 10～20 mL/kg,30 分钟内输入,仍不能纠正者输注胶体液如清蛋白或血浆。

（二）恢复期及后遗症治疗

重点在于功能锻炼。可采用理疗、针灸、按摩、推拿或中药等。

六、预防

（一）灭蚊

灭蚊为预防乙脑的主要措施。消除蚊虫的滋生地,喷药灭蚊能起到有效作用。使用蚊帐、蚊香,涂擦防蚊剂等防蚊措施。

（二）动物宿主的管理

有条件者最好对母猪进行免疫接种,在乡村及饲养场要做好环境卫生,以控制猪的感染,可有效降低局部地区人群乙脑的发病率。

（三）接种乙脑疫苗

初次免疫年龄为 8 月龄,乙脑灭活疫苗需接种 2 次,间隔 7～10 天；18～24 月龄和 6 岁时各需加强接种 1 剂,保护率为 70%～90%。乙脑减毒活疫苗初次免疫接种 1 次,2 周岁时加强 1 次,2 次接种的保护率达 97.5%。

（彭　峰）

第五节　流行性腮腺炎

流行性腮腺炎是由腮腺炎病毒引起的急性呼吸道传染病。其临床特征为腮腺(包括颌下腺和舌下腺)的非化脓性肿胀、疼痛和发热,并可累及其他各种腺体及其他器官。传染性仅次于麻疹、水痘。预后良好,感染后可获持久免疫。

一、病因

腮腺炎病毒属副黏液病毒科的单股 RNA 病毒。其直径 $100\sim200$ nm,呈球形,只有一个血清型,有 12 个基因型从 A 到 L。对物理和化学因素敏感,加热至 $55\sim60$ ℃后 20 分钟即可失去活力,福尔马林或紫外线也能将其灭活,但耐低温,4 ℃可存活 2 个月以上。

二、流行性

人是流行性腮腺炎病毒的唯一宿主,可通过直接接触、飞沫、唾液污染食具或玩具等途径传播。一年四季均可发生,但以冬春季为高峰。人群对本病普遍易感,感染后可获持久免疫,仅有 $1‰\sim2‰$ 的人可能再次感染。

三、发病机制及病理

病毒首先侵犯口腔和鼻黏膜,在其局部上皮细胞增殖,并释放入血,形成第 1 次病毒血症。病毒经血液至全身各器官,首先累及各种腺体,如腮腺、颌下腺、舌下腺及胰腺、生殖腺等,并在其腺上皮细胞增殖,再次入血,形成第二次病毒血症,进一步波及其他脏器。

病理特征为腮腺非化脓性炎症,包括间质水肿、点状出血、淋巴细胞浸润和腺泡坏死。腺体导管水肿,管腔内脱落的坏死上皮细胞堆积,使腺体分泌排出受阻,唾液淀粉酶经淋巴系统进入血液而使血、尿淀粉酶升高。此外,其他器官如胰腺、睾丸可有类似病理改变。

四、临床表现

潜伏期 $14\sim25$ 天,多无前驱症状。起病较急,可有发热、头痛、咽痛、食欲缺乏、恶心及呕吐等,数小时至 $1\sim2$ 天出现腮腺肿大,初为一侧,继之对侧也出现肿大。腮腺肿大以耳垂为中心,并向前、后、下发展,边界不清,局部表面热而不红,触之有弹性感并有压痛。当腮腺肿大明显时出现胀痛,咀嚼或进酸性食物时疼痛加剧。腮腺导管口(位于上颌第二磨牙旁的颊黏膜处)在早期常有红肿。腮腺肿大 $1\sim3$ 天达高峰,一周左右消退,整个病程 $10\sim14$ 天。

此外,颌下腺和舌下腺也可同时受累。常合并有脑膜炎、胰腺炎和生殖腺炎(多见睾丸炎)。不典型病例可无腮腺肿大,仅以单纯睾丸炎或脑膜炎的症状为临床表现。

五、辅助检查

(一)一般检查

1.血常规检查

白细胞总数大多正常或稍高,淋巴细胞相对增高。

2.血清及尿淀粉酶测定

其增高程度常与腮腺肿胀程度相平行。90％患儿发病早期血清及尿淀粉酶增高,有助于诊断。

3.脑脊液检测

约半数腮腺炎患者在无脑膜炎症状和体征时,脑脊液中白细胞数可轻度升高。

(二)血清学检查

ELISA法检测血清中腮腺炎病毒核蛋白的IgM抗体在临床症状后3天逐渐升高可作为近期感染的诊断;近年来应用特异性抗体或单克隆抗体检测腮腺炎病毒抗原,可作早期诊断;逆转录PCR技术检测腮腺炎病毒RNA,可提高对可疑患者的诊断率。

(三)病毒分离

可从患儿唾液、尿及脑脊液中分离出病毒。

六、并发症

流行性腮腺炎是全身性疾病,病毒常侵犯中枢神经系统及其他腺体而出现症状。甚至某些并发症可不伴有腮腺肿大而单独出现。

(一)神经系统

1.脑膜脑炎

脑膜脑炎较为常见,多在腮腺肿大后1周左右出现,也可发生在腮腺肿大前或腮腺肿后2周内,临床表现及脑脊液改变与其他病毒性脑膜脑炎相似。疾病早期脑脊液中可分离出腮腺炎病毒,大多数预后良好,但也偶有死亡及留有神经系统后遗症者。

2.多发性神经炎、脑脊髓炎

偶有腮腺炎后1～3周出现多发性神经炎、脑脊髓炎,但预后多良好。肿大腮腺可压迫面神经引起暂时性面神经麻痹,有时出现三叉神经炎、偏瘫、截瘫及上升性麻痹等。

3.耳聋

耳聋由听神经受累所致。发生率虽不高(约1/15 000),但可发展成永久性和完全性耳聋,所幸75％为单侧,故影响较小。

(二)生殖系统睾丸炎

生殖系统睾丸炎是青春发育期男孩常见的并发症,多为单侧,肿大且有压痛,近半数病例发生不同程度睾丸萎缩,但很少引起不育症。7％青春期后女性患者可并发卵巢炎,表现下腹疼痛及压痛,目前尚未见因此导致不育的报告。

(三)胰腺炎

胰腺炎常发生于腮腺肿大后3、4天至1周左右出现,以中上腹疼痛为主要症状,可伴有发热、呕吐、腹胀或腹泻等,轻型及亚临床型较常见,发生严重胰腺炎的极少见。由于单纯腮腺炎即可引起血、尿淀粉酶升高,故血、尿淀粉酶不宜作为诊断依据。血脂肪酶检测有助于胰腺炎的诊断。

(四)其他

还可有心肌炎、肾炎、乳腺炎、关节炎、肝炎等。

七、诊断及鉴别诊断

依据流行病学史、腮腺及其他唾液腺非化脓性肿大的特点,可作出临床诊断。

对非典型的流行性腮腺炎需依靠血清学抗体 IgM 检查或病毒检测分离确诊。

鉴别诊断包括其他病原(细菌、流感病毒、副流感病毒等)引起的腮腺炎和其他原因引起的腮腺肿大,如白血病、淋巴瘤及腮腺肿瘤等。

八、治疗

自限性疾病,目前尚无抗流行性腮腺病毒的特效药物。主要是对症治疗,镇痛及退热。急性期应避免食刺激性食物,多饮水,保持口腔卫生。高热患儿可采用物理降温或使用解热剂,严重头痛和并发睾丸炎者可酌情应用止痛药。此外,也可采用中医中药内外兼治。对重症脑膜脑炎、睾丸炎或心肌炎者,可短程给予糖皮质激素治疗。此外,氦氖激光局部照射治疗腮腺炎,对止痛、消肿有一定疗效。

九、预防

及早隔离患者直至腮腺肿胀完全消退为止。集体机构的易感儿应检疫 3 周。流行性腮腺炎减毒活疫苗具有较好的预防效果。此外,对鸡蛋过敏者不能使用腮腺炎减毒活疫苗。

（彭　峰）

第六节　猩　红　热

猩红热是一种由 A 组溶血性链球菌所致的急性呼吸道传染病,其临床以发热、咽峡炎、全身弥漫性红色皮疹及疹退后皮肤脱屑为特征。多见于 5～15 岁的儿童,少数患儿于病后 2～3 周可因为变态反应发生风湿热或急性肾小球肾炎。

一、病因

病原菌为 A 组 β 溶血性链球菌。其直径为 0.6～1.0 μm,依据其表面抗原 M,可分为 80 个血清型。M 蛋白是细菌的菌体成分,对中性粒细胞和血小板都有免疫毒性作用。链球菌能产生 A、B、C 三种抗原性不同的红疹毒素,其抗体无交叉保护力,均能致发热和猩红热皮疹。此外,该细菌还能产生链激酶和透明质酸酶,前者可溶解血块并阻止血液凝固,后者可溶解组织间的透明质酸,使细菌在组织内扩散。细菌的致热性外毒素可引起发热、头痛等全身中毒症状。

A 组 β 溶血性链球菌对热及干燥抵抗力不强,经 55 ℃处理 30 分钟可全部灭活,也很容易被各种消毒剂杀死,但在 0 ℃环境中可生活几个月。

二、流行病学

猩红热通过飞沫传播,由于这种链球菌在外界环境中普遍存在,带菌者和不典型的病例者为主要传染源。被污染的日常用品的间接传播偶可发生,皮肤脱屑本身没有传染性。人群普遍易感,冬春季为发病高峰,夏秋季较少。

三、发病机制及病理

溶血性链球菌从呼吸道侵入咽、扁桃体,引起局部炎症,表现为咽峡及扁桃体急性充血、水肿,有中性粒细胞浸润,纤维素渗出,可为卡他性、脓性或膜性,并可向邻近组织器官扩散,亦可通过血源播散。炎症病灶处溶血性链球菌产生红疹毒素,经吸收后使机体表皮毛细血管扩张,真皮层广泛充血,在毛囊口周围有淋巴细胞及单核细胞浸润,形成猩红热样皮疹。恢复期表皮细胞角化过度,并逐渐脱落形成临床上的脱皮。舌乳头红肿突起,形成杨梅舌。重型患者可有全身淋巴结、肝、脾等网状内皮组织增生,心肌发生中毒性退行性变。部分患者于2~3周后可出现变态反应,主要表现为肾小球肾炎或风湿热。

四、临床表观

(一)潜伏期

通常为2~3天,短者1天,长者5~6天。外科性猩红热潜伏期较短,一般为1~2天。

(二)前驱期

从发病到出疹为前驱期,一般不超过24小时,少数病例可达2天。起病多急骤,当局部细菌繁殖到一定数量,并产生足够的外毒素时即出现症状,有畏寒,高热伴头痛、恶心、呕吐、咽痛等。婴儿在起病时烦躁或惊厥。检查时轻者仅咽部或扁桃体充血,重者咽及软腭有脓性渗出物和点状红疹或出血性红疹,或有假膜形成。颈及颌下淋巴结肿大及压痛。

(三)出疹期

多见于发病后1~2天出疹。皮疹从颈、上胸部开始,然后迅速波及躯干及上肢,最后到下肢。皮疹特点是全身皮肤弥漫性发红,其上有红色点状皮疹,高出皮面,扣之有粗糙感,压之退色,有痒感,疹间无正常皮肤,以手按压则红色可暂时消退数秒钟,出现苍白的手印,此种现象称为贫血性皮肤划痕,为猩红热的特征之一。在皮肤皱褶处,如腋窝、肘弯和腹股沟等处,皮疹密集成线压之不退,称为帕氏线,为猩红热特征之二。前驱期或发疹初期,舌质淡红,其上被覆灰白色苔,边缘充血水肿,舌刺突起,2~3天后舌苔由边缘消退,舌面清净呈牛肉样深红色,舌刺红肿明显,突出于舌面上,形成"杨梅"样舌,为猩红热特征之三。猩红热患者还可出现口周苍白区,是因为口周皮肤与面颊部发红的皮肤比较相对苍白。

(四)恢复期

皮疹于3~5天后颜色转暗,逐渐隐退。并按出疹先后顺序脱皮,皮疹愈多,脱屑愈明显。轻症患者呈细屑状或片状屑。重症患者有时呈大片脱皮,以指、趾部最显。此时全身中毒症状及局部炎症也很快消退。此期1周左右。

除了上述典型的临床表现外,随着细菌毒力的强弱,侵入部位的差异和机体反应性的不同,又有其特殊表现。

(1)脓毒型咽峡炎明显,渗出物多,局部黏膜可坏死而形成溃疡。细菌扩散到附近组织,发生化脓性中耳炎、鼻窦炎、乳突炎及颈部淋巴结炎,重者导致败血症。目前该型已较少见。

(2)中毒型全身中毒症状重,高热40℃以上。往往出现意识障碍、萎靡、嗜睡或烦躁,重者谵妄,惊厥及昏迷。亦可呈循环衰竭及中毒性心肌炎表现。皮疹可为出血性,延时较久,但咽峡炎不明显。此型患者易引起全身或局部的细菌感染性并发症。自抗生素应用以来,已很少见到。

(3)外科型(包括产科型)病原菌通过咽外途径如伤口、产道、烧、烫伤创面或皮肤感染侵入人体引起发病,其皮疹先出现于细菌入侵部位附近,邻近的淋巴结炎较显著,全身症状轻,咽扁桃体无炎症。预后良好。

五、辅助检查

(一)血常规
白细胞总数增加,在$(10～20)×10^9/L$,中性粒细胞可达80%以上,严重者可出现中毒颗粒。

(二)快速抗原检测
免疫荧光法或乳胶凝集法检测咽拭子或伤口分泌物 A 组 β 溶血性链球菌,用于快速诊断。

(三)细菌培养
从咽拭子或其他病灶内取标本培养,分离出 A 组 β 溶血性链球菌。

六、诊断和鉴别诊断

典型皮疹、帕氏线、"杨梅"舌等是临床诊断猩红热的主要依据,再结合全身症状如发热、咽痛、扁桃体红肿及流行病学特点,诊断并不难。诊断困难者多系极轻和极重的或就诊时恰在出疹期与脱屑期之间,缺乏显著症状的病例。应仔细询问病史,体检时尤需注意本病特征性表现。咽拭子细菌培养阳性有助于诊断。

本病应与下列疾病作鉴别诊断。

(一)风疹
其皮疹有时与猩红热不易鉴别,但枕后淋巴结肿大,白细胞数减少,当地流行情况可供鉴别。

(二)麻疹
典型麻疹皮疹与猩红热皮疹不相同,但在麻疹前驱期偶或暂现猩红热样的皮疹,反之猩红热患儿四肢有时可见麻疹样皮疹。但麻疹的卡他症状,麻疹黏膜斑,皮疹特点及出疹顺序及疹退后的色素沉着,白细胞降低,流行史等有助于鉴别。

(三)药物疹
奎宁、苯巴比妥、磺胺类、安替比林、颠茄合剂、阿托品等药物,有时可致皮肤弥漫性潮红,或可表现为斑丘疹。但缺乏全身症状、无咽峡炎症,皮疹分布不均匀,主要靠仔细询问药物史有助鉴别。

(四)金黄色葡萄球菌败血症
部分金黄色葡萄球菌可产生红疹毒素也可引起类似猩红热样皮疹,与中毒型猩红热不易鉴别,其皮疹多在起病后3～5天出现,持续时间较短,中毒症状更为明显,大多有金黄色葡萄球菌感染灶,最重要的鉴别是病灶的细菌培养、血培养。

七、治疗

(一)一般治疗
供给充分的营养、热量。在发热,咽痛期间可给予流质或半流质饮食,保持口腔清洁,较大儿童可用温盐水漱口。高热者,应物理降温或用退热剂。

(二)抗生素治疗
青霉素能迅速消灭链球菌,预防和治疗脓毒并发症,是治疗猩红热的首选药物。更重要的在于预防并发症如急性肾小球肾炎和急性风湿热的发生。治疗开始愈早,预防效果愈好,疗程至少

10 天。青霉素过敏者可选用头孢菌素,或酌情选用红霉素、克林霉素,但后者对 A 组溶血性链球菌耐药性很高,需根据药物敏感性结果选用,疗程 7～10 天。

八、预防

(一)早期隔离

患者明确诊断后将患儿进行隔离治疗,由于早期使用抗生素,病原菌很快消失,隔离期限缩短为 1 周。病情不需住院者,尽可能在家隔离治疗。最好咽培养 3 次阴性后解除隔离。

(二)接触者的处理

儿童机构发生猩红热时,应严密观察接触者。认真进行晨间检查,有条件可做咽拭子培养。对可疑猩红热、咽峡炎患者,都应给予隔离治疗。

(彭　峰)

第七节　传染性单核细胞增多症

一、概述

传染性单核细胞增多症(infectious mononucleosis,IM)简称传单,临床以发热、咽扁桃体炎和淋巴结肿大,以及外周血淋巴细胞和异型淋巴细胞增多为特征。典型传单主要由 EB 病毒(Epstein-Barr virus,EBV)感染引起,除免疫缺陷者有严重并发症外,大多恢复较好。其他病原如人巨细胞病毒(human cytomegalovirus,HCMV)、HHV-6、弓形虫、腺病毒、风疹病毒、甲型和乙型肝炎病毒等也可引起类似临床表现,又称单核细胞增多症样综合征,或称类传单。本节主要介绍 EB 病毒相关性传单。

二、病因及流行病学特征

EBV 属于疱疹病毒科 γ 亚科,为 DNA 病毒,表达核抗原(nuclear antigen,NA)、膜抗原(membrane antigen,MA)、早期抗原(early antigen,EA)和病毒衣壳抗原(viral capsid antigen,VCA)等多种抗原。EBV 主要感染有 CD21 受体的成熟 B 淋巴细胞,具有使靶淋巴细胞无限增殖的能力和潜伏-活化的特性。绝大多数原发感染后 EBV 进入潜伏状态。少数患者可呈慢性持续性感染(病毒基因在细胞内形成环化游离小体,依赖细胞酶进行复制,仅表达 6 种核蛋白、3 种膜蛋白和 2 种小 RNA 产物),可引起感染的 T 细胞、NK 细胞或 B 细胞发生克隆性增生,导致各种淋巴细胞增殖性疾病,还与 Burkitt 淋巴瘤、鼻咽癌、多克隆 B 细胞淋巴瘤及某些风湿病如干燥综合征等发生有关。

EBV 感染呈全球性分布,我国 3～5 岁儿童抗 VCA IgG 阳性率已达 90% 以上。原发感染者为传染源,往往持续或间歇从唾液中排病毒数月之久。接触带病毒的唾液是主要传播方式。偶可经输血传播。EBV 也可从宫颈分泌物中排出,但无性传播和母婴传播的流行病学证据。

三、诊断

(一)病史

常无明确接触史。

(二)临床表现

潜伏期一般 30～50 天,在年幼儿童可较短。

1.无症状或不典型感染

多见于年幼儿。显性表现常较轻微,如上呼吸道感染、扁桃体炎、持续发热伴或不伴淋巴结肿大。

2.急性传染性单核细胞增多症

常先有 2～3 天前驱表现:头痛、不适、乏力及畏食等,然后出现下列典型征象。

(1)发热、咽扁桃体炎和淋巴结肿大三联症:几乎均有发热,体温常≥39.5 ℃,可持续 10 天,个别长达 1～2 个月。约 80％有咽扁桃体炎,半数以上有白色膜状渗出,约 5％伴链球菌感染。>90％起病不久全身浅表淋巴结迅速肿大,颈部最为明显。纵隔淋巴结肿可致咳嗽和气促,肠系膜淋巴结肿可致腹痛。

(2)脾大:见于 50％～70％患者,质柔软。脾破裂罕见,却为严重并发症。

(3)肝大及肝功能异常:40％以上有肝酶增高,肝大见于 30％～50％,2％～15％有黄疸。少数呈重症肝炎样表现。

(4)其他表现:可有皮疹。少见血液系统(贫血、血小板减少及粒细胞减少)、肺部(肺炎)、神经系统(脑炎、脑膜脑炎、吉兰-巴雷综合征及周围性面瘫)、心血管(心肌炎和心包炎)和肾脏(肾小球肾炎)等并发症。若无并发症,病程一般为 2～4 周。

3.免疫缺陷儿童 EBV 感染

常发生致死性单核细胞增多症、继发性低或无免疫球蛋白血症、恶性多克隆源性淋巴瘤、再生障碍性贫血及慢性淋巴细胞性间质性肺炎等。病死率高达 60％。

4.慢性活动性 EBV 感染(chronic active Epstein-Barr virus infection,CAEBV)

主要表现为持续性或反复发热,伴有淋巴结肿大和肝大、脾大,常有肝功能异常、贫血、血小板减少或全血减少、黄疸、皮疹和蚊虫叮咬过敏、视网膜炎等,若抗 VCA-IgG、抗 EAIgG 异常增高或抗 VCA-IgA 和抗 EA-IgA 阳性,或病变组织包括外周血单个核细胞内 EBV DNA 载量增高即可诊断。病情常反复发作,根据临床征象和 EBV 载量分为活动性疾病和非活动性疾病状态。大多预后不良,常死于疾病活动期的严重脏器功能损伤,继发感染,并发 EBV 相关性噬血细胞综合征、间质性肺炎、神经系统并发症或恶性肿瘤等。

(三)实验室检查

病后 1～4 周内出现典型血常规改变,包括淋巴细胞增多大于 $5×10^9/L$ 或 50％和异型淋巴细胞增多大于 10％,白细胞计数一般为$(10～20)×10^9/L$。

(四)病原学诊断

1.血清学检查

抗 VCA-IgG 阳性表明既往或现症 EBV 感染;抗 VCA-IgM 是急性原发感染指标(持续 2～3 个月),但<4 岁者该抗体水平低,消失快(病后 3～4 周内消失);抗 EA 在急性晚期出现;抗 NA 在恢复期出现。抗 VCA IgG 和抗 NA 抗体将持续存在。在慢性活动性感染时,可见抗

VCA IgG 高滴度;抗 EA 常增高;抗 NA 阳性;或抗 VCA-IgA 和/或抗 EA-IgA 阳性;而抗 VCA-IgM 通常阴性。

2.病毒标志物检测

用核酸杂交和 PCR 法检测唾液或口咽洗液脱落上皮、外周血单个核细胞或血浆或血清和病变组织中 EBV DNA 或 EBERs 是最特异方法。还可用免疫标记法检测样本中病毒抗原。

3.病毒分离

利用 EBV 感染使培养 B 细胞(人脐血或外周淋巴细胞)无限增殖的特性进行病毒分离鉴定,需耗时 6～8 周。

四、鉴别诊断

(一)链球菌性扁桃体炎

缺乏传单的其他体征,外周血白细胞总数、中性粒细胞和 C 反应蛋白增高。但若抗链球菌治疗 48 小时后发热等仍无缓解应考虑到本病。

(二)单核细胞增多症样综合征

异型淋巴细胞增多不如传单明显。风疹时咽峡炎不明显,少见淋巴结和脾大;腺病毒感染时咳嗽等呼吸道症状突出,淋巴结肿大少见;肝炎病毒感染时肝功能异常更严重,且无咽峡炎;HCMV感染时淋巴结肿和咽峡炎少见等特点有助鉴别。病原学检查是确定病原的重要手段。

(三)早期出现严重并发症

易因突出的器官或系统损害而误诊为其他疾病。此时,应注意动态观测血常规变化、监测EBV 特异性抗体,及时检测外周血淋巴细胞或组织中病毒基因帮助诊断。

(四)继发其他疾病如川崎病、噬血细胞综合征或类风湿关节炎

已陆续有临床报道,可在本病急性阶段发生,更多见于 CAEBV 患儿。此时,综合分析病情演变特点、寻找病原学证据显得尤其重要,必要时可考虑相应诊断性治疗。

五、治疗

(一)支持对症治疗

急性期需卧床休息,给予对症治疗如退热、镇痛及护肝等。症状严重者可慎用短期常规剂量地塞米松;发生因扁桃体肿大明显或气管旁淋巴结肿致喘鸣或有血液或神经系统并发症时亦常需使用皮质激素。根据咽拭培养或抗原检测证实继发链球菌感染时需加用敏感抗生素。脾大者恢复期应避免明显身体活动或运动,以防脾破裂;脾破裂时应紧急外科处理或非手术治疗。因深部上呼吸道炎症致完全呼吸道梗阻时宜行气管插管。

(二)抗病毒治疗

目前尚缺乏对 EBV 感染有明显疗效的抗病毒药物。更昔洛韦体外有抑制 EBV 效应,临床急性期应用可缩短热程和减轻严重的扁桃体肿胀,但尚缺乏适宜的临床研究评估。可按抗HCMV 诱导治疗方案给药,待体温正常或扁桃体肿胀明显减轻即可停药,无须维持治疗。

(三)慢性活动性 EBV 感染的治疗

目前认为,造血干细胞移植是 CAEBV 的治愈性手段。在造血干细胞移植前,如果处于疾病活动状态需应用联合化疗方案,控制病情。如果化疗期间,疾病持续处于活动状态,应尽快接受造血干细胞移植。日本学者提出三步策略和化疗方案可供参考。

（1）抑制被激活的 T 细胞、NK 细胞和巨噬细胞。可选择泼尼松龙，$1\sim2$ mg/(kg·d)；依托泊苷(VP-16)，每周 150 mg/m²；环孢素，3 mg/(kg·d)，共 $4\sim8$ 周。

（2）清除 EBV 感染的 T 细胞和 NK 细胞。如果 EBV 载量下降 <1 个 log 数量级，可重复化疗或换用新的化疗方案。①联合化疗方案：改良的 CHOP 方案（环磷酰胺 750 mg/m²，第 1 天。吡柔比星 25 mg/m²，第 1、2 天。长春新碱 2 mg/m²，第 1 天。泼尼松龙 50 mg/m²，第 $1\sim5$ 天）。②Capizzi 方案（阿糖胞苷：3 g/m²，每 12 小时 1 次，共 4 次。L-门冬酰胺酶 10 000 U/m²，在阿糖胞苷滴注 4 小时后 1 次静脉滴注。泼尼松龙 30 mg/m²，第 1、2 天）。③高剂量阿糖胞苷方案（阿糖胞苷 1.5 g/m²，每 12 小时 1 次，共 12 次。泼尼松龙 30 mg/m²，第 $1\sim6$ 天）。④VPL 方案（VP-16 150 mg/m²，第 1 天。泼尼松龙 30 mg/m²，第 $1\sim7$ 天。L-门冬酰胺酶：6 000 U/m²，第 $1\sim7$ 天）。

（3）接受造血干细胞移植。若患者表现为 EBV 相关性噬血细胞综合征，可按噬血细胞综合征的化疗方案进行治疗。

六、预防

传单患者恢复期时仍可存在病毒血症，故在发病 6 个月后才能献血。已有两种 EBV 疫苗用于志愿者：表达 EBV gp320 的重组痘病毒疫苗和提纯病毒 gp320 膜糖蛋白的疫苗，有望开发应用于 EBV 感染的预防。

（彭　峰）

第八节　巨细胞病毒感染性疾病

一、概述

巨细胞病毒感染性疾病由人巨细胞病毒(HCMV)引起，多在儿童时期发生。绝大多数感染者无症状，但在先天感染和免疫抑制个体可引起严重疾病。婴幼儿期感染常累及肝脏。

二、病因及流行病学特征

HCMV 属疱疹病毒 β 亚科。为 DNA 病毒，表达即刻早期抗原(IEA)、早期抗原(EA)和晚期抗原(LA，病毒结构蛋白)，暂定一个血清型。HCMV 具严格种属特异性和潜伏-活化特性。初次感染称原发感染；在免疫功能低下时潜伏病毒活化或再次感染外源性病毒则称再发感染。

我国一般人群 HCMV 抗体阳性率为 $86\%\sim96\%$，孕妇 95% 左右；儿童至周岁时已达 80% 左右。感染者是唯一传染源，HCMV 存在于鼻咽分泌物、尿、宫颈及阴道分泌物、乳汁、精液、眼泪和血中。原发感染者可持续排病毒数年之久；再发感染者可间歇排病毒。传播途径主要有两种。①母婴传播：先天感染（经胎盘传播）和围生期感染（产时或母乳）。②水平传播：主要通过密切接触和输血等医源性传播。

三、诊断

(一)病史

常无明确接触史。先天感染患儿可有早产、小于胎龄或足月小样儿病史。输血后综合征患儿在病前 1～6 周(平均 3～4 周)有血制品输注史。

(二)临床表现

1.先天感染

生后 2 周内实验室证实有 HCMV 感染可诊断之。5％～10％有典型多系统器官受损表现,黄疸(直接胆红素升高为主)和肝脾大最常见;可有血小板减少所致瘀斑、头小畸形、脑室扩大伴周边钙化、视网膜脉络膜炎、神经肌肉功能障碍如肌张力低下和瘫痪以及感音神经性耳聋;外周血异型淋巴细胞增多,脑脊液蛋白增高和血清肝酶增高,Coombs 阴性的溶血性贫血;可有腹股沟疝、腭裂、胆道闭锁、心血管畸形和多囊肾等畸形。另有 5％为非典型者,可以上述 1 种或多种组合表现,单独存在头小畸形、肝脾大、血小板减少或耳聋相对常见。非神经损害多可恢复,但神经性损害常不可逆,可有智力障碍、感音神经性耳聋(显性感染发生率 25％～50％,不显性感染10％～15％,可呈晚发性或进行性加重)、神经缺陷和眼部异常等后遗症。部分患儿可出现语言发育障碍和学习困难。

2.婴儿围生期及生后感染

生后 3～12 周内开始排毒者为围生期感染。出生 12 周后开始排病毒为生后感染。显性表现包括:①HCMV 肝炎,呈黄疸型或无黄疸型,轻～中度肝大,常伴脾大,黄疸型常有不同程度淤胆,血清肝酶轻至中度升高。②HCMV 肺炎:多无发热,可有咳嗽、气促,偶闻肺部啰音。影像学检查多见弥漫性肺间质病变,可有支气管周围浸润伴肺气肿和结节性浸润。③输血后综合征:临床表现多样,可有发热、黄疸、肝脾大、溶血性贫血、血小板减少、淋巴细胞和异型淋巴细胞增多。常见皮肤灰白色休克样表现。亦可有肺炎,甚至呼吸衰竭。在早产儿,特别是极低体重儿病死率可达 20％以上。早产儿和高危足月儿,特别是生后 2 个月内开始排病毒的早产儿发生后遗症的危险性增加。生后感染者不发生后遗缺陷。

3.免疫正常儿童感染

显性感染在 4 岁以下可致支气管炎或肺炎;在 7 岁以下可表现为无黄疸型肝炎;在青少年则可表现为单核细胞增多症样综合征:不规则发热、不适和肌痛等,全身淋巴结肿大较少见,渗出性咽炎极少,多在发热 1～2 周后出现血象改变(白细胞总数达 $10×10^9/L$～$20×10^9/L$,淋巴细胞＞50％,异型淋巴细胞＞5％);90％以上有肝酶轻度增高,仅约 25％有肝脾大,黄疸极少见。

4.免疫抑制儿童感染

最常表现为单核细胞增多症样综合征,但异型淋巴细胞少见。部分因免疫抑制治疗有白细胞减少伴贫血和血小板减少。其次为肺炎,在骨髓移植者最为多见和严重,病死率高达 40％。HCMV 肝炎在肝移植受者常与急性排斥反应同时存在,以持续发热,肝酶升高,高胆红素血症和肝功能衰竭为特征。肾移植者可发生免疫复合物性肾小球肾炎。胃肠道疾病常见于艾滋病及骨髓、肾和肝移植者,病变常累及整个胃肠道,内镜可见溃疡,严重时见出血性和弥散性糜烂。还可发生脑膜脑炎、脊髓炎、周围神经病和多发性神经根炎等神经系统疾病。

(三)病原学检查

1.病毒分离

最可靠,特异性最强。采用小瓶培养技术检测培养物中病毒抗原可缩短检出时间至24～32小时。常采用尿样本,也可取体液和组织样本。

2.HCMV标志物检测

在各种组织或细胞标本中检测HCMV标志物如包涵体、病毒抗原、病毒颗粒和病毒基因(DNA或mRNA片段),前3项任一项阳性或检出HCMV mRNA均表明有活动性感染。实时荧光定量PCR法检测病毒DNA载量与活动性感染呈正相关,高载量或动态监测中出现载量明显升高提示活动性感染可能。血清或血浆样本HCMV DNA阳性是活动性感染的证据;全血或单个核细胞阳性时存在潜伏感染的可能,高载量支持活动性感染。在新生儿期检出病毒DNA是原发感染的证据。

3.血清学检查

原发感染证据:① 动态观察到抗HCMV-IgG抗体阳转。② 抗HCMV-IgM阳性而抗HCMV-IgG阴性或低亲和力IgG阳性。近期活动性感染证据:双份血清抗HCMV-IgG滴度≥4倍增高;抗HCMV-IgM和IgG阳性。新生儿期抗HCMV-IgM阳性是原发感染的证据。6个月内婴儿需考虑来自母体的IgG抗体;严重免疫缺陷者或幼婴可出现特异性IgM抗体假阴性。

(四)诊断标准

1.临床诊断

具备活动性感染的病毒学证据,临床上又具有HCMV性疾病相关表现,排除现症疾病的其他常见病因后可做出临床诊断。

2.确定诊断

从活检病变组织或特殊体液如脑脊液、肺泡灌洗液内分离到HCMV病毒或检出病毒复制标志物(病毒抗原和基因转录产物)是HCMV疾病的确诊证据。

四、鉴别诊断

HCMV感染的临床表现常难与其他病原感染相区别,故病原学检查是鉴别诊断的唯一可靠依据。由于HCMV致病力弱,免疫正常时无论原发或再发感染,绝大多数无症状,故在免疫正常个体应先排除其他病因,谨慎诊断HCMV疾病。在CID时,应与其他宫内感染如先天性风疹、弓形虫、梅毒螺旋体及单纯疱疹病毒等感染相鉴别。HCMV引起单核细胞增多症样综合征时应与其他病原,特别是EBV相关性传染性单核细胞增多症鉴别。输血后综合征应排除HBV和HCV等输血后感染。

五、治疗

(一)抗病毒治疗

1.更昔洛韦(ganciclovir,GCV)

治疗方案参照国外儿科经验。诱导治疗:5 mg/kg(静脉滴注>1小时),每12小时1次,共2～3周;维持治疗:5 mg/kg,1天1次,连续5～7天,总疗程3～4周。若诱导期疾病缓解或病毒血症/尿症清除可提前进入维持治疗;若诱导治疗3周无效,应考虑原发或继发耐药或现症疾病为其他病因所致;若维持期疾病进展,可考虑再次诱导治疗;若免疫抑制因素未能消除则应延长维持疗程,采用:①5 mg/kg,1 天 1 次;②6 mg/kg,每周 5 天;③序贯口服更昔洛韦 30 mg/kg,每 8 小时 1 次,或缬更昔洛韦,以避免病情复发。用药期间应监测血常规和肝肾功能,若肝功能明显恶化、血小板和粒细胞下降≤25×10⁹/L 和 0.5×10⁹/L 或至用药前水平的 50% 以下应停药。粒细胞减少重者可给予粒细胞集落刺激因子,若需再次治疗,仍可使用原剂量或减量,或联合应用集落刺激因子以减轻骨髓毒性。有肾损害者应减量。

2.缬更昔洛韦(valganciclovir,VGCV)

此为 GCV 缬氨酸酯。2001 年获准用于 18 岁以上 AIDS 患者 HCMV 视网膜炎的治疗和移植患者预防用药。在先天感染新生儿的Ⅱ期临床研究显示,口服单剂 16 mg/kg 与静脉用 6 mg/kg 更昔洛韦等效。成人 900 mg 相当于静脉注射 GCV 5 mg/kg,诱导治疗 900 mg,1 天 2 次,持续 21 天;维持治疗 900 mg,1 天 1 次。肾功能不全者剂量酌减。需与食物同服。主要不良反应有胃肠反应、骨髓抑制和眩晕、头痛、失眠等。

3.膦甲酸钠(foscarnet,PFA)

一般作为替代用药。国外介绍儿童参照成人方案。①诱导治疗:60 mg/kg,每 8 小时 1 次(静脉滴注>1 小时),连用 2～3 周;②免疫抑制者需维持治疗:90～120 mg/kg,1 天 1 次(静脉滴注>2 小时)。维持期间疾病进展,则再次诱导或与 GCV 联用。主要有肾毒性,患者耐受性不如 GCV。

(二)对症治疗

对 HCMV 相关疾病予以相应处理,如肝炎时降酶、退黄及护肝治疗;肺炎有呼吸困难时给予氧疗等;注意防治二重感染。

六、预防

(一)一般预防

避免暴露是最主要的预防方法。手部卫生是预防的主要措施。使用 HCMV 抗体阴性血制品或洗涤红细胞(去除白细胞组分)可减少输血后感染。

(二)阻断母婴传播

(1)易感孕妇应避免接触已知排病毒者分泌物;注意手部卫生。

(2)带病毒母乳处理:已感染 HCMV 婴儿可继续母乳喂养,无须处理;早产和低出生体重儿需处理带病毒母乳。-15 ℃以下冻存至少 24 小时后室温融解可明显降低病毒滴度,再加短时巴斯德灭菌法(62～72 ℃,5 秒)可消除病毒感染性。

(三)药物预防

主要用于骨髓移植和器官移植患者。

1.伐昔洛韦(valacyclovir,VACV)

已在多个国家获准使用。主要用于移植后预防。口服剂量:肾功能正常时,2 g,1 天 4 次;肾功能不良(尤其肾移植后)者剂量酌减,1.5 g 1 天 4 次～1.5 g 1 天 1 次。一般需服药 90～180 天不等,总剂量不超过 2 000 g。

2.GCV

同治疗剂量诱导治疗 7～14 天后维持治疗至术后 100～120 天。

3.VGCV

2009 年获准用于 4 月龄～16 岁接受心脏或肾移植儿童的预防。儿童剂量(mg)=7×体表面积(BSA)×肌酐清除率(CrCl),单剂不超过 900 mg;每天 1 次,术后 10 天内开始口服直至移植后 100 天。

(彭　峰)

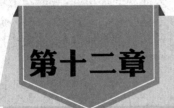

第十二章 营养性疾病

第一节 维生素缺乏症

一、维生素 A 缺乏症

维生素 A 又称为视黄醇,主要存在于各种动物的肝脏中,乳类及蛋类中含量也较多。胡萝卜素在人体内可转化为维生素 A,故含胡萝卜素丰富的食物如胡萝卜、番茄、红薯、南瓜、豆类及深绿色蔬菜也是重要的维生素 A 的来源。如果小儿摄入上述食物较少或者由于消化吸收等障碍而引起维生素 A 缺乏则称为维生素 A 缺乏症。

(一)诊断

1.病史

婴幼儿多见,男孩多于女孩。长期食用脱脂牛奶、豆浆、大米粥等喂养而未能及时增加辅食,膳食中脂肪含量过低;小儿长期患消化不良、肠结核等慢性疾病引起低蛋白血症。较大儿童可述眼干不适,结膜、角膜干燥。

2.体格检查

当维生素 A 缺乏数周或数月后,可出现以下症状及体征。

(1)眼部表现:夜间视物不清(夜盲症),眼泪减少,自觉眼干不适,眼部检查可见角膜边缘处干燥起皱褶,角化上皮堆积形成泡沫状白斑,称之为结膜干燥斑。继而角膜发生干燥、混浊、软化、溃疡、坏死,眼部疼痛,畏光,经常眨眼或用手揉搓导致感染。严重者出现角膜穿孔、虹膜脱出乃至失明。

(2)皮肤表现:全身皮肤干燥,鳞状脱屑,角化增生,常发生丘疹样角质损害,触之有粗沙砾样感觉,以四肢伸面、两肩及臀区为著。毛囊角化引起毛发干燥,失去光泽,易脱落。指甲多纹,失去光泽,易折裂。

(3)生长发育障碍:严重者身高落后,牙质发育不良,易发生龋齿。

3.辅助检查

(1)小儿血清维生素 A 浓度降至 $200\ \mu g/L$ 时即可诊断。

(2)血清视黄醇结合蛋白水平低于正常范围则有维生素 A 缺乏的可能。

(3)取 $10\ mL$ 新鲜中段尿,加 1%甲紫溶液数滴,摇匀后在显微镜下做上皮细胞计数。除泌尿系统感染外,若每立方毫米中上皮细胞超过 3 个以上,提示维生素 A 缺乏;高倍镜检查尿沉淀,如有角化上皮细胞更有助于诊断。

(4)用暗适应对视网膜电流变化进行检查,如发现暗光视觉异常则有助于诊断。

4.诊断要点

有维生素 A 摄入不足史或慢性消化吸收障碍史,加上眼部和皮肤症状体征可以做出诊断。

(二)治疗

1.改善饮食

增加富含维生素 A 及类胡萝卜素的食物,积极治疗原发病如消化道疾病。

2.维生素 A 治疗

早期可口服维生素 A 制剂,每天总量 10 000～25 000 U,分 2～3 次服。一般数天后眼部症状改善,逐渐减量至完全治愈。对重症或消化吸收障碍者,可肌内注射维生素 A,每次 25 000 U/d,一般 2～3 次见效,眼部症状消失后改预防剂量,不宜长期大量服用以防中毒。

3.眼病局部疗法

早期局部用硼酸溶液洗眼,涂抗生素眼膏或眼水防治感染。对重症患儿用 1% 阿托品扩瞳,以防虹膜粘连。检查和治疗时切勿压迫眼球,防止角膜溃疡穿孔。

治疗后夜盲改善最快,数小时即可见效。注意防止维生素 A 中毒。

(三)预防

注意平衡膳食,经常食用富含维生素 A 的食物。孕妇、乳母应食富含维生素 A 及类胡萝卜素的食物,婴儿时期最好以母乳喂养。人工喂养儿应给维生素 A 较多的食物,推荐每天维生素 A 摄入量 1 500～2 000 U。如有消化道功能紊乱或慢性疾患者,应及早补充维生素 A,必要时肌内注射。

二、B 族维生素缺乏症

B 族维生素包括维生素 B_1、维生素 B_2、维生素 B_6、维生素 B_{12}、烟酸(维生素 PP)及叶酸。它们不是组成机体结构的物质,也不是供能物质,但参与体内辅酶的组成,调节物质代谢。有溶于水的特性,不能在体内合成,必须由食物提供,过剩则由尿排泄,不存储体内,故须每天供给,过量无毒性,若缺乏迅速出现临床症状。

(一)维生素 B_1 缺乏病

维生素 B_1 是嘧啶噻唑化合物,其中含硫及氨基,故又称硫胺素。体内以焦磷酸硫胺素的形式存在,作为辅酶参与糖代谢及 α-酮酸的氧化脱羧反应,维持神经、心肌的活动功能,调节胃肠蠕动,促进生长发育。若饮食中缺乏维生素 B_1 3 个月以上,即会出现临床症状。

1.病因与病理生理

(1)病因:乳母缺乏维生素 B_1,婴儿未加辅食,可发生缺乏维生素 B_1。在以精白米为主食地区,习惯淘洗米过多或弃去米汤或加碱煮粥等,使维生素 B_1 损失多而致摄入不足。儿童生长发育迅速时期,维生素 B_1 要量增加而不补充,也易引起缺乏。长期腹泻或肝病是导致维生素 B_1 吸收利用的障碍,临床可出现缺乏症状。

(2)维生素 B_1 缺乏的病理生理:维生素 B_1 在小肠内吸收后,在肝、肾等组织中磷酸化,转为焦磷酸硫胺素,是丙酮酸脱氢酶的辅酶,参与 α-酮酸的氧化脱羧作用;又是转酮酶的辅酶,参与磷酸戊糖旁路代谢,在三羧酸循环中使糖代谢得以正常进行,也可促进脂肪和氨基酸代谢。缺乏时引起糖代谢障碍,使血和组织中丙酮酸和乳酸堆积,损害神经组织、心肌和骨骼肌。维生素 B_1 又能抑制胆碱酯酶对乙酰胆碱的水解作用,缺乏时使乙酰胆碱的量降低,从而影响神经传导,引起脑功能障碍。

2.临床表现

维生素 B_1 缺乏症又称脚气病,早期只出现踝部水肿。婴儿脚气病常发病突然,以神经症状为主者称脑型,以突发心力衰竭为主者称心型。年长儿常以周围神经炎和水肿为主要表现。一般症状常有乏力无神、食欲缺乏、腹泻、呕吐、生长滞缓等。脑型脚气病常表现有烦躁、反应迟钝、嗜睡,甚至昏迷、惊厥、肌张力低下、深浅反射消失,但脑脊液检查正常。年长儿的周围神经炎,先从下肢开始,有蚁走样感觉或感觉麻木至消失,呈上行性对称性发展,肌无力,行为困难,伴腓肠肌压痛,跟腱及膝反射消失等。心型脚气病多见于婴儿,突发呛咳、气急、缺氧青紫,心率快、心音弱,可出现奔马律,心脏扩大,肝脾进行性肿大,重症很快以急性心力衰竭死亡,心电图呈低电压、ST 段压低、QT 延长、T 波平或倒置,须紧急抢救。

3.诊断及辅助检查

当有维生素 B_1 摄入缺乏的饮食史及典型临床表现时,诊断不难,但早期和不典型患儿常易漏诊或误诊,尤其暴发脑型或心型,因病情发展迅速,危及生命,必须警惕此症,对可疑患儿可用大剂量维生素 B_1（$50\sim100$ mg/次)行试验性治疗诊断,效果显著,常于 $1\sim2$ 天内迅速好转。

常用实验室检查:①血液维生素 B_1 量的测定,正常小儿血中维生素 B_1 浓度为 $0\sim75.4$ mmol/L。②尿液维生素 B_1 量测定,成人尿中维生素 $B_1<100$ μg/24 h 尿,儿童 <30 μg/d,即可确定为维生素 B_1 缺乏病。③维生素 B_1 负荷试验,口服维生素 B_1 5 mg 后,4 小时尿中排出 >200 μg 为正常。④血中丙酮酸、乳酸浓度增高。⑤红细胞转酮酶活性降低。

4.防治原则

(1)预防:加强孕母、乳母营养,应摄食含维生素 B_1 丰富的食物,如糙米粗粮、豆制品、肉、肝类等。婴儿应及时添加辅食,儿童必须食物多样化,不偏食,乳母每天需维生素 B_1 $3\sim4$ mg,婴儿 0.5 mg,儿童每天 $1\sim2$ mg。

(2)治疗:一般患儿口服维生素 B_1 即可,每天 $15\sim30$ mg。哺乳婴儿患脚气病时,乳母应同时治疗,每天 $50\sim60$ mg。重者或消化吸收障碍者可肌内注射维生素 B_1 10 mg/次,每天 $1\sim2$ 次,或静脉注射 $50\sim100$ mg/d,但避免用葡萄糖溶液冲配。当出现脑型或心型症状时,应同时对症治疗,但不宜用高渗葡萄糖液、肾上腺皮质激素、洋地黄制剂等。

(二)维生素 B_2 缺乏病

维生素 B_2 是核醇与黄素的结合物,故又称核黄素,它具有可逆的氧化还原特性,在组织中参与构成各种黄酶的辅酶,发挥其生物氧化过程中的递氢作用,维持皮肤、口腔和眼的健康。维生素 B_2 不易在体内储存,故易发生缺乏,常与烟酸或其他维生素 B 缺乏同时存在。

1.病因

维生素 B_2 溶于水,呈黄绿色荧光,虽对热和酸稳定,但易被光及碱破坏。当饮食中缺乏维生素 B_2,或烹调不当,即易发病。胆管闭锁、肝炎等可影响维生素 B_2 的吸收,光疗时可被破坏而出现缺乏症状。

2.临床表现及诊断

(1)临床表现:主要为口腔病变,表现有唇炎、口角炎和舌炎。眼部症状有畏光、流泪、角膜炎、结膜炎、眼睑炎等。皮肤可有脂溢性皮炎,好发于鼻唇沟、眉间、耳后等处。

(2)诊断：一般根据临床表现，结合饮食史，诊断不难，有条件时可以进行实验室检查：①尿中维生素 B_2 的排出量，正常 24 小时尿维生素 B_2 的排出量为 $150\sim200~\mu g$，若 $<30~\mu g/d$ 即可确诊。②红细胞中谷胱甘肽还原酶活力测定，当维生素 B_2 缺乏时，该酶活力下降。

3.防治原则

(1)预防：多进食富含维生素 B_2 的食物，如乳类、肉、蛋和蔬菜等。婴儿需要维生素 B_2 每天 0.6 mg，儿童及成人为 $1\sim2$ mg/d。

(2)治疗：口服维生素 B_2 $5\sim10$ mg/d 即可，若疗效不显，可肌内注射 2 mg/次，每天 $2\sim3$ 次。同时应给复合维生素 B 口服，并改善饮食。

(三)维生素 B_6 缺乏病

维生素 B_6 有三种形式：吡多醇、吡多醛及吡多胺，易互相转换，食物中以吡多醇为主。维生素 B_6 是氨基酸转氨酶、脱羟酶及脱硫酶的组成成分，参与蛋白质和脂肪代谢。动物性食物及谷类、蔬菜、种子外皮等均含维生素 B_6，也能由肠道细菌合成，故很少发生维生素 B_6 缺乏症。维生素 B_6 易溶于水和乙醇，稍溶于脂溶剂，对光和碱敏感，高温下易被破坏。

1.病因及病理生理

(1)病因：易发生于消化吸收不良的婴儿，或食物烹调加热时间过多致维生素 B_6 被破坏，或长期服抗生素引起肠道菌群失调使维生素 B_6 合成障碍等而引起维生素 B_6 缺乏。当应用异烟肼、青霉胺等维生素 B_6 拮抗剂时，维生素 B_6 被破坏而引起缺乏。

(2)病理生理：维生素 B_6 在体内经磷酸化后转变为 5-磷酸吡多醛或 5-磷酸吡多胺，作为氨基酸代谢中各种酶的辅酶而起生理作用，也在糖原及脂肪酸代谢中起调节作用，例如，可使 5-羟色氨酸脱羧为 5-羟色胺；可促进谷氨酸脱羧，有利于 γ-氨基丁酸形成等。γ-氨基丁酸为脑细胞代谢所需，与中枢神经系统的抑制过程有关，若维生素 B_6 缺乏，即易出现惊厥及周围神经病变。也有少数是由于某些氨基酸酶结构异常，维生素 B_6 与其结合力低，临床可出现症状，例如，维生素 B_6 依赖性惊厥，因谷氨酸脱羧酶异常，维生素 B_6 难以有活性，引起婴儿期维生素 B_6 依赖性贫血，因 δ-氨基乙酸、丙酸合成酶的异常，不能与维生素 B_6 结合发挥作用，引起临床小细胞低色素性贫血，必须给予大剂量维生素 B_6，才能缓解。

2.临床表现及诊断

(1)临床表现：维生素 B_6 缺乏症较少见，主要为脑神经系统症状。婴儿缺乏时出现躁动不安或惊厥，周围神经炎等。其他症状有唇炎、舌炎、脂溢性皮炎等，常与其他 B 族维生素缺乏合并存在。当有顽固性贫血时，免疫抗体下降，易反复合并感染。少数维生素 B_6 缺乏性惊厥的小儿，脑电图有改变。

(2)诊断：临床常可用维生素 B_6 试验性治疗来辅助诊断，尤其婴儿惊厥在排除常见原因后，可立刻肌内注射维生素 B_6 100 mg，以观疗效而确诊。实验室检查：①色氨酸负荷试验，给维生素 B_6 缺乏者口服色氨酸 100 mg/kg，尿中排出大量黄尿酸，可助诊断(正常小儿为阴性)。②红细胞内谷胱甘肽还原酶减少，反映体内维生素 B_6 缺乏。

3.防治原则

(1)预防：一般饮食中含有足够的维生素 B_6，提倡平衡饮食、合理喂养。维生素 B_6 的需要量为：婴儿 $0.3\sim0.5$ mg/d，儿童 $0.5\sim1.5$ mg/d，成人 $1.5\sim2.0$ mg/d。当小儿在用拮抗剂(如异烟肼)治疗时，应每天给予维生素 B_6 2 mg，以预防缺乏。

(2)治疗：一般患儿每天口服 10 mg 维生素 B_6 即可，重者可肌内注射维生素 B_6 10 mg/次，每天 2～3 次。维生素 B_6 缺乏的惊厥患儿,可即肌内注射 100 mg/次。维生素 B_6 依赖患儿可每天口服维生素 B_6 10～100 mg 或肌内注射 2～10 mg/d。

(四)其他 B 族维生素的缺乏

1.烟酸

烟酸(或称维生素 PP)是体内脱氢酶的辅酶 Ⅰ、Ⅱ 的重要组成部分,是氧化过程所必需的;其生理功能为维持皮肤、黏膜和神经的健康,促进消化功能。缺乏时可发生糙皮病,故又称其为抗糙皮病因子。因奶中富含烟酸,故婴幼儿少见缺乏者,但以粮食(尤为粗粮)为单一饮食者易发生缺乏,因谷类可影响烟酸的吸收。临床症状多见为皮炎、腹泻,也可有神经炎的表现。烟酸在乳类、肉类、肝脏、花生和酵母中较多,只要进食多样化的平衡膳食,很少缺乏。需要量为每天 15～30 mg。

2.维生素 B_{12}

维生素 B_{12} 是一种含钴的衍生物,故又称钴胺素,作为辅酶参与核酸蛋白质等的合成过程,促进叶酸的利用和四氢叶酸的形成,促进红细胞发育成熟,对生血和神经组织的代谢有重要作用。维生素 B_{12} 水溶液较稳定,但易受日光、氧化剂、还原剂、强碱等作用而破坏。维生素 B_{12} 须在胃内与内因子结合后才能被吸收,若胃内因子缺乏,可使其吸收障碍。维生素 B_{12} 缺乏时会发生巨幼红细胞贫血,青年可发生恶性贫血。动物性食物中均富含维生素 B_{12}。

3.叶酸

叶酸以其存在于草及蔬菜叶子中而得名。体内以活动形式四氢叶酸作为碳基团转移的辅酶,参与核苷酸及氨基酸代谢,特别是胸腺嘧啶核苷酸的合成,促进骨髓造血功能。缺乏时,DNA 合成受抑制,临床发生巨幼红细胞贫血;孕早期缺乏叶酸可引起胎儿神经管畸形。绿色蔬菜中含量多,动物性食物中也含有,但各种乳类少有叶酸。每天叶酸需要量为 400 μg。

三、维生素 C 缺乏症

维生素 C 是水溶性维生素,由于人体缺乏合成维生素 C 所必需的古罗糖酸内酯氧化酶,故不能自身合成,必须由食物供给。维生素 C 遇热、碱或金属后,极易被破坏,在胃酸帮助下,维生素 C 迅速被胃肠道吸收,储存于各类组织细胞中。若长期摄入不足,即出现临床维生素 C 缺乏症,又名坏血病。

(一)病因及病理生理

1.病因

维生素 C 摄入不足是主要原因,若缺乏 3～6 个月即出现症状。当需要量增加,如小儿生长发育快速期或患感染性疾病时,维生素 C 需要量大而供给不足即可患病。当长期消化功能紊乱影响维生素 C 的吸收时也导致缺乏。

2.病理生理

维生素 C 是一种较强的氧化还原剂,参与和调节体内大量氧化还原过程及羟化反应:如在肠道内将三价铁(Fe^{3+})还原为二价铁(Fe^{2+}),促进铁的吸收;体内将叶酸转变为四氢叶酸,促进红细胞核成熟;调节脯氨酸、赖氨酸的羟化,有利于胶原蛋白的合成等。缺乏时导致毛细血管通透性增加,引起皮肤、黏膜、骨膜下、肌肉及关节腔内出血,并阻碍骨化过程,造成典型的维生素 C 缺乏的骨骼病变。维生素 C 在体内还参与肾上腺皮质激素、免疫抗体和神经递质(如去甲肾上腺素)的合成,缺乏时免疫力低下、应激反应差,易受感染,伤口愈合慢等。维生素 C 还有抗细胞恶变、解毒和降低胆固醇的作用,长期维生素 C 不足对身体健康不利。

(二)临床表现

维生素 C 缺乏症多见于 6 个月至 2 岁的婴幼儿,3 岁后随年龄增大而发病减少,近年已比较少见。

1.一般症状

起病缓慢,表现为食欲差,面色苍白,烦躁或疲乏,生长发育迟缓,常伴腹泻、呕吐、反复感染等,往往易忽略有维生素 C 缺乏的存在。

2.出血

出血表现开始常见皮肤小出血点或瘀斑,牙龈肿胀或出血,严重者可有鼻出血、血尿、关节腔出血等。

3.骨骼病变

骨骼病变典型病变为骨膜下出血、骨干骺端分离,表现为下肢疼痛、大多在膝关节附近,局部肿胀有压痛,不愿被挪动,呈假性瘫痪。肋骨、软骨交界处有尖锐状突起,移动胸廓时疼痛,使呼吸浅速。骨骼 X 线摄片有典型坏血病的特点:①骨干骺端临时钙化带增厚致密,骨干骺分离脱位。②骨质疏松,密度减低呈毛玻璃状,骨小梁不清。③骨膜下血肿等。

(三)诊断及辅助检查

根据维生素 C 摄入不足史和临床表现及骨骼 X 线摄片特征,诊断不难。对可疑患者,可作临床治疗试验,给予大剂量维生素 C 治疗后,症状 1 周内消失而确诊。必要时也可做以下辅助检查:①毛细血管脆性试验阳性。②测血清维生素 C 含量降低(正常为 5～14 mg/L 或 28.4～79.5 mol/L),当<2 mg/L 时即可出现症状。③测维生素 C 24 小时尿排出量,正常 24 小时尿中维生素 C 排出量为 20～40 mg,若排出量<20 mg/d 即提示有维生素 C 缺乏。④维生素 C 负荷试验,若尿维生素 C 排出量小于正常的 50%,即表示缺乏,也有人用 4 小时尿维生素 C 排出的负荷试验来诊断其缺乏。

(四)防治原则

1.预防

维生素 C 每天需要量为 50～60 mg。只要膳食中有富含维生素 C 的食物,乳母的乳汁所含维生素 C 已足够,故鼓励母乳喂养,以后添加绿叶蔬菜和水果,当患病时增补维生素 C 100 mg,即可预防维生素 C 缺乏症。

2.治疗

口服维生素 C 300～500 mg/d 即可,重症可采用静脉滴注 500～1 000 mg/d。并对症治疗出血和骨骼病变,一般治疗 1 周后症状逐渐消失,预后良好。

四、维生素 D 缺乏症

(一)维生素 D 缺乏症佝偻症

维生素 D 缺乏性佝偻病是由于维生素 D 缺乏,致使体内钙、磷代谢失常,从而引起以骨骼生长障碍为主的全身性疾病,是我国重点防治的四病之一。该病多见于婴幼儿,可致生长发育障碍,免疫功能降低,易并发肺炎及腹泻等。近年来的调查表明,佝偻病的患病率逐渐下降,重症佝偻病已明显减少。但在某些偏远地区,佝偻病的患病率仍较高。我国北方地区佝偻病患病率高于南方,可能与日照时间短,寒冷季节户外活动少有关。

1.维生素 D 的来源和代谢

维生素 D 是一种脂溶性维生素。人体维生素 D 主要来源于皮肤中的 7-脱氢胆固醇,经日光中的紫外线照射转化为胆骨化醇,也就是内源性维生素 D_3。外源性维生素 D 由食物中获得,动物肝脏、蛋黄、乳类都含有维生素 D_3,植物(绿叶蔬菜等)含有麦角固醇,经紫外线照射后能转化为可被人体利用的维生素 D_2。内源性和外源性维生素 D 均无生物活性,需经人体进一步羟化后方有抗佝偻病活性。

维生素 D_3 经肝脏羟化为 25-羟基胆骨化醇[25-(OH)D_3],然后在肾脏近曲小管上皮细胞内经 1-羟化酶系统作用进一步羟化为 1,25 二羟胆骨化醇[1,25-(OH)$_2D_3$],其生物活性大大增强,可通过血液循环作用于靶器官而发挥生理作用。

2.钙磷代谢的调节

(1)维生素 D 的作用。①促进肠道钙磷的吸收:促进小肠黏膜对钙、磷的吸收,使血钙血磷升高,有利于骨的钙化。②对骨骼的作用:促进旧骨脱钙以维持血钙浓度,在新骨形成处促进钙向骨内转移,促进新骨形成。③促进肾小管对钙磷的重吸收:促进肾近曲小管对钙磷的重吸收,尤其是促进磷的重吸收,减少尿钙磷的排出,提高血钙磷的浓度。

(2)甲状旁腺素(PTH)的作用:甲状旁腺素促进小肠对钙磷的吸收,促进破骨细胞形成,使骨盐溶解,血钙、磷浓度增加,促进肾近曲小管对钙的重吸收,使尿钙降低,血钙上升,同时抑制对磷的重吸收,使尿磷增加。

(3)降钙素(CT)的作用:降钙素可抑制肠道及肾小管对钙、磷的重吸收,抑制破骨细胞形成,阻止骨盐溶解。促进破骨细胞转化为成骨细胞,使血钙降低。

3.病因

(1)日光照射不足:维生素 D_3 由皮肤 7-脱氢胆固醇经紫外线照射而产生,小儿户外活动减少,则易患佝偻病,另外城市高层建筑增多,空气中烟雾、粉尘增多,均可阻挡紫外线的通过,使小儿易患佝偻病,冬季日照时间短,紫外线弱,户外活动少,故本病冬春季节多见。

(2)维生素 D 摄入不足:人乳及其他乳类中维生素 D 的含量很少,不能满足小儿生长发育的需要,因此如果不补充维生素 D 或晒太阳不足,则易患佝偻病。另外牛乳中钙磷比例不当,不利于钙磷的吸收,所以牛乳喂养儿更易患佝偻病。

(3)维生素 D 的需要量增加:骨骼生长愈快,需维生素 D 愈多。婴儿生长速度快,维生素 D 的需要量大,佝偻病的发病率也高。2 岁后生长速度减慢,户外活动逐渐增多,佝偻病的发病率减低。早产儿因体内钙和维生素 D 含量不足,生长速度较足月儿快,易患佝偻病。

(4)疾病的影响:肠道及胆管慢性疾病可影响维生素 D 及钙磷的吸收和利用。肝肾疾病时会影响维生素 D_3 的羟化过程,1,25-(OH)$_2D_3$ 不足而引起佝偻病。长期服用抗癫痫药物可干扰维生素 D 的代谢而导致佝偻病。

4.发病机制与病理变化

维生素 D 缺乏时,肠道钙磷吸收减少,血钙浓度降低,低血钙可刺激甲状旁腺激素分泌增多,促进骨盐溶解,增加肠道及肾小管对钙的吸收,维持血钙在正常或接近正常水平。同时甲状旁腺激素抑制肾小管对磷的重吸收,尿磷排出增加,血磷降低,钙磷乘积下降(正常值大于 40),造成骨样组织钙化障碍,成骨细胞代偿性增生,骨样组织堆积在骨骺端,碱性磷酸酶分泌增多,产生一系列症状体征及生化改变。

佝偻病时血钙磷乘积下降,成熟软骨细胞和成骨细胞不能钙化而继续增殖,形成骨样组织维积于干骺端,使临时钙化带增宽而不规则,骨骺膨大,形成手镯、脚镯、肋串珠等临床体征,骨的生长停滞不前。骨干、骨膜下的成骨活动同样发生障碍,骨皮质逐渐为不坚硬的骨样组织代替,使颅骨软化,骨质稀疏,使骨干在负重及肌肉韧带牵拉下发生畸形,甚至导致病理性骨折。

5.临床表现

佝偻病主要表现是生长中的骨骼改变、肌肉松弛和非特异性神经、精神症状,多见于3个月至2岁小儿。临床上可分为初期、激期、恢复期和后遗症期四期,初期和激期统称为活动期。

(1)初期:多数于3个月左右发病,主要表现为神经精神症状。患儿易激惹、烦躁、睡眠不安、夜间啼哭、多汗常与季节无关,由于多汗刺激头部皮肤发痒,摇头刺激枕部,致使枕部有秃发区,称为枕秃。此期骨骼常无明显改变,骨骼X射线检查可无异常或仅见长骨钙化带稍模糊、血生化改变轻微,血钙正常或稍低,血磷正常或稍低,钙磷乘积稍低(30~40),血碱性磷酸酶多稍增高。

(2)激期:除原有初期症状外,主要表现为骨骼改变和运动功能发育迟缓。

骨骼系统的改变:骨骼的改变在生长快的部位最明显。因小儿身体各部位骨骼的生长速度在各个年龄阶段不相同,故不同年龄有不同的骨骼改变。

头颅:①颅骨软化:最常见于3~6月婴儿,是活动期佝偻病的表现。最常见部位是顶骨或枕骨的中央部位,用手指轻压该部位颅骨时可感觉到颅骨内陷,放松后弹回,犹如按压乒乓球的感觉。②方颅:多见于8~9个月以上的患儿,因两侧额顶骨骨膜下骨样组织堆积过多而形成,表现为前额角突出,形成方颅。严重者呈马鞍状或十字头状。③前囟过大或闭合延迟,严重者2~3岁前囟尚未闭合。④出牙延迟:可迟至10个月或1岁方萌牙,萌出牙齿顺序颠倒,缺乏釉质,易患龋齿。

胸廓:胸廓畸形多见于1岁左右小儿。①肋骨串珠:因肋骨和肋软骨交界处有骨样组织堆积而膨出,可触到或看到明显的半球状隆起,以两侧7~10肋最明显。由于肋串珠向内压迫肺组织,患儿易患肺炎。②肋膈沟(赫氏沟):膈肌附着处的肋骨因被牵拉而内陷,同时下部肋骨则常因腹大而外翻,形成一条横沟样的肋膈沟。③鸡胸或漏斗胸:肋骨骨骺部内陷,胸骨向外突出,形成鸡胸。胸骨剑突部向内凹陷,则形成漏斗胸。鸡胸或漏斗胸均影响小儿呼吸功能。该类畸形多见于1岁左右小儿。

四肢:①腕踝畸形多见于6个月以上佝偻病患儿。腕和踝部骨骺处骨样组织增生使局部形成钝圆形环状隆起,称为佝偻病手镯或脚镯。②下肢畸形。由于长骨钙化不足,下肢常因负重而弯曲,形成"O"形或"X"形腿,见于1岁以后开始行走的患儿。"O"形腿检查时,患儿立位,两足跟靠拢,两膝关节相距<3 cm为轻度,3~6 cm为中度,>6 cm为重度。"X"形腿检查时,两膝关节靠拢,两踝关节相距<3 cm为轻度,3~6 cm为中度,>6 cm为重度。

脊柱及骨盆:佝偻病小儿会坐后可致脊柱后突或侧弯,重症者骨盆前后径变短形成扁平骨盆,女婴成年后可致难产。

肌肉松弛:血磷降低妨碍肌肉中糖的代谢,患儿肌发育不良,全身肌张力低下,关节韧带松弛,腹部膨隆如蛙腹状,坐、立、行等运动发育落后。肝脾韧带松弛常致肝脾下垂。

其他:因免疫功能低下,易发生反复呼吸道感染;条件反射及发育缓慢,语言发育迟缓。

血液生化改变:血钙稍降低,血磷明显降低,钙磷乘积常小于30,血碱性磷酸酶明显升高。

骨骼X射线改变:干骺端临时钙化带模糊或消失,呈毛刷状,并有杯口状改变,骨干骨质疏松,密度降低,可发生弯曲和骨折。

（3）恢复期：经合理治疗后上述症状和体征逐渐好转或消失，血清钙、磷恢复正常，钙磷乘积逐渐恢复正常，血碱性磷酸酶4～8周可恢复至正常。骨骼 X 射线改变2～3周后有所改善，临时钙化带重新出现，骨密度增浓，逐步恢复正常。

（4）后遗症期：多见于3岁以后小儿临床症状消失，血液生化及 X 射线检查均恢复正常。仅遗留不同程度和部位的骨骼畸形，如"O"形或"X"形腿、鸡胸或漏斗胸等。

（5）先天性佝偻病：除上述典型佝偻病外，尚应注意先天性佝偻病。因母亲患严重的软骨病或孕妇食物中维生素 D 严重缺乏，新生儿期即可有典型症状和体征，前囟大，前囟与后囟相通，颅缝增宽，常伴低钙惊厥。血钙、血磷降低，碱性磷酸酶升高。骨骼 X 射线检查可见典型佝偻病改变。

6.诊断与鉴别诊断

（1）诊断：根据病史、体征，临床表现，结合血液生化改变及骨骼 X 射线变化，佝偻病的诊断并不困难。碱性磷酸酶多在骨骼体征和 X 射线改变之前已增高，有助于早期诊断。血清25-$(OH)D_3$（正常值10～80 $\mu g/L$）和 1,25-$(OH)_2D_3$，（正常值0.03～0.06 $\mu g/L$）水平在佝偻病初期已明显降低，是本病诊断的早期指标。

根据1986年卫生部颁发的"婴幼儿佝偻病防治方案"，佝偻病可分为3度。①轻度：可见颅骨软化、囟门增大、轻度方颅、肋骨串珠、肋软骨沟等改变。②中度：可见典型肋串珠、手镯、肋软骨沟，轻度或中度鸡胸、漏斗胸、"O"形或"X"形腿，也可有囟门晚闭、出牙迟缓等改变。③重度：严重骨骼畸形，可见明显的肋软骨沟、鸡胸、漏斗胸、"O"形或"X"形腿，脊柱畸形或病理性骨折。

（2）鉴别诊断，具体如下。

先天性甲状腺功能减退症：因先天性甲状腺发育不全，多在生后2～3个月出现症状。表现为生长发育迟缓，前囟大且闭合晚、身材矮小而与佝偻病相似。本病患儿智力明显低下，有特殊面容。血清 TSH 测定有助于鉴别诊断。

软骨营养不良：临床表现为头大、前额突出、长骨骺端膨出、肋串珠和腹胀。上述症状与佝偻病相似。但患儿四肢及手指粗短，五指齐平，腰椎前凸，臀部后凸。血清钙磷正常。X 射线可见长骨粗短和弯曲，干骺端变宽，部分骨骺可埋入扩大的干骺端中。

抗维生素 D 佝偻病。①低血磷性抗维生素 D 佝偻病：该病为遗传性疾病，常有家族史。由于肾小管及肠道吸收磷有缺陷而致病。本病多在1岁以后发病，2～3岁后仍有活动性佝偻病的表现。骨骼变形较严重，血生化检查血钙正常而血磷低，尿磷排出增加。对一般剂量的维生素 D 治疗无效，需服用大剂量维生素 D 制剂并同时服用磷才起作用。②远端肾小管性酸中毒：远端肾小管排泌氢离子功能缺陷，从尿中丢失大量钠、钾、钙，继发甲状旁腺功能亢进，骨质脱钙，出现佝偻病症状。临床表现为多尿、碱性尿、代谢性酸中毒、低血钙、低血磷、低血钾和高氯血症。维生素 D 治疗无效。③维生素 D 依赖性佝偻病：该病为常染色体隐性遗传性疾病，由于肾脏缺乏 1-羟化酶使 25-$(OH)D_3$ 不能转化为 1,25-$(OH)_2D_3$，或靶器官对 1,25-$(OH)_2D_3$ 无反应而发病。发病多较早，有严重的佝偻病症状，可出现低钙血症引起惊厥或手足搐搦。一般维生素 D 治疗量无效，1,25-$(OH)_2D_3$ 治疗有效。④肾性佝偻病：各种原因所致的慢性肾功能障碍，影响维生素 D 和钙磷的代谢，血钙低，血磷高，导致继发性甲状旁腺功能亢进，骨质脱钙而发生佝偻病改变，治疗重点在于改善肾功能，并用大剂量维生素 D_3 或 1,25-$(OH)_2D_3$ 治疗。⑤肝性佝偻病：肝功能障碍使 25-$(OH)D_3$ 的生成障碍。伴有胆管阻塞时还可影响维生素 D 的吸收，出现佝偻病症状。治疗用 25-$(OH)D_3$ 较为理想。

7.治疗

(1)一般治疗:加强护理,尽量母乳喂养,及时添加富含维生素 D 的辅食,增加户外活动,但不要久坐、久站以防骨骼畸形。

(2)维生素 D 疗法。①口服法:活动早期给予维生素 D 每天 0.5 万～1 万单位,连服 1 个月后改为预防量。激期给予维生素 D 每天 1 万～2 万单位口服,持续 1 个月后改为预防量。恢复期可用预防量维生素 D 口服维持。如需长期大量应用,宜用纯维生素 D 制剂,不宜用鱼肝油,以免发生维生素 A 中毒。②突击疗法:重症佝偻病伴有急慢性疾病,不宜口服患儿可采用突击疗法。初期或轻度佝偻病患儿可肌内注射维生素 D₃ 30 万单位,或维生素 D₂ 40 万单位,一般肌内注射一次即可。激期给予维生素 D₃ 60 万单位或维生素 D₂ 80 万单位分两次注射,间隔 2～4 周。第 2 次肌内注射 1 个月后改用预防量。重度佝偻病给予维生素 D₃ 90 万单位或维生素 D₂ 120 万单位,分 3 次肌内注射,间隔 2～4 周,末次肌内注射后 1 个月改用预防量口服,直至 2 岁。

(3)钙剂:应用维生素 D 治疗的同时给予适量钙剂,可用 10%氯化钙或葡萄糖酸钙口服,每天 1～3 g 或元素钙 200～300 mg,有手足搐搦症病史的患儿,可在肌内注射维生素 D 制剂前口服钙剂 2～3 天。

(4)手术矫形:轻度骨骼畸形多能自行矫正,严重畸形需外科手术矫正。

8.预防

佝偻病的预防重点在于多晒太阳及补充维生素 D 制剂。小儿应增加户外活动,不宜久居室内,应多晒太阳。母乳中维生素 D 含量低,生后 1 个月左右应给予维生素 D 预防。预防剂量为每天 400 U,早产儿应在出生后 2 周左右补充维生素 D,前 3 个月每天给予 800 U,以后改用 400 U,2 岁以后户外活动增多,生长速度减慢,一般不易发生佝偻病,可不用维生素 D 预防。长期服用苯妥英钠及苯巴比妥治疗的患儿,每天应给 500～1 000 U 的维生素 D。

(二)维生素 D 缺乏症手足搐搦症

维生素 D 缺乏性手足搐搦症又称为佝偻病性低钙惊厥,或婴儿手足搐搦症,多见于 2 岁以下小儿。因维生素 D 缺乏,同时甲状旁腺代偿不足,导致血清钙离子浓度降低,神经肌肉兴奋性增高。临床表现为手足搐搦、喉痉挛甚至全身惊厥。

1.病因和发病机制

本病的发生与血清钙离子浓度降低有直接关系。正常小儿血清总钙浓度稳定在 2.25～2.75 mmol/L(9～11 mg/dL),血清游离钙为 1.25 mmol/L(5 mg/dL)。当血清总钙降至 1.75～1.88 mmol/L(7～7.5 mg/dL)或游离钙低于 1.0 mmol/L(4 mg/dL)时即可引起惊厥。

引起血钙降低的主要原因:①春、夏季阳光照射增多,或在维生素 D 治疗的初期,血清钙大量沉积于骨骼,旧骨脱钙减少,经肠道吸收钙相对不足而致血钙下降。②患儿在感染、发热或饥饿时,组织分解使血磷升高而引起血钙降低。③长期腹泻或慢性肝胆疾病使维生素 D 和钙的吸收减少。

2.临床表现

(1)典型发作。①惊厥:一般为无热惊厥,常突然发作,轻者双眼上翻,面肌痉挛,意识清楚。重者表现为肢体抽动,口吐白沫,意识丧失。每天发作数次到数十次,持续时间数秒到数分钟。发作停止后多入睡,醒后活泼如常,多见于婴儿期。②手足搐搦:见于较大婴幼儿。发作时两手腕屈曲,手指伸直,拇指内收贴紧掌心。双下肢伸直内收,足趾向下弯曲,足底呈弓状。③喉痉挛:多见于婴儿。喉部肌肉及声门突发痉挛,引起吸气性呼吸困难和喉鸣,严重者可突然发生窒息、缺氧而死亡。

(2)隐性体征。没有典型的发作,但局部给予刺激可引出的体征称隐性体征。①面神经征(Chvostek 征):用指尖或叩诊锤轻叩颧弓与口角间的面颊部,出现口角或眼睑抽动为阳性。正常新生儿可呈假阳性。②腓反射:用叩诊锤上部击膝下外侧腓神经处可引起足向外侧收缩为阳性。③陶瑟征(Trousseau 征):血压计袖带绑在上臂,充气使其压力维持在收缩压与舒张压之间,5 分钟内出现手痉挛者为阳性。

3.诊断与鉴别诊断

婴幼儿突发无热惊厥,反复发作,发作后神志清楚,无神经系统阳性体征者应首先考虑本病。血清钙低于 1.75~1.88 mmol/L(7.0~7.5 mg/dL)或离子钙低于 1.0 mmol/L(4 mg/dL)则可确诊。应与下列疾病鉴别。

(1)低血糖症:常发生于清晨空腹时,常有进食不足或感冒、腹泻病史,可出现惊厥、昏迷,血糖常低于 2.2 mmol/L(40 mg/dL),口服糖水或静脉注射葡萄糖后立即好转或恢复。

(2)婴儿痉挛:1 岁以内发病,突然发作,头及躯干、上肢均屈曲,手握拳。下肢屈曲至腹部,常伴意识障碍,每次发作数秒至数十秒,反复发作,常伴智力异常。血钙正常,脑电图有高幅异常节律。

(3)低镁血症:多见于新生儿及幼小婴儿,多为人工喂养,血清镁低于 0.58 mmol/L(1.4 mg/dL),表现为知觉过敏,触觉和听觉的刺激可引起肌肉颤动,甚至惊厥及手足搐搦。用硫酸镁深部肌内注射有效。

(4)原发性甲状旁腺功能减退症:多见于较大儿童。表现为间歇性惊厥及手足搐搦,间歇数天或数周发作 1 次。血钙降低,血磷升高,碱性磷酸酶正常或降低。

(5)急性喉炎:多有上呼吸道感染症状,声音嘶哑,呈犬吠样咳嗽,常夜间发作,无低钙症状和体征,钙剂治疗无效。

4.治疗

(1)急救处理:惊厥发生时应用镇静止痉剂治疗,地西泮 0.1~0.3 mg/kg 肌内注射或静脉注射。也可选用苯巴比妥,同时保持呼吸道通畅,给予氧气吸入;喉痉挛者应立即将舌头拉出口外,行人工呼吸或加压给氧,必要时行气管插管术。

(2)钙剂治疗:可用 10%葡萄糖酸钙溶液 5~10 mL 加入 10%葡萄糖液 10~20 mL 中缓慢静脉注射(10 分钟以上)。注射过快可引起血钙骤升,发生呕吐甚至心搏骤停。惊厥反复发作者,可每天应用钙剂 2 次治疗,直至惊厥停止后改为口服。轻症手足搐搦患儿可口服 10%氯化钙,每天 3 次,每次 5~10 mL 稀释后口服。

(3)维生素 D 治疗:应用钙剂治疗后同时给予维生素 D 治疗,用法同维生素 D 缺乏性佝偻病。

五、维生素 D 过多症

维生素 D 作为机体很重要的维生素,在维持体内钙、磷水平,促进骨骼正常发育方面,有着重要的作用。但机体对维生素 D 的需要是有限的,如果一次性摄入超大剂量的维生素 D 或者持续性的摄入过量的维生素 D,将导致维生素 D 中毒症状。对于具体的剂量,由于个体对中毒剂量不同,差异很大。

（一）病因

病因主要是一次摄入超大剂量的维生素 D 或者持续服用过量的维生素 D 所致。有时候用维生素 D 用来治疗某些疾病时，易导致中毒症状。

（二）病理

其主要是由于维生素 D 增多后导致机体对钙、磷的吸收增多，出现高血钙和高尿钙，从而使机体内血钙、磷的乘积增大，达到饱和状态后出现异常钙化，由于肾脏排泄钙较多，肾脏钙化最为明显，其次有心脏、血管、甲状腺、胰腺等。对骨骼系统影响主要是长骨干骺端临时钙化带致密、增厚、增宽，部分骨皮质增厚、骨硬化。

（三）临床表现

根据中毒症状出现的快慢，可分为急性中毒和慢性中毒。急性中毒症状主要是高血钙引起，恶心、呕吐、烦躁不安、低热、继而出现腹泻、酸中毒等；严重者有惊厥、昏迷，甚至急性死亡。慢性中毒症状，有全身乏力、厌食、多尿、便秘等。局部由于异常钙化，可有不同的器官损伤表现。如肾脏钙化出现肾小管坏死和蛋白尿、血尿，长时间出现慢性肾功能不全，甚至肾衰竭。肺钙化出现局部上皮细胞坏死，容易导致反复感染等。在脑、心、血管钙化中，也有相应的器官损伤表现。

（四）实验室检查

血钙明显升高。血磷可正常或升高，AKP 多降低，氮质血症，电解质紊乱酸中毒，Sulkowitch 尿钙实验阳性。

（五）影像学检查

其主要是骨骼系统的改变，同时可有器官的异常钙化点表现。骨骼系统可见长骨的干骺端临时钙化带致密、增深，骨皮质增厚，部分可有骨质疏松和骨硬化等改变。扁骨如颅骨出现边缘增厚的环状密度增深带，少数可有前囟和骨缝的早闭。

（六）诊断与鉴别诊断

如果有长期服用过量维生素 D 的病史或者一次性超大量的摄入，结合临床症状和血钙、尿钙及影像学检查，可确诊。临床上极少误诊。

（七）治疗及预后

一旦诊断明确，首先要停止一切维生素 D 的摄入。如果机体有高血钙症状，还要控制钙盐的摄入，同时采用利尿剂等方法促进钙的排泄，每天口服泼尼松 2 mg/kg，可抑制肠道对钙的吸收。

也有文献记载应用皮质酮可治疗维生素 D 中毒，具体机制不明确，在上述排钙、激素应用同时，注意机体水电解质平衡。早期发现、早期治疗，可使异常的钙化灶逐渐减少或吸收，一旦形成陈旧性的钙化点，可能导致不同脏器永久性损害。

（尹国成）

第二节　蛋白质-能量营养不良

长久以来将儿童营养不良和超重/肥胖分别作为独立的疾病诊治，儿童营养不良亦为蛋白质-能量营养不良（PEM）的代名词。美国学者则称营养缺乏为营养失衡。发展中国家蛋白质-能量营养不良发生率较高,发达国家则表现为过多的不健康食物摄入,如脂肪和精制碳水化合物,使超重/肥胖儿童增加。蛋白质-能量营养不良和超重/肥胖的儿童均不能维持正常组织、器官的生理功能。因此,近年来认为儿童营养不良不是单一疾病,而是一种异常的状态,包括营养低下和营养过度。营养低下是营养素不足的结果,而营养过度是摄入营养素失衡或过量的结果。但多数国家学者描述儿童营养不良时仍是食物不足或食物质量差发生儿童能量-蛋白质营养低下(proteinenergy malnutrition,PEM)的表现。因此,营养不良是医学和社会性疾病,根源是贫困。

一、流行情况与高危因素

(一)流行病学资料

蛋白质-能量营养不良多见于 3 岁以下婴幼儿。WHO 的资料显示儿童营养不良患其他疾病和早期死亡的危险增加,是全球 5 岁以下儿童死亡的最重要原因。营养不良影响不同年龄的人群,特别是低收入的、受教育的贫困人;70% 的蛋白质-能量营养不良儿童在亚洲,26% 在非洲,4% 在拉丁美洲和加勒比海地区。每年约有 600 万饥饿儿童,100 万儿童维生素 A、锌缺乏,低出生体重、宫内生长迟缓致 220 万儿童死亡。2 岁内的营养不良多不可逆,包括铁缺乏,损伤儿童认知能力,影响健康与教育,加重疾病。碘缺乏是损害儿童智力发育的最常见的、可预防原因。有中度碘缺乏的母亲与婴儿 IQ 降低 10~15,是国家发展的潜在影响因素。

2005 年母亲儿童营养不良工作组(the Maternal and Child Malnutrition Study Group,MCUSG)以 WHO 儿童体格生长标准分析 139 个低收入国家的 388 个资料的 5.56 亿<5 岁儿童,其中 20%(1.12 亿)儿童发生低体重,32%(1.78 亿)生长迟缓,10%(5 500 万)消瘦;资料亦显示每年 1 000 万<5 岁儿童死亡中有 19% 低体重,15% 生长迟缓,15% 消瘦(严重消瘦 4.4%),3.3% IUGR/IBW,即儿童死亡中>50% 的儿童存在营养不良。全世界低体重儿童有 1.78 亿,其中 36 个发展中国家 90% 的<2 岁儿童矮小与营养不良有关;全世界有 390 万<5 岁儿童的死亡与营养不良有关(占总死亡的 1/3),每年有 2 000 万儿童因严重、急性营养不良死亡。因此,世界各国都将 5 岁以下儿童营养不良患病率作为评价国家社会发展进步的重要指标之一。

(二)高危因素

营养不良的高危因素(nutrition risk factors,NRFs)有各种情况,如长期食物摄入量低于推荐量,喂养方法不当,食物单调;或继发疾病。

1.食物供给不足(原发性营养不良)

因战争、贫穷、饥荒儿童食物匮乏和急性疾病如腹泻致儿童发生营养不良。随我国经济、文化的发展,因食物匮乏所致营养不良的儿童已显著减少。目前儿童营养不良主要原因是因家长知识缺乏使儿童能量、蛋白质及与能量、蛋白质有关的微量营养素摄入不足。原发性营养不良多见婴幼儿,如长期婴儿乳类不足(质或量),幼儿食用低能量食物(米粉、稀粥、面汤)、不良饮食习惯(零食多、饮水或果汁过多)。

2.疾病因素(继发性营养不良)

因胎儿期生长迟缓致低出生体重或小于胎龄儿、早产;慢性感染性疾病如结核、迁延性腹泻、艾滋病、肿瘤、慢性肾衰、炎症性肠病等致营养素吸收不良或消耗增加;先天性畸形,如先天性食道狭窄、先天性气管软骨食管异位症儿童进食乳类时生长尚可,4~6 月龄引入半固体、固体食物后出现严重呕吐、吞咽困难、反复肺炎致营养不良、生长发育迟缓。

因咀嚼、吞咽和消化食物困难、疼痛、恶心、纳差使住院儿童摄入食物不足,疾病也使加速营养素丢失,如创伤、烧伤和药物。

二、儿童营养不良的研究状况

营养是儿童健康的基本保障,儿童体格发育状况可间接反映儿童营养状况,如间接反映身体成分(瘦组织、脂肪)变化。体重反映能量贮存在脂肪组织增加或减少状况;身长的增长(或线性生长)直接反映身体非脂肪组织的增长。良好营养条件下的儿童线性生长代表非脂肪组织的生长潜能水平,即身长(线性生长)反映生长潜力。儿童营养不良的研究经历采用单一体重指标至体重与身高结合评估,分度标准从采用体格指标下降的百分数(%)至采用 Zscore 与标准差方法的过程。

(一)按体格发育指标分类(<5 岁儿童)

1956 年 Gómez 和 Galvan 研究墨西哥的墨西哥城住院的营养不良儿童死亡的影响因素,依体重低于同年龄儿童平均体重百分比的程度将营养不良分类为三度。儿童死亡的危险因素与营养不良的程度有关。Gómez 的儿童营养不良分类方法至今尚在应用,可在儿童人群内和不同的儿童人群间比较。但 Gómez 的儿童营养不良分类方法不涉及身高,评估生长迟缓与超重/肥胖时受限。

1972 年英国生理学家 John Conrad Waterlow 发表新的儿童营养不良的分类方法,优点是补充身高/年龄、体重/身高评估儿童营养不良。Waterlow 认为身高/年龄用于评估儿童因慢性营养不良出现身材矮小情况;体重/身高则用于评估急性营养不良,评估时可不考虑儿童年龄。

1977 年 WHO 在 Waterlow 的儿童营养不良分类方法基础上修改,儿童营养不良调查中可以体重(W)、身(长)高(L,H)、体重/身(长)高[W/L(H)]确定群体儿童营养不良流行率与个体儿童营养不良类型与程度。1983 年 WHO 的资料已作为国际参数,采用基于 Zscores 的数据评估儿童营养不良状况,即低体重、消瘦与生长迟三种情况。三者可不一致,只要有其中一项达到标准则提示儿童存在营养不良状况,但不能确定病因。低体重的定义是体重小于参照人群的体重中位数减 2 SD 或 Z 值<−2,生长迟缓则是身长(高)小于参照人群的身高中位数减 2 SD 或 Z 值<−2,消瘦是体重/身高<参照人群的体重/身高中位数减 2 SD 或 Z 值<−2。儿童营养不良状况的严重程度则以中位数-nSD 表示,如"中度"为≤−2 SD~−3 SD,"重度"为<−3 SD。低体重儿童多同时存在生长迟缓,即 W/L(H) 可能近于正常范围,无消瘦,即相对身长而言低体重的儿童可有生长迟缓、正常,甚至超重几种情况。发展中国家<5 岁儿童营养不良的主要问题是生长迟缓。因此,近年 WHO 建议再改进营养评估和营养不良分类方法,主要以 W/H 判断儿童营养不良状况和评估干预情况。消瘦为儿童因各种因素致短期内Ⅱ型营养素(生长营养素)中能量不足发生体重明显丢失,身长(高)尚未改变,为"急性营养不良状态"。过去称生长迟缓为"慢性营养不良"。但儿童生长迟缓是一动态、累积、进行的状态,生长迟缓需经历一较长时间达到矮小,是生长迟缓的最终结果,即过程已有较长时间。生长迟缓为Ⅱ型营养素(生长营养素)中蛋白质及相关营养素较长时间缺乏所致。因此,近年已将儿童生长迟缓视为"持续营养不良状态"。

(二)群体儿童营养不良调查

群体儿童营养不良调查是儿童(<5 岁)营养现况调查,通过体格生长水平检测获得儿童人群中营养不良的流行特征,或为趋势、状况的描述。根据儿童人群数量的不同,可以采用全面的普查方法,也可用随机抽样的调查方法,或者是两者结合的随机整群抽样的方法。可进行不同地区或同一地区几年内儿童营养状况资料比较。群体儿童营养不良的结果用流行率(患病率)表

示,如中(重)度低体重患病率＝调查儿童的中(重)度低体重人数/调查儿童总数(％)。近年WHO以儿童人群 W/H 的状况作为儿童人群营养不良流行强度判断标准。调查结果与该地区或国家的经济、文化状况有关,不涉及任何病因。分析营养不良患病率较高的原因,可帮助政府制定相应干预措施时提供数据。

(三)个体儿童营养不良的判断

需仔细询问儿童喂养史、生长发育史和疾病史(高危因素),体格生长评价、膳食调查、体格检查与相应的实验室检查等结果综合分析,以判断儿童是否存在营养不良;如存在营养不良需要确定是原发的还是继发的,以及营养不良缺乏的发展阶段等问题,以采取相应的干预措施。

三、营养不良临床表现与实验室检查

儿童营养不良的临床表现与实验室结果与发生的程度有关。

(一)临床表现

1.中度营养不良

中度营养不良分为群体儿童中度营养不良和个体儿童中度营养不良。

(1)群体儿童中度营养不良:W/H<2 SD 为急性营养不良;当人群中有 5％～10％的儿童 W/H<2 SD,则该儿童人群存在中度急性营养不良。

(2)个体儿童中度营养不良:体格生长指标判断是 W/H≤2 SD～3 SD,体重不增是中度营养不良(Moderate Malnutrition,MM)的早期临床表现。

2.重度营养不良

重度营养不良分群体儿童重度营养不良和个体儿童重度营养不良。

(1)群体儿童重度营养不良:当人群中有>10％儿童 W/H<2 SD,则该儿童人群存在严重营养不良。

(2)个体儿童重度营养不良:体格生长指标判断是 W/H<3 SD,临床上蛋白质-能量重度营养不良可分为能量缺乏为主型和蛋白质缺乏为主型。①消瘦衰弱型营养不良:长期Ⅱ型营养素(生长营养素)能量摄入不足致慢性的体内脂肪、肌肉和其他组织的严重消耗、生长迟缓,多发生于 6～12 月龄的断离人乳的婴儿,或发生慢性腹泻的儿童。②恶性营养不良:以蛋白质缺乏为主的营养不良。临床特征是全身水肿、虚弱、表情淡漠、生长迟缓头发变色、变脆、易脱落、易感染等,即恶性营养不良病(kwashiorkor)。"kwashiorkor"是非洲加纳语译音,译意为"红小孩",因恶性营养不良时儿童除水肿外,毛发和皮肤常发红。③消瘦-浮肿型营养不良:即同时存在蛋白质-能量不足的混合型营养不良。

(二)实验室检查

尽管实验室结果可用于个体儿童营养不良状况的评价,但近年的研究提示实验室方法不是营养不良的准确指标或对儿童营养不良的诊断无特异性。营养不良儿童可被训练有素的医师结合体格生长资料在没有实验室结果前即可诊断。因此,营养不良的实验室检查尚需进行成本-效益评估。但重度营养不良儿童的生化指标改变可帮助医师了解全身各器官系统的功能状态,监测治疗反应,或评估住院儿童出院前的营养状况。

营养不良儿童的一般筛查实验包括血液学检查及蛋白质营养状况、器官功能测试。

1.中度营养不良

缺乏早期特异性或敏感诊断指标,体重不增是营养不良的早期征兆。

2.重度营养不良

严重蛋白质营养不良时多有多种营养素缺乏，如锌、磷、氮等。重度营养不良可有重要脏器功能损害，以及血红蛋白、清蛋白、血清前清蛋白、甲状腺素、转铁蛋白水平、胰岛素样生长因子Ⅰ(IGF-Ⅰ)和免疫功能等不同程度下降。

(1)血清蛋白、血清蛋白浓度：血清蛋白正常值35～55 g/L。轻度及中度营养不良变化不大，严重营养不良血清蛋白显著降低(10～25 g/L)。但血清蛋白半衰期较长(19～21天)故灵敏度较低。血清前清蛋白是较为敏感的指标，变化早于血清蛋白，于营养不良的早期即下降，能显示出轻微的蛋白质营养缺乏，但特异性差，因为急性炎症、恶性肿瘤、肝硬化前清蛋白也可降低。虽然维生素 A 结合蛋白(半衰期 10 小时)、前清蛋白(半衰期 1.9 天)、甲状腺结合前清蛋白(半衰期 2 天)和转铁蛋白(半衰期 3 天)等代谢周期较短的血浆蛋白质具有早期诊断价值，但亦有特异性不足的问题。胰岛素样生长因子-1(IGF-1)反应较灵敏，是诊断蛋白质营养不良的较好指标，但生长激素缺乏、肝功能异常时 IGF-1 也会降低。

(2)尿羟脯氨酸指数：羟脯氨酸(简称 Hp)是一种非必需氨基酸，是身体内结缔组织中胶原纤维的主要成分之一。胶原纤维广泛分布于全身各器官中，所以胶原蛋白是身体内含量最多的蛋白质，人体蛋白质总量的 1/3 是胶原蛋白。利用羟脯氨酸在胶原蛋白中含量最高的特点测定尿液羟脯氨酸排出量以判断人体或其他有身体胶原组织代谢。羟脯氨酸排出量受到甲状腺激素，生长激素，肾上腺皮质激素，性激素等诸多的激素的影响。羟脯氨酸的排出量与生长速度有关，营养不良儿童尿中排出减少。20 世纪中期曾用羟脯氨酸指数[羟脯氨酸(μmol/mL)/肌酐 μmol/(mL·kg)]检测营养不良儿童蛋白质营养状况。3 岁内儿童羟脯氨酸指数比较恒定，学龄前儿童为 2.0～5.0，<2 表示生长缓慢。

(3)微量营养素：严重营养不良儿童因食物摄入不足除Ⅱ类生长营养素缺乏外，尚伴Ⅰ类功能性营养素缺乏，如铁、维生素 A、B 族维生素、维生素 B_{12} 缺乏。医师宜根据临床表现进行特殊维生素和微量元素检测。

(4)瘦素：瘦素作为脂肪细胞分泌的一种蛋白质激素，是肥胖基因编码的产物，主要作用于下丘脑。营养不良儿童可脂肪含量下降使血清瘦素水平明显降低，神经肽(NPY)分泌减少，抑制食欲，增强物质与能量代谢。同时瘦素通过与其他内分泌激素(如胰岛素、胰岛素样生长因子-1、胰岛素样生长因子结合蛋白)相互作用，参与连接能量代谢、营养平衡和内分泌反应的重要环节。因此，有学者把瘦素作为一个营养指标，但瘦素检测尚没有广泛应用。

(5)其他：严重营养不良儿童存在电解质紊乱及血生化异常，如低钾、低钙、低镁、低血糖等。

四、营养不良处理(治疗)

中、重度营养不良儿童的处理均包括治疗原发病、控制感染与其他并发症等对症治疗措施，以及补充富含营养素的食物，恢复儿童体内丢失的营养素。但严重营养不良的儿童需要逐渐补充使身体能适应增加的营养，维持高于正常水平的摄入量至体重恢复正常。同时，需监测恢复情况，避免营养不良再发生。但因营养缺乏程度不同，身体受损不同，处理中、重度营养不良儿童营养紊乱有所不同。

(一)中度营养不良营养处理

1.营养补充方案

治疗严重营养不良已有较成熟的一致意见，但在治疗谷类食物不足为主的中度营养不良婴幼儿的成本-效益方面尚未统一。目前尚无为中度营养不良儿童制定的 RNIs。中度营养不良儿童营养素需要量的推荐意见多数介于正常儿童 RNIs 和严重营养不良儿童治疗之间,WHO 建议补充特殊配制的食物,如 F75,F100 配方,同时采用当地食物,以保证患儿食物摄入 Ⅰ 型(功能性、预防性营养素)和 Ⅱ 型(生长营养素)等 30 余种营养素使儿童加速生长至正常水平。

2.效果监测

治疗恰当的表现为体重增加率约为 5.5 g/(kg·d),但体重的增加不代表身体生理、生化、免疫功能和解剖结构恢复正常;身高的增长比体重的增加能更好地反映营养不良儿童是否获得适当的营养。消瘦和矮小的儿童的营养需要不同,康复时间亦不同。中度消瘦儿童治疗需 2~4 周恢复,而矮小儿童恢复到正常儿童水平则需数月或数年。因此,生长迟缓的儿童应尽早治疗,2 岁内是治疗的"窗口关键期"。

(二)重度营养不良处理

1.营养补充方案

采用营养素/能量密度比指导高蛋白、高能量的食物治疗,其中 1/2 的蛋白质宜从奶制品中获得。F75 和 F100 亦用于治疗严重营养不良儿童。但治疗的最初阶段饮食营养素含量较低,主要以 F75(75 kcal/100 mL,蛋白质 0.9 g/100 mL)供给能量;2~7 天儿童耐受后,采用 F100(100 kcal,或 420 kJ/100 mL;蛋白质 2.9 g/100 mL),有益于儿童恢复追赶生长。F75、F100 可自己配制,亦可选用商品配方。为避免肠道负荷过重,宜由少量逐渐增加致耐受;无法耐受者需采用肠内营养方法。

WHO 建议<5 岁严重营养不良儿童能量补充计算可分三步进行,即第一步(早期治疗)需维持儿童现有体重,即获得的食物能量至少应达现有体重的能量需要量;第二步(治疗中期或稳定期)逐渐增加能量使体重达实际体重/身高的 P_{50th} 或均值,又因营养不良儿童多有感染,能量需要较正常儿童增加8 kcal/kg;第三步(恢复期)儿童的能量摄入按实际年龄的体重(P_{50th} 或均值)计算。

2.效果监测

24~36 月龄严重营养不良儿童经补充高蛋白、高能量仍难以纠正生长迟缓,可出现补充过度情况,即体重增长过多。近年报道的给低体重儿童增加食物能量研究结果显示有增加超重/肥胖的儿童的危险。因此,宜以体重/身高(W/L)为标准评估,决定是否需继续补充营养,避免发生超重/肥胖。

五、儿童营养不良的预后与预防

(一)儿童期营养不良的预后

儿童长期营养不良的后果尚不确定,部分儿童完全康复,部分则遗留程度不同的损害,如肠道吸收不良、神经心理行为。预后与营养不良发生的年龄、持续时间和严重程度有关。一般丢失 10% 的体重时身体尚可代偿,无明显临床表现,但如体重丢失>40% 则可出现半昏迷状态、持续腹泻、黄疸、低血钠,严重者可因心脏衰竭、电解质紊乱、低体温致命。消瘦型营养不良的恢复晚于水肿型。全世界约 5%~15% 的消瘦多发生在 6~24 月龄儿童,致 20%~40% 儿童 2 岁时矮小。营养不良与贫困导致发育不良-疾病负担-工作能力下降的恶性循环。母亲妊娠期营养不良致胎儿宫生长迟缓、低出生体重,同样产生婴儿-儿童-青少年-成年-老年的发育不良疾病负担-工作能力下降的恶性循环。因此,2009 年 63 届世界健康大会提出达到千年发展目标必须降低母亲和儿童营养不良。

(二)儿童期营养不良的预防

儿童营养不良是可预防的疾病,包括科学喂养(提倡人乳喂养、其他食物引入)、合理安排生活制度、定期生长监测、预防各种传染病和矫正先天畸形等。

1.预防重点人群

5 岁内是发生营养不良的高发年龄,而干预、预防中度营养不良是提高全球儿童健康水平的关键。

2.预防措施

直接干预行为包括改善母亲营养状况(补充叶酸、铁、多种微量营养素,补充钙、平衡蛋白质和能量的食物),促进人乳喂养、补充强化维生素 A 和锌;改善 6～24 月龄儿童的食物。人乳喂养至少至 6 月龄可最有效预防儿童早期营养不良。发生灾害时及时提供食物可短期的帮助,但需要长期的措施,如发展农业、开展公共卫生项目(儿童生长和发育监测、营养知识、营养补充)及改善食物供给系统。特别是儿童生长和发育监测可早期发现生长偏离的儿童早期干预,可降低中度营养不良发生,避免重度营养不良。婴幼儿喂养是儿童生长的基础保健,大约 30%<5 岁儿童矮小与喂养差和反复感染有关。即使在很差的情况下,改善家长的喂养方法或行为可明显改善儿童能量和营养素的摄入,减少儿童营养不良发生。

易被忽略的是住院儿童的营养不良发生情况,需要筛查导致营养不良的疾病,反复评估高危儿童的营养状况,降低疾病儿童的营养不良发生率。

3.效果评估

降低儿童群体营养不良发生率的直接效果应是降低 IUGR、儿童生长迟缓和婴幼儿死亡率。

(尹国成)

第三节 锌 缺 乏

锌缺乏包括营养性不足与遗传性锌缺乏。营养性锌缺乏/不足无特异症状,缺乏敏感、可靠的实验室指标。目前有关人群锌营养状况的资料有限,影响预防锌缺乏措施的实施。肠病性肢端皮炎与暂时性新生儿锌缺乏均与遗传有关,临床症状较严重。

锌是重要的微量元素。食物中的锌多与动物蛋白质同时摄入,因此锌是一与营养不良发病率有关的重要营养素。锌在人体内参与几乎所有的代谢过程,对儿童的体格、免疫、中枢神经系统生长和发展均具有重要作用。儿童锌缺乏或营养不足是一个全球性的公共卫生问题。2003 年世界卫生组织将预防和治疗儿童锌缺乏作为减少 5 岁以下儿童患病率和死亡率的重要措施之一。

一、吸收与代谢

人体所有组织、体液中均含锌,约 30 mmol(2 g),主要存在于骨骼、牙齿、毛发、皮肤、肝脏、肌肉、白细胞和睾丸。其中骨骼肌含锌占 60%;骨组织含锌约 30%(1.5～3.0 μmol/g,或 100～200 μg/g);瘦体质约含锌 0.46 μmol/g(30 μg/g)。血浆锌转换率快,受到严密调控,为总体锌的

0.1%。眼脉络膜（4.2 μmol/g，或 274 μg/g）和前列腺液（4.6～7.7 mmol/L，或 300～500 mg/L）含锌最高。

瘦红肉、牡蛎、肝脏是富含锌的食物（25～50 mg/kg，或 380～760 μmol/kg 生重）。膳食锌主要在十二指肠和小肠上段吸收。锌吸收有饱和性的特征，随摄入量增加，吸收率逐渐减少，锌总吸收量增加并接近饱和。空腹的人口服含锌水溶液吸收率最好（60%～70%），固体食物锌吸收率较低；锌吸收率与食物含锌量和食物成分有关，如食物中的植酸含量影响锌的吸收。

人体内锌的代谢平衡主要依赖于肠道锌吸收及肠道内源性锌的排泄之间的平衡。锌从肾脏、皮肤和肠道排出，排出量与锌的摄入有关。体内的锌主要通过肠道以内源性锌排出，肠道丢失锌 7～45 μmol/d（0.5～3.0 mg/d），肾脏与皮肤排出均为 7～10 μmol/d（0.5～0.7 mg/d）。饥饿和肌肉分解代谢时肾脏排出锌增加，剧烈运动和环境温度升高时皮肤汗液排出锌增加。

人乳锌含量有个体差异，同时人乳锌浓度随婴儿年龄增长逐渐下降。人乳锌浓度逐渐下降是一种生理现象，与母亲膳食和营养状况、吸烟、口服避孕药等环境因素无关，也与母亲身体状况，如早产、胎次、分娩年龄、营养不良、感染、糖尿病等无关。人乳锌浓度下降机制尚未明确，可能进化过程形成。

二、病理生理

（一）影响 DNA、RNA 及蛋白质合成

因影响部分含锌酶及锌指蛋白的结构稳定，导致功能异常。锌缺乏使细胞膜稳定性下降，影响细胞膜的屏障功能、转运功能及受体结合。锌缺乏可造成生长障碍、免疫功能低下、性发育延迟等一系列异常。

（二）吸收障碍

肠病性肢端皮炎（AE）是因染色体 8q24.3 上的 SLC39A4 基因突变致使肠道锌吸收障碍。SLC39A4 基因参与编码溶质载体蛋白-人锌/铁调节转运蛋白（hZIP4）。hZIP4 有调控从细胞外或细胞器间隙转运锌离子至胞浆的功能，即控制细胞膜锌的摄入。hZIP4 在十二指肠和空肠高度表达，SLC39A4 基因突变使肠道 hZIP4 表达减少，肠道吸收锌能力下降，同时缺乏转运锌的结合配体加重锌吸收不良。此配体由胰腺分泌，人乳中也有该配体。另外一种遗传性锌缺乏为获得性锌缺乏，或暂时性新生儿锌缺乏（transient neonatal zinc deficiency，TNZD），与母亲锌转运体 ZnT2 基因（SLC30A2）G87R 位点的杂合突变有关。SLC30A2 基因编码锌转运蛋白 ZnT2。当 SLC30A2 基因发生突变时使锌分泌下降，母亲血清锌转运至乳腺减少，乳汁分泌锌量约为正常的人乳锌水平的 25%，使纯人乳喂养婴儿锌不足明显。

三、高危因素

（一）摄入不足

多见 6～12 月龄婴儿，主要是膳食中锌摄入量不足。虽然人乳锌吸收率可以达到 50%，初乳锌浓度较高（>3 mg/L），随哺乳期持续下降，婴儿 6 月龄时人乳锌浓度下降至<1 mg/L。故 6～12 月龄如未及时给予富含锌的食物可导致婴儿锌缺乏。如同时发生急性腹泻等使内源性锌丢失增加的因素，则可增加婴儿锌缺乏的风险。高植酸食物抑制锌的摄入，如植物性食物。长期无锌的胃肠外营养（TPN）可致锌摄入不足。

(二)贮存不足

胎儿体内锌的贮存主要在宫内后 3 个月[850 μg/(kg·d)]。因此,早产儿易发生锌缺乏;同时生后肾脏及肠道排泄锌增加、摄入量不足加重锌缺乏。

(三)疾病

罹患乳糜泻、囊性纤维化等胃肠道和肝脏疾病的儿童肠道内源性锌排泄增加,肠道锌的吸收不足,使患儿锌缺乏的风险增加。

(四)遗传因素

基因突变可导致锌吸收障碍和乳汁分泌锌不足,从而导致肠病性肢端皮炎(AE)和暂时性新生儿锌缺乏(TNZD)。

四、临床分类与表现

(一)临床分类

1.按病情分类

急性锌缺乏多因长时间无锌的胃肠外营养(TPN)引起,而慢性锌缺乏则因食物锌不足、吸收不良引起。

2.按严重程度分类

边缘性与轻度锌缺乏或锌营养不足为食物中锌不足,严重锌缺乏为遗传性锌吸收不良。

(二)临床表现

1.边缘性与轻度锌缺乏

无特异临床表现。主要表现为生长迟缓、性发育与骨发育延迟、皮炎、腹泻、反复呼吸道或胃肠道感染、食欲低下、味觉异常、脱发、行为改变等。

2.肠病性肢端皮炎

肠病性肢端皮炎为一罕见的常染色体隐性遗传性疾病。婴儿出生几个月出现进行性、致死性的严重锌缺乏表现,皮肤水疱、湿疹、干燥、鳞屑、或类似银屑病的皮损,对称地分布于口周、肢端、会阴区及脸颊、膝盖和肘部。头发呈奇特红色,脱发;畏光、结膜炎、睑缘炎,裂隙灯检查显示角膜营养不良;可伴慢性腹泻、口腔炎、指甲营养不良、生长发育迟缓、伤口延迟愈合、烦躁不安,并发细菌感染及白色念珠菌感染等,病程进展缓慢呈间歇性进展。

3.暂时性新生儿锌缺乏

暂时性新生儿锌缺乏婴儿出生时正常,纯人乳喂养,皮肤表现与 AE 相似,生长迟缓。但婴儿锌吸收正常,补充锌可改善症状。

五、诊断与鉴别诊断

(一)诊断

1.营养性锌缺乏

诊断主要依据病史获得高危因素、临床表现,可参考血清锌水平。高危因素是评估锌缺乏风险的重要依据,有助确定诊断与治疗。存在锌缺乏高风险因素的儿童进行试验性锌补充治疗结果有助诊断。如补充锌剂后儿童生长改善,1 个月内相关症状消退。

2.肠病性肢端皮炎

血清锌水平极低与基因检查可确诊,诊断性治疗结果有助临床诊断。

3.暂时性新生儿锌缺乏

与肠病性肢端皮炎有相似临床表现,鉴别诊断较困难。过去认为多发生在早产儿,现在证实人乳喂养的足月儿同样可以发生。诊断依靠临床表现及口服锌的反应,症状迅速改善。乳汁锌水平检测与基因检查可确诊。

(二)鉴别诊断

1.生物素缺乏症

严重剥脱性皮炎和肌张力低下为特征。

2.特应性皮炎

多有家族史,为慢性、复发性炎症性皮肤病,主要表现为剧烈的瘙痒、明显的湿疹样变和皮肤干燥。

3.食物过敏

有报道 AE 可出现食物过敏表现,血清总 IgE 和 sIgE 可鉴别。

4.蛋白质-能量营养不良

病史、体格检查、发病年龄可鉴别。

六、治疗

(一)营养性锌缺乏治疗

1.调整膳食

调整膳食以增加锌的摄入。

2.补充锌

可选择葡萄糖酸锌、硫酸锌、甘草锌等制剂,以元素锌计算。2004 年 WHO 建议腹泻儿童口服补液盐同时给予锌补充,>6 月龄元素锌 20 mg/d,<6 月龄 10 mg/d,疗程 2 周至 1 个月。支气管炎、肺炎等下呼吸道感染患儿补充锌剂也有减轻症状和缩短病程的效果。此外,大剂量锌补充可用于肝豆状核变性、镰状细胞贫血的治疗,以及预防黄斑变性所致失明。目前也有尝试以锌含片和鼻喷雾剂治疗病毒性感冒以缩短病程。

(二)肠病性肢端皮炎治疗

元素锌 1~3 mg/(kg·d),静脉给锌剂量可为每天 300~1 000 μg/kg。终身补充锌剂。

(三)暂时性新生儿锌缺乏治疗

锌补充治疗同 AE,症状恢复后,可从食物中补充锌。

七、预防

(一)高危人群

除早产儿、患胃肠道、肝脏疾病的儿童外,婴儿、儿童、青少年、妊娠妇女是锌营养不足的高危人群;AE 或 TNZD 家族史阳性儿童也是锌缺乏的危险人群。

(二)营养教育

儿童锌缺乏/不足的预防在于改善饮食,提高膳食锌的摄入量。美国健康饮食指南和 2010 年中华医学会儿科学分会儿童保健学组和《中华儿科杂志》编辑部撰写的《儿童微量营养素缺乏防治建议》均强调膳食锌主要来自动物性食物及婴儿强化食品,植物性食物锌含量低。

(尹国成)

第十三章 小儿疾病的中西医结合治疗

第一节 惊 厥

小儿惊厥中医名为惊风,是小儿时期常见的一种以抽搐、神昏为特征的证候。本病任何季节都可发生,以1~5岁小儿为多见,年龄越小,发病率越高。如发病次数少,持续时间短,一般预后较好,但反复发作,抽搐持续时间长者预后不佳。根据抽搐时的主要表现可归纳为八种,即搐、搦、颤、掣、反、引、窜、视,古人称之为"惊风八候"。钱乙《小儿药证直诀》指出急惊风的病位在心肝,慢惊风的病位在脾胃,提出"急惊合凉泻,慢惊合温补"的治疗原则,对临床诊疗有一定的指导作用。

本证的发病有急有缓。凡起病急暴,属阳属实者,统称急惊风;病久中虚,属阴属虚者,统称慢惊风。惊风之证相当于西医的小儿惊厥。

一、急惊风

急惊风来势急骤,临床以高热伴抽搐、昏迷为特征。多由外感时邪疫疠及暴受惊恐引起。

该证常见于由感染所致,如高热惊厥、颅内感染性疾病及全身其他脏器严重感染引起的中毒性脑病等。凡上述疾病出现以惊厥为主症时,可参考本部分内容进行辨证论治。

(一)病因病机

1.感受时邪

外感六淫,皆能致惊。若外感风寒或风热之邪,束于肌表,郁而化热,小儿神怯筋弱,热灼筋脉,扰动心、肝二经,可见神昏、痉挛发作;若温邪致病,如风温、春温、暑温及四时温邪,侵犯人体,易化热化火,入营入血,内陷心包,引动肝风,出现高热、神昏、痉厥、吐衄及发斑;若感受湿热疫毒之邪,多挟积滞,蕴阻肠胃,郁而化火,内陷心包,引动肝风,临床出现高热、呕吐、腹痛腹泻和神昏抽搐等证。

2.暴受惊恐

小儿神气怯弱,元气未充,若目触异物,耳闻巨声或不慎跌仆,暴受惊恐,惊则伤神,恐则伤志,神明受扰则神志不宁,惊惕不安,甚则神昏抽搐。

总之,急惊风的产生主要是由于小儿感受时邪,化热化火,内陷心包,引动肝风,则惊风发作。其病变部位,主要在心、肝二经,疾病性质以实为主。

(二)辨病思路

详细询问疫疠疾病的接触史、暴受惊恐病史;注意临床症状特点以明确原发疾病;血培养、脑脊液和神经系统检查有助于明确中枢神经系统感染性疾病;血尿便常规、便培养等检查有利于诊断相关感染性疾病。

1.高热惊厥

高热惊厥多见于 6 个月至 3 岁的患儿,先有发热,随着体温的骤然升高出现短暂的全身性惊厥发作,伴有意识丧失。惊厥持续时间短暂,一般一次发热中惊厥只发作一次。神经系统检查和脑电图均正常。

2.中枢神经系统(CNS)感染及其毒素引起的惊厥

此类惊厥发病年龄、季节与原发病密切相关。4 岁以下的患儿中枢神经系统感染发生惊厥的比例大,约占 45%;乙型脑炎多发生在夏季,流行性脑脊髓膜炎多在冬春季发生,且皮肤伴发出血性皮疹,化脓性脑炎、脑膜炎,无明显季节性;惊厥反复发作,持续时间长,发作时多伴有意识障碍、嗜睡、烦躁、呕吐及昏迷等,甚至呈惊厥持续状态。神经系统检查阳性体征,血常规及脑脊液检查可协助诊断。常见疾病有细菌性脑膜炎和脑脓肿、结核性脑膜炎、病毒性脑炎、脑膜炎和脑寄生虫病等。

3.非 CNS 急性严重感染引起的惊厥

此类惊厥由全身严重感染引起的急性中毒性脑病诱发脑细胞缺血、脑组织水肿所致。常见疾病有中毒性肺炎、消化道感染(细菌性、病毒性胃肠炎)、尿路感染(急性肾盂肾炎)、败血症和传染病(麻疹、猩红热、伤寒)等。

(三)治疗

1.辨证论治

本病以痰、热、惊、风四证为主要临床特点。痰有痰热、痰火和痰浊之分。若高热神昏,喉中痰鸣,则为痰热上蒙清窍;躁狂谵语,语言错乱,则为痰火上扰清窍;深度昏迷,嗜睡不动,或神志痴呆,则为痰浊蒙蔽清窍。风亦有外风和内风的不同。外风为邪在肌表,证见抽搐发作次数较少,只有 1 次,持续时间短,为风热扰动肝经所致;而内风邪热在里,证见神志不清,反复抽搐,病情较重,为热入心营,内陷厥阴所致。临床上常是痰、热、惊、风并俱。故以清热、豁痰、镇惊和息风为急惊风总的治疗原则。

(1)感受风邪。

证候:发热,头痛,咳嗽,咽红,鼻塞流涕,烦躁不安,突然痉厥昏迷,热退后痉挛自止。舌红,苔薄黄,脉浮数。

证候分析:风热之邪侵于肺卫,邪正交争于肌表,故见发热。肺开窍于鼻,通于咽,肺气不利,则见鼻塞流涕、咳嗽和咽红等症状。风邪郁而化热,热扰心肝二经,则见神昏、抽搐。本证以风热表证伴一过性神昏抽搐为辨证要点。

治法:疏风清热,息风定惊。

方药:银翘散加减。抽搐发作可加石决明、钩藤、白僵蚕,或加服小儿回春丹,平肝息风定惊;痰蒙清窍者,加天竺黄、石菖蒲,清心化痰开窍。

(2)温热疫毒。

1)邪陷心肝。①证候:在原发温热疾病基础上,出现高热不退,头痛项强,恶心呕吐,突然肢体抽搐,神志昏迷,面色发青,甚则肢冷脉伏,烦躁口渴,舌红,苔黄腻,脉数。②证候分析:本证多见于原发温热疾病(中毒性肺炎、流行性腮腺炎等),温热之邪炽盛,内陷心肝,心神被扰,肝风内动,则见神昏、抽搐。本证以原发急性温热疾病过程中出现神昏抽搐为辨证要点。③治法:平肝息风,清心开窍。④方药:羚角钩藤汤合紫雪丹加减。高热者,加山栀、黄芩、黄连、生石膏等,清热解毒;昏迷狂躁者,加安宫牛黄丸,清心开窍;痰盛者,加石菖蒲、天竺黄、胆南星,化痰开窍;大便秘结者,加大黄、芦荟,通腑泄热,釜底抽薪;痉挛频繁者,加石决明、全蝎,息风解痉;头痛剧烈者,加夏枯草、龙胆草,清肝泻火;呕吐不止者,加半夏、玉枢丹,降逆止呕。

2)气营两燔。①证候:病来急骤,高热,狂躁不安,剧烈头痛,神昏谵妄,痉挛,颈项强直,口渴,舌质深红或红绛,苔黄燥,脉数。②证候分析:本证多见于夏至之后,春温伏毒或暑热疫毒之邪所致。邪热炽盛,内陷厥阴,故见高热,剧烈头痛,恶心呕吐,神昏,反复抽搐。本证以春温、暑温疾病过程中出现神昏抽搐、高热和皮肤发疹发斑为辨证要点。③治法:清气凉营,息风开窍。④方药:清瘟败毒饮加减。频繁抽搐者,加羚羊角、全蝎、僵蚕、钩藤,平肝息风;神志昏迷者,加服至宝丹、紫雪丹、安宫牛黄丸,清心开窍;若高热,喉间痰鸣者,加石菖蒲、郁金、竹沥,清热涤痰。

(3)湿热疫毒。

证候:持续高热,神志昏迷,谵妄烦躁,反复抽搐,腹痛拒按,呕吐,大便黏腻或夹脓血,舌红,苔黄腻,脉滑数。

证候分析:本证多见于夏秋之季,感受湿热疫毒之邪所致。湿热疫毒,犯于肠腑,导致肠道传导失司,故见呕吐,腹痛腹泻。邪热内迫血络,陷于心肝,见大便脓血,神昏抽搐。本证以高热、神昏抽搐、下痢赤白脓血为辨证要点。

治法:清热化湿,解毒息风。

方药:黄连解毒汤加减。苔厚腻,大便黏腻者,加生大黄、厚朴,清肠导滞,化湿解毒;呕吐频繁者,加半夏、玉枢丹,辟秽解毒止吐;若出现面色苍白,四肢厥冷,呼吸浅促,脉微欲绝的阳气欲脱之证,可急服参附龙牡救逆汤,回阳救逆。

(4)暴受惊恐。

证候:暴受惊恐后突然抽痉,惊惕不安,惊叫急啼,甚则神志不清,四肢厥冷,大便色青,苔薄白,脉乱不齐。

证候分析:本证由于小儿元气不足,神气怯弱,暴受惊恐,惊则气乱,恐则气下,则见神昏抽搐或惊惕不安,大便色青。本证以有暴受惊恐病史,突然抽搐,面色时青时白,如人将捕之状为辨证要点。

治法:镇惊安神,平肝息风。

方药:琥珀抱龙丸加减。本方用量不宜过大,也不宜长期服用,以免耗伤正气。若风痰入络者,选用茯苓、朱砂、石菖蒲、远志、龙齿,化痰安神,镇惊息风;若面白少华,神疲乏力为气虚血少者,宜加黄芪、茯苓、当归、白芍,益气养血安神。

2.西医对症处理

惊厥急症处理的目的是防止脑损伤、减少后遗症,但对症治疗的同时,尽可能查明原因,针对病因治疗是解除惊厥发作的根本。治疗的基本原则:维持生命功能;药物控制惊厥发作;寻找并治疗引起惊厥的病因;预防惊厥复发。

(1)一般处理。①体位:抽搐发作时,切勿强力牵拉,扭伤筋骨,导致瘫痪或强直等后遗症。将患儿平放于床,头侧位,并用纱布包裹压舌板,置于上、下牙齿之间,以防咬伤舌体。②保持呼吸道通畅:痰涎壅盛者,随时吸痰,并给予吸氧。③密切观察患儿生命体征:注意观察患儿的面色、呼吸、血压、脉搏的变化。④维持营养及体液的平衡。

(2)抗惊厥药物的应用:当一种抗惊厥药物疗效不满意时,可以重复应用一次或与其他药物更替使用,但不可连续使用同一药物,以免引起蓄积中毒。①地西泮:首选药,本药的优点是对惊厥持续状态有效,而且比较安全,作用快,静脉给药数秒钟可进入脑组织,数分钟内于血和脑组织达到峰值,但缺点是作用短暂,30分钟后很快下降,剂量过大可引起呼吸抑制,特别是与苯巴比妥合用时可能发生呼吸暂停和血压下降,故应进行呼吸、血压监测。惊厥较轻者,可用地西泮灌肠,剂量0.5 mg/kg,一般不超过5 mg;惊厥较重者,可用地西泮静脉注射,剂量为每次0.3~0.5 mg/kg,速度每分钟1~2 mg,必要时可在15~20分钟重复静脉注射,最大剂量不超过10 mg。②苯巴比妥:止惊效果好,维持时间长,不良反应少,负荷剂量15~20 mg/kg,分次静脉注射(速度每分钟<50 mg),24小时后给维持剂量每天4~5 mg/kg。本药与地西泮重叠应用时应监测呼吸、血压、血气和脑电图,并准备气管插管。③苯妥英钠:一般在地西泮、苯巴比妥处理无效后使用,对惊厥持续状态时可用15~20 mg/kg,速度不超过每分钟0.5~1.0 mg/kg,12小时后给予5 mg/kg维持量。需要监测血压和心电图。

(3)病因治疗。①控制高热:物理降温可用冷湿毛巾较大面积敷于额头部,必要时用冰袋放于额部、枕部或颈侧。②降低颅压:严重而反复惊厥者常有脑水肿存在,可静脉注射20%甘露醇、地塞米松和呋塞米,进行脱水治疗。③对于原因不明的新生儿惊厥,病因治疗比抗惊厥药物的使用更重要。低血糖引起的新生儿惊厥,应立即给10%葡萄糖2~4 mL/kg静脉滴注;低血钙引起的新生儿惊厥可给予10%葡萄糖酸钙1~2 mL/kg加入5%葡萄糖1~2倍稀释,缓慢静脉滴注,以纠正可能存在的低血糖、低血钙。新生儿惊厥频繁时也可能是由于维生素B_6缺乏或依赖症造成的,病因治疗采用静脉注射维生素B_6 50~100 mg,惊厥发作可立即停止。

3.中成药

(1)牛黄千金散:用于小儿惊风高热,手足抽搐。口服。每次0.6~0.9 g,每天2次。

(2)七珍丸:用于急惊风,身热,昏睡,气粗,烦躁。口服。小儿3~4个月,每次3丸;5~6个月,每次4~5丸;1岁,每次6~7丸,每天1~2次。1岁以上及体实者酌加用量。

(3)牛黄抱龙丸:用于急惊风的高热神昏抽搐。口服。每次1丸,每天1次。

4.针灸疗法

(1)体针:惊厥发作取人中、合谷、内关、太冲、涌泉、百会等穴止痉。高热取大椎、十二井穴或十宣穴(点刺放血)。痰鸣取丰隆穴,牙关紧闭取下关、颊车穴。均采取提插捻转泻法,不留针。

(2)耳针:取穴神门、脑(皮质下)、心、脑点,交感。强刺激手法。

二、慢惊风

慢惊风来势缓慢,抽搐无力,时作时止,反复难愈,常伴昏迷、瘫痪等症。

该证常见于水、电解质紊乱,代谢性疾病,中毒及各种原因引起的脑缺氧等疾病。凡上述疾病出现以惊厥为主症时,可参考本部分内容进行辨证论治。

(一)病因病机

1.脾虚肝旺

由于暴吐暴泻,或他病过用峻利之品,导致脾胃虚弱,气血生化不足,肝失所养,脾虚肝旺,肝亢而化风,形成慢惊风。

2.脾肾阳虚

久吐久泻,或喂养不当,日久伤脾,脾阳虚日久,累及肾阳,导致脾肾阳虚,筋脉失于温煦,而致时时抽动之慢脾风。

3.阴虚风动

急惊风迁延失治,或温热病后期,热邪久羁,阴液亏耗,肝肾阴虚,筋脉失于濡养,以致虚风内动。

总之,小儿的慢惊风主要由素体虚弱或久病伤及脾胃,导致脾胃虚弱或脾肾阳虚,脾土既虚则土虚木亢,肝旺生风,脾肾阳虚则形成慢脾风;肝肾阴虚则阴虚风动。其病位在肝、脾、肾,疾病性质以虚为主。

(二)辨病思路

慢惊风应注意与癫痫相鉴别。癫痫由风、痰、惊恐和瘀血等原因所致的发作性神志异常疾病,具有醒后复如常人的特点。而慢惊风则由机体脏腑虚惫而致虚风内动,具有抽搐无力,反复难愈,常伴昏迷、瘫痪等特点。

慢惊风的病因分析十分重要,可见于西医多种疾病。首先仔细询问病史,即有无外伤史,既往有无类似发作,有无家族惊厥史;根据小儿年龄特点,新生儿期慢惊风首先考虑急性缺氧缺血性脑病、代谢紊乱(低血糖、低血钙、低血镁、维生素 B_6 缺乏症或依赖症等)。2 岁以上的小儿慢惊风多为代谢性疾病,还需进行血液生化检测、头颅 CT 及核磁共振(MRI)等相关检测,以协助诊断。

1.水、电解质紊乱

水中毒、低钠血症。

2.代谢性疾病

低血糖症、半乳糖血症等。高钠血症、低镁血症及低钙血症等。苯丙酮尿症、维生素 B_6 依赖症和高氨基酸血症等。

3.中毒

儿童由于误服药物、毒物或药物过量,毒物直接作用中枢神经系统或毒物导致机体代谢紊乱引起惊厥。常见的中毒药物有阿托品、氨茶碱和马钱子等,植物性毒物有发芽马铃薯、霉变甘蔗和毒蕈等,其他毒物如有机磷、金属(铅、汞、铜)等。

4.其他

各种原因引起的脑缺氧、窒息、心源性急性脑缺氧等。

(三)治疗

1.辨证论治

慢惊风一般属于虚证,多起病缓慢,时抽时止,有时仅表现摇头或面部肌肉抽动,或某一肢体反复抽动,患儿面色苍白或萎黄,精神疲倦,嗜睡或昏迷。辨证时以脏腑辨证和八纲辨证相结合,既要辨清肝、脾、肾所在脏腑,又要辨明阴、阳的虚衰。慢惊风的治疗,重在治本,其治疗原则以温中健脾、温阳逐寒、育阴潜阳和柔肝息风为主。

(1)脾虚肝旺。

证候:形神疲惫,神志不清,反复抽搐,时作时止,抽搐无力,面色萎黄,不欲饮食,大便稀溏,色带青绿,时有肠鸣,四肢欠温,舌质淡,苔白,脉沉弱。

证候分析:脾阳虚,中焦运化失司,气血生化乏源,不能温养肢体,故见面色萎黄,四肢不温;

脾阳虚,不能温运水湿,水湿停滞于大肠,故见大便稀溏。脾虚肝旺,肝阳亢而生风,故见反复抽搐。临床以抽搐无力、神疲面萎、嗜睡露睛和纳呆便溏为辨证要点。

治法:温中健脾,柔肝息风。

方药:缓肝理脾汤加减。若四肢厥冷、大便澄澈清冷者,可加附子、肉桂、炮姜,温阳补虚;若抽搐频发者,可加钩藤、天麻、白芍、菊花等,柔肝息风。

(2)脾肾阳衰。

证候:精神萎顿,昏迷或嗜睡,面白或灰滞,口鼻气冷,额汗不温,四肢厥冷和大便澄澈清冷,手足蠕蠕震颤,舌质淡,苔薄白,脉沉细无力。

证候分析:本证为脾肾阳衰的危重阶段,即所谓"纯阴无阳"的慢脾风证。脾肾阳气衰微,阴寒内盛,故见精神萎顿,口鼻气冷,额汗不温,四肢厥冷。脾肾阳衰,肝经失于温煦,故见手足蠕蠕震颤。临床以神昏、面白、四肢厥冷和手足蠕蠕震颤为辨证要点。

治法:温补脾肾,回阳救逆。

方药:固真汤合逐寒荡惊汤加减。附子温中回阳,为治慢惊要药。气脱甚者,宜用炮附子,助温阳之力;慢惊但见阳虚阴盛、纯阴无阳时,即可投用附子,不必有所顾忌。

(3)阴虚风动。

证候:精神倦怠,面色潮红,身热消瘦,五心烦热,肢体拘挛或强直,抽搐时作,大便干结,舌质绛少津,少苔或无苔,脉细数。

证候分析:此由急惊或他病经久不愈而来,热久伤阴,肝肾阴虚,阴不潜阳所致。肝肾阴虚,无以濡养肝脉,则见肢体拘挛或强直,抽搐时作。阴虚内热,故见身热消瘦,五心烦热。临床以身热消瘦、手足心热、肢体拘挛或强直及时或抽搐为本证的辨证要点。

治法:滋补肝肾,育阴潜阳。

方药:选用大定风珠加减。若见阴虚潮热者,可加银柴胡、地骨皮、青蒿,清虚热;若见强直性瘫痪者,可选用虫类搜风药物,如全蝎、乌梢蛇、地龙、僵蚕等,搜风剔邪,但风药多燥,故宜佐当归、白芍等养血润燥之品。

2.针灸疗法

(1)体针:①脾虚肝旺证取脾俞、胃俞、中脘、天枢、气海、足三里、太冲穴,其中太冲采用泻法,其余穴位采用补法。②脾肾阳虚证取脾俞、肾俞、关元、气海、百会穴,诸穴采用补法。③阴虚风动证取关元、百会、肝俞、肾俞、三阴交、太溪穴,诸穴采用补法。

(2)灸法:取大椎、脾俞、命门、关元、气海、百会、足三里穴。用于脾虚肝亢证或脾肾阳虚证。

(3)刺四缝:对于脾虚肝旺者,可选用刺四缝治疗,2次(间隔10~14天后行第二次)。

3.推拿疗法

补脾经,清肝经,补肾经,按揉百会,推三关,拿曲池,揉中脘,按揉足三里,捏脊。每天1次。

4.沐足疗法

脾虚肝旺的患儿,选用煅龙骨20 g、淡竹叶15 g、白术15 g,约1 000 mL水煎煮以上诸药,沸腾后调至文火,药味溢出后再煎5~10分钟即可,加入适量水,沐足用,睡前沐足约10分钟,每周2~3次。

(韩国华)

第二节　过敏性鼻炎

一、概述

过敏性鼻炎(allergic rhinitis，AR)又称变应性鼻炎，是指特应性个体接触变应原后主要由IgE介导的介质(主要是组织胺)释放，并有多种免疫活性细胞和细胞因子等参与的鼻黏膜非感染性炎性疾病。随着发病率的逐年升高，过敏性鼻炎成为一个全球性的健康问题，是鼻炎中最常见的类型，会不同程度的影响生活质量，造成个人及社会的经济负担，儿童会因此影响学习成绩，重者会出现阻塞性睡眠呼吸障碍，甚至会影响到颌面部的发育。本病属中医"鼻鼽"的范畴。

二、病因

遗传和环境因素被认为是最重要的病因学因素。特应性体质的人群若反复接触环境中致敏的变应原后可发生过敏性疾病。传统上AR分为季节性与常年性变应性鼻炎。前者与花粉有关，包括风媒授粉的牧草、树、杂草及真菌芽孢，后者则常由尘螨、动物皮屑等引起。AR是由IgE介导的Ⅰ型超敏反应，常表现家族易感性。

三、诊断

(1)临床症状喷嚏、清水样涕、鼻塞、鼻痒等症状出现2项或以上，每天症状持续或累计在1小时以上。可伴有眼痒、结膜充血等眼部症状。

(2)体征：鼻内镜常见鼻黏膜苍白、水肿、鼻腔水样分泌物。

(3)变应原皮肤点刺试验阳性，和/或血清特异性IgE阳性，必要时可行鼻激发试验。

四、分类及分度

(1)分类根据症状持续时间分为间歇性变应性鼻炎和持续性变应性鼻炎。①间歇性：症状<4天/周，或<连续4周。②持续性：症状≥4天/周，且连续≥4周。

(2)根据患者症状严重程度，以及是否影响生活质量(包括睡眠、日常生活、工作和学习)，将变应性鼻炎分为轻度和中-重度。

(3)轻度：症状较轻，对生活质量尚未产生影响。

(4)中-重度症状明显或严重，对生活质量产生影响。

变应性鼻炎严重程度的客观测试：症状评分、视觉模拟量表、鼻腔气流测定等。

五、鉴别诊断

(一)急性鼻炎卡他期

病程短，无反复变应原诱发发作的临床特点，变应原皮肤试验和特异性IgE检测为阴性。

(二)非变应性鼻炎伴嗜酸性粒细胞增多综合征

症状与变应性鼻炎相似，鼻分泌物中有大量嗜酸性粒细胞，但变应原皮肤试验和特异性IgE

检测为阴性。

(三)血管运动性鼻炎

临床表现与变应性鼻炎相似,但变应原皮肤试验和特异性 IgE 检测为阴性。

六、治疗

(一)避免接触变应原

(1)常打扫居住空间减少尘螨数量;维持居住空间相对湿度至 60% 以下,但过低(如低于 30%~40%)会造成不适;清扫地毯;清洗床上用品、窗帘,螨变应原溶于水,水洗纺织品可清除其中的大部分变应原;使用有滤网的空气净化机及有除尘螨功能的吸尘器等。

(2)相应花粉致敏季节,回避变应原。

(3)对动物皮毛过敏的患者回避变应原。

(二)药物治疗

药物治疗选择应考虑以下因素:疗效、安全性、费用/效果比等。常用鼻内和口服给药,疗效在不同患者之间可能有差异。停药后无长期持续疗效,因此对持续性变应性鼻炎需维持治疗。延长治疗时间并不发生快速耐药性。鼻内给药具有许多优点,高浓度药物可直接作用于鼻部,避免或减少了全身副作用。但对于伴有其他过敏性疾病患者,药物需要作用不同靶器官,鼻内给药不是最佳选择,推荐全身药物治疗。

1.抗组胺药

口服或鼻用第 2 代或新型 H_1 抗组胺药,可有效缓解鼻痒、喷嚏和流涕等症状。适用于轻度间歇性和轻度持续性变应性鼻炎,与鼻用糖皮质激素联合治疗中-重度变应性鼻炎。

2.糖皮质激素

鼻用糖皮质激素,可有效缓解鼻塞、流涕和喷嚏等症状。对其他药物治疗无反应或不能耐受鼻用药物的重症患者,可采用口服糖皮质激素进行短期治疗。

3.抗白三烯药

对变应性鼻炎和哮喘有效。

4.色酮类药

抗白三烯药对缓解鼻部症状有一定效果,滴眼液对缓解眼部症状有效。

5.鼻内减充血剂

鼻内减充血剂对鼻充血引起的鼻塞症状有缓解作用,疗程应控制在 7 天以内。

6.鼻内抗胆碱能药物

鼻内抗胆碱能药物可有效抑制流涕。

(三)免疫治疗

免疫治疗是世界卫生组织推荐的可能改变疾病进程的疗法。变应原特异性免疫治疗常用皮下注射和舌下含服。疗程分为剂量累加阶段和剂量维持阶段,总疗程不少于 2 年。应采用标准化变应原疫苗,由具备资质的人员进行操作。

1.适应证

主要用于常规药物治疗无效的由尘螨导致变应性鼻炎的患者。

2.禁忌证

(1)合并持续性哮喘。

(2)患者正使用β受体阻滞剂。

(3)合并其他免疫性疾病。

(4)5岁以下儿童。

(5)妊娠期妇女。

(6)患者无法理解治疗的风险性和局限性。免疫治疗可能出现局部和全身不良反应。

（四）外科治疗

(1)经药物或免疫治疗鼻塞症状无改善,有明显体征,影响生活质量。

(2)鼻腔有明显的解剖学变异,伴有功能障碍。

(3)合并慢性鼻-鼻窦炎、鼻息肉,药物治疗无效。外科治疗不作为常规治疗变应性鼻炎的方法。

（五）中医治疗

1.中药治疗

受外邪(风邪、风寒或异气)的侵袭,则突然发热,喷嚏频作,鼻流清涕量多,甚至难以自控,并畏风怕冷,突然发作或反复发作,舌淡苔薄白,脉虚弱。治当益肺散寒,益气固表。方用通窍止涕汤加减。

(1)组成:黄芪、桔梗、荆芥、防风、辛夷、苍耳子、细辛、党参、桂枝。

(2)治则:益气散寒,通窍止涕。

(3)主治:肺气虚寒,风寒之邪聚于鼻窍而致鼻痒喷嚏频作,清涕如水,鼻塞,遇风冷发病或病情加重。舌淡,苔薄白,脉浮缓。

(4)方解:肺气虚寒,卫气不固,受风寒或邪气的侵袭而致寒湿之邪聚于鼻窍所致。邪正相争而喷嚏时作,风邪走窍而鼻痒;脾运失常,寒湿滞于鼻窍,肺失清肃,气不摄津则鼻流清涕故治当益气固表,散寒利湿,通窍止涕。方中以桂枝、荆芥、防风疏风散寒;辛夷、苍耳子通鼻窍散湿止涕;桔梗、细辛宣肺通窍;黄芪、党参补肺固表,扶正治本。

本方为治疗过敏性鼻炎的基础方。过敏性鼻炎也称变应性鼻炎,是临床常见和多发的疾病,可常年发病,也可呈季节性发作,属于过敏性疾病,多合并支气管哮喘。以往西医认为这种过敏性疾病乃先天所致,故难以治愈,所以使很多过敏性鼻炎患者多年忍受着鼻炎与哮喘之苦,但近年来通过让该类患者服益气散寒、通窍止涕的中药可使患者的症状得以缓解,过敏体质得以控制,受到变应原的侵袭也不会再有鼻炎症状的发生。

2.特效灸疗方法

(1)艾炷灸:取厚度约0.3 cm鲜生姜片,用针在其中央扎数个孔,以利于药力透达穴位。将艾炷置其上并捏实,置于穴位上,患者感觉发烫时,将姜片轻轻抬起,调节到感觉热气向里透达而且能耐受为度。每穴灸2～3壮,换穴同时更换新姜片。取穴:大椎、膻中、肺俞、膏肓、肾俞、脾俞。每天1次,7次为1个疗程。

(2)艾条灸:患者取平卧位,取艾条在距穴位2～3 cm处施行温和灸,灸至皮肤潮红微烫为度,每穴约15分钟。每天1次,10次为一个疗程。取穴:大椎、膻中、足三里。

(3)天灸。斑蝥灸:将斑蝥生药粉碎后备用,每穴0.05 g,将3 cm×3 cm胶布中间剪一个直径1 cm的圆洞贴在大椎、肺俞、膏肓、肾俞、膻中穴上,穴位露出圆洞,药物水调后放在圆洞中,另取胶布覆盖住圆洞,每次敷贴时间2小时。若期间患者贴敷处皮肤见发红起水疱,随即揭去胶布,10天1次,3次为1个疗程。

3.针灸治疗

(1)取穴:迎香、印堂、风门、足三里。

(2)辨证加减:脾气虚加脾俞、三阴交,肾虚加命门、肾俞。

(3)操作:迎香用 0.5 或 1 寸毫针向内斜刺 0.2 寸左右,不提插捻转;印堂针尖向下斜刺 0.5～0.8 寸,捻转平补平泻,最好针感向鼻部反射;风门用 1 寸毫针从脊柱两侧向脊柱方向斜刺,与皮肤呈 30°角,捻转平补平泻;足三里直刺 1 寸,用捻转补法,或加针柄灸。脾俞用 1 寸毫针向脊柱方向斜刺,与皮肤呈 30°角,捻转补法;三阴交直刺 1 寸,用捻转补法;命门垂直进针 0.3～0.5 寸,捻转补法;肾俞直刺 1～1.2 寸,提插捻转补法。

(4)方义:迎香位于鼻翼两侧外缘,印堂位于鼻子顶部,为通鼻窍要穴,对鼻疾均有清宣开窍之近治作用。风门为足太阳膀胱经穴,太阳主一身之表,外邪由此侵袭入里,风门又是风邪出入之门户,故可祛风散寒。足三里为强壮要穴,"邪之所凑,其气必虚",针灸温补之,可补中益气,提高免疫力,增强抗病能力。脾俞为脾之背俞穴,补益中气,三阴交为足三阴之会,调补三阴以益脾、养肝、滋肾,命门、肾俞温阳固本、益肾调督,以疏调患儿经气,达到标本同治的目的。

4.其他针灸法

(1)耳针疗法。①取穴:内鼻、外鼻、肺、肾上腺。②操作:将王不留行籽用胶布贴于所取耳穴,两耳交替,每天按压 3、4 次,每次按压 1～2 分钟。

(2)腧穴敷贴疗法。①取穴:大椎、肺俞、风门、肾俞、足三里。②操作:白芥子、细辛、甘遂,以 5∶3∶2 配比或白芥子、元胡、细辛、甘遂,等量配比。以上任选一方,研成细末,用鲜生姜汁或蜂蜜调和,制成药饼,于"三伏天"的头伏、中伏、末伏,敷贴于上穴,用胶布固定,敷贴 2 小时,若患儿感灸热难忍,则提前揭去,无须起疱,以免皮肤破损感染,影响治疗。也可在发作时敷贴,方法同上。

(3)温和灸疗法。①取穴:迎香、合谷、印堂、通天、风池、足三里。②操作:每穴温灸 10～20 分钟,每天或隔天 1 次,连灸 1～3 个月。

(4)腧穴激光照射疗法。①取穴:迎香、印堂、阿是穴(鼻腔)。②操作:用氦-氖激光器照射,激光波长 632.8～650.0 nm,输出功率 1.5～6 mW,每穴照射 5 分钟,每天 1 次,5～10 次为 1 个疗程。

(5)头皮针疗法。①取穴:额中线、额旁 1 线(双)。②操作:用 1 寸针向下平刺 0.5～0.8 寸,用抽提法,配合揉鼻等运动。

(6)刺络疗法。①取穴:通天、上星、少商。②操作:以三棱针点刺出血。

5.沐足疗法

白芷 10 g、苍耳子 10 g、辛夷花 10 g、柴胡 10 g、白术 10 g、扁豆 10 g、防风 10 g,约 1 000 mL 水煎煮以上诸药,沸腾后调至文火,药味溢出后再煎 5～10 分钟即可,加入适量水,沐足用,睡前沐足约 10 分钟,每周 2～3 次。

七、预后和调养

(1)过敏性鼻炎在切断变应原后,采用针灸方法治疗预后较好,随着小儿生长发育,免疫力会加强,一般不会留后遗症。

(2)查出变应原后,应尽量避免与之接触。减少小儿户外活动,外出注意防寒,尽量不接触花草或者柳絮。外出时最好戴口罩。远离宠物。

（3）加强体育锻炼，可进行耐寒训练，用冷水洗脸，多晒太阳。

（4）保持良好的精神状态，情绪刺激可诱发鼻炎。

（5）平衡饮食，多食蔬菜水果，少食冰冷或寒性的食物。

（6）天气转凉，可常用双手食指尖按揉迎香穴，至明显发热或感觉鼻通气，多喝热开水。

（7）食疗参考方。①辛夷豆腐汤：辛夷 15 g，豆腐 250 g，同煮，喝汤吃豆腐，每天 1 次。②菊花粥：菊花、桑叶各 15 g，粳米 60 g，将菊花、桑叶加水煎煮，去渣取汁，放入粳米煮粥服用，每天 1 次。③红枣苍耳汤：红枣 10 枚，苍耳子 9 g 同煮汤，饮汤食枣。

（韩国华）

第三节 手 足 口 病

手足口病（hand-foot-mouth disease，HFMD）以婴幼儿发病为主，是全球性传染病是由多种肠道病毒感染引起的常见传染病，最常见的是柯萨奇 A 组 16 型（CoxA16）和肠道病毒 71 型（EV71）。多数患者以手、足、口腔等部位的斑丘疹、疱疹、溃疡为主要临床表现。

一、临床特点

（一）流行病学

1.传染源

人是唯一宿主，患者及隐性感染者是传染源。患者在发病 1～2 周自咽部排出病毒，3～5 周从粪便中排出病毒。

2.传播途径

本病传染性强，主要通过呼吸道飞沫或粪-口传播，也可经过患者皮肤黏膜疱疹液而感染。患者和病毒携带者的粪便、呼吸道分泌物及黏膜疱疹液中均含有大量病毒，特别是污染的手、毛巾、手绢、牙杯、玩具、食具、奶具、床上用品及医疗器具等均可造成本病传播。

3.易感人群

人群普遍易感，显性感染和隐性感染后均可获得特异性免疫力，持续时间尚不明确。各年龄组均可感染发病，其中发病率最高的是 10 岁以下年龄段。4 岁以内占发病数 85％～95％。

4.流行特征

分布广泛，无明显的地区性，四季均可发病，以夏秋季多见；5～7 月可有感染高峰，冬季的发病较少见。流行期间，可发生托儿所及幼儿园集体感染和家庭聚集发病现象。

5.国外情况

1957 年新西兰首次报导该病，1958 年分离出柯萨奇病毒，1959 年提出"手足口病"命名，美国、澳大利亚、意大利、法国、荷兰、西班牙、罗马尼亚、巴西、加拿大、德国等国家经常发生由各型柯萨奇、埃可病毒和 EV71 引起的手足口病。日本是手足口病发病较多的国家，历史上有过多次大规模流行。

6.国内情况

我国自 1981 年在上海发现本病，以后北京、河北、天津、福建、吉林、山东、湖北、广东等十几个省(市)均有报导。1983年天津发生CoxA16引起的手足口病暴发流行,5～10月发生了7 000余病例;经过2年散发流行后,1986年又出现了以托儿所及幼儿园为主的暴发。1995年武汉病毒研究所从手足口患者中分离出EV71病毒,1998年深圳市卫生防疫站从患者分离出2株EV71病毒。2000年5～8月山东省招远市小儿手足口病暴发,市人民医院接诊患儿1 698例,其中男1 025例,女673例,年龄最小5个月,最大14岁;3例合并暴发性心肌炎死亡。2006年,全国共报告手足口病13 637例(男性8 460例,占62.04%;女性5 177例,占37.96%),死亡6例(男性4例,女性2例)。

(二)临床表现

潜伏期多为2～10天,平均3～5天。

1.普通病例

(1)大部分病例急性起病,发热,口腔黏膜出现散在疱疹,手、足和臀部出现斑丘疹、疱疹,疱疹周围可有炎性红晕,疱内液体较少。可伴有咳嗽、流涕、食欲减退等症状。

(2)部分病例仅表现为皮疹或疱疹性咽峡炎,不典型皮疹表现如单一部位或仅表现为斑丘疹。多在一周内痊愈,预后良好。

2.重症病例

少数病例尤其是小于3岁者病情进展迅速,在发病1～5天出现脑膜炎、脑炎(以脑干脑炎最为凶险)、脑脊髓炎、肺水肿、循环障碍等,极少数病例病情危重,可致死亡,存活病例可留有后遗症。

(1)神经系统表现:精神差、嗜睡、易惊、头痛、呕吐、谵妄甚至昏迷;肢体抖动,肌阵挛、眼球震颤、共济失调、眼球运动障碍,无力或急性弛缓性麻痹,惊厥。查体可见脑膜刺激征,腱反射减弱或消失,巴氏征等病理征阳性。

(2)呼吸系统表现:呼吸浅促、呼吸困难或节律改变,口唇发绀,咳嗽,咳白色、粉红色或血性泡沫样痰,肺部可闻及湿啰音或痰鸣音。

(3)循环系统表现:面色苍灰、皮肤花纹、四肢发凉,指(趾)发绀,出冷汗,毛细血管再充盈时间延长。心率增快或减慢,脉搏浅速或减弱甚至消失,血压升高或下降。

(三)重症病例识别要点

(1)持续高热不退。

(2)精神差、呕吐、易惊、肢体抖动、无力。

(3)呼吸增快。

(4)心率增快、出冷汗、手足末梢血液循环不良。

(5)外周白细胞计数明显增高、高血糖。

具以上特征,有短期内发展成重症病例可能。

(四)实验室检查

1.血常规

白细胞计数正常或降低,病情危重者白细胞计数可明显升高。

2.血生化检查

部分患者谷丙转氨酶(ALT)、谷草转氨酶(AST)、CK-MB可轻度升高,并发多器官功能损害者Cr、BUN等指标可升高;危重者肌钙蛋白、血糖可升高。

3.脑脊液检查

脑压增高,外观清亮,白细胞计数增多,多以单核细胞为主,糖和氯化物正常,蛋白正常或轻度增多。脑脊液病毒中和抗体滴度升高有助于明确诊断。

4.病原学检查

组织培养分离肠道病毒是目前诊断的金标准,CoxA16、EV71等肠道病毒特异性核酸检测是手足口病病原确认的主要方法,其中咽、气道分泌物、疱疹液、粪便阳性率较高。

5.血清学检查

急性期与恢复期检查血清 IgG 抗体,有 4 倍以上的升高或特异性 IgM 抗体阳性证明病毒感染。

6.血气分析

轻症患者血气分析无异常,重症患者呼吸系统受累时,可有血氧饱和度和动脉血氧分压降低、二氧化碳分压升高、酸中毒等酸碱平衡紊乱。

（五）影像学检查

1.胸部 X 线检查

胸部 X 线检查可表现为双肺纹理增多,网格状或斑片状阴影,部分病例以单侧为主,中、晚期出现双肺大片浸润影及胸腔积液。

2.胸部 CT 检查

胸部 CT 检查出现神经源性肺水肿时,肺部 CT 表现为"蝶翼征"或弥漫而无规律的斑片状、团絮状的高密度影。

3.磁共振检查（MRI）

神经系统受累者以脑干、脊髓灰质损害为主。

二、诊断

（一）临床诊断病例

具有以下特点者为临床诊断病例,极少数重症病例皮疹不典型,临床诊断困难,需结合病原学或血清学检查做出诊断。无皮疹病例,临床不宜诊断为手足口病。部分接种疫苗患儿临床症状也不典型,但多为轻症。

（1）在流行季节发病,常见于学龄前儿童,婴幼儿多见。

（2）发热伴手、足、口、臀部皮疹,部分病例可无发热。

（二）确诊病例

临床诊断病例具有下列之一者可确诊病例。

（1）肠道病毒（CoxA16、EV71 等）特异性核酸检测阳性。

（2）分离出肠道病毒,并鉴定为 CoxA16、EV71 或其他可引起手足口病的肠道病毒。

（3）急性期与恢复期血清 CoxA16、EV716 或其他可引起手足口病的肠道病毒中和抗体有 4 倍以上的升高。

（三）临床分型

1.普通病例

手、足、口、臀部皮疹,伴或不伴发热。

2.重症病例

(1)重型:出现神经系统受累表现,如精神差、嗜睡、易惊、谵妄;头痛、呕吐;肢体抖动,肌阵挛、眼球震颤、共济失调、眼球运动障碍;无力或急性弛缓性麻痹;惊厥。体征可见脑膜刺激征,腱反射减弱或消失。

(2)危重型:出现下列情况之一者。①频繁抽搐、昏迷、脑疝;②呼吸困难、发绀、血性泡沫痰、肺部啰音等;③休克等循环功能不全表现。

三、鉴别诊断

1.其他儿童发疹性疾病

手足口病普通病例需要与幼儿急疹、带状疱疹、丘疹性荨麻疹、水痘、不典型麻疹、风疹等鉴别。可根据病史及伴随症状、流行病学特点等进行鉴别,以皮疹形态及部位最为重要,最终依据病原学和血清学检测进行鉴别。

2.其他病毒所致脑炎或脑膜炎

由其他病毒引起的脑炎或脑膜炎,如单纯疱疹病毒、巨细胞病毒(CMV)、EB病毒、呼吸道病毒等,临床表现与手足口病合并中枢神经系统损害的重症病例表现相似,应根据病原学检查鉴别。

3.肺炎

重症手足口病可发生神经源性肺水肿,应与肺炎鉴别。肺炎以发热、咳嗽、呼吸急促等呼吸道症状为主要表现,胸片减轻或加重均呈逐渐演变,可出现肺实变病灶、肺不张及胸腔积液,一般无皮疹,无粉红色或血性泡沫痰等。

4.暴发性心肌炎

以循环障碍为主要表现的重症手足口病病例需与暴发性心肌炎鉴别。暴发性心肌炎无皮疹,有严重心律失常、阿-斯综合征发作、心源性休克的表现,心肌酶谱明显升高,心脏彩超提示心脏扩大,心功能异常恢复较慢。最终依据病原学和血清学检测进行鉴别。

四、治疗

(一)普通病例

1.一般治疗

(1)消毒隔离避免交叉感染:轻症患者可在家中或门诊隔离,体温正常、皮疹消退及水疱结痂可解除隔离,一般需要10~14天,物品用含氯消毒液浸泡及煮沸方式等彻底消毒。

(2)做好皮肤和口腔护理:剪短患儿指甲,必要时包裹双手,防止抓破皮疹,破溃感染,疱疹破裂者,局部涂抹1%的甲紫或抗生素软膏。患儿衣服、被褥保持清洁干燥,有口腔疱疹及咽痛患儿每次餐后应用温水漱口,口腔糜烂时可涂金霉素、鱼肝油。

(3)饮食和休息:给予易消化的流质或半流质,富含高热量、高蛋白,食物宜偏温略凉,避免辛辣,以减少对口腔溃疡面的刺激。发病后适当卧床休息,多饮开水。

2.对症治疗

发热等症状采用中西医结合治疗。

（二）重症病例

1.神经系统受累治疗

（1）控制颅内高压：限制液体入量，积极给予甘露醇降颅压治疗，每次0.5～1.0 g/kg，每4～8小时一次，20～30分钟快速静脉注射，根据病情调整给药间隔时间及剂量，必要时用呋塞米。

（2）酌情应用糖皮质激素。参考剂量：甲泼尼龙每天1～2 mg/kg；氢化可的松每天3～5 mg/kg；地塞米松每天0.2～0.5 mg/kg，病情稳定后，尽早减量或停用。个别病例进展快、病情凶险可考虑加大剂量，如在2～3天内每天给予甲泼尼龙10～20 mg/kg（单次最大剂量不超过1 g）或地塞米松0.5～1.0 mg/kg。

（3）酌情应用静脉注射免疫球蛋白，总量2 g/kg，分2～5天给予。

（4）其他对症治疗：降温、镇静、抗惊厥治疗。

（5）严密观察病情变化，密切监护。

2.呼吸、循环衰竭治疗

（1）保持呼吸道通畅，吸氧。

（2）确保两条静脉通道通畅，监测呼吸、心率、血压和血氧饱和度。

（3）呼吸功能障碍时，及时气管插管使用正压机械通气，建议呼吸机初调参数：吸入氧浓度80％～100％，气道峰压（PIP）2.0～3.0 kPa（20～30 cmH$_2$O），呼气末正压（PEEP）0.4～0.8 kPa（4～8 cmH$_2$O），F为20～40次/分，潮气量6～8 mL/kg，根据血气、X线胸片结果随时调整呼吸机参数。适当给予镇静、镇痛。如有肺水肿、肺出血表现，应增加PEEP，不宜进行频繁吸痰等降低呼吸道压力的护理操作。

（4）在维持血压稳定的情况下，限制液体入量，有条件者根据中心静脉压、心功能、有创动脉压监测调整液量。

（5）头肩抬高15°～30°，保持中立位，留置胃管、导尿管。

（6）根据血压、循环的变化可选用米力农、多巴胺、多巴酚丁胺等药物，酌情应用利尿药物。

（7）保护重要脏器功能，维持内环境的稳定。

（8）监测血糖变化，严重高血糖时可应用胰岛素。

（9）抑制胃酸分泌：可应用胃黏膜保护剂及抑酸剂等。

（10）继发感染时给予抗生素治疗。

3.恢复期治疗

（1）促进各脏器功能恢复。

（2）功能康复治疗。

（3）中西医结合治疗。

（三）中医治疗

1.普通病例

（1）肺脾湿热证：清热解毒，化湿透邪。

基本方药：甘露消毒丹加减，中成药有蓝芩口服液、芩翘口服液、小儿豉翘清热颗粒、金莲清热泡腾片、抗病毒口服液等。

（2）湿热郁蒸证：清气凉营、解毒化湿。

基本方药：清瘟败毒饮加减，中成药有紫雪丹或新雪丹等。

2.重型病例

毒热动风证:解毒清热、息风定惊。

基本方药:羚羊钩藤汤加减,中成药有安宫牛黄丸、紫雪丹或新雪丹等。

3.危重型病例

心阳式微,肺气欲脱证:回阳救逆。

基本方药:参附汤加味。

4.恢复期

气阴不足,余邪未尽:益气养阴,化湿通络。

基本方药:生脉散加味;手足口病合并弛缓型瘫痪者进入恢复期应尽早开展针灸、按摩等康复治疗。

5.外治法

口咽部疱疹可选用青黛散、双料喉风散、冰硼散、口腔炎喷雾机等,每天2～3次。

6.中药沐足或者药浴

选用土茯苓15 g、薏苡仁10 g、鱼腥草10 g、藿香10 g,约1 000 mL水煎煮以上诸药,沸腾后调至文火,药味溢出后再煎5～10分钟即可,加入适量水,沐足用,睡前沐足约10分钟连续3～5天,年龄较小者可予药浴。

五、并发症

手足口病可以引起多系统的并发症,其中最常见、最严重的并发症是呼吸系统、心血管系统、神经系统疾病,是手足口病死亡的主要原因。

六、预防

(1)正确洗手。

(2)阻挡飞沫。

(3)不要共用个人物品。

(4)手足口高发季节,少让孩子到拥挤公共场所,如游乐场、市场、游泳池等。

(5)为5岁以下儿童接种肠道病毒EV71型灭活疫苗可以减少由该病毒所引起的重症手足口病几率。

(6)注意隔离期为待皮疹结痂后1周或发病之日起2周。

(7)中医认为手足口病为湿热导致,加之口腔疱疹疼痛,饮食应当以清淡流质或者半流质为主。比如稀饭、烂面、苹果汁等等,避免鱼腥,不吃芒果、菠萝、榴莲、荔枝等性偏热或者湿热水果,不吃饼干、巧克力、辣条等零食。

(韩国华)

第四节 遗 尿 症

小儿遗尿症是指小儿≥5岁,睡眠状态下不自主排尿≥2次/周,持续6个月以上。其病因复杂,临床上表现可分为原发性与继发性遗尿或单纯性与复杂性遗尿,可伴随有多种排尿障碍和异常出现,因而又涉及多个学科。根据小儿遗尿的特点,小儿夜间遗尿有以下几个亚型:原发性夜间遗尿、发作性夜间遗尿、家族性夜间遗尿和夜间多尿性遗尿。其中属原发性遗尿者约为69%,继发性者约为31%,男多于女。与之有关的因素:睡眠深、家族遗传史、白天排尿控制不佳、尿急、便秘。既往史中多见尿路感染、哮喘、头痛。ButlerR J等对英格兰13 973名儿童进行长达10年的随访观察,结果发现5岁儿童小儿遗尿症发生率为30%,10岁儿童小儿遗尿症发生率为9.5%。小儿遗尿症在不同国家地区均为儿童常见疾病。遗尿可严重损害儿童的自尊,导致严重的心理与可能的精神异常。成功的治疗可使其自尊正常化。故小儿遗尿症的积极诊治具有重要的意义。

一、排尿生理

随意排尿是一个复杂的生理过程,受大脑皮质的控制,其反射中枢在骶髓。大脑皮质对骶髓的排尿中枢有抑制作用,当尿液在膀胱充盈到一定程度时,膀胱压力急剧升高,大脑皮质解除对骶髓排尿中枢的抑制,排尿中枢传出运动冲动,引起排尿。另一方面大脑皮质可刺激排尿中枢,使逼尿肌收缩,在膀胱充盈不足时也可引起排尿,即想排尿就排尿,称自主性(或随意性)排尿。

二、病因与发病机制

小儿遗尿症的病因和发病机制还不明确。19世纪初强调器质性病因,进而注意到心理、精神因素,1950年后又认识到与遗传及基因有关。

(一)排尿控制中枢发育不全或发育迟缓

完成排尿的神经次高级中枢位于脑干和脊髓,婴幼儿排尿主要由次高级中枢控制,是一种反射性行为,即膀胱充盈时诱导逼尿肌收缩并协调性引起括约肌舒张。整个过程无需意识参与。发育完全后,正常情况下排尿控制指令则由大脑皮层有关中枢发出。若发育不全,则将保留婴幼儿排尿特点,使睡眠中大脑皮层控制能力下降,即出现遗尿。

(二)睡眠和觉醒功能发育迟缓

膀胱充盈的传入冲动不足以使患儿从睡眠转入觉醒状态,甚至许多患儿被错误地诱导进入"一个有良好排尿环境"的梦境中,并在梦中"排尿"。原发性夜间遗尿症患儿的睡眠尿流动力学研究表明遗尿发作在膀胱充盈达到最大白天容量时,患儿不能觉醒排尿或者无意识延迟排尿。Neveus等研究显示,高的唤醒阈是夜间遗尿有关的致病因素之一,患儿可能不仅比非遗尿同龄人睡得更深,也可能睡得更好。遗尿可随机出现在每个睡眠阶段。

(三)神经内分泌因素

遗尿患儿在夜间缺少正常垂体激素——精氨酸抗利尿激素(AVP)的分泌,导致相对较多的夜间尿量和较低夜间尿渗透压。Walle认为,除血管升压素日夜节律紊乱外,可能同时还有肾功能(如肾小管-肾小球反馈)的紊乱。但有人认为遗尿者与无遗尿者抗利尿激素分泌没有差别,尿量增加是由于肾对抗利尿激素反应差或肾小管重吸收异常所致。这正是为何使用抗利尿激素替代疗法治疗效果不同的原因。Natochin等报告原发性夜间遗尿症患儿肾小球滤过率正常,而夜间利尿和溶质排泄增加。夜间遗尿患儿出现肾功能改变是由髓襻粗升支水和离子重吸收下降所致。这部分肾单位离子运输调节改变,在给予精氨酸加压素或双氯芬酸后,前列腺素分泌下降,恢复了肾离子和水的运输,夜间遗尿消失。但是Kuznetsova等认为,夜间遗尿者肾功能的改变不是由于较高的前列腺素分泌,而是前列腺素的作用相对占优势。

(四)遗传方面

遗尿症患儿中常有家族史。双亲中有一个遗尿,则 44% 的小儿遗尿,双亲都遗尿,则 77% 小儿遗尿。双胞胎有更高的一致性。小儿和双亲的遗尿缓解年龄相似。遗传研究发现,遗尿基因位于 13 号染色体长臂上,是常染色体显性遗传。遗尿基因可能在膀胱平滑肌收缩中发生作用,并且可能引起肾小管重吸收机制异常。

(五)精神心理因素

遗尿症患儿的感情紊乱略多于正常儿童。增加儿童生活中的应激,如兄弟姐妹、双亲间的争吵,运动,不适应新环境或其他一些损伤,都与继发性遗尿有关。Jarelin 报道精神心理因素的学说有 3 种:①精神分析理论,认为本症为性心理的冲突,因遗尿症常于开始手淫的年龄时症状消失;②心理动力学理论,认为本症是压抑冲动的间接表达;③学习中断理论,认为是小儿分裂的经验增加了其遗尿的易感性。精神心理与遗尿的关系仍是一有争议的问题,前者是遗尿的原因或仅是其加重或仅是羞愧和被惩罚之结果尚不肯定,人格方面更多见于压抑者。

(六)不良的排便习惯

有些儿童习惯过度抑制排尿和排便,如两腿交叉扭曲或坐在脚后跟,每天排尿仅 2～3 次和严重便秘,明显增加遗尿和尿道感染机会。

(七)膀胱功能障碍、解剖因素及尿道感染

膀胱功能障碍包括功能性膀胱容量减少、逼尿肌不稳定、下尿路梗阻致逼尿肌过度收缩。单纯性遗尿症患儿 80% 以上存在着不稳定膀胱,50% 以上功能性膀胱容量减少。Medel 等用尿流动力学研究调查 33 例原发性夜间遗尿症患儿,超过一半有异常的尿流动力学发现,最常见的是不稳定逼尿肌收缩。功能性症状遗尿症患儿,90% 以上存在着不稳定膀胱,5% 以上存在着懒膀胱。在不稳定膀胱中,约 50% 在不稳定膀胱时尿道外括约肌出现收缩,约 30% 在不稳定膀胱时尿道外括约肌舒张。懒膀胱表现为膀胱容量增大、感觉迟钝,逼尿肌收缩力弱伴剩余尿。器质性症状性遗尿症尿流动力学表现与其原发病因有关。解剖因素及尿道感染如输尿管异位开口、膀胱阴道瘘、膀胱炎等均可造成器质性症状性遗尿。

三、临床表现

患儿经常遗尿,每夜发生 1～2 次,有时候一夜发生多次,患儿遗尿后并不觉醒,遗尿的时间大多在上半夜,当处在第 3、第 4 深睡眠阶段(非眼快动期),小儿醒时不觉有排尿的梦境。少数可在后半夜第 1、第 2 浅睡眠阶段(眼快动期)发生遗尿,小儿醒时有排尿的梦境记忆。遗尿可持续数月,也有消失后再出现。临床无排尿困难等泌尿系统症状,尿常规正常。小儿常有心理负担而不愿意与同学交往,在睡前则提心吊胆地担忧遗尿。一些家长对患儿不做耐心的诱导,对患儿施加压力,加重患儿精神负担,可产生恶性循环,形成顽固性遗尿。

四、诊断

小儿≥5 岁,睡眠状态下不自主排尿≥2 次/周,持续时间超过 6 个月以上的小儿可以诊断为遗尿症。但对遗尿患儿,首先要确定为功能性的还是器质性的。通过询问病史、体检、尿检查和影像学检查等以明确有无器质性疾病,其中膀胱 B 超检查非常重要。重点注意下列疾病:①泌尿系统疾病,如包茎、包皮过长、尿路感染等,除病史、体检外,应做尿常规或尿培养,必要时做静

脉肾盂造影;②神经系统疾病,如脊髓损伤、癫痫、大脑发育不全等,这些疾病各有其特点及神经症状和体征,一般诊断不难。脊柱裂者可做局部 X 线照片确定;③其他,如糖尿病、尿崩症,由于多尿而遗尿;蛲虫病局部刺激,便秘等要注意。

五、治疗

遗尿给患儿及家长带来的精神负担是很大的,它会对儿童的心理造成负面影响。因此必须重视儿童遗尿问题,正确对待小儿遗尿,积极治疗小儿遗尿症。

(一)遗尿报警器

使用方便,安全有效。它是通过将尿湿感应器放在床单上,当孩子一尿湿时,即警铃报警叫醒孩子排尽余尿并清洁床单,通过这样反复训练使孩子最终能感受到尿意而自觉醒来排尿。有效率在 70%~80%。

(二)膀胱功能训练

一般儿童的膀胱可容纳 300 mL 左右的尿液,白天应多鼓励孩子多饮水,有意识的使膀胱多储尿,当每次尿液达 350 mL 以上,患儿的膀胱便具备了一定的储存尿液的功能,然后再训练孩子排尿中途停止再排尿,以训练膀胱括约肌的功能,达到令患儿可以自己控制排尿的目的。此方法较适用于夜间多次尿床或白天尿湿裤的孩子。

(三)药物治疗

精氨酸加压素于 1960 年合成,已成功地用于治疗小儿夜间遗尿,它是通过浓缩尿液和减少尿液的产生达到治疗目的。用法:0.1~0.2 mg(效果欠佳时可渐增到 0.4 mg)每晚睡前半小时口服,服药前 1 小时及服药后不宜喝水及饮料,以免引起水潴留。总疗程 3~6 个月。用药 6 周后无效者为无效。

自主神经类药物及中枢兴奋药物,一般以 1 个月为 1 个疗程,然后逐渐减量至停药。①自主神经类药物中抗胆碱药物可增加功能性膀胱容量,减少膀胱的无抑制性收缩,故对尿动力学紊乱所致遗尿症有效。常用药为盐酸丙咪嗪,类似药物尚有去甲替林、阿米替林、地昔帕明等。②中枢兴奋药常用甲氯芬酯,主要作用于中枢外周神经系统,增加膀胱容量,对中枢神经的作用包括抗抑制活动,使易于"唤醒"睡眠中的小儿,约 50%遗尿症可被治愈,15%~20%有进步,但停药后 60%可复发。

(四)中医治疗

1.辨证分型

(1)肺脾气虚证:夜间遗尿,日间尿频而量多,经常感冒,面色少华,神疲乏力,食欲缺乏,大便溏薄,舌质淡红,苔薄白,脉沉无力。

(2)肾气不足证:寐中多遗,可达数次,小便清长,面色少华,神疲乏力,较同龄儿稍差,肢冷畏寒,舌质淡,苔白滑,脉沉无力。

(3)心肾失交证:梦中遗尿,寐不安宁,烦躁叫扰,白天多动少静,难以自制,或五心烦热,形体较瘦,舌质红,苔薄少津,脉沉细而数。

(4)肝经郁热证:寐中遗尿,量少色黄,性情急躁,夜间龂齿,面赤唇红,口渴欲饮,舌质红,苔薄黄,脉弦数。

(5)膀胱湿热证:遗尿量少,伴有尿频、排尿疼痛、夜间烦热、面赤唇红、性情急躁易怒,渴不多饮,舌红苔黄腻,脉滑数。

临床上小儿遗尿中脾肾两虚、肾气不足型较为多见,中医体质辩识属于气虚质和阳虚质。

2.治疗方案

(1)主穴:神阙、关元、中极、三阴交。

(2)配穴:肺脾气虚证加肺俞、脾俞、中脘,肾气不足证加肾俞、气海、关元,心肾失交证加涌泉,肝经郁热证加膈俞、肝俞、胆俞、阳陵泉,膀胱湿热证加大肠俞、膀胱俞、阴陵泉。

(3)肝经郁热者,可选用刺四缝治疗,2次(间隔10~14天后行第二次)。

3.其他疗法

(1)温和灸:取关元、肾俞、足三里、中极、膀胱俞、三阴交施以温灸10~20分钟,随症加减。

(2)小儿推拿:揉百会,补肾经,按人中,揉外劳,揉肾俞,擦八髎至局部发热,揉丹田各300~500下,随症加减。

(3)中药熏蒸:①取益智仁、锁阳、芡实、桑螵蛸、金樱子、肉桂、黄芪、茯苓、桂枝、升麻、淡竹叶、透骨草适量装入药罐中,煮沸后趁热熏蒸腰背部。②取丁香、附子、益智仁、补骨脂、煅龙骨、煅牡蛎、硫黄等适量粉碎,隔药熏脐。

(4)中药热熨:证属虚者,选用丁香、补骨脂、金樱子、白术、益智仁、覆盆子,或肉桂、附子、补骨脂、何首乌、五倍子等中药;证属实者,取黄精、知母、薏苡仁等中药,磨粗末,与粗盐一同炒热后置于布包中,用以热熨关元、气海等下腹部穴或膀胱俞、次髎等腰骶部穴位。

(5)沐足疗法:肾气不足、肺脾气虚者,选用黄芪10 g、白术10 g、续断10 g、升麻8 g,约1 000 mL水煎煮以上诸药,沸腾后调至文火,药味溢出后再煎5~10分钟即可,加入适量水,沐足用,睡前沐足约10分钟,每周2~3天。

4.中医综合疗法据临床研究表示,中医综合疗法(口服中药联合耳穴与西药治疗对比,有效率相当,而中医综合疗法的复发率更低。)

六、注意事项

(1)治疗配合上,应注意养成患儿良好的排尿习惯,睡前减少饮水,必要时夜间定时排尿。

(2)除疾病本身外,心理因素也是造成本病反复难愈的原因之一,治疗期间家长应以鼓励态度对待治疗过程中的进步,避免过于责罚,造成患儿自卑、紧张的心理。

(韩国华)

第五节 水 痘

水痘是常见的小儿急性出疹性传染病,是由水痘-带状疱疹病毒初次感染引起的急性传染病,以发热,皮肤分批出现斑疹、丘疹、疱疹、结痂为临床特征。水痘一年四季均可发生,以冬春季为多;各年龄组儿童及成人均可发病,以6~9岁小儿为多;男性发病略高于女性;易在幼托机构及小学流行。大多数儿童患水痘后病情和缓,调护适宜则预后良好;免疫缺陷、接受免疫抑制治疗的患儿及新生儿患水痘后多表现为重证,易出现严重并发症。

一、流行病学

（一）传染源

患者是唯一的传染源。水痘患者出疹前1～2天到所有皮损结痂期间均具有传染性。

（二）传播途径

主要通过空气飞沫经呼吸道和直接接触疱疹的疱浆而传染

（三）主要以下方式人传人

1.直接接触

水痘患者飞沫、水痘和带状疱疹患者水疱液，或呼吸道分泌物的空气传播。

2.间接接触

通过接触新近被感染者水泡和粘膜分泌物污染的物品。

（四）易感人群

人类对水痘-带状疱疹病毒普遍易感。易感者在室内环境持续暴露于水痘后，几乎均可受染。

二、源流

有关水痘的记载，最早见于北宋钱乙的《小儿药证直诀·疮疹候》。其云"疮疹证，此天行之病也""肝为水疱，以泪出如水，其色清水"，钱乙以小儿胎毒遇天行时热发为疮疹，五脏各得一证，肝受毒而发，为水疱。肝主泪，以泪出清如水，其色青而大立论，肯定水痘为传染病，并列出多种出疹性疾病加以区分。

水痘之命名始于南宋，《小儿卫生总微论方·疮疹论》载"其疮皮薄如水疱，破即易于，谓之水痘"。

明代徐春圃初步区分水痘和天花，《古今医统大全·痘疹泄密》记载："痘出稠密如蚕种，根虽润，顶面白平，摸不碍指，中有清水，此由热毒熏蒸皮肤而为疹子，大名曰水痘，非痘疮也。"王肯堂观察到水痘除有局部症状之外，还有全身症状，《证治准绳·幼科》有云："小儿痘疮，有正痘与水痘之不同……亦与疹子同，又轻于疹子，发热一二日而出，出而即消，易出易靥。"

清代吴谦较完整地阐述了水痘的病因证治，《医宗金鉴·痘疹心法要诀》云："水痘皆因湿热成，外证多与大痘同，形圆顶尖含清水，易胀易靥不浆脓，初起荆防败毒散，加味导赤继相从。"张介宾提出本病"须忌发物"；陈复正在《幼幼集成·水痘露丹》中指出，本病"切忌姜椒辣物，并沐浴冷水"等，说明患病时护理是十分重要的，尤其要注意饮食和生活的调理，以防痘皮破损后继发感染。

三、病因病机

时行邪毒由口鼻而入，上犯于肺，下郁于脾，邪毒内蕴于肺脾两经。肺合皮毛，主肃降，属卫，邪毒袭肺，肺失清肃，表现为发热、咳嗽、流涕等肺卫症状；脾主肌肉、主运化，邪毒侵脾则水湿运化失调，食欲缺乏，乳食不消，或致泄泻；邪毒与内湿相搏于肌腠，外发肌表，水痘布露，痘色清淡，皮薄痂嫩，易出易收。痘疹稀疏，点粒分明，轻度瘙痒，全身症状轻微，为邪郁肺卫，病在卫表，邪毒尚轻；痘疹稠密，痘色暗赤，皮厚浆混，瘙痒难忍，兼见壮热、烦躁，为邪毒深入，热毒炽盛。热毒化火，郁闭肺络，宣肃失常，症见发热、咳嗽、喘息，内窜厥阴，引动肝风，内闭心窍，症见神昏惊厥抽搐,均为重证。

四、诊断

(一)临床表现

本病潜伏期为12~21天。发病较急,前驱期有低热或中度发热、头痛、肌肉痛、关节痛、食欲缺乏、咳嗽等症状,起病后1~2天内出现皮疹。整个病程短则1周,长则数周。

水痘皮疹一般先出现于面部、头皮和躯干,呈向心性分布,以发际、胸背较多,四肢面部较少,鼻、咽、口腔、外阴等部位的黏膜亦可发疹,黏膜处皮疹易破溃成溃疡,伴疼痛。皮疹出现时仍伴有不同程度的全身症状,往往较出疹前减轻,发热一般随着出疹逐渐下降至正常。皮疹瘙痒,皮疹数量多,全身症状较重。

水痘出疹经历斑疹、丘疹、疱疹及结痂四个阶段。初为红斑疹,数小时后变为深红色丘疹,数小时后变为疱疹;典型疱疹呈卵圆形,壁薄易破,周围绕以红晕,疱疹之间有正常皮肤;疱液初起透明,后转混浊,甚至呈脓疱样;也可因继发感染而形成典型的脓疱,并导致全身症状加重。若无感染,1~2天后,疱疹中心部位枯干结痂,数天后脱落。愈后大都不留瘢痕,即使局部遗有暂时性色素沉着,也能逐步消退。水痘皮疹分批发生,在发疹第2~3天,同一部位常常可见到各阶段的皮疹,此为水痘皮疹的重要特征。随着患体内免疫力的逐渐增强,皮疹逐渐减少。最后一批出现的皮疹可在斑丘疹期即停止发展,并就此消退。水痘的继发细菌感染可造成面部疤痕。

重证水痘出疹1周后体温仍高达40~41℃,皮损呈离心性分布,四肢多,疱疹有脐眼,甚至可伴有出血性水痘、暴发性紫癜、坏疽、肺炎、脑炎等。

(二)诊断要点

(1)起病2~3周前有水痘接触史。

(2)周身可见皮疹,以躯干部为主。疱疹呈椭圆形,大小不一,内含水液,周围红晕,常伴有瘙痒,结痂后不留瘢痕。皮疹分批出现,此起彼落,在同一时期,斑疹、丘疹、疱疹、结痂并见。

(3)病原学检查可分离病毒。单纯一免疫荧光法检测病毒抗原。补体结合抗体高滴度或双份血清抗体滴度4倍以上升高可明确病原等。

五、临证思路

(一)病机辨识

1.邪伤肺脾

邪轻正气不虚,只犯肺脾。

邪气轻,正气不虚,病情轻浅。邪毒袭肺,肺卫失宣,表现为鼻塞、流涕、喷嚏等卫表症状;正气不虚,脾脏受邪轻浅,正气奋起驱邪外出于肌表,水痘细小,分布稀疏,点粒分明,轻度瘙痒。邪毒内侵,内犯于脾,脾失健运,则水湿运化失调,食欲缺乏,乳食不消,或致泄泻;痘疹色红润,疱浆清亮,皮薄痂嫩,易出易收。邪透肌表,正胜邪退,疾病痊愈。

2.毒热内炽

气盛而正不虚,邪毒入里,内炽气营。

邪毒侵脾,内热炽盛,肠道失润,热毒与燥屎内结,腑气不通,则壮热面赤,口舌生疮,牙龈肿痛,小便短赤,大便干结;热毒外发于肌腠,水痘布露,见痘色红赤,疱浆晦浊,皮疹分布较密,舌红苔黄厚,脉数。水痘邪毒较重,邪热内炽,内侵气营,则高热持续,身热夜甚,热扰心神,营阴受劫,则睡卧不安,正气奋起驱邪外出于肌表,则皮疹密集,痘色紫暗,疱浆晦浊,瘙痒难忍,热入营分,则舌绛苔浊,脉数。邪毒内炽,脾脏受病,水湿不化,热与湿合,湿热蕴结,经络阻塞,气血凝滞,外溢于肌肤,出现脓疱疹。

3.邪盛正衰

正不胜邪,邪毒内犯,则可波及心肺肝等脏而出现变证。

毒邪郁脾,统血无权,水湿不化,邪毒瘀血与湿热并出于肌肤,导致血痘;热毒化火,郁闭肺络,宣肃失常,见发热、咳嗽、喘息;邪毒内陷厥阴,热毒内盛,则身壮热,热极生风,厥气上逆,热扰心神,则烦躁甚至神昏,热毒灼伤肝阴,引动肝风,则抽搐。

(二)症状识辨

1.皮疹

疱疹散在,大小不一,小如绿豆,大如豌豆。内含水液,清澈如珠,周围有红晕,椭圆形,中央凹陷不著,有痒感,为邪毒轻浅;皮疹密集,痘色紫暗,疱浆晦浊,根盘红晕较著,瘙痒难忍,为毒热炽盛,易内涉心肝,出现变证。疱疹呈向心性分布,以躯干为多,四肢较少,为热毒不甚;痘疹头皮及口腔、咽喉黏膜等处多见为热毒深重;痘色混浊,甚至化脓,伴高热不退,为湿热蕴结,热毒内炽;痘色红赤,疱浆晦浊,皮疹分布较密,甚至出现血痘,为热毒化火,毒迫营血。

2.发热

本病为感受时毒外邪,故初起一般症状与感冒相似,如发热或不发热、头痛、微咳流涕,此为邪郁卫表;身热不扬、恶心、呕吐、泄泻,疱疹多见,疱液清亮,为湿热互结;发热口渴,咳嗽痰多,皮疹密集,小便黄赤,大便秘结,为邪热壅肺,热结阳明;高热持续,入夜尤甚,睡卧不安,为毒在气营;高热持续,咳嗽痰黏,喘息气促,为毒邪闭肺;高热不退,精神萎靡,甚至抽搐,为毒陷心肝。

(三)治法与处方原则

本病治疗,以清热、解毒、祛湿为基本原则。清热分解表清热与清泄里热,祛湿应根据湿邪之表里,分别采用芳香化湿、淡渗利湿之法。

解表清热一般宜用辛凉平剂,如荆防败毒散、银翘散之类,不宜温燥,以免化燥伤阴,使邪毒更盛,转化重证、逆证。《幼幼集成》记载:"水痘似正痘,外候面红唇赤,眼光如水,咳嗽喷嚏,涕唾稠黏,身热二三日而出,明净如水疱,形如小豆,皮薄,痂结中心,圆晕更少,易出易靥,温之则痂难落而成烂疮。"

水痘重证,邪毒深入气营,热邪炽盛,气营两燔,治疗则应根据在气营血分之不同,分别施以清气泄热、清营透热、凉血解毒等法,此时可加用辛凉透发药物,以透疹外出,不宜辛温升散,恐助长邪热;祛湿应根据湿邪之表里,分别采用芳香化湿、淡渗利湿之法。同时应视湿与热之轻重而治疗有所侧重,目的是使邪热得清,水湿得化,则水痘自除。

邪毒壅盛,内陷心肝,则清热开窍,息风定惊。内闭肺络,则宣肺开闭,止咳化痰。

(四)用药式

1.风热袭表

治宜疏风解表清热,选气味轻清、性质缓和、清宣透达之品。发热,用解肌清热的柴胡、葛根等;鼻塞流浊涕,用辛凉解表的荆芥、防风、菊花、薄荷等;咽喉不利,用清热解毒利咽的金银花、连翘、射干、牛蒡子等。里热炽盛,腑气不通,治宜清热解毒、通腑泄热。高热,用清热解毒生津的生石膏、知母等;大便干结,用通腑泄热的大黄、枳实、瓜蒌等;热结旁流,用清热生津之葛根、知母、生地黄、玄参等。热入气营,治宜清气凉营,高热烦躁,用清热镇惊的羚羊角粉、安宫牛黄丸等,大汗口渴,用清热凉血养阴的牡丹皮、赤芍、生地黄、芦根等。

2.风邪夹湿

治宜清热解毒、淡渗利湿。口渴不欲饮,用芳香化湿的葛根、茯苓、苍术、藿香等;小便不利,用宣肺利水之蜜麻黄、赤小豆等;身重胸痞,用淡渗利湿的滑石、通草等。热重夹湿,治宜通腑泄热燥湿,脘闷便干、舌绛苔浊,可选清热燥湿通腑的知母、大黄、枳实、黄连等。

3.邪毒闭肺

治宜宣肺开闭、止咳化痰。咳嗽气促,用宣肺止喘的蜜麻黄、炒杏仁等;咳嗽痰多黏稠,用清热化痰的鱼腥草、浙贝、紫苏子、葶苈子等。邪毒内陷厥阴,治宜凉肝息风止痉。烦躁不安,用镇惊安神的牛黄、钩藤、羚羊角粉等;神昏抽搐,用醒神开窍的安宫牛黄丸、紫雪丹等。

4.风热邪毒外透肌肤

可选辛凉透发之品,皮疹稀疏、疱液清亮,用辛凉透疹的薄荷、荆芥、牛蒡子、紫草、蝉蜕、浮萍、地肤子、白鲜皮等;毒在气营,外透肌肤,宜清气凉营透疹之品,皮疹密集红赤、疱液混浊,用清热凉血透疹的牡丹皮、芦根、生地黄、玄参、紫草等。

六、证治条辨

(一)邪犯卫表,外透肌腠

症见疹色红润,疱浆清亮,点粒稀疏,无热,鼻塞流涕,偶喷嚏。舌苔薄白,脉浮。

治宜疏风解毒。荆防败毒散(《医统大全》)加减,药用荆芥、防风、羌活、柴胡、前胡、桔梗、枳壳、升麻、地骨皮。

痘出不畅,加紫草、紫苏、蝉蜕、葱白;腹泻,加猪苓、泽泻;皮疹瘙痒,加白鲜皮、地肤子、浮萍、白蒺藜;疹稀色淡,液少皮皱,加黄芪、薏苡仁。

(二)风热犯肺,外透肌腠

症见疹色红润,疱浆清亮,点粒稀疏,发热轻微或无热,鼻塞流涕,偶有喷嚏及咳嗽。舌苔薄黄,脉浮。

治宜疏风清热。银翘散(《温病条辨》)加减,药用金银花、连翘、桔梗、薄荷、竹叶、荆芥、淡豆豉、芦根、牛蒡子、生甘草。

咽喉肿痛,加马勃、板蓝根、山豆根;纳差腹胀,加神曲、山楂、麦芽、枳壳、保和丸;咳嗽有黏痰,加杏仁、浙贝、前胡。

(三)风邪夹湿,郁结腠理

症见皮疹稀疏,疱疹皮薄,绕有红晕,疱浆色浊,发热轻微,鼻塞浊涕,咳嗽有痰,小便不利。舌边尖红,苔薄黄,脉浮。

治宜疏风宣肺,解毒利湿。麻黄连翘赤小豆汤(《伤寒论》)加减,药用麻黄、连翘、杏仁、赤小豆、桑白皮、滑石、浮萍、甘草。

瘙痒,加乌梅、白鲜皮;鼻塞涕多,加薄荷、荆芥;咳嗽有痰,加蜜百部、枇杷叶。

(四)湿热互结,外透肌肤

症见皮疹散在,根盘红润,疱浆混浊,瘙痒,躯干皮疹为多,发热,汗出热不解,小便赤涩。舌苔黄厚,脉数。

治宜疏风清热利湿。大连翘汤(《婴童百问》)加减,药用连翘、瞿麦、荆芥、通草、当归、防风、赤芍、柴胡、滑石、蝉蜕、栀子、黄芩、炙甘草。

口唇干燥,加麦冬、天花粉、芦根;脘腹满闷,加枳实、厚朴、焦三仙;口舌生疮,加黄连、竹叶、灯芯草。

(五)热邪蕴肺,毒结阳明

症见皮疹满布,根盘红赤,疱浆混浊,躯干皮疹为多,热势持续,咳嗽痰黏,大便干结。舌苔黄厚,脉数。

治宜清热解毒,清肺通腑。小麦汤(《幼幼集成》),药用小麦、滑石、地骨皮、人参、大黄、知母、生石膏、芦根、生甘草。

咳嗽,大便干结,加瓜蒌、枳实;高热烦渴、汗多,加寒水石、生石膏;唇燥口干,加玄参、生地、葛根。

(六)毒入气营,邪毒外透

症见痘色红赤,疱浆晦浊,皮疹分布较密,根盘红晕较著,身热夜甚,睡卧不安,咳嗽痰黏,大便干结,小便短赤。舌绛苔浊,脉数。

治宜清营、凉血、解毒。清营汤(《温病条辨》)加减,药用水牛角、生地、玄参、竹叶、麦冬、金银花、连翘、黄连、丹皮、地骨皮。

口渴、汗多,加生石膏、知母、粳米;疹色深红加紫草、栀子、赤芍;唇燥口干,加沙参、芦根、石斛;咽红生疮,疱浆混浊,加黄芩、紫花地丁、板蓝根、大青叶;大便干结,舌苔黄厚,舌质红,加大黄、枳实;壮热神萎,加石菖蒲、郁金。

(七)胃热炽盛,入营动血

症见痘色紫暗,疱浆晦浊,皮疹密集,壮热烦躁,口舌生疮,牙龈肿痛,小便短赤,大便干结。舌红绛,苔黄厚,脉数。

治宜清胃凉血解毒。清胃解毒汤(《痘疹传心录》)加减,药用当归、黄连、生地、天花粉、连翘、升麻、牡丹皮、赤芍药、麦冬。

便秘,加大黄、枳实;口干舌燥,加玉竹、芦根;口舌生疮,加竹叶、栀子;疹色深红,加紫草、栀子、生石膏、连翘。

(八)毒染痘疹,气滞血瘀

症见痘色紫暗,疱浆晦浊,皮疹破溃,肤红肌肿。舌苔黄,脉洪数。

治宜清热解毒,活血止痛。仙方活命饮(《校注妇人良方》)加减,药用金银花、天花粉、当归尾、赤芍药、皂角刺、白芷、黄芩、甘草、地肤子、蒲公英。

痘疹破溃严重,加野菊花、紫花地丁、天葵子;皮肤瘙痒甚,加白鲜皮、地肤子;发热不退,加葛根、柴胡、生石膏、白茅根;脓疱密集,加大青叶、黄连、蒲公英;大便干结,加生大黄(后下)、枳实。

(九)邪毒闭肺,痰瘀互结

水痘病程中,症见高热、咳嗽不爽、气喘、鼻扇、口唇青紫。舌红苔黄,脉滑数。

治宜清热解毒,开肺化痰。麻杏石甘汤(《伤寒论》)加减,药用蜜麻黄、炒杏仁、生石膏、炙甘草、浙贝、炙杷叶、赤芍、牡丹皮、黄芩。

高热咽痛,加虎杖、蒲公英、败酱草;便秘,痰壅喘急,加生大黄、牛黄夺命散;痰盛加瓜蒌、天竺黄、鲜竹沥;喘促而面唇青紫,加丹参、赤芍;烦躁不宁,加白芍、钩藤、龙骨、牡蛎。

(十)毒陷心肝,热盛动风

水痘发病过程中,症见壮热不退,神志模糊,甚至昏迷,抽搐。舌质红,苔黄燥,脉滑数或洪而有力。

治宜清热解毒,定惊息风。清胃解毒汤《痘疹传心录》合五虎追风散(《晋男史传恩家传方》)加减,药用当归、黄连、生地黄、天花粉、连翘、升麻、生石膏、牡丹皮、赤芍、蝉蜕、胆南星、天麻、全蝎、僵蚕、朱砂、半夏。

抽搐不止,加地龙、羚羊角;高热不退,加至宝丹、寒水石;神志不清,抽搐频繁,加安宫牛黄丸;呕吐频繁,加竹茹、姜汁;头痛剧烈,加天麻、川芎;谵语,烦渴,加辰砂、六一散。

七、其他疗法

(一)中成药

1.板蓝根颗粒

功能清热解毒,凉血利咽。用于肺胃热盛。每服 5 g,开水冲服,1 天 2~3 次。

2.清开灵颗粒

功能清热解毒,镇静安神。用于邪炽气营。每服 1 包,开水冲服,1 天 2~3 次。

3.至宝丹

功能清热开窍,化浊解毒。用于邪陷心肝。每服 1~3 g,1 天 1~2 次。

(二)单方验方

(1)金银花 12 g,甘草 3 g,水煎,连服 2~3 天,或芦根 60 g,野菊花 10 g,煎服,连服 2~3 天。用于水痘轻证。

(2)皮肤抓破,可用青黛散外扑,消炎解毒以助结痂。或外用绵蚕散,以收敛燥湿。

(3)口腔破溃,可用生甘草、金银花适量煎汤漱口,或用绿袍散涂患处,每天 2~3 次。

(三)外治疗法

(1)苦参 30 g,芒硝 30 g,浮萍 15 g,煎水外洗。1 天 2 次。用于水痘皮疹较密,瘙痒明显。

(2)青黛 30 g,煅石膏 50 g,滑石 50 g,黄柏 15 g,冰片 10 g,黄连 10 g。共研细末,和匀,拌油适量,涂擦患处。1 天 1 次。用于水痘疱浆混浊或疱疹破溃。

(3)沐足疗法:选用土茯苓 15 g、百部 10 g、侧柏叶 15 g、鱼腥草 10 g、藿香 8 g、扁豆 10 g,约 1 000 mL 水煎煮以上诸药,沸腾后调至文火,药味溢出后再煎 5~10 分钟即可,加入适量水,沐足用,睡前沐足约 10 分钟连续 3~5 天。

(四)推拿疗法(三字经推拿)

(1)清肺、清胃、清天河水。重证水痘去清天河水,改用退六腑。

(2)清肺发表透疹;清胃、清天河水,清热解毒利湿;退六腑配清胃治重证水痘,有清热凉血、解毒渗湿之功。

(3)头痛加揉阳池,呕吐加清板门,腹泻加顺运八卦。

八、预防及调护

(1)接种疫苗是预防水痘最有效的方法。

(2)保持室内空气流通。

(3)打喷嚏或咳嗽时应掩着口鼻,并妥善清理口鼻排出的分泌物。

(4)注意手卫生。

(5)清洁水痘患儿用过用具。

(6)患水痘后应进行隔离,避免上课、上班及前往公共场所,隔离期为发病后至水痘疱疹完全结痂为止,但不得少于发病后 14 天。

(7)水痘为出疹疾病,避免鱼腥,避免辛辣刺激食物。

(韩国华)

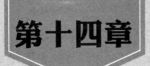

第十四章 小儿病证的中医治疗

第一节 咳 嗽

一、概述

(一)定义

咳嗽是指以咳嗽或伴咳痰为临床主证的疾病。

咳嗽为儿科临床最常见的症状之一,外感或内伤所致的多种急慢性疾病都可引起咳嗽。本节所论仅仅指咳嗽为主证的疾病,其他各种疾病引起的咳嗽症状只能参考本节进行辨证论治。

(二)命名

《素问》中即有"咳论"专篇论述其病机和症状。有关小儿咳嗽的记载,首见于《诸病源候论·小儿杂病诸候·嗽候》:"嗽者,由风寒伤于肺也。肺主气,候皮毛,而俞在于背。小儿解脱,风寒伤皮毛,故因从肺俞入伤肺,肺感微寒,即嗽也。"《幼幼集成·咳嗽证治》指出:"凡有声无痰谓之咳,肺气伤也;有痰无声谓之嗽,脾湿动也;有声有痰谓之咳嗽,初伤于肺,继动脾湿也。"说明咳和嗽含义有所不同,而二者又多并见,故通称咳嗽。

(三)范围

在小儿时期,许多外感、内伤疾病及传染病都可兼见咳嗽症状。若不是以咳嗽为突出主证的病证,则不属于本病。中医学小儿咳嗽相当于西医学的急慢性支气管炎。

(四)发病情况

1.发病季节

小儿咳嗽一年四季均可发生,而以冬春二季多见。

2.好发年龄

任何年龄小儿皆可发病,以婴幼儿为多见。

3.临床特点

小儿咳嗽有外感和内伤之分,临床上以外感咳嗽为多见,表现为起病急、病程较短、多伴表证、多为实证的特点。小儿咳嗽常有痰而不会自咯,故只能以咳嗽声的清浊判断有痰无痰及痰液的多少。

(五)治疗转归

本病一般预后良好,若能及时辨治,大多病情可愈。若治疗不及时或调护失宜,邪未去而病情加重,可发展为其他重病。小儿外感咳嗽如治不及时,可致邪毒深入,化热化火,以致痰火闭肺,形成肺炎喘嗽之证;若咳嗽表邪未尽,过早使用或误用酸涩收敛之药,也可致肺气郁闭,痰留胸膈,形成哮喘之宿根。

二、学术源流

关于咳嗽病名,始于《黄帝内经》。《素问·咳论》论咳精深,开宗明义阐发"五脏六腑皆令人咳,非独肺也"的理论。刘河间《素问病机气宜保命论·咳嗽论》将咳、嗽二字分别剖析,称:"咳谓无痰而有声,肺气伤而不清也;嗽是无声而有痰,脾湿动而为痰也。咳嗽谓有痰而有声,盖因伤于肺气,动于脾湿,咳而为嗽也。"

有关小儿咳嗽的记载,首见于《诸病源候论·小儿杂病诸候·嗽候》,该篇论述了咳嗽的病因、病机、传变等,认为小儿咳嗽病因多由外感六淫之邪而来,而病位主要在于肺。《诸病源候论·小儿杂病诸候·病气候》曰:"肺主气,肺气有余,即喘咳上气。若又为风冷所加,即气聚于肺,令肺胀,即胸满气急也。"《活幼心书·咳嗽》指出:"咳嗽者,固有数类,但分寒热虚实,随证疏解,初中时未有不因感冒而伤于肺。"说明了咳嗽的病因多由外感引起。此外,肺脾虚弱则是本病的主要内因。

有关小儿咳嗽的治疗,古代儿科文献有较丰富的记载。如《小儿药证直诀·咳嗽》曰:"夫嗽者,肺感微寒。八九月间,肺气大旺,病嗽者,其病必实,非久病也。其证面赤、痰盛、身热,法当以葶苈丸下之。若久者,不可下也。十一月、十二月嗽者,乃伤风嗽也,风从背脊第三椎肺俞穴入也,当以麻黄汤汗之。有热证,面赤、饮水、涎热、咽喉不利者,宜兼甘桔汤治之。若五七日间,其证身热、痰盛、唾黏者,以褊银丸下之。有肺盛者,咳而后喘,面肿,欲饮水,有不饮水,其身即热,以泻白散泻之。若伤风咳嗽五七日,无热证而但嗽者,亦葶苈丸下之,后用化痰药。有肺虚者,咳而哽气,时时长出气,喉中有声,此久病也,以阿胶散补之。痰盛者,先实脾,后以褊银丸微下之,涎退即补肺。补肺如上法。有嗽而吐水,或青绿水者,以百祥丸下之。有嗽而吐痰涎、乳食者,以白饼子下之。有嗽而咳脓血者,乃肺热,食后服甘桔汤。久嗽者,肺亡津液,阿胶散补之。咳而痰实,不甚,喘而面赤,时饮水者,可褊银丸下之。治嗽大法:盛即下之,久即补之,更量虚实,以意增损。"详细阐述了各种咳嗽证候的治法及选方。

《丹溪心法·咳嗽》曰:"上半日多嗽者,此属胃中有火,用贝母、石膏降胃火。午后嗽多者,属阴虚,必用四物汤加炒柏、知母降火。黄昏嗽者,是火气浮于肺,不宜用凉药,宜五味子、五倍子,敛而降之。五更嗽多者,此胃中有食积,至此时火气流入肺,以知母、地骨皮降肺火。"提出了清实火、降虚火的不同治法。《普济方·婴孩咳嗽喘门·总论》曰:"治嗽之法,肺脉实为气壅内热,宜清利行之。肺脉濡散为肺虚,宜补肺以安之。其间久嗽曾经解利,以致脾胃虚寒,饮食不进,则用温中助胃,加以和平治嗽之剂调理。然诸气诸痰嗽喘之类,惟用枳壳为佳。此药不独宽中,且最能行气,气下则痰下,他证自平矣"。《婴童类萃·咳嗽论》曰:"大凡热则泄之,寒则散之,有余者泻之,不足者补之。发散必以辛甘,涌泄系乎酸苦"。《医镜·小儿咳嗽》曰:"小儿咳嗽,风热居多,而寒者间或有之。以其为纯阳之体,其气常热,而不甚惧寒也。凡肌肉肥白者,易于惹风。色赤而结实者,易于感热。惟虚弱瘦损,面青不实,乃易感寒焉……药剂以清为佳,而服药亦不宜太骤,逐匙进之,不尽剂。"《活幼精要·咳嗽》说:"凡见咳嗽,须究表里。有热解表,温平顺气。和顺三焦,滋润肺经,化痰退热,避风慎冷。不可妄汗,不可妄下。鼻流清涕,面白痰薄,日轻夜重,微有邪热,冷嗽之因。鼻热面赤,痰稠脉数,日重夜轻,热嗽之源。治嗽之法,先实脾土,脾土得实,肺自和平。"提出了各种不同证型咳嗽的治法要领。

三、病因病机

(一)病因

"五脏所伤肺为咳""咳证虽多,无非肺病"。小儿肺常不足,肌肤柔嫩,藩篱疏薄,肺脏尤娇,卫外不固,易为外邪所侵;小儿脾常不足,易为饮食所伤,脾虚易生痰湿,上贮于肺,皆易发生咳嗽。故小儿咳嗽的病因,主要外因为感受风邪,主要内因为肺脾虚弱。

1.外因

主要为感受风邪。风邪致病,首犯肺卫,肺为邪侵,壅阻肺络,气机不宣,清肃失司,肺气上逆,则致咳嗽。风为百病之长,其他外邪多随风侵袭,犯肺作咳。

(1)感受风寒:若风夹寒邪,风寒束肺,肺气失宣,则见咳嗽频作,咽痒声重,痰白清稀。

(2)感受风热:若风夹热邪,风热犯肺,肺失清肃,则致咳嗽不爽,痰黄黏稠。

2.内因

小儿咳嗽的内因主要为肺脾虚弱,并由此而致生痰蕴热、或痰湿蕴肺,又可因肺脾虚弱而久嗽难止。

(1)痰热蕴肺:小儿肺脾虚弱,气不化津,痰易滋生。若外感邪热稽留,炼液生痰,或素有食积内热,或心肝火盛,痰热相结,阻于气道,肺失清肃,则致咳嗽痰多,痰稠色黄,不易咯出。

(2)痰湿蕴肺:小儿脾常不足,易为乳食、生冷所伤,则使脾失健运,水谷不能生成精微,酿为痰浊,上贮于肺。肺脏娇嫩,不能敷布津液,化液生痰,痰阻气道,肺失宣降,气机不畅,则致咳嗽痰多,痰色白而稀。

(3)肺气亏虚:小儿禀赋不足素体虚弱者,或外感咳嗽经久不愈耗伤正气后,致使肺气亏虚,脾气虚弱,运化失司,气不布津,痰液内生,蕴于肺络,则致久咳不止,咳嗽无力,痰白清稀。

(4)肺阴亏虚:小儿肺脏嫩弱,若遇外感咳嗽日久不愈,正虚邪恋,热伤肺津,阴津受损,阴虚生内热,损伤肺络,或阴虚生燥,而致久咳不止,干咳无痰,声音嘶哑。

(二)病机

小儿咳嗽病因虽多,但其发病机制则一,皆为肺脏受累,宣肃失司而成。外感咳嗽病起于肺,内伤咳嗽可因肺病迁延,或他脏先病,累及于肺所致。

咳嗽病位主要在肺,由肺失宣肃所致,分外感、内伤两大类。《素问·咳论》指出:"五脏六腑皆令人咳,非独肺也。"《景岳全书·咳嗽》指出:"外感咳嗽,其来在肺,故必由肺以及他脏……内伤之咳,先伤他脏,故必由他脏以及肺。"叶天士《临证指南医案·咳嗽》明确提出:"咳为气逆,嗽为有痰,内伤外感之因甚多,确不离乎肺脏为患也。"故小儿咳嗽的病变部位主要在肺,病理机制以肺失宣肃为主。肺为娇脏,其性清宣肃降,上连咽喉,开窍于鼻,外合皮毛,主一身之气,司呼吸。外邪从口鼻或皮毛而入,邪侵入肺,肺气失宣,清肃失职,发生咳嗽。小儿咳嗽亦常与脾相关。小儿脾常不足,脾虚生痰,上贮于肺,或咳嗽日久不愈,耗伤正气,可转为内伤咳嗽。而内伤咳嗽正气不足,复感外邪,也可出现表里俱病,虚实夹杂之证。

外感咳嗽起病比较急,病程相对较短,以表证为主要表现,多属实证;内伤咳嗽起病相对缓慢,病程迁延,以里证为主要表现,先为实证,久则转为虚证或虚实夹杂证。

四、临床诊断

(一)诊断要点

(1)好发于冬春二季,常于气候变化时发病。

(2)病前多有感冒史。

(3)咳嗽为主要临床症状。

(4)肺部听诊:两肺呼吸音粗糙,可闻及干啰音、不固定的粗湿啰音。

(5)血常规检查:病毒感染者血白细胞总数正常或偏低,细菌感染者血白细胞总数及中性粒细胞增高。

(6)病原学检查:鼻咽或气管分泌物标本作病毒分离或桥联酶标法检测,可用作病毒学诊断。肺炎支原体抗体(IgG、IgM)检测,可用作肺炎支原体感染诊断。痰细菌培养,可用作细菌学诊断。

(7)X线检查:胸片显示肺纹理增粗模糊,肺门阴影增深。

(二)病证鉴别

咳嗽应与肺炎喘嗽、百日咳、原发型肺结核(肺痨)等鉴别。

1.肺炎喘嗽

(1)临床表现:起病较急,除咳嗽表现外,常伴有发热与呼吸急促,鼻翼翕动,严重者出现烦躁不安,面色苍白、青灰或唇甲青紫等症。

(2)肺部听诊:可闻及中细湿啰音。

(3)胸部X线检查:肺纹理增多、紊乱,可见小片状、斑片状阴影,或见不均匀的大片状阴影。

2.百日咳(顿嗽)

以阵发性痉挛性咳嗽为主证,咳后有鸡鸣样回声,并咯出痰涎,病程迁延日久,有传染性。

3.原发型肺结核(肺痨)

(1)临床表现:多有结核接触史,以低热、咳嗽、盗汗为主证。结核菌素试验的红斑硬结直径≥20 mm,气道排出物中可找到结核杆菌。

(2)胸部X线检查:显示活动性原发型肺结核改变,纤维支气管镜检查可见明显的支气管结核病变。

五、辨证思路

(一)辨外感内伤

小儿咳嗽起病急、病程短、兼有表证者多属外感咳嗽;如病势缓慢,病程较长,并伴不同程度脏腑虚证者多属内伤咳嗽。

(二)辨寒热虚实

通过小儿咳嗽的痰涎色量及伴随症状辨别。咳声频频,喉痒声重,伴鼻流清涕等肺卫表证、唇舌淡红、苔薄白、咽不红者,多属风寒咳嗽;咳声高亢气粗,或咳声嘶哑,伴鼻流浊涕等表证、唇舌咽红者,多属风热咳嗽;干咳阵阵,气涌作呛,舌红苔黄燥者,多为燥火伤肺;干咳或咳声短促而哑,舌红少苔或花剥者多属肺阴耗伤。咳声高亢,有力,为实;咳声低微,气短无力,为虚。痰稀色白易咯者多属寒;痰黄质黏咯之不爽者多属于热。

六、治疗原则

咳嗽治疗,应分清外感、内伤。外感咳嗽以疏散外邪,宣通肺气为基本法则,根据寒、热证候不同治以散寒宣肺、解热宣肺。外感咳嗽一般邪气盛而正气未虚,治疗时不宜过早使用滋腻、收涩、镇咳之药,以免留邪。误用滋腻之品则易生痰湿,过用镇咳之品不利观察病情;表邪未尽而过早使用收涩之品易致关门留寇之误。内伤咳嗽应辨别病位、病性,随证施治。痰盛者,按痰热、痰湿不同,分别治以清肺化痰、燥湿化痰。气阴虚者,按气虚、阴虚之不同,分别治以健脾补肺、益气化痰;养阴润肺、兼清余热之法。本病除内服药物外,还常使用中成药等方法治疗。

七、证治分类

(一)外感咳嗽

1.风寒咳嗽

证候:咳嗽频作、声重,咽痒,痰白清稀,恶寒无汗,发热头痛,全身酸痛,舌苔薄白,脉浮紧或指纹浮红。

辨证:本证多发生于冬春寒冷季节,起病急,咳嗽频作,声重,咽痒,痰白清稀为其特征。若风寒夹热,则见声音嘶哑、恶寒、鼻塞、咽红、口渴等症。

咳嗽频作——风寒犯肺,肺气失宣,肺窍失利。

声重咽痒——肺主声,诸痒皆属于风,风邪内郁于肺。

痰白清稀——风寒闭肺,水液输化无权,留滞肺络,凝而为痰。

恶寒无汗,发热头痛——风寒外束,腠理闭塞。

全身酸痛——风寒外袭,郁于肌腠,经络不舒。

舌苔薄白,脉象浮紧,指纹浮红——均主风寒束表。

治法:疏风散寒,宣肺止咳。

本证风寒犯肺,肺卫失宣,故治以疏散风寒为主,肺气宣发则咳嗽可平。外感咳嗽均以辛味宣发为主,所谓"治上焦如羽,非轻不举"。

方药:金沸草散加减。

方解:金沸草祛风化痰止咳,前胡、荆芥解散风寒,细辛温经发散,半夏、茯苓燥湿化逆,生姜散寒化痰,甘草、大枣调和诸药。邪散气顺则咳嗽自止。

加减:寒邪较重,咳痰不爽,气逆喘促者,加水炙麻黄辛温宣肺;咳甚者加杏仁、桔梗、枇杷叶宣肺止咳;痰多者加陈皮、浙贝母化痰理气;恶寒头痛甚者加防风、白芷、川芎温散寒邪。

若为风寒夹热证,方用杏苏散加大青叶、黄芩清肺热。

2.风热咳嗽

证候:咳嗽不爽,鼻流浊涕,痰黄黏稠,不易咯出,口渴咽痛,伴有发热恶风,头痛,微汗出,舌质红,苔薄黄,脉浮数或指纹浮紫。

辨证:本证可为感受风热而发,也可为风寒化热产生,以咳嗽不爽,痰黄黏稠为特征。风热咳嗽与燥热咳嗽在脉证上有很多相似之处,如咳嗽不爽,身热,舌红脉数等。但燥热咳嗽属于风燥伤肺,津液被烁,故多干咳无痰,鼻燥咽干,咳甚则胸痛等。

咳嗽不爽,鼻流浊涕——风热犯肺,肺失清肃,气道不宣,故咳嗽不爽。鼻通于肺,肺热熏灼,故鼻流浊涕。

痰黄黏稠,不易咯出——风热之邪灼津炼液成痰。

发热恶风,头痛,微汗出——肺主皮毛,风热束表,客于皮毛,疏泄失司。

咽痛——咽喉为肺气出入通道,肺热上熏于咽则痛。

口渴——热邪熏灼,津液耗伤。

舌苔薄黄,脉象浮数,指纹红紫——风热邪在肺卫。

治法:疏风解热,宣肺止咳。

方药:桑菊饮加减。

方解:桑叶、菊花疏散风热;薄荷、连翘、大青叶辛凉透邪,清热解表;杏仁、桔梗宣肺止咳;芦根清热生津;甘草调和诸药。

加减:肺热重加金银花、黄芩清宣肺热,咽红肿痛加土牛膝根、板蓝根、玄参利咽消肿,咳重加枇杷叶、前胡清肺止咳,痰多加浙贝母、瓜蒌皮止咳化痰。

若为风热夹湿证,方中加薏苡仁、半夏、橘皮宣肺燥湿。风燥犯肺证,用桑杏汤加减。

(二)内伤咳嗽

1.痰热咳嗽

证候:咳嗽痰多,色黄黏稠,难以咯出,甚则喉间痰鸣,发热口渴,烦躁不宁,尿少色黄,大便干结,舌质红,苔黄腻,脉滑数或指纹紫。

辨证:本证以咯痰多,色黄黏稠,难以咯出为特征。热重者发热口渴,烦躁不宁,尿少色黄,大便干结;痰重者喉间痰鸣,舌苔腻,脉滑数。

咳嗽痰多,色黄黏稠,难以咯出——肺热蒸灼,脾火素蕴,炼液成痰,阻于气道。

发热面红目赤——气火上升,里热熏蒸,肺气不宣。

发热口渴,烦躁不宁——肺热灼津,心火内盛。

尿少色黄,大便干结——火热内盛,肺气不降。

舌质红,苔黄腻,脉滑数或指纹紫——痰热内盛。

治法:清肺化痰止咳。

本证由于痰热壅阻肺络所致,故治当清肺化痰,痰盛者侧重化痰止咳,热重者侧重清肺降火。

方药:清金化痰汤加减。

方解:桑白皮、前胡、款冬花肃肺止咳,黄芩、栀子、鱼腥草清泄肺热,桔梗、浙贝母、橘红止咳化痰,麦冬、甘草润肺止咳。

加减:痰多色黄,黏稠难咯加瓜蒌皮、胆南星、葶苈子清肺化痰;咳重,胸胁疼痛加郁金、青皮理气通络;心烦口渴加生石膏、竹叶清心除烦;大便秘结加瓜蒌仁、制大黄涤痰通便。

2.痰湿咳嗽

证候:咳嗽重浊,痰多壅盛,色白而稀,喉间痰声辘辘,胸闷纳呆,神乏困倦,舌淡红,苔白腻,脉滑。

辨证:本证多见于素体脾虚患儿,以痰多壅盛,色白而稀为特征。

咳嗽重浊,痰多壅盛——痰湿从脾胃滋生,上渍于肺。

色白而稀,喉间痰声辘辘——痰湿内停,壅于气道。

胸闷纳呆,神乏困倦——痰湿内停,气失宣展,脾失运化,不思进食。

舌淡红,苔白腻,脉滑——痰湿内停。

治法:燥湿化痰止咳。

方药:三拗汤合二陈汤加减。

方解:炙麻黄、杏仁、白前宣肺止咳,陈皮、半夏、茯苓燥湿化痰,甘草和中。

加减:痰涎壅盛加苏子、莱菔子利气化痰;湿盛加苍术、厚朴燥湿健脾,宽胸行气;咳嗽重加款冬花、百部、枇杷叶宣肺化痰;纳呆者加焦神曲、炒麦芽、焦山楂醒脾消食。

3.气虚咳嗽

证候:咳而无力,痰白清稀,面色苍白,气短懒言,语声低微,自汗畏寒,舌淡嫩,边有齿痕,脉细无力。

辨证:本证常为久咳,尤多见于痰湿咳嗽转化而成,以咳嗽无力,痰白清稀为特征。偏肺气虚者气短懒言,语声低微,自汗畏寒;偏脾气虚者面色苍白,痰多清稀,食少纳呆,舌边齿痕。

咳而无力,气短懒言,语声低微——肺为气之主,肺虚则气无所主。

自汗畏寒,面色苍白——肺气虚弱,卫外不固。

痰白清稀——肺虚及脾,水湿不化,凝为痰饮。

舌淡嫩,边有齿痕,脉细无力——属肺脾气虚之象。

治法:健脾补肺,益气化痰。

本证因肺虚久咳,子病及母,培土可以生金,健脾即可补气、化痰、止咳。

方药:六君子汤加味。

方解:党参健脾益气,白术、茯苓健脾化湿,陈皮、半夏燥湿化痰,百部、炙紫菀宣肺止咳,甘草调和诸药。

加减:气虚重加黄芪、黄精补肺益气,咳重痰多加杏仁、川贝母、远志、炙枇杷叶化痰止咳,食少纳呆加焦山楂、焦神曲和胃消食。

4.阴虚咳嗽

证候:干咳无痰,喉痒,声音嘶哑,或痰少而黏,或痰中带血,不易咯出,口渴咽干,午后潮热或手足心热,舌红,少苔,脉细数。

辨证:本证多见于肺热久咳伤阴者,以干咳无痰,喉痒声嘶为特征。

干咳无痰,喉痒声嘶——温热久羁,津液被烁,阴虚生燥。

午后潮热,手足心热——阴虚内生虚热。

痰少而黏,咳痰带血——热炼肺津,损伤肺络。

口渴咽干——阴液受伤,无以上承。

舌红,少苔,脉细数——阴津亏虚之象。

治法:养阴润肺,兼清余热。

本证因阴虚生燥所致,故治当以养阴生津润燥为主,清热止咳为辅。

方药:沙参麦冬汤加减。

方解:南沙参清肺火,养肺阴;麦门冬、生地黄、玉竹清热润燥;天花粉、甘草生津保肺;桑白皮、炙冬花、炙枇杷叶宣肃肺气。

加减:阴虚重加地骨皮、石斛、阿胶养阴清热,咳嗽重加炙紫菀、川贝母、天门冬润肺止咳,咳重痰中带血加仙鹤草、黄芩、茅根清肺止血。

八、其他疗法

(一)中药成药

1.小儿宣肺止咳颗粒

1岁以下每服 2.5 g,1~3岁 5 g,4~7岁 8 g,8~14岁 12 g,1天 3次。用于风寒外束、痰热郁肺证。

2.急支糖浆

每服 5~10 mL,1天 3次。用于风热咳嗽。

3.蛇胆川贝液

每服 10 mL,1天 2~3次。用于风热咳嗽,痰热咳嗽。

4.羚羊清肺散

每服 1~2 g,1天 3次。用于痰热咳嗽。

5.半夏露

每服 5~10 mL,1天 2~3次。用于痰湿咳嗽。

6.罗汉果止咳糖浆

每服 5~10 mL,1天 2~3次。用于阴虚咳嗽。

(二)推拿疗法

运内八卦、清肺平肝各 300次,清天河水 200次,开天门、推坎宫、推揉太阳各 50次。加减法:风寒咳嗽,鼻塞流清涕加揉一窝风 300次,发热加推三关 200次;风热咳嗽,发热流浊涕、苔薄黄或厚腻加推六腑 200次。每天 1次,5次为 1疗程。

(三)拔罐疗法

先用三棱针扎大椎穴,并在其周围 6 cm 处上下左右各刺 2针,共计 8针,以微出血为佳,然后用中型火罐,拔于穴位上,以侧面横拔为宜,10~15分钟起罐。适用于外感咳嗽。

九、预防与调护

(一)预防

(1)经常到户外活动,加强锻炼,增强小儿抗病能力。

(2)避免感受风邪,积极预防感冒。

(3)避免与煤气、烟尘等接触,减少不良刺激。

(4)对经常咳嗽的患儿,按反复呼吸道感染作恢复期固本治疗。

(二)调护

(1)保持室内空气新鲜、流通,室温以 18~20 ℃为宜,相对湿度 60%。

(2)注意休息,保持室内安静,咳嗽重的患儿可影响睡眠,应保证充足的睡眠。

(3)多喝水,经常变换体位及叩拍背部,使呼吸道分泌物易于咯出。

(4)饮食应给予易消化、富含营养之食品。婴幼儿尽量不改变原有的喂养方法,咳嗽时应停止喂哺或进食,以防食物呛入气管。年长儿饮食宜清淡,不给辛辣、炒香、油腻食物,少给生冷、过甜、过咸之品。

(5)注意观察病情变化。如注意观察患儿咳嗽发生的规律,咳痰的情况。特别要注意咳嗽与周围环境及饮食品种的相关影响因素;注意观察病程中有无体温的变化;注意用药后的病机转归变化,如痰量减少,干咳为主,及时随证更方。

十、现代研究

关于外感咳嗽的病因,李铁砚等认为风寒风热外侵,邪袭肌表,肺气不宣,清肃失职,痰液滋生;或感受燥气,气道干燥,咽喉不利,肺津受灼,痰涩黏结,均可引起外感咳嗽。

现代临床实践对于不同证型咳嗽的辨证论治,已经积累了许多经验。吕玉霞等认为小儿痰热壅肺证咳嗽多由外感之邪化热入里,内犯于肺,肺失宣降所致,热邪灼津炼液为痰,则咳嗽痰黄黏稠,咯吐不爽。痰热内盛则发热口渴,小便黄,大便干结。用清肺化痰散(杏仁、川贝母、前胡、款冬花、桑白皮、海浮石、瓜蒌、胆南星、青礞石、麦门冬、玄参等,共为细末)治疗痰热壅肺证咳嗽128例,并设对照组选用小儿肺热咳喘口服液比较。结果:清肺化痰散组总有效率为89%,对照组总有效率为87.5%。清肺化痰散在咳嗽起效时间方面优于对照组,且清肺化痰散有良好的润肠通便作用,尤其用于伴有大便干结者效果好。本方药性偏寒,功用清肺化痰、止咳、通便,用于痰热壅肺证咳嗽疗效显著。

赖意芬用代蛤汤治疗小儿久咳65例,治愈59例,占90.8%;好转4例,占6.2%;未愈2例,占3%。代蛤汤方药:海蛤壳、代赭石、桑白皮、北杏仁、桔梗、川贝母、紫菀、百部、神曲、沙参各10g,莱菔子、瓜蒌皮各15g。每剂煎25分钟,取汁100mL。2岁以下每服30mL,3~5岁每服50mL,6岁以上每服100mL,1天2次。连服7~10天

宋国维认为小儿久咳的发生与肺脾气虚、风邪犯肺、痰湿阻肺等因素有关,故将本病分为3型:①喉痹久咳,多见于慢性咽喉炎或慢性扁桃体炎,治以清肺利咽、祛风止咳为主。方用黛蛤清咽汤加减。②肺燥久咳,多见于小儿过敏性咳嗽,治以清润兼顾、佐以祛风脱敏。方用桑杏汤加减。③痰湿久咳,多见于小儿支气管炎及肺炎后期咳嗽,治以燥湿化痰、理气止咳。药用二陈三子养亲汤加减。

江育仁认为久咳患儿的体质以肺胃阴虚或肺脾气虚或气阴两虚为多见,故治疗以润肺养阴为本,或补益肺脾之气阴,重在调整患儿体质。如阴虚为主者,沙参麦门冬汤主之;气虚多汗者,玉屏风散最宜;夜咳甚而胃阴不足者,麦门冬汤为主调之;兼脾虚泄泻者,治以参苓白术散。

陈祺认为小儿久咳不但与肺有关,而且与肝有密切关联,所以在治肺基础上,根据患儿具体情况,从肝论治。分为四型:①阴虚火旺型。用沙参麦冬汤合黛蛤散加减以清肝泻火、养阴润肺。②横逆犯脾型。清宁散合二陈汤加减以疏肝扶脾、清肺化痰。③正虚邪恋型。用小柴胡汤加减以扶正祛邪,清肺疏肝。④水不涵木型。用麦味地黄丸合泻白散加减滋肾平肝、敛肺止咳。

中药外治法、推拿法治疗小儿咳嗽也有不少研究报道。李占勋运用中药外敷、穴位吸收治疗小儿急性支气管炎25例,总有效率为92%。方药用白芥子、细辛、白芷各10g,共为细末。用蜂蜜20g,拌匀呈膏状,装入大口瓶中。治疗时嘱患儿俯卧,在第二胸椎棘突下,旁开1.5寸风门穴处,用生姜擦至发热后,取适量药膏外敷于双侧风门穴上,外加宽胶布固定。每48小时换药1次,连用3~5天。公雄军等用推拿治疗小儿咳喘87例。治疗方法为补脾经、补肺经、捏脊、揉肺俞健脾养肺;揉中脘、按揉足三里健脾胃助消化;揉膻中、运内八卦、揉天突、揉乳根、揉乳旁、搓摩胁肋,宽胸理气,化痰止咳。此方兼可健脾养肺、宽胸降逆、平喘止咳。15次为1疗程。根据"冬病夏治"的理论,对体质虚弱患儿宜在非发病季节坚持治疗1~2个疗程。薛维华等用速刺拔罐治疗该病300例。针刺取穴:尺泽、丰隆、大椎。操作:让患者取端坐位,暴露前臂、膝关节以下及颈项部,将针具及穴位皮肤常规消毒后,用30号0.5寸毫针迅速刺入穴位0.2~0.3寸,针下有

沉紧感即迅速出针。针后使患者取俯卧位或家长抱患儿俯于膝盖上,充分暴露背部,根据患儿年龄与胖瘦选用适当口径且罐口光滑的玻璃火罐,取定喘、肺俞、膈俞、肺底,用95％酒精闪火法闪罐至皮肤潮红,然后留罐10分钟起罐(年龄较小的小儿罐内负压要小,负压过大易伤患儿皮肤)。每天1次,7次为1个疗程,中间休息3天,继续下一疗程。两个疗程观察疗效。

(张松成)

第二节 肺炎喘嗽

一、概述

肺炎喘嗽是小儿时期常见的肺系疾病,据统计,它是引致小儿死亡的最常见疾病之一。以婴幼儿发病率高。一年四季均可发生,但以冬春两季常见。一般起病较急,易传变。若能早期及时治疗,预后良好,素体虚弱小儿,患病后每致病程缠绵,迁延难愈。

本病病因为外感风邪,由皮毛口鼻侵袭肺系,致肺失宣肃,肺气闭郁,痰瘀困阻。肺气闭郁是其病机,痰湿为主要病理产物,而血瘀在本病之重症演变过程中起关键性作用。

本病临床可独立起病,常因感冒咳嗽等证下传而成,也可继发于麻疹、顿咳、丹痧等热性疾病之后。年幼体弱儿病情常较重。甚者可并发心阳虚衰或邪陷厥阴等危重证候,临床以并发心阳虚衰尤为常见。

现代医学认为本病病原体为病毒、细菌,近年亦发现有不少支原体、衣原体致病。现代医学之小儿肺炎属本病范畴。

二、学术源流

与肺炎喘嗽有关的文献记载,可以追溯到《素问·通评虚实论》"乳子中风热,喘鸣息肩者……"描述了婴儿外感风热后,以气急喘息、喉中痰鸣、张口抬肩为主证的疾病。《小儿药证直诀·脉证治法》说:"肺盛复有风冷:胸满短气、气急喘嗽上气。"肺盛即肺中痰热盛,又感受风冷,使肺之宣肃失常则发生咳、喘等症状。《备急千金要方·少小婴孺方·咳嗽》中也指出"小儿风冷入肺,上气气逆,面青喘迫咳嗽,昼夜不息,食则吐。"对肺炎喘嗽的病因病机及症状表现已有一定的认识。《小儿卫生总微论方·五脏主病论》说:"肺主喘,肺病实则身温闷乱,气促喘急……肺气盛而热,又复有风冷者,则胸满短气、闷乱、喘嗽上气……小儿身热面赤,时久不退,睡觉气急发渴,胸高痰壅……"这些论述描述的症状符合小儿肺炎的表现,并提出了该病的病机。《诸病源候论·气病诸候·上气鸣息候》中指出:"肺主于气,邪乘于肺则肺胀,胀则肺管不利,不利则气道涩,故气上喘逆,鸣息不通。"进一步阐述了外邪犯肺,气道阻塞,肺闭咳喘的病机。《幼科金针·肺风痰嗽》指出:"小儿感冒风寒,入于肺经,遂发痰喘,咳嗽不得舒畅,喘急不止,面青潮热,啼哭惊乱。如不早治,则惊风立至矣。惟月内芽儿犯此即肺风痰喘。"清代《许氏幼科七种》记载:"近古所谓结胸者,肺之痰热结聚,非胃腑之病也……其儿本有痰热,复感风寒,肺气外不得通,内何由化,故发热、咳嗽、痰鸣、喘促,甚至鼻扇口张,面青目直。"同时书中还提到治疗不当可引起"肝木无制而惊风"的表现,此则属于热盛动风或邪陷心肝所致,是小儿肺炎的变证。

关于肺炎喘嗽的病机,历代医家均认为病位主要在肺,有"肺盛""肺痹""肺热"等记载。如《素问·痹论》说:"淫气喘息,痹聚在肺。"《小儿药证直诀·脉证治法》说:"肺盛复有风冷。"秦景明《症因脉治·咳嗽总论》中"肺家伏热,外冒风邪,束于肌表,肺热不得发泄"等有关本病病位病机的论述。临床还常见到一种肺中热盛,又外感风寒的寒包热郁证,如《许氏幼科七种》说:"其儿本有痰热,复感风寒。"《幼科要略·风温》说:"肺乏津液上供,头目清窍为热气熏蒸,鼻干如煤,目瞑或上窜无泪。"则记述了本病邪热灼伤津液的证候。

关于肺炎喘嗽的治法方药,后汉张仲景在《伤寒论》中拟定的麻杏石甘汤是治疗热喘的代表方,一直为儿科临床用于治疗本病,《伤寒论·辨太阳病脉证并治法》说:"发汗后,不可更行桂枝汤,汗出而喘,无大热者,可予麻黄杏仁甘草石膏汤主之。"《小儿药证直诀·脉证治法》提出:"壮热饮水喘闷,泻白散主之。"《幼科全书》已注意到用通下法治疗重症肺炎喘嗽,指出:"小儿肺胀喘满,胸膈气急,两胁煽动,陷下作坑,两鼻窍张,闷乱喘咳……此为脾风也,若不急治,或不识症,死在旦夕,宜先用牛黄夺命散治之,后用白虎汤调之。"其中所谓"陷下作坑",与西医学中所称之"三凹症"相似,是重症肺炎呼吸困难的表现,用牛黄夺命散泻下涤痰通腑、清热解毒,确有较好的疗效。《万氏家藏育婴秘诀·喘》也说:"有小儿胸膈积热大喘者,此肺胀也,名马脾风,用牛黄夺命散主之"。《幼科证治准绳·喘》说:"无价散(辰砂、轻粉、甘遂)治风热喘促,闷乱不安,俗谓之马脾风。"《医宗金鉴·喘证门》说:"暴喘传名马脾风,胸高胀满胁作坑,鼻窍煽动神闷乱,五虎一捻(大黄、黑丑、白丑、人参、槟榔)服最灵。"都指出了暴喘之马脾风证的泻肺通腑平喘急救治法。谢玉琼的《麻科活人全书·气促发喘鼻扇胸高第五十一》中有"气促之症,多缘肺热不清所致……肺炎喘嗽,以加味泻白散去人参甘草主之"。

三、病因病机

(一)病因

小儿肺炎喘嗽的发病原因有外因和内因两大类。外因责之于感受风邪,小儿寒温失调,风邪外袭,夹热或夹寒而为病;或由其他疾病传变而来,如麻疹、水痘病程中的邪毒闭肺。内因责之于小儿形气未充,肺脏娇嫩,卫外不固,如先天禀赋不足,或后天喂养失宜,久病不愈,病后失调,则致正气虚弱,腠理不密,易为外邪所中。

西医学认为肺炎是由细菌或病毒等病原体感染所致,与小儿肺的解剖生理特点与机体抵抗力弱也有关。中医所说的外邪与现代医学的病原体相类,其包括细菌(如肺炎双球菌、金黄色葡萄球菌)、病毒(如呼吸道合胞病毒、腺病毒、流感病毒)、支原体(如肺炎支原体)、原虫(如卡氏肺囊虫)等。现代医学的生理解剖学证实:小儿肺脏弹力组织发育差,间质发育旺盛,肺泡数量较少,造成血多气少的特点,易发生感染;小儿胸腔较小,肺相对较大,呼吸肌发育差,使肺的扩张受到限制,不能充分地通气。这些解剖特点使小儿肺活量、潮气量、每分通气量、气体弥散量等各项呼吸功能的储备能力均较低;小儿呼吸道分泌型IgA少,全身免疫功能差。这些小儿解剖生理等方面的特点与中医学脏腑娇嫩、形气未充、肺常不足的理论是一致的。

(二)病机

肺炎喘嗽的病机演变可分为三个阶段,一是初期感受外邪,风邪闭肺;二是极期邪热炽盛,痰热闭肺;三是正虚邪恋,气阴亏耗。在肺炎喘嗽的病程中也有病情发展恶化,出现心阳虚衰和邪陷厥阴的两种变证。痰热闭肺是肺炎喘嗽病机传变的中心环节,肺气闭郁是肺炎喘嗽的病机关键。其病位主要在肺,常累及心、肝、脾。

1.风邪闭肺

肺主皮毛,风寒之邪外侵,由皮毛而入,寒邪束肺,肺气郁闭,失于宣降,其气上逆,则致呛咳气急;卫阳为寒邪所遏,阳气不得敷布全身,则见恶寒发热而无汗;肺气郁闭,水液输化无权,凝而为痰,则见痰涎色白而清。风热之邪侵袭,由皮毛或口鼻而入,或外感风寒化热,热邪闭肺,肺气郁阻,失于宣肃,则致发热咳嗽;邪闭肺络,水道通调失职,水液输化无权,留滞肺络,凝聚为痰,或温热之邪灼伤肺津,炼液为痰,痰阻气道,壅盛于肺,则见咳嗽剧烈,喉间痰鸣,气促鼻扇。

2.痰热闭肺

外邪由表入里,内闭于肺,肺失宣肃,肺津失布,遇热熬炼,致痰热相结,壅阻气道,则致发热咳嗽,气促鼻扇,喉间痰鸣;若痰重于热,则伴胸闷胀满,泛吐痰涎;热毒壅盛,则见面赤口渴;气滞血瘀,血流不畅,则致口唇发绀;毒热闭肺,邪气炽盛,毒热内闭肺气,或痰热炽盛化火,熏灼肺金,则致高热持续,咳嗽剧烈,气促喘憋,烦躁口渴,面赤唇红,小便短黄,大便干结;毒热耗灼阴津,津不上承,清窍不利,则见涕泪俱无,鼻孔干燥如煤烟。

肺主气而朝百脉,若邪气壅盛或正气虚弱,病情进一步发展,可由肺而涉及其他脏腑。如肺失肃降,可影响脾胃升降失司,以致浊气停聚,大肠之气不得下行,出现腹胀、便秘等腑实证候。若热毒之邪炽盛,热炽化火,内陷厥阴,引动肝风,则又可致神昏、抽搐之变证。肺主气,心主血,肝藏血,气为血帅,气行则血行,气滞则血滞。肺气闭塞,气机不利,则血流不畅,脉道涩滞,故重症患儿常有颜面苍白、青紫,唇甲发紫,舌质紫暗等气滞血瘀的证象;若正不胜邪,可致心失所养,心气不足,甚而心阳虚衰,并使肝脏藏血失调,临床出现呼吸不利或喘促息微,颜面唇甲发绀,胁下痞块增大,肢端逆冷,皮肤紫纹等危重变证。

3.正虚邪恋

疾病过程中,邪正交争,因邪热炽盛,往往伤阴耗气,形成后期正虚邪恋之证。素体脾虚或病中伤脾者,常见肺脾气虚、痰湿不化证,咳嗽无力、痰湿不清。素体阴虚或邪热伤阴者,常见肺阴耗伤、余邪留恋证,干咳无痰、舌红乏津。由于小儿的体质特点,肺炎喘嗽后期需及早注意到疾病由实转虚或虚实夹杂的变化,随其病机演变而应变。

四、诊断

(一)临床表现

(1)主证:发热、气促、咳嗽、痰多为主要症状,甚者可出现鼻翼煽动、发绀或抽搐、神昏等危重表现。新生儿仅见不食、神萎、口吐白沫等症。

(2)病史:起病急,常因外感引发。

(3)冬春两季多发,婴幼儿常见。大叶性肺炎多见于学龄期儿童。

(4)体征:呼吸增快,甚者可有鼻翼煽动、点头样呼吸及三凹征,唇周青紫,肺底部可闻及细湿啰音,病毒性肺炎可伴哮鸣音;间质性肺炎及支原体肺炎肺部听诊,啰音多不明显。

(二)辅助检查

1.胸部 X 线检查

肺野可见点状或斑片状阴影或可见大片状阴影。

2.血常规

白细胞数升高,分类示中性球增高或有核左移,为细菌感染;白细胞总数下降,分类以淋巴球为主,则为病毒感染。

3.血气分析

气促明显,呼吸困难者需做此检查。一般可有代谢性酸中毒或混和性酸中毒。呼吸衰竭时出现 $PaO_2 < 8$ kPa、$PaCO_2 > 6.7$ kPa。

五、鉴别诊断

(一)咳嗽(支气管炎)

临床中毒症状轻,以咳嗽为主症,可伴发热,但无气促、鼻翼煽动、发绀等,双肺听诊呼吸音粗或可闻及干啰音,无细湿啰音。胸片提示肺纹理增粗,未见实变征。

(二)哮喘

以哮鸣气促,呼气延长为主症。双肺听诊以大量哮鸣音为主,可伴有大水泡音,胸片多无异常。

六、辨证施治

(一)辨证要点

1.辨风寒、风热

病之初为外感风邪,但需辨其风寒或风热。风寒者舌质淡红,苔薄白或白腻,脉紧或滑;风热者,舌质红,苔黄,脉多数或滑。

2.审痰、热偏重

痰与热为本病主症,临床常有偏重,当仔细辨别,以利于治。症见喉间痰鸣,呼吸喘促,甚则胸高闷胀,呼吸困难,舌苔厚腻者,为痰重,治当以祛痰为主;若高热难退,呼吸气粗,口渴烦躁,舌红,苔黄糙,或干糙无津属热重。治当以清热为先。

3.区别常证、变证

常证指病位在肺,证候有轻重之别:轻证为风寒闭肺,风热闭肺;若高热炽盛,喘憋严重,呼吸困难者,为毒热闭肺,痰热闭肺之重证;常证后期常因正虚但余邪未清而出现正虚邪恋的阴虚肺热或肺脾气虚的表现,当认真区分。若正虚而邪气炽盛,常可出现心阳虚衰,邪陷厥阴等危重证候。

(二)治疗法则

本病治疗原则当为宣肺开闭,清热化痰。痰多壅盛者,首先降气涤痰;喘憋严重者,治以平喘利气;气滞血瘀者,治以理气活血;病久气阴两伤者,治以补气养阴,扶正祛邪。出现变证者,随证施治。

(三)分型用药

1.常证

(1)风寒闭肺。

证候:恶寒身痛,发热无汗,呛咳不爽,呼吸气急,痰白而稀,口不渴,咽不红,舌质不红,舌苔薄白或白腻,脉浮紧,指纹浮红。

辨证:本证常在寒冷季节发生,由风寒之邪外袭于肺而致。辨证要领为有恶寒、发热、无汗之表寒证,年幼儿蜷缩母怀,年长儿可自述恶寒身痛,也常有痰涎色白清稀,咽红不著。小儿患病病情多变,正邪交争易于化热,此期一般都比较短暂,临证必须随时注意风寒化热之证候转化。

恶寒身痛,发热无汗——风寒束表,卫阳为寒邪所遏,阳气不能敷布周身。

呛咳不爽,呼吸气急——肺合皮毛,风寒之邪外袭,由皮毛而入,肺为邪侵,肃降无权,其气上逆。

痰涎色白,质地清稀——肺气郁闭,水液输化无权,凝而为痰。

苔白脉浮紧,指纹浮红——风寒犯肺,邪在卫表之象。

治法:辛温宣肺,化痰止咳。

此证是风寒犯肺,病位在表,故以辛温宣肺为主,化痰止咳为辅。处方不可多剂,应随时注意风寒化热之转化。

方药:华盖散加减。

方解:麻黄、杏仁散寒宣肺,荆芥、防风解表散寒,桔梗、白前宣肺止咳,苏子、陈皮化痰平喘。寒散则表解,肺开则喘平。

加减:恶寒身痛重者加桂枝、白芷温散表寒;痰多,苔白腻者加半夏、莱菔子化痰止咳。如寒邪外束,内有郁热,证见呛咳痰白,发热口渴,面赤心烦,苔白,脉数者,则宜用大青龙汤表里双解。

(2)风热闭肺。

证候:发热恶风,咳嗽气急,微有汗出,痰多,痰黏稠或黄,口渴咽红,舌红,苔薄白或黄,脉浮数。重证则见高热烦躁,咳嗽微喘,气促鼻扇,喉中痰鸣,面红,尿黄,大便干,舌质红,舌苔黄,脉滑数,指纹紫滞。

辨证:本证以风热表证加上肺气闭郁证候为特征。本证初起证候较轻,表邪未解,肺经郁热;重证则邪热入里,热重肺闭证候显现。

发热恶风,微汗口渴——风热犯肺或风寒化热,热蒸于内,肺受热迫。

咳嗽气促痰多——热灼肺津,炼液成痰,阻于气道。

咽红,苔薄微黄,脉浮数——为风热邪在卫表之象。

如温邪夹毒化火灼肺,则为重证,其临床表现如下。

高热不退,烦躁面红——邪热炽盛,肺热灼津。

气急鼻扇,喘咳痰鸣——肺气闭郁,宣肃失司,痰涎上涌。

大便干结——肺与大肠相表里,肺热郁闭,大肠传导失司。

尿黄,舌质红,舌苔黄,脉象滑数,指纹紫滞——肺热壅盛。

治法:辛凉宣肺,清热化痰。

此证邪多在肺卫,故治宜辛凉宣肺,化痰止咳。轻证以辛凉清解为主,重证则需辛寒或苦寒泄热解毒,佐以化痰定喘。

方药:轻证偏表用银翘散加减,重证偏里用麻杏石甘汤加减。

方解:金银花、连翘、薄荷解表清热,桑叶、桔梗、款冬花、前胡宣肺止咳,麻黄、杏仁、生石膏、甘草宣肺清热。

加减:咳剧痰多者加浙贝母、瓜蒌皮、天竺黄清化痰热;发热,咽痛,加蝉蜕、板蓝根清热利咽;热重者加黄芩、栀子、鱼腥草清肺泄热;夹有积滞者,加莱菔子、全瓜蒌化痰通腑。

(3)痰热闭肺。

证候:发热烦躁,咳嗽喘促,气急鼻扇,喉间痰鸣,口唇发绀,面赤口渴,胸闷胀满,泛吐痰涎,舌质红,舌苔黄,脉象弦滑。

辨证:此证痰热壅肺,肺气闭郁,出现本病典型的热、咳、痰、喘证候。严重者肺气闭塞,可致气滞血瘀,口唇青紫,胸高气急,甚而因邪盛正虚产生变证。

发热烦躁,咳嗽喘促——肺热壅盛,痰阻气道,宣肃失令。

气急鼻扇,喉间痰鸣——痰涎上涌,肺络阻塞,肺气闭郁,治节失职。

口唇发绀——肺气闭郁,血滞瘀阻。

面赤口渴——痰热闭肺,热毒壅盛。

胸闷胀满,泛吐痰涎——痰阻胸宇。

舌红苔黄,脉象弦滑——为痰热内羁之象。

治法:清热涤痰,开肺定喘。

方药:五虎汤合葶苈大枣泻肺汤。

方解:方中麻黄、杏仁、前胡宣肺止咳,生石膏、黄芩、鱼腥草、甘草清肺泄热,桑白皮、葶苈子、苏子泻肺涤痰,细茶肃肺化痰。

加减:痰盛者加浙贝母、天竺黄、鲜竹沥清化痰热;热甚者加栀子、虎杖清泄肺热;热盛便秘,痰壅喘急加生大黄,或用牛黄夺命散涤痰泻火;面唇青紫者加紫丹参、赤芍活血化瘀。

(4)毒热闭肺。

证候:高热持续,咳嗽剧烈,气促鼻扇,喘憋,涕泪俱无,鼻孔干燥,面赤唇红,烦躁口渴,小便短黄,大便秘结,舌红而干,舌苔黄糙,脉滑数。

辨证:本证邪毒炽盛,热势嚣张,毒热闭肺证情严重。易于转为心阳虚衰、邪陷厥阴之危重变证。

高热持续,咳嗽剧烈——肺热炽盛,宣肃失司。

气促鼻扇,喘憋——肺气闭塞,气道不利。

涕泪俱无,鼻孔干燥——毒热耗伤阴津。

面赤唇红,烦躁口渴,小便短黄,大便秘结——热炽于内,治节失主。

舌红而干,舌苔黄糙,脉滑数——肺热壅盛,烁灼阴津。

治法:清热解毒,泻肺开闭。

方药:黄连解毒汤合麻杏石甘汤加减。

方解:炙麻黄、杏仁、枳壳宣肺开闭,黄连、黄芩、栀子清热解毒,生石膏、知母、生甘草清解肺热。

加减:热重者加虎杖、蒲公英、败酱草清热解毒;腹胀大,便秘结者加生大黄、玄明粉通腑泄热;口干鼻燥,涕泪俱无者加生地黄、玄参、麦门冬润肺生津;咳嗽重者加前胡、款冬花宣肺止咳;烦躁不宁加白芍、钩藤清心宁神。

(5)阴虚肺热。

证候:病程较长,低热盗汗,干咳无痰,舌质红乏津,舌苔花剥、少苔或无苔,脉细数。

辨证:本证以病程较长,阴津耗伤证候为特征。

病程较长,低热——肺炎喘嗽后期,邪热未彻,余热留恋。

面色潮红,盗汗,干咳无痰——肺阴不足,虚火上炎,阴虚阳越,逼蒸汗泄。

舌质红而干,舌苔光剥,脉细数——阴虚肺热之象。

治法:养阴清肺,润肺止咳。

此证是久病阴液耗伤所致,故治当以养阴清热为主,润肺止咳为辅。

方药:沙参麦冬汤加减。

方解:沙参、麦门冬、玉竹、天花粉养阴清肺,桑白皮、炙款冬花肃肺润燥止咳,扁豆、甘草益气和胃。

加减:余邪留恋,低热起伏者加地骨皮、知母、黄芩、鳖甲、青蒿滋阴清热;久咳者加百部、枇杷叶、百合、诃子敛肺止咳;汗多者加煅龙骨、煅牡蛎、酸枣仁、五味子敛阴止汗。

(6)肺脾气虚。

证候:低热起伏不定,面白少华,动则汗出,咳嗽无力,喉中痰嘶,食欲不振,大便溏薄,舌质偏淡,舌苔薄白,脉细无力。

辨证:本证为肺炎喘嗽后期,耗损肺脾之气所致,多见于病程迁延、素体脾虚的患儿。因气为阳,气阳不足,也可以形成卫阳失守、营阴外泄的营卫不和证。

低热起伏——肺气虚弱,肺热不清。

面白少华,动则汗出——肺卫不固,腠理不密,营阴外泄。

咳嗽无力,喉中痰嘶——病情迁延不愈,肺虚气无所主,脾虚痰涎内生。

食欲不振,大便溏薄——脾气受损,纳运功能失常。

舌质偏淡,舌苔薄白,脉细无力——为肺脾气虚之象。

治法:补肺健脾,益气化痰。

此证为脾肺气虚,故治当益气健脾为主。出现营卫不和证时,可用调和营卫法治疗。

方药:人参五味子汤加减。

方解:人参、茯苓、炒白术、炙甘草益气健脾,培土生金,五味子敛肺止咳,百部、橘红止咳化痰。

加减:咳嗽痰多者去五味子,加半夏、陈皮、杏仁化痰止咳;咳嗽重者加紫菀、款冬花宣肺止咳;动则汗出重者加黄芪、煅龙骨、煅牡蛎固表止汗;食欲不振者加焦山楂、焦神曲、炒麦芽健胃助运。

若汗出多而肌肤不温,属营卫不和证,宜以桂枝龙骨牡蛎汤加减治疗。

2.变证

(1)心阳虚衰。

证候:突然面色苍白,口唇发绀,呼吸困难,或呼吸浅促,额汗不温,四肢厥冷,烦躁不安,或神萎淡漠,右胁下出现痞块并渐增大,舌质略紫,苔薄白,脉细弱而数,指纹青紫,可达命关。

辨证:本证以突然面色苍白,口唇发绀,四肢不温或厥冷,脉细弱而数为特征。常出现于婴幼儿或素体虚弱突患肺炎喘嗽者。

突然面色苍白——肺气闭阻,气机不利,心阳虚衰,不能温养分肉。

烦躁不安,或神萎淡漠——心失所养,心气不足。

口唇发绀,舌质略紫——气为血之帅,气郁则血滞,心主血,血流不畅瘀阻所致。

右胁下出现痞块并渐增大——肝为藏血之脏,胁肋为肝之分野,气滞血瘀,肝脏增大。

呼吸困难,或呼吸浅促——肺气垂绝,呼吸无力。

额汗不温,四肢厥冷——汗为心液,心阳不振欲脱之征。

苔薄白,脉微弱而数——脉通于心,心阳虚衰,不能尽其输血入脉功能。

指纹青紫,可达命关——心阳虚衰,血脉瘀滞,病情深重。

治法:温补心阳,救逆固脱。

此时治疗,不在邪之多少,要在挽救欲脱之阳气。

方药:参附龙牡救逆汤加减。

方解:人参大补元气,附子回阳救逆,龙骨、牡蛎潜阳敛阴,白芍、甘草和营护阴。

加减:气阳虚衰者亦可用独参汤,或参附汤少量频服以救急。气阴两竭者加麦冬,右胁下痞块等血瘀重者可酌加红花、丹参等活血化瘀之品。

(2)邪陷厥阴。

证候:壮热烦躁,神昏谵语,四肢抽搐,口噤项强,两目窜视,舌质红绛,指纹青紫,可达命关,或透关射甲。

辨证:本证邪热内迫肝经陷入心包,故昏迷、抽搐同时并见,病势危笃。

壮热烦躁,神昏谵语——邪热内陷心包,神明失主。

四肢抽搐,口噤项强,两目窜视——邪陷肝经,肝风妄动。

舌质红绛——温邪化火伤阴,病入营分血分。

指纹青紫,可达命关,或透关射甲——热盛络闭,病势危重。

治法:平肝熄风,清心开窍。

内陷厥阴有手足之分,治有侧重,邪陷手厥阴心包经以清心开窍为主,邪陷足厥阴肝经以平肝熄风为先。

方药:羚角钩藤汤合牛黄清心丸加减。

方解:羚羊角粉、钩藤平肝熄风,茯神安神定志,白芍、生地黄、甘草滋阴而缓急解痉,黄连、黄芩、栀子清热泻火解毒,郁金解郁开窍。另服牛黄清心丸清心开窍。

加减:昏迷痰多者加石菖蒲、胆南星、竹沥、猴枣散等豁痰开窍;高热神昏抽搐者,可选加紫雪丹、安宫牛黄丸、至宝丹等成药。

(四)其他疗法

1.辨证使用中成药

(1)小儿肺炎合剂:每次 5～15 mL,每天 3 次,疏风清肺止咳,用于风热、痰热、热毒炽盛各型。

(2)静滴双黄连粉针剂及鱼腥草注射液:清肺止咳,用于本病各型。

(3)静滴川芎嗪,每天 40～80 mL,以 5％～10％葡萄糖液稀释后滴注。改善肺脏循环,用于本病各型。

2.超声雾化吸药

(1)双黄连粉针剂 0.3 g＋生理盐水 20 mL 做雾化吸入。

(2)生理盐水 10 mL＋地塞米松 1 mg＋庆大霉素 1 万单位＋α-糜蛋白酶 1 mg 做雾化吸入。

3.胸部理疗

磁场效应或超短波理疗。

4.激光血疗仪治疗

每天 1 次,3 次为一疗程,使用 1～2 疗程。

5.针灸疗法

穴选定喘、肺俞、丰隆等,平补手法,不留针,每天 1 次,连用 3 天,用于喘咳痰多者。

6.穴位注射

可选用维生素 B_{12} 或维丁胶性钙穴注定喘及肺俞,每次 0.5 mL,每天 1 次,连用 3 天,有助于祛痰及肺部啰音吸收。

7.拔罐疗法

取穴肩胛双侧下部,拔火罐。每次 5～10 分钟,1 天 1 次,5 天为 1 疗程。适用于肺炎后期湿性啰音久不消退者。

(五)辨证施食

总的饮食原则是宜清淡,易消化,多营养饮食,忌肥厚燥热,生冷之品。

(1)雪梨瘦肉汤:雪梨 1 个,洗净去皮切片,瘦肉 200 g,加水 4 碗,煲至滚后约 20 分钟后食用,用于风热、热毒、痰热各型。

(2)白萝卜川贝瘦肉汤:白萝卜 125 g、川贝母 6 g、瘦肉 200 g,加水 5 碗共煲约 1 小时即可食用。用于痰热闭肺型及风热闭肺型。

(3)莲子 15 g、百合 15 g、鹌鹑蛋 3 只、冰糖少许,加清水 4 碗共煲 1 小时后饮汤,用于肺脾气虚或阴虚肺燥型。

(4)沙参 20 g、玉竹 25 g、淮山 30 g、兔肉 200 g,加清水 5 碗同煲 1 小时后饮汤,用于阴虚肺燥型。

(张松成)

第三节 哮 喘

一、概述

(一)定义

哮喘是一种反复发作的哮鸣气喘性肺系疾病。临床以发作时喘促气急,喉间痰吼哮鸣,呼气延长,严重者不能平卧,呼吸困难,张口抬肩,摇身撷肚,唇口青紫为特征。

哮与喘在概念上有所不同,《幼科折衷·喘症》说:"哮以声响名;喘以气息言;促以气短论也。夫喘促喉中如水鸡声者谓之哮;气促而连续不能以息者谓之喘。""哮"是呼吸时喉间的哮鸣之声,由痰吼而形成。"喘"指呼吸急促,张口抬肩,不能平卧。哮在发作时每兼气喘,而喘以呼吸气促困难为主,可见于多种急、慢性疾病之中,不一定兼哮。因哮必兼喘,故通称哮喘。

(二)命名

根据本病发病的病因、症状的不同,历代医家对本病有不同的命名。哮喘作为儿科病名,首见于朱丹溪《幼科全书》。历代医家还提出过一些含义与此类似的命名。

"哮吼"见《幼科折衷·喘症》,指喉中痰鸣如吼的喘证证候。

"呷嗽"见《诸病源候论·咳嗽病诸候》:"呼呷有声,谓之呷嗽。"根据发病时的症状特点而命名。

"哮嗽"见《婴童百问·喘急第五十六问》:"哮嗽声如拽锯。"根据发病时症状的特点而命名。

除了上述这些病证名称之外,古代儿科医籍中还有一些从病因、病机、病程等不同角度提出的哮喘证候名称。如风痰哮(《幼科释谜·哮喘原由症治》)、水哮(《幼科释谜·哮喘原由症治》)、年久哮(《幼科释谜·哮喘原由症治》)等。

（三）范围

本病相当于西医学所称的儿童哮喘。

西医学目前认为支气管哮喘包括儿童哮喘和咳嗽变异型哮喘。咳嗽变异型哮喘的中医归类则有应归属于哮喘、咳嗽，或单列为风嗽、哮咳、哮嗽的不同看法。

（四）发病情况

哮喘是一种在世界范围内严重威胁人类健康的反复发作的慢性呼吸道变应性炎症疾病，其发病率和病死率有逐年增加的趋势。全球大约有 2 亿人患哮喘，近年来发病率又有增加趋势，特别是小儿哮喘有明显增多。我国小儿哮喘患病率为 2.0％～4.2％，有些地区甚至达到 10.1％～12.4％。哮喘全球防治创议指南（GINA）推广委员会 2004 年报告指出：中国每 10 万哮喘患者便有 36.7 人死亡，高居 49 个参加研究的国家地区哮喘患者死亡率之首。哮喘已成为一种严重的公共卫生问题而引起世界各国的高度重视。

1.发病时间

本病发作有明显的季节性，冬春二季及气候骤变时易发病，特别是在秋季入冬时节易于发作。因气候转冷，外寒引动伏痰而发病，如《景岳全书·喘促》说："喘有夙根，遇寒即发。"

一日之中，本病又常在夜半后、凌晨发作或加剧。因入夜之后，人体处于阳消阴长的过程中，阳气相对不足，故发作较重。

2.好发人群

任何年龄都可发病。初发年龄以 1～6 岁多见，多在 3 岁以内起病，与婴幼儿肺脾肾不足的生理特点突出有关。儿童期男孩患病率两倍于女孩，至青春期则无性别差异。

3.发病特点

本病大多由于小儿感冒而诱发，也有因接触其他异物而诱发者。因本病具有反复发作的特点，故前人称为"宿疾"，如《幼科发挥·肺所生病》说："或有喘疾，遭寒冷而发，发则连绵不已，发过如常，有时复发，此为宿疾。"

（五）治疗转归

中医注重整体调节哮喘患儿特应性体质，在防治哮喘方面具有一定的优势和特色。历代医家均认为哮喘为顽疾、痼疾，在治疗上既重视哮喘发作期的治标，更重视缓解期的治本，除了内服药外，还主张多种疗法同时应用，如敷贴、推拿等。

哮喘患儿可经治疗缓解或自行缓解，在正确的治疗和调护下，随年龄的增长，大都可以治愈。到 14 岁前后，随着肾气充盛，肺脾气壮，部分患儿发作可逐渐减少，以至痊愈。但也有些患儿屡发难止，延及成年，甚至遗患终身。哮喘反复发作者，则正气耗伤，肺、脾、肾渐虚，影响生长发育，重者形成鸡胸、龟背、形体瘦弱、身材矮小。

二、学术源流

关于哮喘病因的认识，宋代张季明《医说·治齁喘》指出饮食因素与喘的关系，他说："因食盐虾过多，遂得齁喘之痰。"其后曾世荣《活幼心书·明本论中卷·咳嗽十一》指出："有风生痰，痰实不化，因循日久，结为顽块，圆如豆粒，遂称痰母……风痰潮紧，气促而喘，乃成痼疾。"至明代鲁伯嗣《婴童百问·第五十六问》云："小儿有因暴惊触心，肺气虚发喘者，有伤寒肺气壅盛发喘者，有感风咳嗽肺虚发喘者，有因食咸酸伤肺气发虚痰作喘者，有食热物毒物冒触三焦，肺肝气逆作喘者。"《万氏秘传片玉心书·哮喘门》说："哮喘之症有二，不离痰火。由卒感风寒而得者，有曾伤盐水而得者,有伤醋汤而得者,至天阴则发,连绵不已。"《医宗必读·喘》:"良由痰火郁于内,风寒束其外,或因坐卧寒湿,或因酸咸过食,或因积火熏蒸,病根深久,难以卒除。"清代《幼科释谜·咳嗽哮喘》则对哮喘根据病因进行分类,提出因停食不运而致哮者为"食哮",因胸有停水而成哮者为"水哮",因风痰聚肺而成哮者为"风痰哮",哮喘屡发,久而不愈者为"年久哮"。

关于哮喘的病位,历代医家认为与肺肾关系最为密切。《素问·阴阳别论》云:"阴争于内,阳扰于外,魄汗未藏,四逆而起,起则熏肺,使人喘鸣。"《素问·逆调论》说:"夫不得卧,卧则喘者,是水气之客也,夫水者循津液而流也,肾者水藏,主津液,主卧与喘也。"又云:"不得卧而息有音者,是阳明之逆也。"《难经·第四十九难》说:"形寒饮冷则伤肺。"而哮喘病机的描述,隋代巢元方《诸病源候论·咳嗽病诸候》说:"呷嗽者,犹是咳嗽也,其胸膈痰饮多者,嗽则气动于痰,上搏咽喉之间,痰气相击,随嗽动息,呼呷有声,谓之呷嗽。"《证治汇补·哮病》云:"哮即痰喘久而常发者,因内有壅塞之气,外有非时之感,膈有胶固之痰,三者相合,闭拒气道,搏击有声,发为哮病。"《幼幼集成·哮喘证治》说:"夫喘者,恶候也。肺金清肃之令不能下行,故上逆而为喘……吼者,喉中如拽锯,若水鸡声者是也。喘者,气促而连属,不能以息肩者是也。故吼以声响言,喘以气息名。凡喉如水鸡声者为实,喉如鼾声者为虚。虽由于痰火内郁,风寒外束,而治之者不可不分虚实也。"

关于哮喘的治法方药,历代论述颇丰。在治疗上倡导哮喘既发以攻邪为急,未发以扶正为要。《金匮要略·肺痿肺痈咳嗽上气篇》云:"咳而上气,喉中水鸡声,射干麻黄汤主之。"朱丹溪在继承前人学说的基础上不仅创立了"哮喘"病名,而且对哮喘反复发作的特点及其诱发因素、饮食护理、预防方法等均有比较深入的认识。其在《幼科全书·哮喘》中云:"其证有二,不离痰火,有卒感风寒而得者,有曾伤盐酢汤水而得者,故天阴则病发,连绵不已。轻则以五虎汤,一服即止,重则葶苈丸治之,皆一时解急之法。若欲断根,当内服五圣丹、外用灸法……仍禁酸咸辛热之物。"这些论述对于目前临床仍具有重要的指导意义。嗣后,对于小儿哮喘病的认识和治疗,又有了进一步的发展。如明代万密斋《幼科发挥·肺所生病》中指出:"小儿素有哮喘,遇天雨则发者,苏陈九宝汤主之。"

三、病因病机

(一)病因

本病的发病原因有外因和内因两方面,外因是诱发因素,内因是夙因。内因责之于肺脾肾不足而痰饮内伏,多种外因作用于内因而发为哮喘。《症因脉治·哮病》云:"哮病之因,痰饮留伏,结成窠臼,潜伏于内,偶有七情之犯,饮食之伤,或外有时令之风寒束其肌表,则哮喘之症作矣。"

1.内因

(1)痰饮留伏:痰饮留伏的部位在肺,而痰饮的产生与肺、脾、肾三脏功能的失调密切相关。肺主一身之气,为水之上源,有通调水道的功能。素体肺虚或反复感邪伤肺,治节无权,水津不能通调、输布,则停而为痰为饮。脾主运化水湿,素体脾虚或疾病、药物伤脾,水湿不运,蕴湿生痰,故脾为生痰之源,所生之痰上贮于肺。肾为水脏,主一身水液调节,先天不足或后天失调致肾气虚衰,蒸化失职,阳虚水泛为痰,上泛于肺。

(2)遗传因素:小儿哮喘常有家族史,即患儿亲属中常有哮喘患者,故认为本病具有一定的遗传因素。若一、二级亲属中有哮喘,或小儿先天不足,则发病的原因与先天禀赋有直接关系。素体肺、脾、肾不足,津液凝聚为痰,伏藏于肺,形成哮喘反复发作的夙根。

2.外因

哮喘发病,外因是重要的诱发因素,外因引动内因而发作。哮喘的诱因很多,根据儿科临床发病的特点,其诱发因素,归纳起来,大抵有三类。

(1)外感六淫:气候突然转变,感受外邪,首先犯肺,肺卫失宣,肺气上逆,触动伏痰,痰气交阻于气道,则发为哮喘。小儿时期的感冒常是引起哮喘发作的主要原因,并由此而使患儿病情加重。

(2)接触异物:如吸入花粉、居室的螨、灰尘、烟尘、煤气、油味异味及动物羽毛的皮屑,杀虫粉、棉花籽等。这些异物可由气道或肌肤而入,均犯于肺,触动伏痰,影响肺气的宣降,导致肺气上逆,发生哮喘。这些异物相当于现代医学所说的变应源。

(3)饮食不慎:如过食生冷酸咸常使肺脾受损,所谓"形寒饮冷则伤肺",如过食肥甘,也常积热蒸痰,使肺气壅塞不利,每能诱导哮喘的发生。

(4)劳倦所伤:哮喘每在过劳或游玩过度而发。劳倦过度伤人正气,或汗出当风,触冒外邪,引动伏痰,肺气不利而发为哮喘。

(5)情志过极:情志过极,常使气机逆乱,升降失常,肺气上逆,引动伏痰而喘。

上述诱因中以外感六淫引发哮喘最为多见,接触异物、饮食不慎次之。这些诱因中,有的既是形成伏痰的原发因素,又是引发哮喘的直接诱因。此外,各种诱因可以单独引发哮喘,亦可几种因素相合致病。

现代研究认为哮喘是由嗜酸性粒细胞(EOS)、肥大细胞和 T 淋巴细胞等多种炎症细胞参与的气道慢性变态反应性炎症。这种慢性气道炎症不仅发生于哮喘的发作期,在哮喘的缓解期也仍然存在,使易感者对各种激发因子具有气道高反应性。哮喘的发病机制至今仍未完全明了,目前认为哮喘是一种多基因遗传病,在环境因素和基因的共同作用下导致哮喘的发生。

(二)病机

哮喘发病,是外来因素作用于内在因素的结果,所以,本病的发病机制,主要在于痰饮久伏,触遇诱因而发。当发作时,则痰随气升,气因痰阻,相互搏结,阻塞气道,宣降失常,而出现呼吸困难,气息喘促,同时,气体的出入,又复引触停积之痰,是以产生哮鸣之声。

1.痰伏于肺是病机关键

伏痰的形成是肺、脾、肾等脏腑功能失调,津液停聚而成。痰之为病非常广泛,随其所停部位不同,发生的病证各异。哮喘的病机关键在痰伏于肺,形成夙根,遇触即发。夙痰久伏造成哮喘反复发作。哮喘发作的机制,在于外因引动伏痰,痰气相合。发作之时,痰随气升,气因痰阻,相互搏结,壅塞气道,气息不畅,因而产生呼吸喘促,呼气延长,痰随呼吸气息升降,发出哮鸣之声。

哮喘的病位以肺为主。脾、肾与肺在生理病理方面关系密切。肺司呼吸,肾主纳气;脾为生痰之源,肺为贮痰之器。

2.发作期以邪实为主,有寒、热之分

哮喘发作期以邪实为主,表现为痰邪壅肺,有形之痰阻于气道,形成喉中哮鸣,呼吸急促。由于病因不同,体质差异,病机演变有寒、热之分,所谓寒痰、热痰阻肺。外感风寒,内伤生冷者,则为寒痰伏肺;由于素体阳虚,则气不化津,也致寒痰内伏,均表现为寒性哮喘。由于素体阴虚,痰热郁肺,或寒痰久伏化热而致者,则表现为热性哮喘;由于素体阳盛,复感风寒者,或外寒未解,里热已成者,则外寒内热,形成寒包火,是为寒热错杂证候;若哮喘持续发作,经日持久,或反复多次发作,正气亏虚者,痰壅气喘,动则尤甚,可出现肺家痰浊壅盛,肾之真阳亏虚的邪实正虚证,即虚实夹杂证候。随邪正消长,又有偏于邪实和偏于正虚的区别。

3.缓解期以正虚为主,有肺、脾、肾之别

哮喘反复发作,久病气阴阳日益耗伤,正气渐虚,因而在发作缓解之后,仍有肺、脾、肾亏虚之征。痰伏于内,正气亏虚,又造成夙因久留,御邪力弱,反复发病,难以痊愈。

哮喘反复发作,肺气耗散,故在缓解期表现为肺气虚弱,久而不复。肺与脾肾关系密切。母病及子,子病又可及母,肺虚则脾气亦虚,脾虚不运,则停湿生痰,痰浊上贮,则呼吸不利,故本病往往表现为时发时止,反复不已。肺脾久虚,又可导致肾气虚弱,或者患儿先天肾气未充,均可表现为后天脾肾阳虚,阳气虚则摄纳失职,气逆于上,产生"喘气不足以息",故在缓解时,也可表现有轻度持续性哮喘征象。另有少数患儿素体阴虚,或者肺热伤阴、过食温热之品伤阴,则致肺肾阴虚,失于润养,肺主气,司呼吸功能失职,同样可以使哮喘反复发作。

4.哮喘反复发作,源于外邪、伏痰、体质

(1)外邪难防:临床上多数哮喘患儿因感冒而诱发哮喘,部分哮喘患儿同时又是复感儿,反复感受外邪是哮喘反复发作的重要原因,防治外邪是根治哮喘的重要措施。

(2)伏痰难除:伏痰是哮喘发作的夙根,伏痰在哮喘发作时表现为有形之痰,不发之时为无形之痰,消除伏痰是根治哮喘的关键。

(3)素体难调:古今医家都十分重视哮喘患儿的体质,无论在发病学上还是在治疗学方面,哮喘发作的根本在素体肺、脾、肾不足,这也是伏痰产生的内在原因,调理体质成了防治哮喘的根本。

四、临床诊断

(一)诊断要点

(1)多有婴儿期湿疹史,家族哮喘史。

(2)有反复发作的病史。发作多与某些诱发因素有关,如气候骤变、受凉受热、进食或接触某些过敏物质等。

(3)常突然发作,发作之前,多有喷嚏、咳嗽等先兆症状。发作时喘促,气急,喉间痰鸣,咳嗽阵作,甚者不能平卧,烦躁不安,口唇青紫。

(4)肺部听诊:发作时两肺闻及哮鸣音,以呼气时明显,呼气延长。支气管哮喘如有继发感染,可闻及湿啰音。

(5)血常规检查:一般情况下,支气管哮喘的白细胞总数正常,嗜酸性粒细胞可增高;伴肺部细菌感染时,白细胞总数及中性粒细胞均可增高。

(二)病证鉴别

哮喘应与咳嗽、肺炎喘嗽鉴别。

1.咳嗽

(1)临床表现:咳嗽最主要的临床表现是咳嗽,有的在喉间可闻及痰鸣音,但无典型的如水鸡声的哮鸣音,多数也不伴有喘促,与哮喘发作时以哮鸣、气喘为主要临床表现不同。

(2)肺部听诊:咳嗽患儿两肺呼吸音粗糙,或有少量散在干啰音、粗湿啰音。哮喘患儿发作时两肺满布哮鸣音。

(3)咳嗽反复发作,时间较久者,当与咳嗽变异型哮喘相鉴别。哮喘患儿多有特殊的家族史与过敏史,特别是抗生素治疗无效、解痉平喘药有效可帮助鉴别。

2.肺炎喘嗽

(1)临床表现:肺炎喘嗽咳喘并重,并伴发热气促、鼻扇等症,常继发于感冒或其他疾病之后,有感冒病史或其他热病史。以咳嗽、痰壅、气促、发热为主症。哮喘发作时以咳嗽、气喘、哮鸣、呼气延长为主症,多数不发热,常反复发作,常有过敏史、家族史。反复发作者胸部可以变形,甚则生长发育迟缓。

(2)肺部听诊:肺炎喘嗽患儿有弥漫性或局限性细湿啰音,常伴干啰音。哮喘发作时以两肺满布哮鸣音为主。

(3)屡发特征:肺炎喘嗽可偶发或屡发,屡发者每次发作之间无固定关系。哮喘患儿常屡次发作,每次发作的诱因、症状相似。

五、辨证思路

哮喘临床分发作期与缓解期,辨证主要从寒热虚实和肺脾肾三脏入手。发作期以邪实为主,重点辨寒热;缓解期以正虚为主,重点辨脏腑,再辨气阴阳。

(一)发作期

1.辨寒热虚实

哮喘时痰涎稀薄,色白起泡沫,且有畏寒肢冷,则为寒饮射肺。发作时气息短粗,痰黄而黏,渴欲冷饮,面色潮红,则为痰热壅肺。如果胸满苦闷不安,发出喘鸣,痰质浓稠,口干便秘,属于实证。如果声低息短,动则喘乏,身凉易汗,脉弱无力,多属虚证。

2.辨轻重险逆

发时哮鸣呼吸困难,然后逐渐平复,其证多轻。哮喘久发不已,咳嗽喘鸣气促,不能平卧,则属重证。若哮发急剧,张口抬肩,面色青灰,面目浮肿,肢静身冷,则为险逆之候。

3.辨发作先兆

哮喘欲发之时,一般有先兆症状,如鼻喉作痒,或有眼痒、皮肤瘙痒、喷嚏、呼吸不畅、胸闷等。继则出现咳喘发作。辨识发作先兆,可以先证而治,减轻发作症状,缩短发作时间。

4.辨别诱因

哮喘反复发作,痰伏于肺是内因,而诱发因素则比较复杂,辨明诱因,对于减少发作次数,促使早日痊愈十分重要。常通过详细的病史询问或进行一些必要的检查,如变应源筛查试验来进行辨别。如外感后哮喘发作,其诱因与感邪有关;如进食或接触某种特定物质之后哮喘发作则与接触异物有关;如过劳或运动后发作,则与劳倦有关等。

(二)缓解期

缓解期以正虚为主,以肺脾肾脏腑辨证结合气阴阳辨证。以自汗,易感冒,纳差便溏等为主者,属肺脾气虚;以形寒肢冷,动则喘甚,便溏为主者,属脾肾阳虚;以盗汗潮热、干咳为主者,属肺肾阴虚。

六、治疗原则

本病的治疗,应按发作期和缓解期分别施治。《丹溪心法·喘论》主张,未发以扶正气为主,既发以攻邪气为急。哮喘发作期,多属邪实,应当攻邪以治其标,并需辨其寒热而施治。如寒邪应温,热邪应清,有痰宜涤,有表宜散,气壅宜降等。但也有属于虚实兼见,寒热并存者,治疗时又应兼顾,不宜攻伐太过。正如张景岳所云:"攻邪气者,须分微甚,或散其风,或温其寒,或清其痰火。然久发者,气无不虚……攻之太过,未有不致日甚而危者。"临证之时,必须遵循应用。缓解期当扶正以治其本,调其肺脾肾等脏腑功能,消除伏痰凤根。在缓解期以补肺固表、扶脾益肾、补土生金为主,调理脏腑功能,去除生痰之因,达到治本的目的。哮喘属于顽疾,宜采用多种疗法综合治疗,如三伏天敷贴疗法冬病夏治,哮喘重度、危重度发作西药吸入或静滴疗法等控制发作均可供选择应用。

七、证治分类

(一)发作期

1.寒性哮喘

证候:咳嗽气喘,喉间哮鸣,痰液清稀或带沫,形寒肢冷,鼻流清涕,面色淡白,恶寒无汗,口中不渴,或渴喜热饮,舌淡红,苔薄白或白腻,脉浮滑,指纹红。

辨证:本证主要由于寒邪外受,宿有痰饮,辨证要领为哮喘发作时伴有表寒证象,表现在痰的色、质,全身伴随症状,无明显热象。本证与热性哮喘鉴别的要点主要是痰清不黄,形寒肢冷,口不渴,舌脉亦无热象。本证性虽属寒,但在病程中可以出现外寒未解,入里化热的转化;若咳喘持续日久,虽有咳喘痰壅的肺实之征,亦可出现动则喘甚;小便清长等肾不纳气的虚象。

形寒无汗,咳逆气促——风寒外袭,内束于肺,痰为之动,肃降失司。

呼吸急迫,喉中有哮鸣声——外邪引动体内伏痰,阻于肺络,气道受其阻遏,因而痰气相搏。

痰稀有沫,面色淡白——寒邪阻滞肺气,胸中阳气失宣。

四肢不温,口不渴——风寒之邪尚未化热之象。

口中不渴,或渴喜热饮——寒痰伏肺,胃津不足。

舌苔薄白,脉象浮滑,指纹红——皆为寒痰之象。

治法:温肺散寒,化痰定喘。

本证由于风寒束表,寒痰阻塞气道,肺气上逆,以致呀呷有声而哮,故治当温肺散寒。治疗重在平喘,通过温化寒痰,肃降肺气而平喘。

方药:小青龙汤合三子养亲汤加减。

方解:小青龙汤中,麻黄发汗解表,宣肺定喘;桂枝、芍药和卫解肌;干姜、细辛温肺化饮,辛散风寒;五味子温敛肺气以止咳,并防肺气之耗散;半夏化痰定喘;炙甘草和中。三子养亲汤中,白芥子利气豁痰,下气宽中;苏子润肺下气,定喘止嗽,莱菔子消食化痰,开痞降气。二方合用,散中兼收,燥中有润,对于寒饮射肺,气实痰盛者,颇为适宜。

加减:咳甚者加紫菀、款冬花以助止咳化痰;晨起喷嚏、流涕连作者加辛夷、蝉蜕祛风宣窍;哮喘甚者加半夏、葶苈子燥湿化痰,蠲饮降浊。如婴幼儿便干痰多,喉中痰声辘辘者,可配服南通保赤丸,以涤痰通下;发作以后,咳嗽痰沫甚多者,可用冷哮丸以温肺化痰,缓图根治。

本证如表寒较著,亦可用射干麻黄汤加减。经过治疗后,表解而喘渐平,可用苏子降气汤加减,以化痰顺气。

如寒喘反复发作,既有咳喘痰壅的肺实之象,又见汗多面白,四肢欠温,甚至口唇青紫、气急不能平卧、动则喘剧的阳虚之证,治疗则宜温肺平喘,补肾摄纳,可在小青龙汤基础上,配合黑锡丹摄纳肾气,并用附子壮火益元,虚实兼顾,也可佐以磁石、龙齿等潜阳之品,使其增强温肾之功。神萎,汗多,脉微细者,可加人参、龙骨、牡蛎以益气潜镇。

2.热性哮喘

证候:咳嗽喘息,声高息涌,惟以呼出为快,喉间痰吼哮鸣,咯痰黄稠,胸膈满闷,身热,面赤,口干,渴喜冷饮,咽红,尿黄,大便干燥或秘结,舌质红,舌苔黄或黄腻,脉滑数,指纹紫。

辨证:此证主要由于阳邪亢盛,痰因热动,火炎痰生,辨证要点以哮喘发作时痰黄息粗、身热面赤、口渴、舌红苔黄为主。与寒性哮喘的鉴别主要从痰色、质及全身热象区别。

咳逆作喘,哮鸣有声——素体阳盛,感受风热之邪化火,或因肥甘积滞,热自内生,痰因热动,痰热交阻,上熏于肺,肺气壅盛,肃降失司。

胸闷膈满,声高息涌,惟以呼出为快——痰热互结,阻塞气道,气实有余而呼吸不利。

身热面赤,口干,渴喜冷饮,咽红——肺胃热甚之象。

大便秘结——肺气上逆,腑气不通。

小便黄赤——肺失通调,热蒸津液。

舌质红,舌苔黄或黄腻,脉象滑数,指纹紫——痰热内蕴之象。

治法:清肺涤痰,止咳平喘。

此证因痰火内扰,肺胃热盛,故治当清肺热,涤痰浊,则痰热交阻可解,哮喘自定。本证痰宜清化,通过泻肺而平喘。

方药:麻杏石甘汤合苏葶丸加减。

方解:麻杏石甘汤中,麻黄、生石膏开肺气,清邪热,积热清泄,则肺开喘平;杏仁苦降,助麻黄止咳平喘;甘草和中降逆。苏葶丸中,苏子降气化痰;葶苈子泻肺定喘。二方合用,清肺豁痰,降气定喘。

加减:痰多者可加瓜蒌仁、海浮石、瓜蒌仁润滑涤痰,海浮石味咸软坚,治稠腻黏痰。喘甚者可加白芥子,协助苏子、葶苈子降气豁痰;呕逆者可加半夏、生姜化痰降逆;便秘者可加大黄、风化硝以荡涤通腑,或加礞石滚痰丸。如肺阴已伤而痰热未清者,宜去麻黄,因其有致燥之虞,或用蜜炙麻黄,亦可加沙参、玉竹、麦门冬、川贝母之类润燥养阴以豁痰。

此证表证未解者,亦可用定喘汤加减。痰壅肺实者宜加用成药猴枣散,具有豁痰镇惊作用,尤以婴幼儿更为适宜。

3.外寒内热

证候:喘促气急,咳嗽哮鸣,鼻塞喷嚏,流清涕,或恶寒发热,咯痰黏稠色黄,口渴,大便干结,尿黄,舌质红,舌苔白,脉滑数或浮紧。

辨证:本证之外寒多是外感风寒,其内热常因表寒未解入里化热而成,亦有素体痰热内蕴,被外邪引动而诱发。临床辨证以外有风寒束表之表证,内有痰热蕴肺之里证为要点。此证常由寒性哮喘转化而来,其鉴别点主要是里热的有无,如痰黄、便干等。

喘促气急,咳嗽哮鸣,鼻塞流清涕——风寒袭表,内束肺气,引动体内伏痰,痰气搏结。

咯痰黏稠色黄,口渴,大便干结,尿黄——素体阳盛,痰饮化热。

舌质红,舌苔白,脉滑数或浮紧——寒热错杂之象。

治法:解表清里,定喘止咳。

此证外寒未解,内热已成,故治以解表清里,定喘止咳。治疗应寒热并用,根据临床表现,确定解表和清里的侧重。

方药:大青龙汤加减。

方解:炙麻黄、桂枝、白芍散寒解表和营,细辛、五味子、半夏、生姜蠲饮平喘,生石膏、黄芩清

419

泄肺热,葶苈子、苏子、射干化痰平喘,生甘草和中。

加减:热重者加栀子、鱼腥草、虎杖清其肺热;咳嗽重者加桑白皮、前胡、紫菀肃肺止咳;喘促甚者加射干、桑白皮泻肺平喘;痰热重者,加地龙、黛蛤散、竹沥清化痰热。

风寒外束,痰热内壅,表现外寒内热而哮喘不已者,也可选用定喘汤加减治之。

4.肺实肾虚

证候:病程较长,哮喘持续不已,喘促胸满,动则喘甚,面色少华,畏寒肢冷,神疲纳呆,小便清长,常伴咳嗽痰多,喉中痰吼,舌质淡,苔薄腻,脉细弱。

辨证:本证常见于哮喘迁延不解,动则喘甚之患儿,表现为正虚邪恋,虚实夹杂,上盛下虚。辨证要点为虚实并见,哮喘持续日久,动则喘甚。此证可由寒哮或热哮日久而成,临床当辨别其寒热,即肺实可属寒亦可属热。

喘促胸满,持续不已——痰饮壅肺,肺失肃降,痰随气升。

病程较长,动则喘甚,畏寒肢冷,小便清长——肾阳已虚,失于摄纳、温煦。

面色少华,神疲纳呆,常伴咳嗽痰多,喉中痰吼——肾阳失煦,痰饮不化。

舌质淡,苔薄腻,脉细弱——寒饮蕴肺,肾阳亏虚。

治法:泻肺补肾,标本兼顾。

本证痰饮壅肺,肾气已虚,故治以泻肺补肾,标本兼顾。治疗当分清虚实多少。

方药:偏于上盛者用苏子降气汤加减。偏于下虚者用都气丸合射干麻黄汤加减。

方解:苏子降气汤中苏子、杏仁、前胡、半夏降气化痰;厚朴、陈皮理气燥湿化痰;肉桂温肾化气,以行水饮;配当归活血调营;紫菀、款冬花温润化痰平喘。亦可加人参、五味子益气敛肺。

都气丸合射干麻黄汤中山茱萸、熟地黄、补骨脂益肾培元,怀山药、茯苓健脾益气,款冬花、紫菀温润化痰,半夏、细辛化饮平喘,胡桃肉、五味子补肾纳气,麻黄、射干宣肺平喘。

加减:动则气短难续,加紫石英、诃子摄纳补肾;畏寒肢冷,加附片、淫羊藿温肾散寒;畏寒腹满者,加椒目、厚朴温中除满;痰多色白,屡吐不绝者,加白果、芡实补肾健脾化痰;发热咯痰黄稠,加黄芩、冬瓜子、金荞麦清泄肺热。

(二)缓解期

1.肺脾气虚

证候:面白少华,气短自汗,咳嗽无力,神疲懒言,形瘦纳差,大便溏薄,易于感冒,舌质淡,苔薄白,脉细软。

辨证:本证属于肺气虚而卫表不固,常在气候变化之时易为邪乘而发。脾气虚而运化失健,纳差便溏,痰饮易生。辨证要点为有肺虚的表现多汗易感冒,也有脾虚的表现纳差便溏。临床也可出现以肺虚为主或以脾虚为主者。

气短,咳嗽无力,声低懒言——肺主一身之气,肺虚则气弱。

自汗易感——肺虚卫表不固,腠理不密。

面白少华,形瘦纳差,大便溏薄——脾主运化,主肌肉,脾虚则肌肤失养,运化失健。

舌质淡,苔薄白,脉细软——肺脾气虚之象。

治法:健脾益气,补肺固表。

方药:人参五味子汤合玉屏风散加减。

方解:党参、五味子补气敛肺;茯苓、白术健脾补气,补土生金;黄芪、防风益气固表而不留邪,防风得黄芪,走表御邪而不伤气;半夏、橘红化痰止咳。

加减:气虚甚者加人参、黄精健脾益气以助气血生化之源,使气充血旺;汗出多者加煅牡蛎、糯稻根以潜阳生津敛汗;食纳减少者加砂仁、焦山楂运脾开胃;肢冷甚者加桂枝、附子以增强温阳化气散寒之功。

2.脾肾阳虚

证候:面色苍白,形寒肢冷,动则喘促咳嗽,气短心悸,脚软无力,腹胀纳差,大便溏泄,小便频多,舌质淡,苔薄白,脉细弱。

辨证:本证多见于素体阳虚或哮喘日久者,以阳虚为主,故寒象明显。偏肾阳虚者形寒肢冷,动则喘促;偏脾阳虚者腹胀纳差便溏。

腹胀纳差,大便溏泄——脾虚运化不健,升降失司。

面色苍白,形寒肢冷——肾阳虚弱,失于温煦。

动则喘促,气短心悸——肺主呼吸,肾主纳气,肺为气之主,肾为气之根,肾不纳气则喘促、气短。

脚软无力,小便频多——脾肾阳虚,气化失职。

舌质淡,苔薄白,脉细弱——脾肾阳虚之象。

治法:健脾温肾,固摄纳气。

此证由阳虚失于温煦,肾虚失于摄纳而致,治当温补固摄为主。

方药:金匮肾气丸加减。

方解:附子、肉桂、鹿角片温补肾阳,山茱萸、熟地黄、淫羊藿补益肝肾,怀山药、茯苓、白术健脾益气,胡桃肉、五味子、银杏敛气固摄。

加减:咳甚加款冬花、紫菀止咳化痰;夜尿多者,加益智仁、菟丝子、补骨脂补肾固摄;虚喘明显可加蛤蚧、冬虫夏草补肾纳气。

3.肺肾阴虚

证候:面色潮红,夜间盗汗,消瘦气短,手足心热,时作干咳,喘促乏力,舌质红,苔花剥,脉细数。

辨证:本证多见于素体阴虚或用药过于温燥者。偏肺阴虚者干咳少痰,偏肾阴虚者消瘦气短,夜尿频多。病久亦可出现阴阳俱虚。

干咳少痰,喘促乏力——肺阴亏虚。

消瘦气短,夜间盗汗——肾阴亏虚。

面色潮红,手足心热——阴虚内生虚热。

舌质红,苔花剥,脉细数——阴虚内亏之象。

治法:养阴清热,补益肺肾。

本证以阴虚为主,病变脏腑以肺肾为主,治当补益肺肾之阴,兼清虚热。应用滋补药时要注意不碍滞脾胃,影响运化。

方药:麦味地黄丸加减。

方解:麦门冬、北沙参、百合润养肺阴,五味子益肾敛肺,山茱萸、熟地黄、枸杞子、怀山药、紫河车补益肾阴,牡丹皮清热。

加减:盗汗甚加知母、黄柏育阴清热,呛咳不爽加百部、款冬花润肺止咳,潮热加鳖甲、地骨皮清其虚热。

八、其他疗法

(一)中药成药

1.小青龙口服液

每服 10 mL,1 天 2 次。用于寒性哮喘。

2.哮喘颗粒

每服 10 g,1 天 2 次,开水冲服。用于热性哮喘。

3.桂龙咳喘宁

每服 2 粒,1 天 3 次。用于寒热夹杂,肾气不足者。

4.玉屏风口服液

每服 10 mL,1 天 3 次。用于肺气不足,反复外感者。

(二)敷贴疗法

《张氏医通》方:白芥子 21 g,延胡索 21 g,甘遂 12 g,细辛 12 g。共研细末,分成 3 份,每隔 10 天使用1份。用时取药末 1 份,加生姜汁调稠,如 1 分硬币大,分别贴在肺俞、心俞、膈俞、膻中穴,贴 2~4 小时揭去。若贴后皮肤发红,局部出现小疱疹,可提前揭去。贴药时间为每年夏天的初伏、中伏、末伏 3 次,连用 3 年。

(三)推拿疗法

先用推法,依次横推胸腹部(以华盖、膻中为重点)、腰背部(自上而下,以肺俞、膈俞、命门为重点)、脊柱及其两侧,接着按肺俞、膈俞。每 1~2 天 1 次,10 次为一疗程。适用于缓解期。

(四)针灸疗法

1.体针

取定喘、解喘、天突、大杼等,每天一次。用于发作期。

2.耳针

选喘点、内分泌。用于发作期。

九、预防与调护

(一)预防

(1)避免受凉,防止感冒,在气候多变之时,注意冷暖,及时增减衣服,尤须注意头颈部如天突、百劳、肺俞穴等处的保暖。

(2)生活起居要有规律。饮食要均衡,不宜过饱,勿食过甜、过咸及生冷之品。避免过劳,保证睡眠。

(3)进行适合各年龄特点的体育锻炼,增强体质。多作户外活动,培养孩子对气候环境变化的适应能力。

(4)改善居处环境,避免吸入烟尘和刺激性气体,避免接触变应源。

(二)调护

(1)发作时应保持安静,尽量减轻患儿的紧张心情。病室环境安静、卫生,室内空气要新鲜。避免感寒着凉、感受外邪。避免接触特殊气味。

(2)饮食宜清淡易消化,忌进生冷及海鲜发物等。

(3)发作期间宜休息,气喘不能平卧者,采用高枕或半卧位,鼓励患儿排痰。

(4)发作期注意观察呼吸、心率、脉象等变化,监测大发作的产生。

(5)缓解期必须注意营养,多见阳光,适当活动,以增强体质。

十、现代研究

关于哮喘病因病机的认识,在传统认识的基础上,现代认为风邪、血瘀、痰食等亦为哮喘的主要病因病机。其中较为重视痰饮和血瘀,认为痰瘀互结是小儿哮喘反复发作的主要病理,可以从痰瘀同源,痰瘀互化;痰瘀互结,阻塞气道,气道狭窄、痉挛,气机升降不利发为哮喘来认识。

关于哮喘的辨证分型,中医历来将哮喘分为发作期和缓解期进行论治。五版《中医儿科学》教材将小儿哮喘发作期分寒性哮喘、热性哮喘,缓解期分肺气虚弱、脾虚气弱、肾虚不纳论治;六版《中医儿科学》教材分为发作期寒性哮喘、热性哮喘、寒热夹杂、虚实夹杂,缓解期肺气虚弱、脾气虚弱、肾气虚弱论治;新世纪、精编《中医儿科学》教材则分为发作期寒性哮喘、热性哮喘、外寒内热、肺实肾虚,缓解期肺脾气虚、脾肾阳虚、肺肾阴虚论治。可以看出,对于小儿哮喘的辨证分型在不断深化。

除了教材上具有代表性的分型外,各家方法亦较多。张必进将哮喘发作期分寒痰犯肺、热痰蕴肺和湿痰阻肺三型。陈立翠认为肾在小儿哮喘发病中占有重要地位,所以临床上从寒热二途将发作期病候分为肺热肾虚型和肺寒肾虚型进行治疗。王烈教授将哮喘分三期论治,认为由于年龄、病因、个体反应和病变程度等不同,临床起病及证候表现也各有别,辨证可分发作期、缓解期和稳定期。发作期属于邪气盛,证候又有寒、热、实、虚的不同;缓解期属于正气虚,余邪未尽,证候又有肺、脾、肾虚之偏;稳定期属于邪去正复阶段,但有前两期历史,故肾虚、邪伏是关键。

关于中医药治疗哮喘的临床研究,近年来用某方治疗哮喘某证进行临床观察的报道较多。如冯兆才等治疗小儿痰热证哮喘 200 例,随机分为试验组 150 例、对照组 50 例,两组均予氨茶碱口服,试验组另予小儿肺热咳喘合剂(麻黄、桃仁、杏仁、生石膏、紫苏子、葶苈子、地龙、黄芩、蝉蜕、远志等组成),疗程 7 天。结果试验组临床控制 78 例、显效 57 例、有效 10 例、无效 5 例,总有效率 96.67%,明显优于对照组,且在症状、体征、肺功能及 IgE 改善方面均优于对照组($P < 0.05$)。殷文秀应用健脾活血化痰汤(茯苓、莱菔子、炒白术、当归、丹参各 10 g,生黄芪 20 g,陈皮 8 g,法半夏、生甘草各 5 g)随证加减,配合酮替酚治疗小儿哮喘缓解期 99 例,并与西药普米克喷剂加酮替酚治疗 78 例对照。结果试验组治愈 42 例、临床控制 35 例、有效 19 例、无效 3 例,总有效率 96.97%;对照组治愈 20 例、临床控制 25 例、有效 24 例、无效 9 例,总有效率 88.46%。取得较好的临床效果。

(张松成)

第四节 乳 蛾

乳蛾又名喉蛾、喉鹅、双蛾风,是因邪客咽喉,核内血肉腐败所致。临床以咽喉两侧喉核红肿疼痛、吞咽不利为特征。因其红肿,形状似乳头或蚕蛾,故名乳蛾。临床有急性和慢性之别,急性并有脓性分泌物者,称烂喉蛾,慢性者称木蛾或死蛾。

乳蛾的病名,初见于金张从正《儒门事亲·喉舌缓急砭药不同解二十一》的"单乳蛾,双乳蛾……结薄于喉之两旁,近外肿作,因其形似,是为乳蛾"。在其他古籍中尚可见到肉蛾、连珠蛾、乳蛾、喉结、喉风、乳蛾核、蛾子等相关病名。

乳蛾相当于西医学中的扁桃体炎,4岁以上的小儿发病率较高,一年四季均可发病。小儿症状比成人患者重,常伴有高热。本病如治疗得当,一般预后良好。若病程较长,可迁延不愈或反复发作,容易并发鼻窦炎、中耳炎、颈淋巴结炎等并发症,偶尔可伴发急性肾炎、风湿热或败血症等。

一、病因病机

本病的病因,急乳蛾者主要责之于风热侵袭与脾胃积热,慢乳蛾者主要责之于肺肾阴亏、虚火上炎。风热邪毒从口鼻而如,咽喉首当其冲,风热外侵,肺气不宣,肺经风热循经上犯,结聚于咽喉而发为乳蛾。又咽喉为胃之系,脾胃有热,胃火炽盛,上冲咽喉,搏结于喉核,致咽喉肿痛发为乳蛾。久病失治,或温热病后,阴液亏损,余邪未清,以及素有肺肾阴亏,虚火上炎,与余邪互结喉核,发为慢乳蛾。

总之,乳蛾因致病因素及病程长短的不同,其病情有虚实之分。急乳蛾多为风热侵袭,肺胃热盛,内外邪热相搏,一派热象,为实证。慢乳蛾多为久病失治或肺肾阴亏,虚火上扰,正虚邪恋,为虚证。

二、临床表现

(一)症状体征

1.发热

体温多在38～39℃,一般持续3～5天。扁桃体炎化脓时,体温可高达40℃,伴畏寒。

2.咽痛

初起时为一侧咽痛,可发展至对侧,吞咽或咳嗽时咽痛加重。慢性者,咽痛反复发作不已。

3.其他

常伴有头痛、四肢无力、易疲乏等全身症状。

4.体检

咽部黏膜弥漫性充血,以扁桃体及两腭弓最为显著。扁桃体肿大,在其表面可见黄白色点状脓疱,或隐窝口处有豆腐渣样物渗出。一侧或双侧下颌角淋巴结肿大。

(二)理化检测

细菌性扁桃体炎,外周血白细胞总数增高,中性粒细胞比例升高,甚至可出现核左移现象,咽拭子培养及涂片可获致病菌;病毒性扁桃体炎,白细胞总数偏低或正常。

三、诊断与鉴别诊断

(一)诊断

《中医病证诊断疗效标准》拟定乳蛾的诊断依据如下。

(1)以咽痛、吞咽困难为主要症状。急乳蛾有发热,慢乳蛾不发热或有低热。

(2)急乳蛾起病较急,病程较短;反复发作则转化为慢乳蛾,病程较长。

(3)咽部检查。①急乳蛾:扁桃体充血呈鲜红或深红色肿大,表面有脓点,严重者有小脓肿。②慢乳蛾:扁桃体肿大,充血呈暗红色,或不充血,表面有脓点,或挤压后有少许脓液溢出。

（4）急乳蛾及部分慢乳蛾患者白细胞总数及中性粒细胞增高。

（二）鉴别诊断

1.烂喉痧

烂喉痧即猩红热。起病较急，初期即发热，咽喉部红肿疼痛，甚则腐烂，引饮梗痛，发热1天后出现弥漫性猩红色皮疹。全身症状明显，病程中可出现杨梅舌及环口苍白圈。

2.喉关痈

发生在扁桃体周围及其附近部位的脓肿，包括西医学的扁桃体周围脓肿、咽后壁脓肿等疾病，病变范围较乳蛾大。临床以局部疼痛、肿胀、焮红、化脓，并伴有恶寒发热、言语不清、饮食呛逆等为特征。检查见扁桃体周围红肿隆起，触痛明显。病情发展迅速，往往导致吞咽、呼吸困难。

3.咽白喉

发病较缓，轻度咽痛，扁桃体及咽部见灰白色的假膜，不易擦去，强行擦去容易出血，并很快再生，颈淋巴结肿大明显，咽拭子培养或涂片可检出白喉杆菌。

4.溃疡膜性咽峡炎

多以局限性炎症反应和溃疡形成、轻度发热、全身不适及咽痛为主。溃疡多位于一侧扁桃体上面，覆盖污秽的灰白色假膜，周围黏膜充血肿胀，病变部位取活组织显微镜检查或微生物培养可发现梭形杆菌及攀尚螺旋体。

四、辨证论治

（一）辨证思路

（1）本病的辨证首先需辨急慢、虚实之不同。急乳蛾起病急，病程短，属实热证。慢乳蛾病程长，迁延不愈，有伤阴见证，属虚证。慢乳蛾复感外邪者，可出现虚中夹实证。

（2）次需辨病情轻重的不同。病情轻者，为风热上乘，邪热在表。病情重者，邪热由表入里，阳明积热，热毒内蕴在里。

（二）论治原则

本病的治疗关键为解毒利咽，若风热外侵者，伍以疏风清热；胃火炽盛者，伍以清胃泻火；内火炽盛，肠腑不通者，伍以通腑泻火；肺肾阴虚者，伍以滋阴降火。若乳蛾肉腐成脓，可用解毒消痈法治疗。此外，内服药物的同时，可在病灶局部外喷药粉。反复化脓者，可考虑手术摘除。

（三）治法应用

1.疏风清热，消肿利咽

（1）适应证及辨析：适用于风热外侵证。症见急乳蛾初起，咽痛，轻度吞咽困难，伴发热、恶寒、咳嗽、咯痰等症，咽黏膜充血，扁桃体红肿，舌苔薄白，脉浮数。

（2）方药：银翘散加减。金银花、连翘清热解毒；薄荷透表；桔梗、牛蒡子、甘草清热宣肺，利咽；木蝴蝶、山豆根解毒利咽、消肿。

（3）加减：热邪重者加黄芩、赤芍；表证重者加葛根、防风；红肿明显者加牡丹皮、黄菊花；大便干结者加瓜蒌仁、生大黄；扁桃体上出现不易擦去的白色脓性膜，为毒入血分，加生地、绿豆衣。

2.泻热解毒，利咽消肿

（1）适应证及辨析：适用于胃火炽盛证。症见咽痛较甚，吞咽困难，身热，口渴，大便秘结，咽部及扁桃体充血红肿，上有脓点或脓肿，舌红，苔黄，脉滑数。

（2）方药：清咽利膈汤加减。金银花、连翘、黄芩、栀子清热解毒，牛蒡子、薄荷辛凉解表，桔梗、生甘草利咽消肿,大黄、玄明粉通腑泄热。

(3)加减:表热未清者加荆芥、防风,颌下瘰核肿痛者加射干、瓜蒌、浙贝以清热化痰散结,高热者加生石膏、天竺黄、黄连以清热泻火。

3.滋阴降火,清利咽喉

(1)适应证及辨析:适用于肺肾阴虚证。症见咽部干燥、灼热、微痛不适,干咳少痰,手足心热,精神疲乏,或午后低热,颧赤,扁桃体暗红、肿大,或有少量脓液附于表面,舌红,苔薄,脉细数。

(2)方药:知柏地黄丸加减。知母、黄柏、丹皮清泻虚火;生地黄、玄参、麦冬、玉竹滋阴养液;马勃利咽消肿。

(3)加减:乳蛾红色转淡,但肿大不消,加浙贝母、夏枯草、赤芍、虎杖等活血化瘀消肿。

五、其他疗法

(一)中成药

1.银黄口服液

每次 5～10 mL,每天 3 次。用于风热外侵证。

2.小儿热速清口服液

每次 5～10 mL,每天 3 次。用于风热外侵证。

3.抗病毒口服液

每次 5～10 mL,每天 3 次。用于乳蛾初起。

4.双黄连口服液

每次 5～10 mL,每天 3 次。用于胃火炽盛证。

5.金果饮

每次 5～10 mL,每天 3 次。用于肺肾阴伤证。

6.六神丸

口服:1 岁 1 粒,2 岁 2 粒,3 岁 3～4 粒,4～8 岁 5～6 粒,9～15 岁 8～9 粒,每天 3 次。用于咽喉肿痛甚者。

7.双黄连注射液

60 mg/(kg·d),加入 10%的葡萄糖溶液 100～250 mL,静脉滴注。用于胃火炽盛者。

8.清开灵注射液

10～30 mL,加入 10%的葡萄糖溶液 250 mL,静脉滴注。用于风热外侵或胃火炽盛证。

(二)单方验方

(1)野菊花、白花蛇舌草、地胆草、积雪草、白茅根各 15 g,水煎服,日 1 次。用于风热外侵证。

(2)山豆根 10 g,锦灯笼 12 g,水煎服。用于胃火炽盛证。

(3)蒲公英、土牛膝根、板蓝根各 15 g,七叶一枝花 12 g,任选其中 1～2 味,水煎服,日 1 剂。用于胃火炽盛证。

(4)牛蒡子、昆布各 6 g,海藻 9 g,水煎服。用于肺肾阴虚乳蛾。

(三)药物外治

1.冰硼散

外吹病灶。用于咽喉红肿,疼痛较轻者。

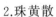

2.珠黄散

外吹病灶。用于咽喉红肿较甚,疼痛较剧,或喉核有脓点者。

3.锡类散

外吹病灶。用于乳蛾溃烂。

4.双黄连粉针剂

水溶后超声雾化吸入,每次1支,加水6毫升溶化,每天1次。用于各型乳蛾。

(四)针灸疗法

1.体针

(1)实热乳蛾:主穴选合谷、内庭、少商,配穴选天突、少泽、鱼际、少商,点刺出血。高热配合合谷、曲池。每次选其中2～3穴,中强刺激,每天1次。

(2)虚火乳蛾:主穴选风门、百劳、身柱、肝俞,配穴选合谷、曲池、足三里、颊车。每次选其中2～3穴中强刺激。

2.耳针

取穴:咽喉、扁桃体。先找到两穴的压痛点,毫针刺入,施捻转泻法,强刺激,不留针或留针20～30分钟,每天1次。

3.穴位注射

主穴:合谷、翳风、足三里。

配穴:曲池、行间、照海、大椎。

先取主穴,效不佳时酌选配穴,每次取2～3穴(头面部取患侧,四肢可取一侧或双侧),根据肌肉丰厚情况,每穴注射0.2～0.5 mL药液。药液为生理盐水、维生素 B_1、鱼腥草注射液等,任选1种,每天1次。

(五)拔罐疗法

取穴:大椎。快速进针2～3毫米,不留针,取不易传热之物如橘皮、土豆片置于大椎穴上,上面放一小酒精棉球,点燃后将火罐扣上即可,留罐15～20分钟,反复2次。

(六)推拿疗法

主穴:揉小天心200次,揉一窝风200次,推补肾水300次,推清板门300次,揉合谷穴1分钟。

配穴:推清肺金300次,退下六腑300次,揉二人上马200次,推清天河水100次,少商穴针刺放血。一般用主穴,重症患儿用配穴。

(七)烙灼疗法

阴虚火旺之乳蛾肥大者,可施行扁桃体烙灼术。局部麻醉后,用特制的烙铁烧红,待稍凉,灼烙肿大的扁桃体。

(八)饮食疗法

1.白菜根茶

白菜根1个,白萝卜3片,侧柏叶1块(带枝)。加水750毫升,煎沸20分钟,取汁代茶饮用,每天1剂,3～10天为1个疗程。用于急性扁桃体炎。

2.山豆根甘草茶

山豆根、甘草各12 g,将其共研为末,放在茶杯内,用开水冲泡,加盖闷20分钟,代茶饮,每天1剂,频频冲泡。用于慢性扁桃体炎。

3.丝瓜冰糖饮

丝瓜 200 g,金银花 15 g,冰糖 30 g。将鲜嫩丝瓜洗净,切成小段,入金银花、冰糖,共放锅内蒸,滤汁饮用,每天 1 次。

(孙 迎)

第五节 厌 食

一、概述

(一)定义

厌食是指小儿较长时期见食不贪,食欲缺乏,甚则拒食的一种病证。本病临床特征是以厌食为主证,对所有食物均不感兴趣、甚至厌恶,食量较正常同年龄儿童显著减少,及必须有较长的病程(一般认为应当在两个月以上)。

(二)命名

古代医籍中无厌食病名,可能与以前本病发病极少有关。厌食为现代病名,中医药著作于《中医儿科学》五版教材(1985 年)开始应用。古代与此类似的病名记载如下。

"不思食",见《小儿药证直诀·胃气不和》。思即想念之意,不思食即不想进食。

"不嗜食"见《幼幼新书·乳食不下》。嗜即喜欢、爱好之意,不嗜食即不喜进食,食欲极差。

除了上述这些病证名称之外,古代儿科医籍中还有一些从病因、病机及治疗的角度描述与厌食相关的证候命名。如"恶食"(《证治汇补·附恶食》《张氏医通·恶食》)、"不能食"(《赤水玄珠全集·伤饮伤食门》)等。

(三)范围

本病为一独立病证,非指其他急、慢性疾病出现的食欲缺乏症状。

西医学曾经使用"神经性厌食"病名。但是,近年西医著作中也多数认同小儿厌食与饮食喂养关系密切,与以往国外报道的"神经性厌食"病因、发病年龄等均有所不同。

(四)发病情况

1.发病时间

本病起病多较缓慢,病程较长,其发生多无明显的季节差异,但夏季暑湿当令,易于困遏脾气使症状加重。

2.好发人群

各年龄皆可发病,尤多见于 1～6 岁儿童,学龄儿童患病者明显减少。城乡儿童均可发生,而城市发病率高于农村,与饮食喂养方法有关。

3.发病特点

本病起病缓慢,多因较长时间的饮食不节,以致脾胃受损而成。若长期不愈可使患儿体重减轻,精神疲惫,抗病力弱,为其他疾病的发生和发展提供了有利条件,可引致疳证,影响正常的生长发育及神经精神异常等。

（五）治疗转归

本病一般预后良好，长期不愈者亦可转为疳证。

二、病因病机

本病多由喂养不当、他病伤脾、先天不足、情志失调引起，其病变脏腑主要在脾胃。盖胃司受纳，脾主运化，脾胃调和，则口能知五谷饮食之味，正如《灵枢·脉度》所说："脾气通于口，脾和，则口能知五谷矣。"若脾胃失健，纳化不和，则造成厌食。

（一）病因

1.饮食不节，喂养不当

小儿脏腑娇嫩，脾常不足，乳食不知自节。家长往往过分溺爱子女，恣意纵儿所好，片面追求高营养的食品、补品，过食甘、肥、粘、腻、香味食品，造成饮食质、量的过度，或贪吃零食，饮食偏嗜，进食不定时，生活无规律，饥饱无度，或是饮食不洁、感染诸虫，皆可致损脾伤胃。亦有因缺乏喂养知识，在婴儿期未及时添加辅食，至断乳之时，食品品种骤然增加，脾胃不能适应，皆可形成厌食。

2.先天不足，他病伤脾

小儿素禀不足、脾胃虚弱，或疾病迁延、损伤脾胃，使受纳运化机能低下，以致饮食减少，或厌于乳食，精神不振，疲倦少力。《赤水玄珠全集·伤饮伤食门》说："不能食者，由脾胃馁弱，或病后而脾胃之气未复……以故不思食。"

3.情志失调，思虑伤脾

小儿神气怯弱，易为情志所伤。若失于调护，或思念压抑，或环境变更，或所欲不遂，或受到逼迫，或常被打骂等，均可致情志抑郁，肝失调达，气机不畅，乘脾犯胃，形成厌食。

西医认为厌食症的主要病因：不良习惯（如强迫进食、饮食习惯不良、环境影响等）、药物影响、疾病影响，及其他原因，如劳累、恐惧、心情不愉快、紧张等精神因素和气候过热等也可使食欲减退。现代研究还表明，小儿厌食部分与微量元素缺乏有关，尤其是与锌元素缺乏有密切关系。

（二）病机

由于病因不一，素质有异，各个患者可以出现不同的病理演变，常见的有以下几种情况。

1.脾运失健

小儿脾常不足，运化力弱。嗜食甘肥厚味，或湿困脾土，或病后脾气未复，皆致运化失健，不能为其受纳、转输之功。这类患儿一般病程未久或病情未重，生化虽然不足，却未至全身虚羸，以脾阳失于舒展，运化功能失常为主。临床表现虚象不著，若迫食、多食之后，则易于出现脾胃升降乖常、泛恶、呕吐、脘胀等证。

2.脾胃气虚

厌食日久，或久病耗伤，或先天不足，脾胃之气受损，运纳失职，亦成厌食。脾胃气虚者虚象已显，腐熟转输无力，故见饮食不化，生化之源不足，又见全身体虚气弱证象。

3.胃阴不足

胃阴指胃之清津。脾喜刚燥，胃喜柔润。如素体阴分不足，或热病伤耗阴津，或过食香燥食物，胃津受灼，皆致胃阴不足，失于濡润，不能行其受纳腐熟之职，导致厌食。

小儿厌食，以运化功能失健者居多，只要注意饮食调养，配合药物治疗，多可逐渐好转。临床上一般不会发生变证。少数患儿迁延日久不愈，气血生化之源不敷，也可发展为疳证，但仍以轻症之疳气证为多。

三、临床诊断

(一)诊断要点
(1)有喂养不当、病后失调、先天不足或情志失调史。
(2)长期食欲缺乏,厌恶进食,食量明显少于同龄正常儿童。
(3)面色少华,形体偏瘦,但精神尚好,活动如常。
(4)除外其他外感、内伤慢性疾病。

(二)病证鉴别
厌食应与积滞、疳证、疰夏相鉴别。

1.积滞

积滞指乳食停聚中脘,积而不消,气滞不行,而有脘腹胀满疼痛,嗳气酸馊,大便腐臭,烦躁多啼等证。积滞所见之不思乳食系由乳食停积不行产生;厌食患儿不思进食,所进甚少,其腹坦然无苦,一般无食积证象。

2.疳证

疳证患儿在饮食方面的表现有食欲缺乏,亦有食欲亢进或嗜食异物者;形体明显消瘦;可病涉五脏,出现烦躁不宁或萎靡不振,及舌疳、眼疳、疳肿胀等兼证。厌食者虽食欲颇差,进食甚少,但形体正常或略瘦,未至羸瘦程度,为脾之本脏轻症,一般不涉及他脏。

3.疰夏

疰夏亦有食欲缺乏,同时可见全身倦怠,大便不调,或有身热,其特点为发病有严格的季节性,"春夏剧,秋冬瘥",秋凉后会自行好转。厌食虽可起病于夏,但秋后不会恢复正常,而持久胃纳不开,且一般无便溏,身热等见证。

四、辨证论治

(一)辨证思路
厌食一般症状不多,辨证时首先要与其他疾病所出现的食欲缺乏症状相区别。在辨证分型时,本病应以脏腑辨证为纲,主要从脾胃辨证而区别是以运化功能失健为主,还是以脾胃气阴亏虚为主。凡病程短,仅表现纳呆食少,食而乏味,饮食稍多即感腹胀,形体尚可,舌质正常,舌苔薄腻者为脾失健运;病程长,食而不化,大便溏薄,并伴面色少华,乏力多汗,形体偏瘦,舌质淡,苔薄白者为脾胃气虚;若食少饮多,口舌干燥,大便秘结,舌红少津,苔少或花剥者为脾胃阴虚。

(二)治疗原则
厌食的治疗宗"脾健不在补贵在运"的原则,以运脾开胃为基本法则。宜以轻清之剂解脾胃之困,拨清灵脏气以恢复转运之机,脾胃调和,脾运复健,则胃纳自开。脾运失健者,当以运脾和胃为主;脾胃气虚者,治以健脾益气为先;若属脾胃阴虚,则施以养胃育阴之法。此外,理气宽中、消食开胃、化湿醒脾之品也可随证选用。需要注意的是消导不宜过峻、燥湿不宜过寒、补益不宜呆滞、养阴不宜滋腻,以防损脾碍胃,影响纳化。在药物治疗的同时,应注意饮食调养,纠正不良的饮食习惯,方能取效。

（三）证治分类

1.脾运失健

证候：面色少华，不思纳食，或食而无味，拒进饮食，或伴嗳气泛恶，大便不调，偶尔多食后则脘腹饱胀，形体尚可，精神正常，舌苔白或薄腻，脉尚有力。

辨证：不思纳食，或食而无味，拒进饮食——脾气通于口，脾不和则口不知味。运化失职，胃不能纳，以至拒食。

嗳气泛恶，大便不调，偶尔多食后则脘腹饱胀——脾失健运则运化乏力、多食则脘腹作胀。胃失和降则嗳气泛恶；脾胃不和则大便不调。

形体尚可，精神正常——疾病初期，虚象不著，全身症状表现轻微。

舌苔白或薄腻——为脾运失健，水湿、水谷难化之征。

治法：调和脾胃，运脾开胃。

此证脾气不和，运化失健，胃纳不开，故治以调和脾胃，扶助运化。脾运复健，则胃纳自开，食欲、食量可增。

方药：不换金正气散加减。

方解："凡欲补脾，则用白术；凡欲运脾，则用苍术；欲补运相兼，则相兼而用。"（张隐庵《本草崇原·本经上品》）白术、苍术两者均有健脾之功，白术偏于补气渗湿，苍术偏于助运燥湿，可根据证情选用或合用。本证为厌食初期，不换金正气散选苍术燥湿运脾；陈皮、枳壳、藿香理气醒脾和中；焦神曲、炒麦芽、焦山楂消食开胃。

加减：脘腹胀满加木香、厚朴、莱菔子理气宽中，舌苔白腻加半夏、佩兰燥湿醒脾，暑湿困阻加荷叶、扁豆花消暑化湿，嗳气泛恶加半夏、竹茹和胃降逆，大便偏干加枳实、莱菔子导滞通便，大便偏稀加山药、薏苡仁健脾祛湿。

2.脾胃气虚

证候：不思进食，食而不化，大便偏稀、夹不消化食物，面色少华，形体偏瘦，肢倦乏力，舌质淡，苔薄白，脉缓无力。

辨证：不思进食，食而不化——脾胃虚弱，运化失司。

大便偏稀、夹不消化食物——脾虚失运，饮食不化。

面色少华，形体偏瘦，肢倦乏力，舌质淡，苔薄白，脉缓无力——脾胃气虚，气血生化乏源。

治法：健脾益气，佐以助运。

脾虚当补，脾健则运。然本已运化维艰，益气之中须佐以理气助运，勿施壅补，以免碍滞，补而不受。

方药：异功散加味。

方解：方中党参、茯苓、白术、甘草益气健脾，陈皮、砂仁理气助运，怀山药、薏苡仁、扁豆健脾利湿，炒谷芽、炒麦芽健脾开胃。

加减：舌苔腻者，白术易为苍术，运脾燥湿；饮食不化，加焦山楂、焦神曲和胃消食；大便稀溏，口泛清涎，加煨姜、益智仁、肉豆蔻以温运脾阳；汗多易感加黄芪、防风益气固表；情志抑郁加柴胡、佛手解郁疏肝。

3.脾胃阴虚

证候：不思进食，食少饮多，皮肤失润，大便偏干，小便短黄，甚或烦躁少寐，手足心热，舌红少津，苔少或花剥，脉细数。

辨证:不喜进食——胃失柔润,受纳失职。

口干多饮,舌红少津,苔少或光剥——胃阴不足,津不上承。

大便偏干,小便短黄——阴液不足,津伤燥结。

皮肤失润——胃不游溢精气,脾气无由散精。

手足心热,烦躁少寐,脉细数——阴虚内热。

"太阴湿土,得阳始运;阳明燥土,得阴自安。"(叶天士《临证指南医案》)胃阴不足、失于柔润,故见胃纳失职、体失濡润之象。

治法:滋脾养胃,佐以助运。

此证因脾胃阴虚,治宜润养,但不应过于滋腻,即养胃而不碍脾之意。宜取酸甘化阴法,清而不滋,养胃生津。

方药:养胃增液汤加减。

方解:养胃增液汤中乌梅、白芍、生甘草酸甘化阴,石斛、北沙参、玉竹养胃生津,香橼皮、麦芽开胃助运。

加减:饮食不化,加谷芽、神曲生发胃气;口渴引饮,加芦根、天花粉、梨汁生津止渴;大便秘结,加郁李仁、火麻仁润肠通便;夜寐不宁,口干舌红,加胡黄连、牡丹皮、酸枣仁清热养阴,宁心安神。

(四)其他疗法

1.中药成药

(1)小儿香橘丸:每服1丸,1天2~3次。用于脾失健运证。

(2)小儿健脾丸:每服1丸,1天2次。用于脾胃气虚证。

2.推拿疗法

(1)补脾土,运内八卦,清胃经,掐揉掌横纹,摩腹,揉足三里。用于脾失健运证。

(2)补脾土,运内八卦,揉足三里,摩腹,捏脊。用于脾胃气虚证。

(3)揉板门,补胃经,运八卦,分手阴阳,揉二马,揉中脘。用于脾胃阴虚证。

3.单方验方

脾运失健轻症患儿,可用山楂膏(片)每服1~3块;或鸡内金粉每服1~2 g,1天3次,有启脾开胃作用。

五、西医疗法

现代研究表明,部分厌食患儿与体内微量元素锌缺乏有关。常用的补锌制剂有葡萄糖酸锌口服液,一般每次服5~10 mL,1天服1~2次,周岁以内小儿酌减。

六、预防与调护

(一)预防

(1)要教育家长"爱子之意不可无,纵儿之心不可有",令其掌握正确的喂养方法。要让孩子饮食起居按时、有度,勿多食甘肥黏腻食品,夏季勿贪凉饮冷。根据不同年龄给予富含营养、易于消化、品种多样的食品。母乳喂养的婴儿4个月后应逐步添加辅食。注意饮食卫生。

(2)出现食欲缺乏症状时,要及时查明原因,采取针对性治疗措施。对病后胃气刚刚恢复者,要逐渐增加饮食,切勿暴饮暴食而致脾胃复伤。

(3)注意精神调护,培养良好的性格,教育孩子要循循善诱,切勿训斥打骂,变换生活环境要逐步适应,防止惊恐恼怒损伤。

(二)调护

(1)纠正不良饮食习惯,做到"乳贵有时,食贵有节",不偏食、挑食,不强迫进食,饮食定时适量,荤素搭配,少食肥甘厚味、生冷坚硬等不易消化食物,鼓励多食蔬菜及粗粮。

(2)遵照"胃以喜为补"的原则,先从小儿喜欢的食物着手,来诱导开胃,暂时不要考虑营养价值,待其食欲增进后,再按营养的需要供给食物。

(3)注意生活起居,加强精神调护,保持良好情绪,饭菜多样化,讲究色香味,以促进食欲。

七、结语

小儿厌食是小儿较长时期见食不贪,食欲缺乏,厌恶进食的病证。古代医学文献中无小儿厌食病名,其记载的"恶食""不能食""不嗜食"等病的主要临床表现与本病相同,1980年以后,国内陆续有辨证治疗的报道,高等医学院校教材《中医儿科学》(1985年版)正式确立其病名。

厌食是目前儿科临床常见病之一,一般预后良好,但长期不愈者会气血不充,易于感受外邪,合并贫血,或缓慢消瘦,逐渐转为疳证。

小儿厌食病因复杂多样,但饮食不节、喂养不当是最常见原因,脾运胃纳功能失健是其基本病机。对于小儿厌食的发病机制和病理变化,目前尚缺乏深入、细致的研究。一般认为,该病的发生主要是局部或全身疾病影响消化系统的功能,使胃肠平滑肌张力低下,消化液的分泌减少,酶的活性减低和中枢神经系统受人体内外环境的影响,其免疫功能低于正常儿,同时有甲皱微循环不良、胰腺外分泌功能降低、非消化期胃电节律紊乱、餐后排空缓慢等表现。锌缺乏时,体内多种酶、蛋白质、核酸、激素等的合成代谢,唾液的分泌均受影响,且胸腺萎缩、免疫力下降、舌乳头萎缩、味觉减退,从而使胃肠消化力降低,食欲下降。关于小儿厌食的病理变化尚待进一步观察研究。

对于小儿厌食的治疗,现代医学目前除了补锌以外,尚缺乏有效的治疗药物。中医药辨证治疗厌食,较西医药有明显的优势。治疗原则以和为贵,以运为健,关键在运脾而不在补脾。宜以轻清之剂解脾气之困,拨清灵脏气以恢复转运之机,俾使脾胃调和,脾运复健,则胃纳自开。对于厌食症,除了用中医药治疗外,还强调调节饮食,方能收到良效。必须纠正不良的饮食习惯,采取正确的喂养方法,否则,单纯依赖药物,则不能收到好的效果。

(孙 迎)

第六节 积 滞

积滞之名首见于《婴童百问》,它是因乳食内伤、脾胃受损而致食停中焦、积而不化、气滞不行所形成的一种脾胃疾患。临床以不思乳食,腹部胀满,食而不化,嗳腐呕吐,大便酸臭或便秘为特征。本病一年四季皆可发生,夏秋季节发病率略高。各年龄组小儿皆可发病,以婴幼儿较多见。一般预后良好,但少数患儿积久不化,迁延失治,脾胃功能严重受损,影响小儿营养及生长发育,形体日渐羸瘦,可转化为疳证。

本病相当于西医学之消化不良症。

一、诊断

(1)婴幼儿多见,有乳食不节或恣食肥甘生冷等病史。

(2)临床表现为不思乳食,腹部胀满拒按,食而不化,嗳腐呕吐,腹泻或便秘,甚则困倦无力,面色无华,烦躁不安,夜间哭闹等。

(3)大便化验检查可有不消化食物残渣或脂肪球。

二、鉴别诊断

(一)厌食

以长期不思乳食为主,一般情况尚好,无腹部胀满、呕吐、腹泻等症状。

(二)疳证

可由厌食或积滞发展而成,以面黄肌瘦,毛发稀疏,肚腹膨胀,青筋暴露或腹凹如舟等为特征,病程较长,影响生长发育,且易并发其他疾患。

三、辨证要点

(一)辨乳滞、食滞

小儿乳滞,见于乳哺婴儿,呕吐乳片,腹部胀满,不思乳食,大便酸臭,并有乳食不节病史;小儿食滞,呕吐酸腐及不消化物,脘腹胀满,纳呆厌食,大便臭秽,并有伤食病史。

(二)辨虚实

如患儿肚腹胀满,拒按,按之疼痛,夜烦口渴,食入即吐,吐物酸腐,大便臭秽或秘结,便后胀减,舌质红苔黄厚腻,脉数有力,指纹紫滞者为积滞实证;腹胀而不痛,喜按,面色苍白或萎黄,神疲乏力,不思乳食,朝食暮吐,或暮食朝吐,呕吐物酸腥,大便溏薄或完谷不化,气味腥酸,小便清长,舌淡胖苔白腻,脉细弱或指纹淡,为积滞脾虚重而积轻证。

(三)辨轻重

轻证仅表现不思乳食,呕吐乳片或酸馊食物,大便中夹不消化乳块及食物残渣等。重证则多见有脘腹胀满,胸胁苦闷,面黄恶食,手足心及腹部有灼热感,或午后发热,或心烦易怒,夜寐不安,口干口苦,大便臭秽,时干时稀,或下利赤白等证。

四、治疗

(一)辨证治疗

1.乳食内积证

证候:伤乳者则呕吐乳片,口中有乳酸味,不欲吮乳,腹满胀痛,大便酸臭,或便秘;伤食者则呕吐酸馊食物残渣,腹部胀痛拒按,面黄肌瘦,烦躁多啼,夜卧不安,食欲缺乏,小便短黄或如米泔,或伴低热,舌质红苔腻,脉弦滑,指纹紫滞。

治法:消乳化食,导滞和中。

方药:乳积者宜用消乳丸。麦芽、神曲、香附各10 g,陈皮、炙甘草各6 g,砂仁(后下)2 g。

食积者宜用保和丸。山楂、神曲、莱菔子、茯苓、连翘各10 g,陈皮、半夏各6 g。

加减:乳积见腹痛夜啼者,加广木香6 g;热盛泄泻,肛周红肿者,加黄连2 g,蚕砂3 g,薏苡仁

10 g;湿盛腹胀,苔腻者,加苍术、厚朴、藿香各 10 g;大便秘结者,加枳实、莱菔子、冬瓜子各 10 g;食积见腹痛甚者,加槟榔 10 g;广木香 6 g;腹胀满甚者,加厚朴、枳实各 6 g;大便溏薄加炒白术10 g;积久化热加黄连 3 g;便秘者加玄明粉(兑入)、大黄(后下)各 10 g。

2.食积化热证

证候:脘腹胀痛,胸胁苦闷,面黄恶食,扪手足心及腹部有灼热感,或午后发热,或时寒时热,面部时而潮红,或心烦易怒,夜不安寐,自汗盗汗,口苦口干,大便臭秽,或时溏时结,或皮肤出现疮疹瘙痒,舌红苔黄腻,脉滑数,指纹紫滞。

治法:消积导滞,清热化湿。

方药:枳实导滞丸。枳实、大黄(后下)、神曲、茯苓、白术、泽泻各 10 g。

加减:热偏盛者,加黄芩 6 g,黄连 3 g;脾胃湿盛者,加苍术、槟榔各 10 g,厚朴、陈皮、炙甘草各 6 g;肝胆湿热者,龙胆泻肝汤加茵陈 15 g,麦芽 10 g;皮肤疮痒者,加苍术、黄柏、土茯苓、白鲜皮、地肤子各 10 g,第 1～2 煎内服,第 3 煎加冰片、雄黄各 1 g,搽患处;夜寐不安,头汗蒸蒸,加栀子 6 g,连翘、莲子心、夜交藤各 10 g,生石膏 20 g。

3.脾虚夹积证

证候:面色萎黄无华,形体瘦弱,困倦乏力,夜寐不安,不思乳食,食则饱胀,腹满喜按,呕吐酸馊乳食,大便溏薄酸臭,唇舌色淡,舌苔白腻,脉沉细而滑,指纹淡红。

治法:健脾助运,消补兼施。

方药:偏虚者用健脾丸。党参、炒白术、麦芽、山楂、神曲、茯苓、怀山药各 10 g,陈皮、枳实各6 g。偏虚者用大安丸。神曲、茯苓、连翘、莱菔子、白术、麦芽各 10 g,半夏、陈皮各 6 g。

加减:兼见呕吐者,加半夏、丁香各 6 g,生姜 3 片;寒凝气滞腹痛者,加干姜 3 g,桂枝、木香各6 g,白芍 10 g。

(二)其他疗法

1.中成药

(1)保和丸:每次 2～3 g,1 天 2～3 次。用于伤食所致积滞。

(2)枳实导滞丸:每次 3 g,1 天 2～3 次。用于积滞较重化热者。

(3)香砂六君子丸:每次 3 g,1 天 2～3 次。用于脾虚积滞。

(4)化积口服液:每次 5～10 mL,1 天 3 次。用于脾虚积滞。

(5)理中丸:每次 3 g,1 天 2～3 次。用于积滞兼虚寒证者。

2.简易方药

(1)鸡内金 30 g,放瓦片上焙黄研为细末,每天 1～2 g,开水冲服。用于乳食内积。

(2)炒麦芽 10 g,炒神曲、焦山楂各 6 g 或炒槟榔 9 g,水煎服。用于乳食内积。

(3)牵牛子、鸡内金(炒)各等份,共研细末,每次服 0.5～1 g,1 天 2 次。用于乳食内积之较重者。

(4)牵牛子、大黄各等份,共研细末。6 个月以内每次 0.3～0.4 g,1 岁以内每次 0.5～0.7 g,1～3 岁每次 1 g,4～7 岁每次 2 g,7～12 岁每次 3 g,1 天 3 次,糖开水送服。用于积滞化热者。中病即止。

(5)消食散:川厚朴、陈皮、广木香各 6 g,茯苓、槟榔、神曲、麦芽、谷芽、石斛各 10 g,灯心草3 g。水煎服,1 天 1 剂。用于小儿乳食内积者。

(6)萝卜子、苏梗、葛根各 2 g,陈皮 1.5 g,白术、枳壳、甘草各 1.5 g,水煎服。用于小儿积滞腹胀。

(7)胡椒 30 g,蝎尾(去毒)15 g,上为细末,糊丸粟米大,每服 5～20 丸,陈米饮下。适用于伤冷寒积者。

(8)五珍丸:青皮、炮干姜、五灵脂、莪术各 30 g,巴豆霜 3 g,共为细末,捣米饭为丸如麻子大,每次服 3～5 丸,米汤送下。适用于小儿食积各证。

3.外治疗法

(1)桃仁、杏仁、栀子各等份,研末,加冰片、樟脑少许混匀。每次 15～20 g,以鸡蛋清调拌成糊状,干湿适宜,敷双侧内关穴,用纱布包扎,不宜太紧,24 小时解去。每 3 天可用 1 次。用于积滞较轻者。

(2)玄明粉 3 g,胡椒粉 0.5 g,研细末,放于脐中,外盖油布,胶布固定,每天换药 1 次,病愈大半则停用。用于积滞较重者。

(3)神曲、麦芽、山楂各 30 g,槟榔、生大黄各 10 g,芒硝 20 g。以麻油调上药敷于中脘、神阙,先热敷 5 分钟,后继续保持 24 小时,隔天 1 次,3 次为 1 个疗程。用于食积腹胀痛者。

(4)生姜、紫苏各适量,捣烂,炒热,布包熨胸腹部,如冷再炒再熨。适用于伤冷寒积者。

(5)生栀子 9 g,飞面、鸡蛋清各适量。将栀子研成粉,入飞面拌匀,加适量鸡蛋清和匀做成饼状 3 个,分别敷于患儿脐部及两足心,每天换药 1 次,连续敷 3～5 天。适用于小儿积滞化热证。

(6)良姜 3 g,槟榔 9 g,共捣烂,填于患儿脐上,每天换药 2 次,连续 3～5 天。适用于小儿食积不消。

(7)黄花蒿(鲜全草)适量,洗净捣烂,入食盐少许拌匀,炒热,取出乘热敷患儿脐部,每天换药 2～3 次。用于小儿积滞腹胀。

4.食疗方药

(1)鸡内金 30 g,白糖适量。研细粉,每服 1～2 g,1 天 2 次。

(2)粟米 60 g,红糖适量。将粟米饭焦巴焙干,研极细粉,用红糖水冲服,每次 2 g,1 天 2 次。

(3)莲子肉、怀山药、芡实、神曲、炒麦芽、扁豆、焦山楂各 15 g,粳米 200 g,白糖适量。前 7 味药煮 30 分钟,去渣,再放粳米熬煮成粥,服食时加白糖适量即可。

5.针灸治疗

(1)体针:中脘、足三里、脾俞、大肠俞、气海。每天针刺 1 次。积滞化热配内庭,呕吐者配内关、建里,大便秘结者配天枢、下巨虚,腹胀者配腹结。

(2)针刺四缝穴:在常规消毒下,用小三棱针或毫针在四缝穴处快速刺入 2～3 cm,出针后轻轻挤出黄色黏液或血液数滴。每天 1 次,5 次为 1 个疗程。适用于各证积滞。

(3)耳针:取脾、胃、小肠、下脚端。每次选 2～3 穴,局部消毒,用毫针刺入,中等强度,不留针。也可用王不留行籽贴压穴位,每穴每次按压 2 分钟左右,1 天 3～4 次,隔天治疗 1 次,双耳轮换,10 次为 1 个疗程,适用于各型积滞。

(4)皮肤针:取脾俞、胃俞、华佗夹脊穴(7～17 椎),足三里,轻刺激,隔天 1 次。适用于各证积滞。

(5)穴位注射:取胃俞、足三里,用维生素 B_{12} 0.1 g 加注射用水 2 mL,将药液分别注入同侧胃俞、足三里穴,两侧交替使用,隔天 1 次,5 次为 1 个疗程。

(6)拔罐:取中脘、天枢、足三里,用闪火法在上述穴位拔 5 分钟。或用走罐法,让患儿俯卧,在其背部皮肤涂以润滑液,用中号或小号玻璃罐,罐口涂润滑液,用闪火法将罐扣在大椎穴处,握紧罐体向下轻拉,使其移动,行至尾骨处,再向上走行至大椎,往返 5～10 次。然后用罐吸拔在风门穴处,向下行走至肾俞穴附近,走罐时争取将一个侧膀胱经的两条经脉均能吸拔住。治毕一侧再治另一侧,每侧上下行走 5～10 次。操作完毕皮肤呈潮红。初治时应注意罐体吸拔力量要轻,以防力量过强,次日肌肉疼痛而拒绝治疗。每天或隔天 1 次。

6.推拿疗法

(1)乳食内积者,推板门、清大肠、揉板门、按揉中脘、揉脐、按揉足三里各 50 次,下推七节 50 次,配合捏脊。

(2)脾虚夹积者,补脾土、运水入土、下推七节、揉板门、揉中脘、揉外劳宫、揉足三里各 50 次,配合捏脊。

(孙 迎)

第七节 泄 泻

一、定义

因外感时邪,或内伤饮食而致大便次数增多,粪质稀薄或如水样的疾病称为泄泻。如病久不愈,常可导致疳证。

二、辨证

大便次数增多,每天 3～5 次,多达 10 次以上,呈淡黄色,如蛋花汤样,或色褐而臭,可有少量黏液。或伴有恶心、呕吐,腹痛,发热,口渴等症。重症腹泻及呕吐较严重者,可见小便短少,体温升高,烦渴神萎,皮肤干瘪,囟门凹陷,眼窝下陷,啼哭无泪,口唇樱红,呼吸深长,腹胀等症。重症腹泻有脱水,酸碱平衡失调及电解质紊乱。

(一)常证

1.伤食泻

大便酸臭,状如败卵,腹部胀满,口臭纳呆,泻前腹痛哭闹,多伴恶心呕吐。舌质红,舌苔厚腻,脉滑有力。

2.风寒泻

大便清稀,色淡夹泡沫,臭气不甚,每天 3～5 次或 5～6 次,便前腹痛肠鸣,或兼有恶寒发热,舌苔白腻。

3.湿热泻

泻如水样,每天数次或数十次,色褐而臭,可有黏液,肛门灼热,小便较短,发热口渴,舌质红,苔黄腻,脉数。

4.脾虚泻

大便稀溏,多于食后作泻,色淡不臭,反复发作,时轻时重,面色萎黄,肌肉消瘦,神疲倦怠,舌淡苔白脉细。

5.脾肾阳虚泻

久泻不愈,大便清稀或完谷不化,每天 3～5 次或更多,或伴脱肛,形寒,肢冷,面色苍白,精神萎靡,睡时露睛,舌淡,苔白,脉沉细。

(二)变证

1.气阴两伤

泻下无度,神萎不振,四肢乏力,眼眶、囟门凹陷,甚则腹凹如舟,皮肤干燥消瘦,心烦不安,啼哭无泪,口渴引饮,小便短赤,甚则无尿,唇红而干,舌红少津,苔少或无苔,脉细数。

2.阴竭阳脱

泻下不止,便稀如水,次频量多,精神萎靡不振,表情淡漠,面色青灰或苍白,四肢厥冷,多汗,气息低微,舌淡,苔薄白,脉沉细欲绝。

三、检查

大便镜检可有脂肪球,少量红、白细胞。大便病原体检查可有致病性大肠埃希菌等生长,或分离出轮状病毒等。

四、治疗

(一)辨证用药

1.常证

(1)伤食泻。

治法:消食化积,理气降逆。

代表方剂:保和丸。

(2)风寒泻。

治法:疏风散寒,化湿止泻。

代表方剂:藿香正气散。

(3)湿热泻。

治法:清热利湿止泻。

代表方剂:葛根芩连汤。

(4)脾虚泻。

治法:健脾益气,助运止泻。

代表方剂:参苓白术散。

(5)脾肾阳虚泻。

治法:健脾温肾,固涩止泻。

代表方剂:附子理中汤合四神丸。

2.变证

(1)气阴两伤。

治法:益气养阴。

代表方剂:人参乌梅汤。

(2)阴竭阳脱。

治法:回阳固脱。

代表方剂:参附龙牡救逆汤。

(二)其他疗法

1.中成药

(1)藿香正气水:用于风寒泻。每次 5 mL,每天 3 次。

(2)附子理中丸:用于脾肾阳虚泻。每次 0.3 g,每天 2 次。

2.针灸

主穴取足三里、中脘、天枢、脾俞,配穴取内庭、气海、曲池。

3.推拿

(1)伤食泻:揉外劳宫,清板门,清大肠,摩腹,揉足三里。每穴 5~15 分钟,每天 1 次。

(2)风寒泻:揉外劳宫,推三关,摩腹,揉脐,灸龟尾。每穴 5~15 分钟,每天 1 次。

(3)湿热泻:推天河水,推上三关,揉小天心,揉内、外劳宫,清大肠。每穴 5~15 分钟,每天 1 次。

(4)脾虚泻:补脾经,补大肠,揉足三里,摩腹,推上七节骨。每穴 5~15 分钟,每天 1 次。

4.外治法

用吴茱萸、丁香、胡椒研末,用醋或食用油调,外敷于脐部。

(1)外感引起者可伴有发热,查体见颌颐下淋巴结肿大。

(2)血常规检查白细胞及中性粒细胞数偏高。

（张松成）

参考文献

[1] 高鲁.临床儿科学理论与治疗实践[M].上海:上海交通大学出版社,2023.

[2] 王洪涛,刘奉,周建林.儿科学[M].武汉:华中科技大学出版社,2022.

[3] 任献青,陆国平.儿科急症医学[M].北京:中国中医药出版社,2022.

[4] 王永清.儿科基本诊疗备要[M].苏州:苏州大学出版社,2022.

[5] 方建培,梁立阳.儿科学[M].广州:中山大学出版社,2022.

[6] 刘瀚旻.基层儿科常见症状与疾病[M].北京:人民卫生出版社,2022.

[7] 胡钰颖,高菲,高娟.中医儿科学[M].上海:上海交通大学出版社,2022.

[8] 郭勇,张守燕,郑馨茹,等.儿科疾病治疗与急救处理[M].哈尔滨:黑龙江科学技术出版社,2022.

[9] 任治娟.医学影像学与儿科学[M].长春:吉林科学技术出版社,2022.

[10] 陈佳,李小玉,侯怡,等.儿科常见疾病健康教育手册[M].成都:四川大学出版社,2022.

[11] 潘鲁.实用儿科疾病临床处置[M].北京:科学技术文献出版社,2021.

[12] 程佩萱.儿科疾病诊疗指南[M].北京:科学出版社,2023.

[13] 郭善同.现代临床药学与儿科研究[M].长春:吉林科学技术出版社,2022.

[14] 袁淑华,仪凤菊,张伟丽,等.新编儿科诊疗进展[M].长春:吉林科学技术出版社,2022.

[15] 马融.全国名老中医儿科病验方[M].北京:中国中医药出版社,2022.

[16] 宋红梅.协和儿科医嘱手册[M].北京:人民卫生出版社,2023.

[17] 盖壮健.儿科常见疾病诊疗学[M].沈阳:辽宁科学技术出版社,2022.

[18] 罗玉龙.现代儿科疾病诊治精要[M].上海:上海交通大学出版社,2023.

[19] 马晓花.实用临床儿科疾病诊疗学[M].长春:吉林科学技术出版社,2022.

[20] 薛艳,时爱芹,孙秀红,等.现代儿科基础与临床[M].哈尔滨:黑龙江科学技术出版社,2022.

[21] 冯仕品.儿科常见病诊断与治疗[M].济南:山东大学出版社,2021.

[22] 孙洪霞,马中元,刘宁,等.儿科常见病综合治疗精要[M].上海:上海科学普及出版社,2022.

[23] 盖壮健,鲍国玉,姚丽,等.精编儿科常见病诊疗[M].上海:上海交通大学出版社,2023.

[24] 周秀娥,王允庆,韩彦霞.儿科疾病治疗与儿童康复[M].上海:上海交通大学出版社,2023.

[25] 韩旭,张阳辉,武艳华.常见儿科疾病诊断与实践[M].沈阳:辽宁科学技术出版社,2021.

[26] 邹国涛.儿科常见疾病临床诊疗实践[M].北京:中国纺织出版社,2022.

[27] 孙锟.儿科临床决策支持手册[M].北京:人民卫生出版社,2021.

［28］吕伟刚.现代儿科疾病临床诊治与进展［M］.郑州:河南大学出版社,2021.

［29］李矿.新编儿科疾病治疗精要［M］.南昌:江西科学技术出版社,2021.

［30］赵小然,代冰,陈继昌.儿科常见疾病临床处置［M］.北京:中国纺织出版社,2021.

［31］朱萍.实用儿科疾病诊断学［M］.沈阳:沈阳出版社,2021.

［32］夏正坤,黄松明,甘卫华.儿科医师诊疗手册［M］.北京:科学技术文献出版社,2021.

［33］张云霞.现代中医儿科诊疗［M］.北京:科学技术文献出版社,2021.

［34］张大宁,闫梅,布治国,等.临床儿科疾病诊治与急症急救［M］.哈尔滨:黑龙江科学技术出版社,2021.

［35］杨建美,曹慧芳,郎晓剑.儿科常见病诊疗技术［M］.长春:吉林科学技术出版社,2021.

［36］高君,杨蕊.拉氧头孢钠结合布地奈德对小儿肺炎患儿 PCT IgM 及 WBC 水平的影响［J］.中国妇幼保健,2023,38(9):1643-1646.

［37］陈秋香.阿莫西林克拉维酸钾治疗小儿上呼吸道感染的疗效及对急性蛋白标志物的影响［J］.基层医学论坛,2023,27(22):91-93.

［38］王慧玉.普罗帕酮联合美托洛尔治疗小儿心律失常的效果分析［J］.中国实用医药,2022,17(15):108-111.

［39］巫小兰.阿司匹林与大剂量静注人免疫球蛋白联合治疗小儿川崎病的临床效果［J］.中外医学研究,2023,21(21):51-54.

［40］王玉英.阿莫西林克拉维酸钾联合替硝唑药物治疗在小儿胃炎中的应用［J］.世界复合医学,2022,8(7):176-179.